现代临床影像超声诊断技术与应用

主　编　吴正华［等］

吉林科学技术出版社

图书在版编目（CIP）数据

现代临床影像超声诊断技术与应用 / 吴正华等主编
. —— 长春：吉林科学技术出版社，2023.5
ISBN 978-7-5744-0520-2

Ⅰ．①现… Ⅱ．①吴… Ⅲ．①影像诊断②超声波诊断
Ⅳ．①R445

中国国家版本馆 CIP 数据核字（2023）第 103826 号

现代临床影像超声诊断技术与应用

主　　编　吴正华[等]
出 版 人　宛　霞
责任编辑　赵　兵
幅面尺寸　185mm×260mm
开　　本　16
字　　数　569 千字
印　　张　24.75
版　　次　2023 年 5 月第 1 版
印　　次　2023 年 5 月第 1 次印刷
出　　版　吉林科学技术出版社
发　　行　吉林科学技术出版社
地　　址　长春市净月区福祉大路 5788 号
邮　　编　130118
发行部电话/传真　0431-81629529　81629530　81629531
　　　　　　　　　　81629532　81629533　81629534
储运部电话　0431-86059116
编辑部电话　0431-81629518
印　　刷　北京四海锦诚印刷技术有限公司
书　　号　ISBN 978-7-5744-0520-2
定　　价　115.00 元

前　言

　　影像在临床各科许多疾病的整个诊断过程中都起到非常重要甚至决定性的作用，无论是在病情评估、病灶性质判定、手术方案制订，或是评估治疗后效果，尤其在创伤性治疗过程中，医学影像学结论是必要指征。除了接触和解剖外，其是能让医生了解患者体内形态、功能、代谢等改变的一个重要"侦察"途径。

　　超声诊断是医学超声的组成之一。超声在人体中传播时会产生反射或投射现象，利用这些反射回声或者透射声所构成的不同声像，达到检查病变的目的，便是超声诊断的原理。

　　本书以临床使用为目的，以临床常见病和多发病为重点，首先介绍了超声诊断方面的知识、技术与应用，其主要内容有医学影像和超声的基础知识、超声诊断的物理与医学基础、介入性超声技术、超声诊断技术、胎儿心脏的超声诊断、乳腺的超声诊断、皮肤肿瘤性病变的超声诊断、心瓣膜病的超声诊断、眼部疾病的超声诊断、颈部疾病的超声诊断以及腹部器官疾病的超声诊断等。在技术应用上，除常规超声检查外，本书为临床医师提供了较为详细、全面的超声临床应用参考。

　　由于参编人数较多，文笔不尽一致，加上编者时间和篇幅有限，书中不足之处在所难免，特别是现代医学发展迅速，本书阐述的某些观点、理论可能需要修改，望广大读者提出宝贵意见和建议，以便再版时修订，谢谢。

目　录

第一章　医学影像和超声总论 1

第一节　X线成像 1

第二节　计算机体层成像 9

第三节　数字减影血管造影 13

第四节　超声成像 15

第五节　磁共振成像 18

第六节　计算机X线成像和图像存档与传输系统 22

第二章　超声诊断的物理与医学基础 26

第一节　超声波的基本概念 26

第二节　超声波的物理性能 28

第三节　人体组织的组成成分与结构特征 32

第四节　人体组织超声成像 36

第五节　超声伪像 40

第六节　诊断超声的分辨力 43

第三章　介入性超声技术 45

第一节　超声引导经皮穿刺肺脏活检 45

第二节　超声引导经皮胸膜穿刺活检 52

第三节　超声引导化学消融治疗肺癌 55

第四节　超声引导微波消融治疗肺癌 58

第四章　超声诊断技术 64

第一节　实时二维超声 64

第二节　频谱多普勒 71

第三节　三维超声 82

第四节　血管内超声 ··· 88

第五节　M 型超声心动图 ··· 93

第六节　经食管超声心动图 ··· 102

第五章　胎儿心脏临床超声诊断 ·· **108**

第一节　胎儿心脏超声检查管理要求 ··································· 108

第二节　胎儿超声心动图检查 ··· 110

第三节　胎儿心血管疾病超声诊断 ······································ 117

第四节　胎儿心功能和血流动力学评价 ······························ 125

第六章　乳腺的超声诊断 ·· **131**

第一节　乳腺超声解剖、组织结构及生理 ··························· 131

第二节　乳腺超声检查方法 ··· 135

第三节　乳腺炎 ··· 141

第四节　乳腺结构不良及瘤样病变 ······································ 146

第五节　乳腺良性肿瘤 ··· 154

第六节　乳腺癌 ··· 160

第七章　皮肤肿瘤性病变的超声诊断 ································· **171**

第一节　良性皮肤肿瘤 ··· 171

第二节　癌前期皮肤肿瘤 ·· 184

第三节　恶性皮肤肿瘤 ··· 185

第四节　血管瘤和先天性血管畸形 ······································ 195

第八章　心瓣膜病的超声诊断应用 ······································ **198**

第一节　慢性风湿性心瓣膜病 ··· 198

第二节　非风湿性心瓣膜病 ··· 211

第三节　感染性心瓣膜病 ·· 216

第四节　人工瓣膜 ·· 217

第九章 眼部疾病的超声诊断应用 **220**

第一节 角膜及巩膜疾病 220

第二节 葡萄膜疾病 222

第三节 视网膜疾病 225

第四节 玻璃体疾病 229

第五节 晶状体疾病 231

第六节 青光眼 234

第七节 眼外伤 239

第八节 视盘疾病 242

第九节 眼眶肿瘤 244

第十章 颈部疾病的超声诊断应用 **249**

第一节 解剖概要及正常超声表现 249

第二节 甲状腺弥漫性病变 250

第三节 甲状腺局灶性良性病变 254

第四节 甲状腺恶性肿瘤 255

第五节 甲状旁腺病变 256

第六节 颈部淋巴结疾病 258

第七节 颈部其他常见疾病 260

第十一章 腹部器官疾病的超声诊断应用 **263**

第一节 急腹症 263

第二节 胃肠道 269

第三节 肝、胆、胰 278

第四节 泌尿系统 291

第五节 女性生殖系统 296

第十二章 中枢神经系统 CT 诊断 **301**

第一节 颅内肿瘤 301

第二节 脑血管病变 317

第三节 颅脑外伤 324

第四节 颅内感染和炎性病变 334

第十三章　五官与颈部 CT 诊断..**342**

　　第一节　眼部...342

　　第二节　鼻部...352

　　第三节　耳部...359

　　第四节　喉部...366

　　第五节　颈部...373

参考文献..**384**

第一章　医学影像和超声总论

第一节　X线成像

一、X线成像的基本原理与设备

（一）X线的产生特性

1.X线的产生

1895年，德国科学家伦琴发现了具有很高能量，肉眼看不见，但能穿透不同物质、能使荧光物质发光的射线。因为当时对这个射线的性质还不了解，因此称之为X射线。

为纪念发现者，后来也称为伦琴射线，现简称X线（X-ray）。

一般说，高速行进的电子流被物质阻挡即可产生X线。具体说，X线是在真空管内高速行进成束的电子流撞击钨（或钼）靶时而产生的。因此，X线发生装置，主要包括X线管、变压器和操作台。

X线管为一高真空的二极管，杯状的阴极内装着灯丝；阳极由呈斜面的钨靶和附属散热装置组成。

变压器为提供X线管灯丝电源和高电压而设置。一般前者仅需12V以下，为降压变压器；后者需40 ~ 150kV（常用为45 ~ 90kV），为升压变压器。

操作台主要为调节电压、电流和曝光时间而设置，包括电压表、电流表、时计、调节旋钮和开关等。

X线的发生程序是接通电源，经过降压变压器，供X线管灯丝加热，产生自由电子并云集在阴极附近。当升压变压器向X线管两极提供高压电时，阴极与阳极间的电势差陡增，处于活跃状态的自由电子，受强有力的吸引，使成束的电子，以高速由阴极向阳极行进，撞击阳极钨靶原子结构。此时发生了能量转换，其中约1%以下的能量形成了X线，其余99%以上则转换为热能。前者主要由X线管窗口发射，后者由散热设施散发。

2.X线的特性

X线是一种波长很短的电磁波。波长范围为0.0006 ~ 50nm。目前X线诊断常用的X

线波长范围为0.008 ～ 0.031 nm（相当于40 ～ 150kV时）。在电磁辐射谱中，居γ射线与紫外线之间，比可见光的波长要短得多，肉眼看不见。

除上述一般物理性质外，X线还具有以下几方面与X线成像相关的特性：

（1）穿透性

X线波长很短，具有很强的穿透力，能穿透一般可见光不能穿透的各种不同密度的物质，并在穿透过程中受到一定程度的吸收即衰减。X线的穿透力与X线管电压密切相关，电压越高，所产生的X线的波长越短，穿透力也越强；反之，电压越低，所产生的X线波长越长，其穿透力也越弱。另一方面，X线的穿透力还与被照体的密度和厚度相关。X线穿透性是X线成像的基础。

（2）荧光效应

X线能激发荧光物质（如硫化锌镉及钨酸钙等），使其产生肉眼可见的荧光。即X线作用于荧光物质，使波长短的X线转换成波长长的荧光，这种转换叫作荧光效应。这个特性是进行透视检查的基础。

（3）摄影效应

涂有溴化银的胶片，经X线照射后，可以感光，产生潜影，经显、定影处理，感光的溴化银中的银离子（Ag+）被还原成金属银（Ag），并沉淀于胶片的胶膜内。此金属银的微粒，在胶片上呈黑色。而未感光的溴化银，在定影及冲洗过程中，从X线胶片上被洗掉，因而显露出胶片片基的透明本色。依金属银沉淀的多少，便产生了黑和白的影像。所以，摄影效应是X线成像的基础。

（4）电离效应

X线通过任何物质都可产生电离效应。空气的电离程度与空气所吸收X线的量成正比，因而通过测量空气电离的程度可计算出X线的量。X线进入人体，也产生电离作用，使人体产生生物学方面的改变，即生物效应。它是放射防护学和放射治疗学的基础。

（二）X线成像的基本原理

X线之所以能使人体在荧屏上或胶片上形成影像，一方面是基于X线的特性，即其穿透性、荧光效应和摄影效应；另一方面是基于人体组织有密度和厚度的差别。由于存在这种差别，当X线透过人体各种不同组织结构时，它被吸收的程度不同，所以到达荧屏或胶片上的X线量即有差异。这样，在荧屏或X线上就形成黑白对比不同的影像。

因此，X线影像的形成，应具备以下三个基本条件：第一，X线应具有一定的穿透力，这样才能穿透照射的组织结构；第二，被穿透的组织结构，必须存在着密度和厚度的差异，这样，在穿透过程中被吸收后剩余下来的X线量，才会是有差别的；第三，这个有差别的剩余X线，仍是不可见的，还必须经过显像这一过程，例如经X线片、荧屏或电视屏显示才能获得具有黑白对比、层次差异的X线影像。

人体组织结构，是由不同元素所组成，依各种组织单位体积内各元素量总和的大小而有不同的密度。人体组织结构的密度可归纳为三类：属于高密度的有骨组织和钙化灶等，中等密度的有软骨、肌肉、神经、实质器官、结缔组织以及体内液体等，低密度的有脂肪组织以及存在于呼吸道、胃肠道、鼻窦和乳突内的气体等。

在人体结构中，胸部的肋骨密度高，对X线吸收多，照片上呈白影；肺部含气体，密度低，X线吸收少，照片上呈黑影。

X线穿透低密度组织时，被吸收少，剩余X线多，使X线胶片感光多，经光化学反应还原的金属银也多，故X线胶片呈黑影；使荧屏所生荧光多，故荧屏上也就明亮。高密度组织则恰恰相反。

病理变化也可使人体组织密度发生改变。例如，肺结核病变可在原属低密度的肺组织内产生中等密度的纤维性改变和高密度的钙化灶。在胸片上，于肺影的背景上出现代表病变的白影。因此，不同组织密度的病理变化可产生相应的病理X线影像。

人体组织结构和器官形态不同，厚度也不一致。其厚与薄的部分，或分界明确，或逐渐移行。厚的部分，吸收X线多，透过的X线少，薄的部分则相反。在X线片和荧屏上显示出的黑白对比和明暗差别以及由黑到白和由明到暗，其界线呈比较分明或渐次移行，都是与它们厚度间的差异相关的。

（三）X线成像设备

X线机包括X线管及支架、变压器、操作台以及检查床等基本部件。20世纪60年代以来，影像增强和电视系统技术的应用，使它们逐渐成为新型X线机的主要部件。为了保证X线摄影质量，新型X线机在摄影技术参数的选择、摄影位置的校正方面，都更加计算机化、数字化、自动化。为适应影像诊断学专业的发展，近30多年来，除通用型X线机以外，又开发了适用于心血管、胃肠道、泌尿系统、乳腺及介入放射、儿科、手术室等专用的X线机。

二、X线图像特点

X线图像是X线束穿透某一部位的不同密度和厚度组织结构后的投影总和，是该穿透路径上各层投影相互叠加在一起的影像。正位X线投影中，它既包括前部，又有中部和总后的组织结构。重叠的结果，能使体内某些组织结构的投影因累积增益而得到很好的显示，也可使体内另一些组织结构的投影因减弱抵消而较难或不能显示。

由于X线束是从X线管向人体做锥形投射，因此，将使X线影像有一定程度放大并产生伴影。伴影使X线影像的清晰度减低。

处于中心射线部位的X线影像，虽有放大，但仍保持被照体原来的形状，并无图像歪曲或失真；而边缘射线部位的X线影像，由于倾斜投射，对被照体则既有放大，又有歪曲。

三、X线检查技术

X线图像是由从黑到白不同灰度的影像所组成。这些不同灰度的影像反映了人体组织结构的解剖及病理状态。这就是赖以进行X线检查的自然对比。对于缺乏自然对比的组织或器官，可人为地引入一定量的在密度上高于或低于它的物质，便产生人工对比。因此，自然对比和人工对比是X线检查的基础。

（一）普通检查

包括荧光透视和摄影。

1.荧光透视

简称透视。为常用X线检查方法。由于荧光亮度较低，因此透视一般须在暗室内进行。透视前须对视力行暗适应。采用影像增强电视系统，影像亮度明显增强，效果更好。透视的主要优点是可转动患者体位，改变方向进行观察；了解器官的动态变化，如心、大血管搏动、膈运动及胃肠蠕动等；透视的设备简单，操作方便，费用较低，可立即得出结论等。主要缺点是荧屏亮度较低，影像对比度及清晰度较差，难于观察密度与厚度差别较小的器官以及密度与厚度较大的部位。例如头颅、腹部、脊柱、骨盆等部位均不适宜透视。另外，缺乏客观记录也是一个明显缺点。

2. X线摄影

所得照片常称平片。这是应用最广泛的检查方法。优点是成像清晰，对比度及清晰度均较好；不难使密度、厚度较大或密度、厚度差异较小部位的病变显影；可作为客观记录，便于复查时对照和会诊。缺点是每一照片仅是一个方位和一瞬间的X线影像，为建立立体概念，常须做互相垂直的两个方位摄影，例如正位及侧位；对功能方面的观察，不如透视方便和直接。

这两种方法各具优缺点，互相配合，取长补短，可提高诊断的正确性。

（二）特殊检查

1.体层摄影

普通X线片是X线投照路径上所有影像重叠在一起的总和投影。一部分影像因与其前后影像重叠，而不能显示。体层摄影则可通过特殊的装置和操作获得某一选定层面上组织结构的影像，而不属于选定层面的结构则在投影过程中被模糊掉。体层摄影常用以明确平片难于显示、重叠较多和处于较深部位的病变；多用于了解病变内部结构有无破坏、空洞或钙化，边缘是否锐利以及病变的确切部位和范围；显示气管、支气管腔有无狭窄、堵塞或扩张；配合造影检查以观察选定层面的结构与病变。

2.软线摄影

采用能发射软X线的钼靶管球，用以检查软组织特别是乳腺。

3.其他

特殊检查方法尚包括：①放大摄影，采用微焦点和增大人体与照片距离以显示较细微的病变；②荧光摄影，荧光成像基础上进行缩微摄片，主要用于集体体检；③记波摄影，采用特殊装置以波形的方式记录心、大血管搏动，膈运动和胃肠蠕动等。

（三）造影检查

人体组织结构中，有相当一部分，只依靠它们本身的密度与厚度差异不能在普通检查中显示。此时，可以将高于或低于该组织结构的物质引入器官内或周围间隙，使之产生对比以显影，此即造影检查。引入的物质称为造影剂。造影检查的应用，显著扩大了X线检查的范围。

1.造影剂

按密度高低分为高密度造影剂和低密度造影剂两类。

（1）高密度造影剂

为原子序数高、比重大的物质。常用的有钡剂和碘剂。

钡剂为医用硫酸钡粉末，加水和胶配成。根据检查部位及目的，按粉末微粒大小、均匀性以及用水和胶的量配成不同类型的混悬液，通常以重量、体积比来表示浓度。硫酸钡混悬液主要用于食管及胃肠造影，并可采用钡气双重对比检查，以提高诊断质量。

碘剂种类繁多，应用很广，分有机碘制剂和无机碘制剂两类。

有机碘制剂类造影剂注入血管内以显示器官和大血管，已有数十年历史，且成为常规方法。它主要经肝或肾从胆道或泌尿道排出，因而广泛用于胆管及胆囊、肾盂及尿路、动脉及静脉的造影以及做CT增强检查等。20世纪70年代以前均采用离子型造影剂。这类高渗性离子型造影剂，具有可引起血管内液体增多和血管扩张、肺静脉压升高、血管内皮损伤及神经毒性较大等缺点，使用中可出现毒副反应。70年代开发出非离子型造影剂，它具有相对低渗性、低黏度、低毒性等优点，大大降低了毒副反应，适用于血管、神经系统及造影增强CT扫描。可惜费用较高，目前尚难以普遍使用。

上述水溶性碘造影剂有以下类型：①离子型，以泛影葡胺为代表；②非离子型，以碘海醇、碘普罗胺、碘帕醇为代表；③非离子型二聚体，以碘曲仑为代表。

无机碘制剂当中，布什化油含碘40%，常用于支气管、瘘管、子宫输卵管造影等。碘化油造影后吸收极慢，故造影完毕应尽可能吸出。

脂肪酸碘化物的碘苯酯，可注入椎管内做脊髓造影，但近来已用非离子型二聚体碘水剂。

（2）低密度造影剂

为原子序数低、比重小的物质。目前应用于临床的有二氧化碳、氧气、空气等。在人体内二氧化碳吸收最快，空气吸收最慢。空气与氧气均不能注入正在出血的器官，以免发生气栓。可用于蛛网膜下腔、关节囊、腹腔、胸腔及软组织间隙的造影。

2.造影方式

（1）直接引入

包括以下几种方式：①口服法：食管及胃肠钡餐检查；②灌注法：钡剂灌肠，支气管造影，逆行胆道造影，逆行泌尿道造影，瘘管、脓腔造影及子宫输卵管造影等；③穿刺注入法：可直接或经导管注入器官或组织内，如心血管造影、关节造影和脊髓造影等。

（2）间接引入

造影剂先被引入某一特定组织或器官内，后经吸收并聚集于欲造影的某一器官内，从而使之显影。包括吸收性与排泄性两类。吸收性如淋巴管造影。排泄性如静脉胆道造影或静脉肾盂造影和口服法胆囊造影等。前二者是经静脉注入造影剂后，造影剂聚集于肝、肾，再排泄入胆管或泌尿道内；后者是口服造影剂后，造影剂经肠道吸收进入血循环，再到肝胆并排入胆囊内，即在蓄积过程中摄影，现已少用。

3.检查前准备造影反应的处理

各种造影检查都有相应的检查前准备和注意事项。必须严格执行、认真准备，以保证检查效果和患者的安全。应备好抢救药品和器械，以备急需。

在造影剂中，钡剂较安全，气体造影时应防止气栓的发生。静脉内气栓发生后应立即将患者置于左侧卧位，以免气体进入肺动脉。造影反应中，以碘造影剂过敏较常见并较严重。在选用碘造影剂行造影时，以下几点值得注意：①了解患者有无造影的禁忌证，如严重心、肾疾病和过敏体质等。②做好解释工作，争取患者合作。③造影剂过敏试验，一般用1mL30%的造影剂静脉注射，观察15分钟，如出现胸闷、咳嗽、气促、恶心、呕吐和荨麻疹等，则为阳性，不宜造影检查。但应指出，尽管无上述症状，造影中也可发生反应。因此，关键在于应有抢救过敏反应的准备与能力。④做好抢救准备，严重反应包括周围循环衰竭和心脏停搏、惊厥、喉水肿、肺水肿和哮喘发作等。遇此情况，应立即终止造影并进行抗休克、抗过敏和对症治疗。呼吸困难应给氧，周围循环衰竭应给去甲肾上腺素，心脏停搏则须立即进行心脏按压。

（四）X线检查方法的选择原则

X线检查方法的选择，应该在了解各种X线检查方法的适应证、禁忌证和优缺点的基础上，根据临床初步诊断，提出一个方案。一般应当选择安全、准确、简便而又经济的方法。因此，原则上应首先考虑透视或拍平片，必要时才考虑造影检查。但也不是绝对的，例如不易为X线穿透的部位，如颅骨就不宜选择透视，而应摄平片。有时两三种检查方法都是必需的，例如对于某些先天性心脏病，准备手术治疗的患者，不仅需要胸部透视与平片，还必须做心管造影。对于可能产生一定反应和有一定危险的检查方法，选择时更应严格掌握适应证，不可视作常规检查加以滥用，以免给患者带来痛苦和损失。

四、X线分析与诊断

X线诊断是重要的临床诊断方法之一。诊断以X线影像为基础，因此需要对X线影像进行认真、细致的观察，分辨正常与异常，了解X线影像所反映的正常与病理的解剖特点。综合X线各种病理表现，联系临床资料，包括病史、症状、体征及其他临床检查资料进行分析推理，才可能提出比较正确的X线诊断。因此，X线诊断的准确性，在相当程度上，取决于对X线影像的特点及其解剖、病理基础的认识和诊断思维方法的正确与否。为了做出正确的X线诊断，在分析和诊断中应遵循一定的原则和步骤。

观察分析X线片时，首先应注意投照技术条件。例如，摄影位置是否准确、摄影条件是否恰当，及照片质量是否满足X线诊断需要。

为了不遗漏重要X线征象，应按一定顺序，全面而系统地进行观察。例如，分析胸片时，应注意胸廓、肺、纵隔、膈及胸膜，并应结合临床，着重对其中某一方面进行观察。在分析肺片时，应从肺尖到肺底、从肺门到肺周依次进行观察。在分析骨关节片时，应依次观察骨骼、关节及软组织。在分析骨骼时，则应注意骨皮质、骨松质及骨髓腔等。否则很易被引人注目的部分所吸引，忘记或忽略观察其他部分，这部分恰好是更重要而必须观察的部分。

在观察分析过程中，应注意区分正常与异常。为此，应熟悉正常解剖和变异情况以及它们的X线表现。这是判断病变X线表现的基础。

观察异常X线表现，应注意观察它的部位和分布、数目、形状、大小、边缘、密度及其均匀性与器官本身的功能变化和病变的邻近器官组织的改变。因为分析这些X线表现，才可能推断该异常影像的病理基础。在分析判断时，还须找出一个或一些有关键意义的X线表现，以便提出一个或几个疾病来解释这些表现，也就是提出初步的X线诊断。

前述初步考虑的X线诊断是否正确，还必须用其他临床资料和影像诊断检查结果加以验证。临床资料中的年龄、性别、职业史、接触史、生活史、体征及重要检查发现和治疗经过等，对确定X线诊断都具有重要意义。如初步考虑的X线诊断与其他临床资料是吻合的，则诊断的准确性就比较大；如不吻合，则须复核照片的观察与分析是否准确、推理是否符合逻辑、初步X线诊断是否妥当、临床资料是否齐全与准确。

应当指出，X线诊断是有价值的，但也有一定限制。一些疾病的早期或病变很小，则可能没有异常X线表现，以致不能做出诊断。

X线诊断结果基本上有三种情况：①肯定性诊断，即经过X线检查，可以确诊。②否定性诊断，即经过X线检查，排除了某些疾病。但应注意它有一定限制，因病变从发生到出现X线表现需要一定时间，在该时间内X线检查可以呈阴性；病变与其所在器官组织间的自然对比好坏也会影响X线征象的显示。因此，要正确评价否定性诊断的意义。③可能性诊断，即经过X线检查，发现了某些X线征象，但不能确定病变性质，因而列出几个可能性。

五、X线诊断的临床应用

X线诊断用于临床已有百年历史。尽管其他一些先进的影像检查技术，例如CT和MRI等对一部分疾病的诊断、显示出了很大的优越性，但它们并不能取代X线检查。一些部位的检查，例如胃肠道、骨关节及心血管，仍主要使用X线检查。X线还具有成像清晰、经济、简便等特点，因此，在国内外，X诊断仍然是影像诊断中使用最广泛和最基本的方法。

六、X线检查中的防护

（一）放射防护的意义

X线穿透人体将产生一定的生物效应。若接触的X线量过多，超过容许曝射量，就可能产生放射反应，甚至产生一定程度的放射损害。但是，如X线曝射量在容许范围内，一般则少有影响。因此，不应对X线检查产生疑虑或恐惧，而应强调和重视防护，如控制X线检查中的曝射量并采取有效的防护措施，安全合理地使用X线检查，尽可能避免不必要的X线曝射，以保护患者和工作人员的健康。

近二三十年来，由于X线设备的改进，高千伏技术、影像增强技术、高速增感屏和快速X线感光胶片的使用，使X线曝射量已显著减少，放射损害的可能性也越来越小。但是仍不能掉以轻心，尤其应重视孕妇、小儿和长期接触射线的工作人员的防护。近年来介入放射学开展越来越多，射线防护问题应予以注意。

（二）放射防护的方法和措施

技术方面，可以采取屏蔽防护和距离防护原则。前者使用原子序数较高的物质，常用铅或含铅的物质，作为屏障以吸收不必要的X线。后者利用X线曝射量与距离平方成反比这一原理，通过增加X线源与人体间距离以减少曝射量。

从X线管到达人体的X线，有原发射线和继发射线两类，后者是前者照射穿透其他物质过程中发生的，其能量较前者小，但影响较大。通常采用X线管壳、遮光筒和光圈、滤过板、荧屏后铅玻璃、铅屏、铅橡皮围裙、铅手套以及墙壁等，进行屏蔽防护。增加人体与X线源的距离以进行距离防护，是简易的防护措施。

患者方面，为了避免不必要的X线曝射和超过容许量的曝射，应选择恰当的X线检查方法，设计正确的检查程序。每次X线检查的曝射次数不宜过多，也不宜在短期内做多次重复检查（这对体层摄影和造影检查尤为重要）。在投照时，应当注意投照位置、范围及曝射条件的准确性。对照射野相邻的性腺，应用铅橡皮加以遮盖。

放射线工作者方面：应遵照国家有关放射卫生防护标准的规定制定必要的防护措施，正确进行X线检查的操作，认真执行保健条例，定期监测射线工作者所接受的剂量。透视时要戴铅橡皮围裙和铅手套，并利用距离防护原则，加强自我防护。

在介入放射学操作中，应避免不必要的X线透视与摄影。应采用数字减影血管造影（digital subtraction angiography, DSA）设备、USG和CT等进行监视。

第二节　计算机体层成像

一、CT的成像基本原理与设备

（一）CT的成像基本原理

CT是用X线束对人体某部一定厚度的层面进行扫描，由探测器接收透过该层面的X线，转变为可见光后，由光电转换变为电信号，再经模拟/数字转换器转为数字，输入计算机处理。图像形成的处理犹如对选定层面分成若干个体积相同的长方体，称之为体素。扫描所得信息经计算而获得每个体素的X线衰减系数或吸收系数，再排列成矩阵，即数字矩阵。

数字矩阵可存储于磁盘或光盘中。经数字/模拟转换器把数字矩阵中的每个数字转为由黑到白不等灰度的小方块，即像素，并按矩阵排列，即构成CT图像。所以，CT图像是重建图像。每个体素的X线吸收系数可以通过不同的数学方法算出。

（二）CT设备

CT设备主要有以下三部分：①扫描部分，由X线管、探测器和扫描架组成；②计算机系统，将扫描收集到的信息数据进行储存运算；③图像显示和存储系统，将经计算机处理、重建的图像显示在荧屏上，或用多幅照相机或激光照相机将图像摄下。

探测器从原始的1个发展到现在的多达4800个。扫描方式也从平移/旋转、旋转/旋转、旋转/固定，发展到新近开发的螺旋CT扫描。计算机容量大、运算快，可立即重建图像。由于扫描时间短，可避免运动，例如，可避免呼吸运动的干扰，提高图像质量；层面是连续的，所以不至于漏掉病变，而且可行三维重建，注射造影剂做血管造影可得CT血管造影（Ct angiography，CTA）。超高速CT扫描所用扫描方式与前者完全不同。扫描时间可短到40ms以下，每秒可获得多帧图像。由于扫描时间很短，可摄得电影图像，能避免运动所造成的伪影，因此，适用于心血管造影检查以及小儿和急性创伤等不能很好地合作的患者检查。

二、CT图像特点

CT图像是由一定数目由黑到白不同灰度的像素按矩阵排列所构成。这些像素反映的是相应体素的X线吸收系数。不同CT装置所得图像的像素大小及数目不同。大小可以是1.0×1.0mm、0.5×0.5mm不等；数目可以是256×256，即65536个，或512×512，即262144个不等。显然，像素越小，数目越多，构成图像越细致，即空间分辨力越高。CT图像的空间分辨力不如X线图像高。

CT图像是以不同的灰度来表示，反映器官和组织对X线的吸收程度。因此，与X线图像所示的黑白影像一样，黑影表示低吸收区，即低密度区，如肺部；白影表示高吸收区，即高密度区，如骨骼。但是CT与X线图像相比，CT的密度分辨力高，即有高的密度分辨力。因此，人体软组织的密度差别虽小，吸收系数虽多接近于水，也能形成对比而成像。这是CT的突出优点。所以，CT可以更好地显示由软组织构成的器官，如脑、脊髓、纵隔、肺、肝、胆、胰以及盆部器官等，并在良好的解剖图像背景上显示出病变的影像。

X线图像可反映正常与病变组织的密度，如高密度和低密度，但没有量的概念。CT图像不仅以不同灰度显示其密度的高低，还可用组织对X线的吸收系数说明其密度高低的程度，具有一个量的概念。实际工作中，不用吸收系数，而换算成CT值，用CT值说明密度，单位为Hu（Hounsfield unit）。

水的吸收系数为10，CT值定为0Hu，人体中密度最高的骨皮质吸收系数最高，CT值定为+1000Hu，而空气密度最低，定为-1000Hu。人体中密度不同各种组织的CT值就居于-1000Hu ～ +1000Hu的2000个分度之间。

CT值的使用，使在描述某一组织影像的密度时，不仅可用高密度或低密度形容，且可用它们的CT值来说明密度高低的程度。

CT图像是层面图像，常用的是横断面。为了显示整个器官，需要多个连续的层面图像。通过CT设备上图像重建程序的使用，还可重建冠状面和矢状面的层面图像。

三、CT检查技术

患者卧于检查床上，摆好位置，选好层面厚度与扫描范围，并使扫描部位伸入扫描架的孔内，即可进行扫描。大都用横断面扫描，层厚用5或10mm，特殊需要可选用薄层，如2mm。

CT检查分平扫、造影增强扫描（contrast enhancement，CE）和造影扫描。

1.平扫

是指不用造影增强或造影的普通扫描。一般都是先做平扫。

2.造影增强扫描

是经静脉注入水溶性有机碘剂，如60% ～ 76%泛影葡胺60mL后再行扫描的方法。血内碘浓度增高后，器官与病变内碘的浓度可产生差别，形成密度差，可能使病变显影更为清楚。方法分团注法、静滴法和静注与静滴法几种。

3.造影扫描

是先做器官或结构的造影，然后再行扫描的方法。例如向脑池内注入碘曲仑8 ～ 10mL或注入空气46mL行脑池造影再行扫描，称之为脑池造影CT扫描，可清楚显示脑池及其中的小肿瘤。

四、CT分析与诊断

在观察分析时，应先了解扫描的技术条件，是平扫还是增强扫描，再对每帧CT图像进行观察。结合一系列多帧图像的观察，可立体地了解器官大小、形状和器官间的解剖关系。病变在良好的解剖背景上显影是CT的特点，也是诊断的主要根据，大凡病变够大并同邻近组织有足够的密度差，即可显影。根据病变密度高于、低于或等于所在器官的密度而分为高密度、低密度或等密度病变。如果密度不均，有高有低，则为混杂密度病变。发现病变要分析病变的位置、大小、形状、数目和边缘，还可测定CT值以了解其密度的高低。如行造影增强扫描，则应分析病变有无密度上的变化，即有无强化。如病变密度不增高，则为不强化；密度增高，则为强化。强化程度不同，形式亦异，可以是均匀强化或不均匀强化或只病变周边强化，即环状强化。对强化区行CT值测量，并与平扫的CT值比较，可了解强化的程度。此外，还要观察邻近器官和组织的受压、移位和浸润、破坏等。

综合分析器官大小、形状的变化，病变的表现以及邻近器官受累情况，就有可能对病变的位置、大小与数目、范围以及病理性质做出判断。和其他成像技术一样，还需要与临床资料结合，并同其他影像诊断综合分析。

CT在发现病变、确定病变位置及大小与数目方面是较敏感而可靠的，但对病理性质的诊断，也有一定的限制。

五、CT 诊断的临床应用

CT诊断由于它的特殊诊断价值，已广泛应用于临床。但CT设备比较昂贵，检查费用偏高，某些部位的检查，诊断价值，尤其是定性诊断，还有一定限度，所以不宜将CT检查视为常规诊断手段，应在了解其优势的基础上，合理地选择应用。

CT诊断应用于各系统疾病有以下特点及优势：

CT检查对中枢神经系统疾病的诊断价值较高，应用普遍。对颅内肿瘤、脓肿与肉芽肿、寄生虫病、外伤性血肿与脑损伤、脑梗死与脑出血以及椎管内肿瘤与椎间盘脱出等病诊断效果好，诊断较为可靠。因此，脑的X线造影除脑血管造影仍用以诊断颅内动脉瘤、血管发育异常和脑血管闭塞以及了解脑瘤的供血动脉以外，其他如气脑、脑室造影等均已少用。螺旋CT扫描，可以获得比较精细和清晰的血管重建图像，即CTA，而且可以做到三维实时显示，有希望取代常规的脑血管造影。

CT对头颈部疾病的诊断也很有价值。例如，对眶内占位病变、鼻窦早期癌、中耳胆脂瘤、听骨破坏与脱位、内耳骨迷路的轻微破坏、耳先天发育异常以及鼻咽癌的早期发现等。但明显病变，X线平片已可确诊者则无须CT检查。

少支胶质细胞瘤增强，右额、顶叶有一较大不规则肿块，强化不均，周围有低密度水肿区。

星形细胞瘤增强，左额顶叶有一不均匀强化肿块，不规则，内有未有强化的低密度区，周围有低密度水肿区，中线结构右移胸腺增生平扫，胸腺区有一分叶状密度均一病灶，仍呈胸腺状，主动脉受压右移。

肝脓肿平扫，肝右叶有一低密度灶类圆形，中心部密度更低为脓腔，周边为脓肿壁呈"双边征"。

腰椎骨折平扫，椎弓多处中断，椎管变形，其内可见碎骨片。

肝转移癌增强，肝左右叶多个大小不一、不规则低密度灶，周边有细的强化环围绕。肺脓肿平扫，右上叶有一空洞性病灶，内壁光滑，并见气液平面，胸部X线片曾疑肺癌。前列腺癌平扫，前列腺分叶状增大，并向膀胱内突入。

对胸部疾病的诊断，CT检查随着高分辨力CT的应用，日益显示出它的优越性。通常采用造影增强扫描以明确纵隔和肺门有无肿块或淋巴结增大、支气管有无狭窄或阻塞，对原发和转移性纵隔肿瘤、淋巴结结核、中心型肺癌等的诊断，均有很大帮助。肺内间质、实质性病变也可以得到较好的显示。CT对平片检查较难显示的部分，例如同心、大血管重叠病变的显示，更具有优越性。对胸膜、膈、胸壁病变，也可清楚显示。

心及大血管的CT检查，尤其是后者，具有重要意义。心脏方面主要是心包病变的诊断、心腔及心壁的显示，由于扫描时间一般长于心动周期，影响图像的清晰度，诊断价值有限。

但冠状动脉和心瓣膜的钙化、大血管壁的钙化及动脉瘤改变等，CT检查可以很好显示。

腹部及盆部疾病的CT检查，应用日益广泛，主要用于肝、胆、胰、脾、腹膜腔及腹膜后间隙以及泌尿和生殖系统的疾病诊断，尤其是占位性病变、炎症性和外伤性病变等。

胃肠病变向腔外侵犯以及邻近和远处转移等，CT检查也有很大价值。当然，胃肠管腔内病变情况主要仍依赖钡剂造影和内镜检查及病理活检。

骨关节疾病，多数情况可通过简便、经济的常规X线检查确诊，因此使用CT检查相对较少。

第三节 数字减影血管造影

一、DSA 的成像基本原理与设备

DSA是数字X线成像（digital radiography，DR）的一个组成部分。DR是先使人体某部在影像增强器（IITV）荧屏上成像，用高分辨力摄像管对IITV上的图像行序列扫描，把所有的连续视频信号转为间断各自独立的信息，有如把IITV上的图像分成一定数量的水方块，即像素。复经模拟/数字转换器转成数字，并按序排成字矩阵。这样，图像就被像素化和数字化了。

数字矩阵可为256×256、512×512，或1024×1024。像素越小、越多，则图像越清晰。

如将数字矩阵的数字经数字/模拟转换器转换成模拟图像，并于荧屏上显示，则这个图像就是经过数字化处理的图像。

DR设备包括IITV、高分辨力摄像管、计算机、磁盘、阴极线管和操作台等部分。

数字减影血管造影的方法有几种，目前常用的是时间减影法，介绍如下：

经导管内快速注入有机碘水造影剂。在造影剂到达欲查血管之前，血管内造影剂浓度处于高峰和造影剂被廓清这段时间内，使检查部位连续成像，比如每秒成像一帧，共得图像10帧。在这系列图像中，取一帧血管内不含造影剂的图像和含造影剂最多的图像，用

这同一部位的两帧图像的数字矩阵，经计算机行数字减影处理，使两个数字矩阵中代表骨骼及软组织的数字被抵消，而代表血管的数字不被抵消。这样，这个经计算机减影处理的数字矩阵经数字/模拟转换器转换为图像，则没有骨骼和软组织影像，只有血管影像，达到减影目的。这两帧图像称为减影对，因系在不同时间所得，故称为时间减影法。时间减影法的各帧图像是在造影过程中所得，易因运动而不尽一致造成减影对不能精确重合，即配准不良，致使血管影像模糊。

二、DSA 检查技术

根据将造影剂注入动脉或静脉而分为动脉DSA（intraarterial DSA，IADSA）和静脉DSA（intravenous DSA，IVDSA）两种。由于IADSA血管成像清楚、造影剂用量少，所以应用多。

IADSA的操作是将导管插入动脉后，经导管注入肝素3000 ~ 5000U，行全身低肝素化，以防止导管凝血。将导管尖插入欲查动脉开口，导管尾端接压力注射器，快速注入造影剂。注入造影剂前将IITV荧屏对准检查部位。于造影前及整个造影过程中，以每秒1 ~ 3帧或更多的帧频，摄像7 ~ 10s。经操作台处理即可得减影的血管图像。

IVDSA可经导管或针刺静脉，向静脉内注入造影剂，再进行减影处理。

三、DSA 的临床应用

目前，IDASA对动脉的显示已达到或超过常规选择性动脉造影的水平，应用选择性或超选择性插管，对直径200μ以下的小血管及小病变，IADSA也能很好显示。而观察较大动脉，已可不做选择性插管。所用造影剂浓度低、剂量少，还可实时观察血流的动态图像，作为功能检查手段。DSA可行数字化信息储存。

IVDSA经周围静脉注入造影剂，即可获得动脉造影，操作方便，但检查区的大血管同时显影，互相重叠，造影剂用量较多，故临床应用少，不过在动脉插管困难或不适于做IADSA时可以采用。

DSA有助于心、大血管的检查。对主动脉夹层、主动脉瘤、主动脉缩窄或主动脉发育异常和检查肺动脉可用IVDSA。DSA对显示冠状动脉亦较好。

IADSA对显示颈段和颅内动脉均较清楚，可用于诊断颈段动脉狭窄或闭塞、颅内动脉瘤、血管发育异常和动脉闭塞以及颅内及颅内肿瘤的供血动脉和肿瘤染色等。

对腹主动脉及其大分支以及肢体大血管的检查，DSA也很有帮助。

DSA技术发展很快，现已达到三维立体实时成像，更有利于病变的显示。

第四节　超声成像

一、USG 的成像基本原理与设备

（一）超声的物理特性

超声是机械波，由物体机械振动产生，具有波长、频率和传播速度等物理量。用于医学上的超声频率为2.5 ~ 10MHz，常用的是2.5 ~ 5MHz。超声须在介质中传播，其速度因介质不同而异，在固体中最快，液体中次之，气体中最慢。在人体软组织中约为150m/s。介质有一定的声阻抗，声阻抗等于该介质密度与超声速度的乘积。

超声在介质中以直线传播，有良好的指向性。这是可以用超声对人体器官进行探测的基础。当超声传经两种声阻抗不同相邻介质的界面时其声阻抗差大于0.1%，而界面又明显大于波长，即大界面时，则发生反射，一部分声能在界面后方的相邻介质中产生折射，超声继续传播，遇到另一个界面再产生反射，直至声能耗竭。反射回来的超声为回声。声阻抗差越大，则反射越强，界面比波长小，即小界面时，则发生散射。超声在介质中传播还发生衰减，即振幅与强度减小。衰减与介质的衰减系数成正比，与距离平方成反比，还与介质的吸收及散射有关。

（二）超声的成像基本原理

人体结构对超声而言是一个复杂的介质，各种器官与组织，包括病理组织有特定的声阻抗和衰减特性，因而构成声阻抗上的差别和衰减上的差异。超声射入体内，由表面到深部，将经过不同声阻抗和不同衰减特性的器官与组织，从而产生不同的反射与衰减。这种不同的反射与衰减是构成超声图像的基础。将接收到的回声，根据回声强弱，用明暗不同的光点依次显示在荧屏上，则可显出人体的断面超声图像，称为声像图。

人体器官表面有被膜包绕，被膜同其下方组织的声阻抗差大，形成良好界面反射，声像图上出现完整而清晰的周边回声，从而显出器官的轮廓。根据周边回声能判断器官的形状与大小。

超声经过不同正常器官或病变的内部，其内部回声可以是无回声、低回声或不同程度的强回声。

1.无回声

无回声是超声经过的区域没有反射，成为无回声的暗区（黑影），可能由下述情况造成：①液性暗区：均质的液体，声阻抗无差别或差别很小，不构成反射界面，形成液性暗区，如血液、胆汁、尿和羊水等。这样，血管、胆囊、膀胱和羊膜腔等即呈液性暗区。病理情况下，如胸腔积液、心包积液、腹水、脓液、肾盂积水以及含液体的囊性肿物及包虫囊肿等也呈液性暗区，成为良好透声区。在暗区下方常见回声增强，出现亮的光带（白影）。②衰减暗区：肿瘤，如巨块型癌，由于肿瘤对超声的吸收，造成明显衰减，而没有回声，出现衰减暗区。③实质暗区：均质的实质，声阻抗差别小，可出现无回声暗区。肾实质、脾等正常组织和肾癌及透明性变等病变组织可表现为实质暗区。

2.低回声

实质器官如肝，内部回声为分布均匀的点状回声，在发生急性炎症，出现渗液时，其声阻抗比正常组织小，透声增高，而出现低回声区（灰影）。

3.强回声

可以是较强回声、强回声和极强回声。①较强回声：实质器官内组织致密或血管增多的肿瘤，声阻抗差别大，反射界面增多，使局部回声增强，呈密集的光点或光团（灰白影），如癌、肌瘤及血管瘤等。②强回声：介质内部结构致密，与邻近的软组织或液体有明显的声阻抗差，引起强反射。例如骨质、结石、钙化，可出现带状或块状强回声区（白影），由于透声差，下方声能衰减，而出现无回声暗区，即声影。③极强回声：含气器官如肺、充气的胃肠，因与邻近软组织之声阻抗差别极大，声能几乎全部被反射回来，不能透射，而出现极强的光带。

（三）超声设备

超声设备类型较多。早期应用幅度调制型，即A型超声，以波幅变化反映回波情况。灰度调制型，即B型超声，系以明暗不同的光点反映回声变化，在荧屏上显示9～64个等级灰度的图像，强回声光点明亮，弱回声光点黑暗。

根据成像方法的不同，分为静态成像和动态成像或实时成像两种。

前者获得静态声像图，图像展示范围较广，影像较清晰，但检查时间长，应用少，后者可在短时间内获得多帧图像（210帧/s），故可观察器官的动态变化。但图像展示范围小，影像稍欠清晰。

超声设备主要由超声换能器即探头和发射与接收、显示与记录以及电源等部分组成。

换能器是电声换能器，由压电晶体构成，完成超声的发生和回声的接收，其性能影响灵敏度、分辨力和伪影干扰等。B型超声设备多用脉冲回声式。电子线阵式多探头行方形扫描，电子相控阵式探头行扇形扫描。为了借助声像图指导穿刺，还有穿刺式探头。

二、USG 图像特点

声像图是以明（白）暗（黑）之间不同的灰度来反映回声之有无和强弱，无回声则为暗区（黑影），强回声则为亮区（白影）。

声像图是层面图像。改变探头位置可得任意方位的声像图，并可观察活动器官的运动情况。但图像展示的范围不像X线、CT或MRI图像那样大和清楚。

三、USG 检查技术

超声探查多用仰卧位，但也可用侧卧位等其他体位。探查过程中可变更体位。

切面方位可用横切、纵切或斜切面。

患者采取适宜体位，露出皮肤，涂耦合剂，以排出探头与皮肤间的空气，探头紧贴皮肤扫描，扫描中观察图像，必要时冻结，即停帧，行细致观察，做好记录，并摄片或录像。

应注意器官的大小、形状、周边回声，尤其是后壁回声、内部回声、活动状态、器官与邻近器官的关系及活动度等。

四、USG 图像分析与诊断

观察声像图时，首先应了解切面方位，以便认清所包括的解剖结构。注意周边回声，包括器官和较大肿块的边缘回声，借此可观察其大小、形状、位置与活动情况。应用游标可测量其径线、面积或体积，判断是否增大或缩小；有无局部膨隆；有无移位，活动如何等。要观察器官与较大肿块的内部回声，包括回声的强弱、多少、分布和回声周围情况（例如有无声影）等。因为它可反映组织结构的内部性质。还应注意邻近器官的改变，包括受压移位或浸润破坏等。器官弥漫性病变依器官大小、形状和内部回声的改变进行诊断，较为困难，器官内占位病变则依靠局限性内部回声异常做诊断，较易发现。

将所得声像图的改变进行综合判断。如为局部病变，则应确定病变的位置（例如位于某一器官的哪一部位）；病变的大小、数目；病变的物理性质，是液性、实质性、含气性或混合性；病理性质，是炎性或肿瘤性、良性或恶性、原发还是转移、是癌还是肉瘤等。

声像图对发现病变、确定病变位置和大小较易，确定病变为液性、实质性或含气性也较为可靠。鉴别是良性或恶性也有可能，例如良性病变的周边回声清楚，边缘光滑，内部回声均匀，衰减不明显，而恶性病变则周边回声不清，边缘不光滑，轮廓不规则，内部回声不均匀，出血坏死区可无回声，而衰减也较为明显。

五、USG 诊断的临床应用

超声对心、腹部和盆部器官包括妊娠的检查应用较多。如对肝癌、肝血管瘤、肝脓肿、肝硬化、胆囊结石与肿瘤、胰腺及脾的疾病、腹水的诊断；肾、膀胱、前列腺、肾上腺、子宫、卵巢的检查；眼、甲状腺及乳腺的检查；妊娠的诊断，胎位、胎盘的定位，多胎、死胎、胎儿畸形及葡萄胎的判定等都有相当的价值。

应当指出，超声诊断也有它的限制。由于超声的物理性质，使超声对骨骼、肺和胃肠的检查受到限制。声像图表现所反映的是器官和组织声阻抗差的改变，缺少特异性，因之对于病变的性质的判断，须综合分析，并与其他影像学表现和临床资料相结合才可靠。病变过小，直径在 0.5cm 左右，或声阻抗差不大，不引起反射，则难于在声像图上显示出来。此外，超声设备的性能、检查人员的技术与经验也均影响诊断的结果。

第五节　磁共振成像

一、MRI 的成像基本原理与设备

（一）磁共振现象与 MRI

含单数质子的原子核，例如人体内广泛存在的氢原子核，其质子有自旋运动，带正电，产生磁矩，有如一个小磁体。小磁体自旋轴的排列无一定规律。但如在均匀的强磁场中，则小磁体的自旋轴将按磁场磁力线的方向重新排列。在这种状态下，用特定频率的射频脉冲（radionfrequency，RF）进行激发，作为小磁体的氢原子核吸收一定量的能而共振，即发生了磁共振现象。停止发射射频脉冲，则被激发的氢原子核把所吸收的能逐步释放出来，其相位和能级都恢复到激发前的状态。这一恢复过程称为弛豫过程，而恢复到原来平衡状态所需的时间则称为弛豫时间。有两种弛豫时间，一种是自旋—晶格弛豫时间，又称纵向弛豫时间，反映自旋核把吸收的能传给周围晶格所需要的时间，也是 90° 射频脉冲质子由纵向磁化转到横向磁化之后再恢复到纵向磁化激发前状态所需时间，称 T_1。另一种是自旋—自旋弛豫时间，又称横向弛豫时间，反映横向磁化衰减、丧失的过程，也即是横向磁化所维持的时间，称 T_2。T_2 衰减是由共振质子之间相互磁化作用所引起，与 T_1 不同，它引起相位的变化。

正常情况下，质子处于杂乱无章的排列状态。当把它们放入一个强外磁场中，就会发生改变。它们仅在平行或反平行于外磁场两个方向上排列。

人体不同器官的正常组织与病理组织的 T_1 是相对固定的，而且它们之间有一定的差别，T_2 也是如此。这种组织间弛豫时间上的差别，是 MRI 的成像基础。有如 CT 时，组织间吸收系数（CT 值）差别是 CT 成像基础的道理。但 MRI 不像 CT 只有一个参数，即吸收系数，而是有 T_1、T_2 和自旋核密度（P）等几个参数，其中 T_1 与 T_2 尤为重要。因此，获得选定层面中各种组织的 T_1（或 T_2）值，就可获得该层面中包括各种组织影像的图像。

MRI的成像方法也与CT相似。有如把检查层面分成Nx、Ny、Nz……一定数量的小体积，即体素，用接收器收集信息，数字化后输入计算机处理，获得每个体素的T_1值（或T_2值），进行空间编码。用转换器将每个T值转为模拟灰度，而重建图像。

（二）MRI设备

MRI的成像系统包括MR信号产生和数据采集与处理及图像显示两部分。MR信号的产生是来自大孔径、具有三维空间编码的MR波谱仪，而数据处理及图像显示部分，则与CT扫描装置相似。

MRI设备包括磁体、梯度线圈、供电部分、射频发射器及MR信号接收器，这些部分负责MR信号产生、探测与编码；模拟转换器、计算机、磁盘与磁带机等，则负责数据处理、图像重建、显示与存储。

磁体有常导型、超导型和永磁型三种，直接关系到磁场强度、均匀度和稳定性，并影响MRI的图像质量，因此非常重要。通常用磁体类型来说明MRI设备的类型。常导型的线圈用铜、铝线绕成，磁场强度最高可达0.3T，超导型的线圈用铌钛合金线绕成，磁场强度一般为0.35～2.0T，用液氦及液氮冷却；永磁型的磁体由用磁性物质制成的磁砖所组成，较重，磁场强度偏低，最高达0.3T。

梯度线圈，修改主磁场，产生梯度磁场。其磁场强度虽只有主磁场的几百分之一，但梯度磁场为人体MR信号提供了空间定位的三维编码的可能，梯度场由X、Y、Z三个梯度磁场线圈组成，并有驱动器以便在扫描过程中快速改变磁场的方向与强度，迅速完成三维编码。

射频发射器与MR信号接收器为射频系统，射频发射器是为了产生临床检查目的不同的脉冲序列，以激发人体内氢原子核产生MR信号。射频发射器及射频线圈很像一个短波发射台及发射天线，向人体发射脉冲，人体内氢原子核相当一台收音机接收脉冲。脉冲停止发射后，人体氢原子核变成一个短波发射台，而MR信号接收器则成为一台收音机接收MR信号。脉冲序列发射完全在计算机控制之下。

MRI设备中的数据采集、处理和图像显示，除图像重建由Fourier变换代替了反投影以外，与CT设备非常相似。

二、MRI图像特点

（一）灰阶成像

具有一定T_1差别的各种组织，包括正常与病变组织，转为模拟灰度的黑白影，则可使器官及其病变成像。MRI所显示的解剖结构非常逼真，在良好清晰的解剖背景上，再显出病变影像，使得病变同解剖结构的关系更明确。

值得注意的是，MRI的影像虽然也以不同灰度显示，但反映的是MR信号强度的不同或弛豫时间T_1与T_2的长短，而不像CT图像，灰度反映的是组织密度。

MRI的图像如主要反映组织间T_1特征参数时，为T_1加权像（T_1 weighted image，T_1WI），它反映的是组织间T_1的差别。如主要反映组织间T_2特征参数时，则为T_2加权像（T_2weighted image，T_2WI）。

因此，一个层面可有T_1WI和T_2WI两种扫描成像方法。分别获得T_1WI与T_2WI有助于显示正常组织与病变组织。正常组织，如脑神经各种软组织间T_1差别明显，所以T_1WI有利于观察解剖结构，而T_2WI则对显示病变组织较好。

在T_1WI上，脂肪T_1短，MR信号强，影像白；脑与肌肉T_1居中，影像灰；脑脊液T_1长；骨与空气含氢量少，MR信号弱，影像黑。在T_2WI上，则与T_1WI不同，例如脑脊液T_2长，MR信号强而呈白影。

（二）流空效应

心血管的血液由于流动迅速，使发射MR信号的氢原子核离开接收范围，所以测不到MR信号，在T_1WI或T_2WI中均呈黑影，这就是流空效应。这一效应使心腔和血管显影，是CT所不能比拟的。

（三）三维成像

MRI获得人体横面、冠状面、矢状面及任何方向断面的图像，有利于病变的三维定位。一般CT则难于做到直接三维显示，须采用重建的方法才能获得冠状面或矢状面图像以及三维重建立体像。

（四）运动器官成像

采用呼吸和心电图门控成像技术，不仅能改善心脏大血管的MR成像，还可获得其动态图像。

三、MRI 检查技术

MRI的扫描技术有别于CT扫描。不仅要横断面图像，还常要矢状面或（和）冠状面图像，还须获得T_1WI和T_2WI。因此，须选择适当的脉冲序列和扫描参数。常用多层面、多回波的自旋回波（spin echo，SE）技术。扫描时间参数有回波时间（echo time，TE）和脉冲重复间隔时间（repetition time，TR）。使用短TR和短TE可得T_1WI，而用长TR和长

TE可得T_2WI。时间以毫秒计。依TE的长短，T_2WI又可分为重、中、轻三种。病变在不同T_2WI中信号强度的变化，可以帮助判断病变的性质。例如，肝血管瘤T_1WI呈低信号，在轻、中、重度T_2WI上则呈高信号，且随着加重程度，信号强度有递增表现，即在重T_2WI上其信号特强。肝细胞癌则不同，T_1WI呈稍低信号，在轻、中度T_2WI呈稍高信号，而重度T_2WI上又略低于中度T_2WI的信号强度。再结合其他临床影像学表现，不难将二者区分。

MRI常用的SE脉冲序列，扫描时间和成像时间均较长，因此对患者的制动非常重要。采用呼吸门控和（或）呼吸补偿、心电门控和周围门控以及预饱和技术等，可以减少由于呼吸运动及血液流动所导致的呼吸伪影、血流伪影以及脑脊液波动伪影等的干扰，可以改善MRI的图像质量。

为了克服MRI中SE脉冲序列成像速度慢、检查时间长这一主要缺点，近年来先后开发了梯度回波脉冲序列、快速自旋回波脉冲序列等成像技术，已取得重大成果并广泛应用于临床。此外，还开发了脂肪抑制和水抑制技术，进一步增加MRI信息。

MRI另一新技术是磁共振血管造影（magnetic resonance angiography，MRA）。血管中流动的血液出现流空现象。它的MR信号强度取决于流速，流动快的血液常呈低信号。因此，在流动的血液及相邻组织之间有显著的对比，从而提供了MRA的可能性。目前已应用于大、中血管病变的诊断，并在不断改善。MRA无须穿刺血管和注入造影剂，有很好的应用前景。MRA还可用于测量血流速度和观察其特征。

MRI也可行造影增强，即从静脉注入能使质子弛豫时间缩短的顺磁性物质作为造影剂，以行MRI造影增强。常用的造影剂为钆-二乙三胺五醋酸（Gadolinium-DTPA，Gd-DTRA）。这种造影剂不能通过完整的血脑屏障，不被胃黏膜吸收，完全处于细胞外间隙内以及无特殊靶器官分布，有利于鉴别肿瘤和非肿瘤的病变。中枢神经系统MRI做造影增强时，病灶增强与否及增强程度与病灶血供的多少和血脑屏障破坏的程度密切相关，因此有利于中枢神经系统疾病的诊断。

MRI还可用于拍摄电视、电影，主要用于心血管疾病的动态观察和诊断。

基于MRI对血流扩散和灌注的研究，可以早期发现脑缺血性改变。它预示着很好的应用前景。

带有心脏起搏器的人须远离MRI设备。体内有金属植入物，如金属夹，不仅影响MRI的图像，还可对患者造成严重后果，也不能进行MRI检查，应当注意。

四、MRI诊断的临床应用

MRI诊断广泛应用于临床，时间虽短，但已显出它的优越性。

在神经系统应用较为成熟。三维成像和流空效应使病变定位诊断更为准确，并可观察病变与血管的关系。对脑干、幕下区、枕大孔区、脊髓与椎间盘的显示明显优于CT。对脑脱髓鞘疾病、多发性硬化、脑梗死、脑与脊髓肿瘤、血肿、脊髓先天异常与脊髓空洞症的诊断有较高价值。

纵隔在MRI上，脂肪与血管形成良好对比，易于观察纵隔肿瘤及其与血管间的解剖关系。对肺门淋巴结与中心型肺癌的诊断，帮助也较大。

心脏大血管在MRI上因可显示其内腔，所以，心脏大血管的形态学与动力学的研究可在无创伤的检查中完成。

对腹部与盆部器官，如肝、肾、膀胱，前列腺和子宫，颈部和乳腺，MRI检查也有相当价值。在恶性肿瘤的早期显示、对血管的侵犯以及肿瘤的分期方面优于CT。

骨髓在MRI上表现为高信号区，侵及骨髓的病变，如肿瘤、感染及代谢疾病，MRI上可清楚显示。在显示关节内病变及软组织方面也有其优势。

MRI在显示骨骼和胃肠方面受到限制。

MRI还有望于对血流量、生物化学和代谢功能方面进行研究，对恶性肿瘤的早期诊断也带来希望。

在完成MR成像的磁场强度范围内，对人体健康不致带来不良影响，所以是一种非损伤性检查。

但是，MRI设备昂贵，检查费用高，检查所需时间长，对某些器官和疾病的检查还有限度，因之，需要严格掌握适应证。

第六节　计算机X线成像和图像存档与传输系统

一、计算机X线成像

传统的X线成像是经X线摄照，将影像信息记录在胶片上，在显定影处理后，影像才能于照片上显示。计算机X线成像（computed radiography，CR）则不同，是将X线摄照的影像信息记录在影像板（image plate，IP）上，经读取装置读取，由计算机计算出一个数字化图像，复经数字/模拟转换器转换，于荧屏上显示出灰阶图像。CR与DSA中所述的DR同属数字化成像。

（一）CR 的成像原理与设备

CR的成像要经过影像信息的记录、读取、处理和显示等步骤。

影像信息的记录：用一种含有微量元素铕（Eu^{2+}）的钡氟溴化合物结晶（BaFX：

Eu^{2+}，X=CI.Br.I）制成的IP代替X线胶片，接受透过人体的X线，使IP感光，形成潜影。X线影像信息由IP记录。IP可重复使用达千次。

1.影像信息的读取

IP上的潜影用激光扫描系统读取，并转换成数字信号。激光束对匀速移动的IP整体进行精确而均匀的扫描。在IP上由激光激发出的辉尽性荧光，由自动跟踪的集光器收集，复经光电转换器转换成电信号，放大后，由模拟/数字转换器转换成数字化影像信息。由IP扫描后，则可得到一个数字化图像。

2.影像信息的处理

影像的数字化信号经图像处理系统处理，可以在一定范围内任意改变图像的特性。这是CR优于X线照片之处，X线照片上的影像特性是不能改变的。图像处理主要功能有灰阶处理、窗位处理、数字减影血管造影处理和X线吸收率减影处理等。

3.灰阶处理

通过图像处理系统的调整，可使数字信号转换为黑白影像对比，在人眼能辨别的范围内进行选择，以达到最佳的视觉效果。这有利于观察不同的组织结构。例如胸部可得到两张分别显示肺和纵隔的最佳图像。

4.窗位处理

以某一数字信号为0，即中心，使一定灰阶范围内的组织结构，以其对X线吸收率的差别，得到最佳的显示，同时可对这些数字信号进行增强处理。窗位处理可提高影像对比，有利于显示组织结构，如骨小梁的显示。

5.数字减影血管造影处理

选择血管造影一系列CR图像中的一帧为负片（蒙片）行数字减影处理，可得到DSA图像。

6.X线吸收率减影处理

用两个不同的X线摄影条件摄影，选择其中任何一帧作为负片进行减影，则可消除某些组织。例如对胸部行减影处理可消除肋骨影像，以利于观察肺野。

7.影像的显示与存储

数字化图像经数字/模拟转换器转换，于荧屏上显示出人眼可见的灰阶图像。荧屏上的图像可供观察分析，还可用多帧光学照相机摄于胶片上，用激光照相机可把影像的数字化信号直接记录在胶片上，可提高图像质量。激光照相机同自动洗片机连成一体，可减少操作程序。

CR的数字化图像信息还可用磁带、磁盘和光盘做长期保存。

（二）CR 的临床应用

CR的图像质量与所含的影像信息量可与传统的X线成像相媲美。图像处理系统可调节对比，故能达到最佳的视觉效果，摄照条件的宽容范围较大，患者接受的X线量减少。图像信息可由磁盘或光盘储存，并进行传输，这些都是CR的优点。

CR图像与传统X线图像都是所摄部位总体的重叠影像，因此，传统X线能摄照的部位也都可以用CR成像，而且对CR图像的观察与分析也与传统X线相同。所不同的是CR图像是由一定数目的像素所组成。

CR对骨结构、关节软骨及软组织的显示优于传统的X线成像，还可行矿物盐含量的定量分析。CR易于显示纵隔结构如血管和气管，对结节性病变的检出率高于传统的X线成像，但显示肺间质与肺泡病变则不及传统的X线图像。CR在观察肠管积气、气腹和结石等含钙病变方面优于传统X线图像。

用CR行体层成像优于X线体层摄影。胃肠双对比造影在显示胃小区、微小病变和肠黏膜皱襞上，CR优于传统的X线造影。

CR是一种新的成像技术，在不少方面优于传统的X线成像，但从效益、价格比来看，尚难以替换传统的X线成像。在临床应用上，CR不像CT与MRI那样不可代替。

二、图像存档和传输系统

图像存档和传输系统（picturearchiving communicating system，RACS）是存放和传输图像的设备，不是成像装置。当前，X线图像、CT与MRI大多是以照片形式于放射科档案室存档。需要时，要从档案室借调，占用很多人力，借调中，照片丢失或错拿时有发生，而且效率低。由于影像诊断技术应用越来越普及，图像数量大增，照片存档与借调工作量大且不便。因此，人们提出了用另一种方式存放与传输图像，以使图像高效率使用并能安全保存。由于计算机、存档装置和通信技术的发展，使这一设想成为可能。

（一）PACS 的基本原理与结构

PACS是以计算机为中心，由图像信息的获取、传输与存档和处理等部分组成。

1.图像信息的获取

CT、MRI、DSA、CR及ECT等数字化图像信息可直接输入PACS，而众多的X线图像须经信号转换器转换成数字化图像信息才能输入。可由摄像管读取系统、电耦合器读取系统或激光读取系统完成信号转换。所以速度快、精度高，但价格贵。

2.图像信息的传输

在PACS中，传输系统对数字化图像信息的输入、检索和处理起着桥梁作用。方法包括：①公用电话线，将影像信息以电信号形式通过公用电话线联网完成信息传输；②光导通信，将影像信息以光信号形式通过光导纤维完成信息传输；③微波通信，将影像信息以微波形式进行传输，有如电视台发射电波，由电视机接收再现图像。后者速度快，但成本高。

3.图像信息的储存与压缩

图像信息的储存可用磁带、磁盘、光盘和各种记忆卡片等。图像信息的压缩储存非常必要。因为，一张X线照片的信息量很大，相当于1500多页400字稿纸写满汉字的信息量，而一个30.48cm光盘也只能存储2000张X线照片的信息。压缩方法多用间值与哈佛曼符号压缩法，影像信息压缩为1/5 ～ 1/10，仍可保持原有图像质量。

4.图像信息的处理

图像信息的处理由计算机中心完成。计算机的容量、处理速度和可接终端的数目决定着PACS的大小和整体功能。软件则关系到检索能力、编辑和图像再处理的功能。

（1）检索：在输入图像信息时要同时准确输入病历号和姓名等，便于检索时使用。

（2）编辑：删去无意义的图像，以避免不必要的存储，并把文字说明与相应的图像信息一并存入。

（3）再处理：在终端进行。包括图像编组，对兴趣区做图像放大，窗位与窗宽的调节以及用激光相机把荧屏上的图像照在胶片上。

（二）PACS 的临床应用

PACS已经在荷兰、美国和日本等少数国家应用。根据联网范围分为微型、小型、中型和大型PACS。微型只用于放射科内。小型用于医院内各科，中型则用于一个城市各医院之间。

PACS使医生在远离放射的地方及时看到图像，可提高工作效率与诊断水平；避免照片的借调手续和照片的丢失与错放；减少照片的管理与存放空间；减少胶片的使用量。可在不同地方同时看到不同时期和不同成像手段的多个图像，便于对照、比较。在终端进行图像再处理，使图像更便于观察。

中型PACS使患者只要有一张磁卡，就可在市内，乃至国内参加PACS的医院看到以前不同医院的各种图像，避免重复检查，有利于诊断和会诊。

但是，PACS不能存储大量的图像，由于荧屏数目的限制，也难满足同时观察十几张乃至几十张的图像，而且在荧屏上观察图像还需一个适应过程。

PACS投资甚高，使实际应用受到限制。

第二章 超声诊断的物理与医学基础

第一节 超声波的基本概念

一、超声波的定义

声波是一种机械波。当振动源产生频率在20 ~ 20000 Hz之间的振动，可在弹性介质中形成疏密波，当传播至人的听觉器官（耳）时可以产生声音的感觉。这种可以听到的频率范围内的振动称为声振动，由声振动形成的疏密波即为声波（3.75 ~ 7 MHz）。腹部及妇产科探头常用2 ~ 5 MHz，浅表器官与外周血管探头常用7 ~ 10 MHz，而冠状动脉内超声的探头频率可高达20 ~ 30 MHz。

二、超声的发射与接收

（一）压电晶体与压电效应

自然界有一种晶体如石英等具有特殊的性能，当在它的一定方向上施加压力或拉力时，晶体的两侧表面上即出现异种电荷。反之，如将此晶体置于交变电场之中，并使电场方向与晶体压电轴的方向一致，则可发现晶体厚度有所改变，出现强烈的压缩或扩张。这种压力与电荷M相转换的物理现象称压电效应。前者由压力（机械能）而产生电荷（电能）为正压电效应，后者由电荷（电能）产生压力（机械能）为逆压电效应。具有此种物理性能的晶体即为压电晶体，通常称超声换能器。

超声波与声波的物理性能相似，亦为疏密波。不同之处在于频率极高，在20000 Hz以上，超过人的听觉感受范围，故称超声波。目前超声诊断常用的频率一般为1 ~ 30MHz，超声心动图常用2.25 ~ 3.5 MHz，为婴幼儿检查时，可使用5MHz，经食管超声心动图的使用频率为3.75 ~ 7 MHz。

（二）逆压电效应与超声波的发生

诊断用超声波的发生，系将仪器产生的高频脉冲，即高频交流电压信号加在压电晶体上，利用逆压电效应，使晶体片发生机械性的体积胀缩，推动周围介质使之振动，形成疏密波。如输入之电振荡频率在 1 ~ 15 MHz 之间，则产生 1 ~ 15 MHz 的超声波。

（三）正压电效应与超声波的接收

当超声波在介质中传播时，遇有声阻不同之界面即发生反射，这些反射回来的反射波是一种疏密相间的有规律之机械振动。当其作用于压电晶体时，由于正压电效应使晶体片两侧产生异种电荷，通常把这个高频变化的微弱电信号经仪器接收线路放大后，显示在示波屏上，形成代表界面反射强弱的光点与波幅。

三、有关声波的几个物理量

（一）频率

频率（f）为单位时间内通过介质中某点的完整疏密波的数目，通常以赫兹（Hertz，简称赫或Hz）表示，1 Hz 即每秒振动 1 周（c/s）。

（二）声速

此指声波（包括超声波）在介质中单位时间内传播的距离，其快慢与介质的密度及弹性有关，而与声波的频率无关。一般来说，声波的传播速度在气体中较小，液体中较大，固体中最大。例如：空气中声速为 360 m/s 左右，水中为 1500 m/s 左右，而在金属中则为 4500 m/s 左右。人体软组织中之声速与水中相近，亦为 1500 m/s 左右。

（三）波长

声波在传播中，两个相邻的相位相同的质点之间的长度，即声波在一个完整周期内所通过的距离，称为波长。

波长、声速与频率之间有密切的关系，可用公式表示如下：波长 = 声速/频率。

（四）周期

声波在传播中两个相邻的相位相同的质点（一个完整波长）之间所经历的时间即为周期，频率越高者周期越短。以公式表示：周期 = 1/频率。

第二节 超声波的物理性能

一、方向性

超声波与一般的声波不同，由于频率极高，波长很短，远远小于换能器（探头压电晶体片）的直径，在传播时发射的超声波集中于一个方向，类似平面波，声场分布呈狭窄的圆柱状，声场宽度与换能器压电晶体片之大小相接近，因而有明显的方向性，故称为超声束。

一般来说在近场（接近探头处）声束可能较换能器直径小。近场范围可用以下公式计算：

$$L = \left(r^2 \cdot f\right)/C$$

其中L为近场长度，r为振动源的半径，f为发射频率，C为声速。

在远场（即距探头稍远处）则因声束有扩散而逐渐增宽。扩散角的大小可用以下公式计算：

$$Sin\,\theta = 1.2\lambda/D$$

θ为扩散角，λ为超声波之波长，其值越小，扩散角越小；D为压电晶体片之直径，其值越大，扩散角越小。不同超声频率的扩散角见表2-1。

表2-1 各种超声频率的扩散角（设换能器直径为12 mm）

频率（MHz）	1	2.5	5	10	15
扩散角（°）	8.6	3.35	1.75	0.86	0.57

二、反射与透射

超声在传播中，经过两种不同介质的界面时，由于界面前后介质声速的不同，超声传播的方向将发生变化。一部分能量由界面处返回第一介质，此即反射，其方向与声束和界面间的夹角有关，反射角和入射角相等。如声束与界面相垂直，即沿原入射声束的途径返回。另一部分能量能穿过界面，进入第二介质，此即透射，此时声束方向可能改变，其角度大小依折射率而定。声能在界面处反射与透射之总值不变，与入射的能量相等，但反射之多少则随界面前后介质的声阻差异而有所不同。

超声波发射之后，沿探头方向前进，遇有声阻抗差异的界面时，可发生反射。其fit的大小与界面前后声阻抗之差及声束与法线间的夹角有关。

所谓声阻即声阻抗率，等于介质的密度与超声在该介质中传播速度的乘积。设Z为声阻，P为密度，C为声速，则：$Z = P \times C$。

两介质声阻相差之大小决定其界面处之反射系数。

声压反射系数$RA = (Z_1 - Z_2) / (Z_1 + Z_2)$

声强反射系数$RI = (RA)_2$

Z_1为第一介质之声阻，Z_2为第二介质之声阻。

由式中可以看出：两介质声阻相差越小，则界面处反射越少，透入第二介质越多；反之，声阻相差越大，则界面处反射越强，透入第二介质越少。

三、吸收与衰减

声波的衰减分为两种：距离衰减和吸收衰减。声波在前向传播过程中因发生反射、折射及散射等现象使声能随着距离的增加而逐渐减弱，此种现象称为距离衰减。声波在介质中传播时，使分子产生振动，振动的分子将声能传播给其他分子。当声波穿过介质时，由于"内摩擦"或所谓"黏滞性"而使声能逐渐减小，声波的振幅逐渐减低，介质对声能的此种作用即为吸收，这种在介质中传播时出现的衰减称为吸收衰减。

吸收与衰减的程度与超声的频率、介质的黏滞性、导热性、温度及传播的距离等因素有密切关系。

超声波在生物介质中的吸收程度主要依赖介质的特性和超声的频率。总的来说，介质中水的含量越大，超声波吸收越少；超声频率越高，吸收越大。

人体不同组织的密度、传导速度和吸收系数见表2-2。

表2-2　人体不同组织的密度、传导速度和吸收系数

组织	密度（g/cm^3）	传导速度（m/s）	吸收系数（cm-1）（f=1MHz）
肝素化鲜血	1.055	1580	0.034
颅骨	1.738	2770	1.5
脑	1.030	1460	0.06
鲜脂肪	0.937	1479	0.07
心肌（牛）	1.048	1546	0.185
肾（牛）	1.040	1572	0.09

（续表）

组织	密度（g/cm³）	传导速度（m/s）	吸收系数（cm-1）（f=1MHz）
鲜肝	1.064	1569	0.149
鲜肺（狗）	0.400	658	4.3
肌肉	1.070	1566	0.15
水	1.000	1500	

声能吸收之后，能量减小，显示的反射亦较弱，然而经电路补偿之后，仍能清晰观察。

四、多普勒效应

多普勒效应是奥地利物理学家Doppler在观察星球运动时发现的，即当星球与地球之间存在相对运动时，所接收到的光波的频率会与发射的固有频率出现差异。后经众多学者研究，对静止或活动的目标发射超声时，根据发射声波与反射声波之间的频率差异（频移）可推算目标的活动状态、方向和速度。当超声用于血流测定时，血细胞的后散射能量虽小，但亦可产生多普勒效应。多普勒诊断仪可以截取这些信号，并分析血细胞运动的速度。用于诊断的超声频率为2～10 MHz，由细胞运动而产生的多普勒频移一般为0.5～10 kHz。根据血细胞的频移大小即可计算出血液流速和血流量。

利用多普勒效应进行超声检测，将多普勒频移大小在零线上下显示为波幅高低的曲线，此即频谱多普勒，其中包括脉冲型和连续型两种类型。在进行超声脉冲多普勒检测时，将扫描线上各点的频移方向、大小，均以伪彩色编码红、蓝、绿等颜色显示，此即彩色多普勒。频谱多普勒在观察血流方向与速度上有重要意义，而彩色多普勒检测则能显示出血流的方向、速度、动态、有无反流与分流等多种信息。超声多普勒技术的临床应用，为心血管疾病的无创检测带来了革命性变化。

近年来研制出组织多普勒成像技术（Doppler tissue imaging，DTI）。DTI是采用特殊滤波装置删掉高速心内血流而专门显示并分析相对低速室壁运动的一种技术。根据多普勒原理，任何产生频移的现象均产生多普勒效应。如果把人体心脏作为超声靶器官，那么由此产生的二次声源的多普勒信号应该有两种成分：血液流动的红细胞和心壁运动的心肌。正常血流的速度范围为10～150 cm/s，而心肌的速度范围一般不超过10 cm/s，血液运动振幅为40 Db，比心肌振幅低。因此，血流为高频移低振幅，而运动的心肌则为低频移高振幅，通过改变多普勒滤波系统的阈值，可分别获得血流或心肌的频移信号。通过高通滤波器同时提高增益可检测血流反射回来的频移信号，用低通滤波器并降低增益则检测心肌反射回来的频移信号。此技术可用于观察心肌各节段、部位、时相和正常或异常的室壁运动速度。在此基础上目前衍生出许多新的组织运动分析技术，如应变、应变率、组织同步追踪分析，在室壁运动分析、心肌同步化评估等方面具有重要的临床价值。

五、散射与背向散射

当超声波束遇到大于波长的、声阻不同的组织界面（即大截面）时，仪器通过接收反射波来显示图像，但如超声波束遇到远远小于声波波长且声阻不同的界面（即小界面）时，一般不产生反射，而产生向各个方向传播的杂乱的散射，其中仅仅朝向探头方向（即与入射角成180°）的散射波可被仪器接收，进行检测，此即所谓背向散射或后散射。

目前，检测背向散射的信号是提取相关区域射频信号的功率谱（不同频率情况下散射波强度的平方值）进行积分，此积分可以曲线方式或二维方式实时显示。根据背向散射积分计算背向散射积分指数、背向散射心动周期变化幅度和跨壁背向散射积分梯度等，可以评价人体组织特征。利用背向散射信号进行组织定征将是一种特异、敏感和准确的方法。

在超声信号进入视频检测器前，采用数字强化边缘检测技术，将原始的超声信号分为组织和血液两部分，从而较准确地将血液和组织区分开来。通过分析心肌和血液的背向散射积分实时描绘并显示心内膜，继而定量分析和显示心腔面积，动态显示心脏功能的一些指标，此即声学定量（acoustic quantification，AQ）技术。

彩色室壁动态技术（color kinesis，CK）是以声学定量方法为基础，将心内膜位移进行彩色编码从而建立起反映室壁运动彩色图像的一种方法。它采用ABD的原理，将声学定量技术加以延伸，由计算机自动对比和分析来自组织和血液的不同回声强度，并以此确定二者界面。在这种图像显示中，同一色彩表示收缩期同一时相位移，而这种位移的宽度则代表该时相中心内膜的运动幅度。一般情况下，当心室收缩，心腔内由血液的信号转变为心肌组织时，彩色编码顺序为红—黄—蓝—绿，而心室舒张，心腔由心肌组织信号变为血液信号时，彩色编码顺序为红—蓝—绿—黄。由于心脏收缩和舒张期时相长短不一，心室壁各部位动力不同，心内膜彩色位移有一定的差别，对其进行分析能更完整直观地观察室壁整体与局部运动状态。它不仅可以评价心室的收缩和舒张功能，而且由于它可节段分析室壁运动的幅度和时间，从而可提高负荷超声的敏感性，对评价心肌存活性具有重要的临床意义。

六、非线性传播

声波的传播过程实际上是非线性过程，但为了简化问题，通常假定其为线性传播。声源所发射的声波在介质中传播遇到界面时，可发生反射和折射，此即声波在介质中的线性传播。当声波遇到不规则界面时，声波在组织中传播时可发生波形畸变、谐波成分增多和声衰减系数增大，声波的这种传播方式称为非线性传播。在传统的超声信号处理中，声波的非线性信号往往被忽略。近年来，随着对声波非线性信号的研究，人们发现超声主声束与旁瓣的非线性信号具有显著差异，如果采用以某一频率发射而以两倍于前者的频率接收由组织产生的背向散射二次谐波信号而生成灰阶图像，即二次谐波成像技术，可明显减少伪像，显著提高成像信噪比，目前大多数超声诊断仪都采用这类技术。

声学造影剂具有较强的非线性信号的特点，声波通过声学造影剂时产生非线性传播，波形畸变，谐波成分明显增多，而其他组织发出的谐波成分与声学造影剂相比较少，利用声学造影剂这种声学特征，通过二次甚至更高的多次谐波成像技术，可大大提高声学造影的成像质量。目前左心造影技术已经逐渐成熟，左心腔造影剂和造影技术已经获得认可，而实验证明：分析心肌组织内造影剂时间—声强度曲线变化，可对心肌的血流状态进行定性和定量评估，这将会具有广泛而重要的临床应用价值。

第三节　人体组织的组成成分与结构特征

一、人体组织的主要组成成分

（一）水

人体总含水量占体重的60% ~ 70%，细胞内液约占40% ~ 45%，细胞外液占20% ~ 25%。水占细胞成分的80%，各种组织的含水量有较大差别，血液含水达90%以上，骨骼肌、脑等含水量约70%，骨组织含水约20%。含水量与年龄有关，胚胎及婴幼儿组织中含水量较高，随着年龄的增长细胞含水量逐渐减少。含水量高的组织，声速低，声阻抗小，声吸收低，衰减系数小。

（二）蛋白质

蛋白质是人体组织的重要组成成分，存在于细胞内外，细胞核、细胞质、酶都含有蛋白质；蛋白质是构成细胞原生质的最重要成分，分为两大类，一类为单纯蛋白质如清蛋白、球蛋白、鱼精蛋白等，另一类为结合蛋白如糖蛋白、核蛋白、脂蛋白等，几乎参与细胞的一切活动。超声在组织中传播，声速与蛋白含量成正比。活体组织蛋白质的黏滞性大，超声在其中传播时，声速快，声阻抗大，能量被吸收多，衰减高。

（三）纤维组织

1.胶原纤维：主要含胶原蛋白，约占人体总蛋白的30%，胶原纤维成束排列，存在于腱、骨及软骨、皮肤、结缔组织中。组织损伤时，胶原纤维增生，修复后形成瘢痕。

2.弹性纤维：主要成分为弹性蛋白，弹性很强，直径$0.2 \sim 1.0 \mu m$，受损后难以再生，存在于大动脉及中动脉壁的弹性层中，项韧带中弹性纤维多粗大，排列整齐。

（四）脂肪

约占体重的10%，脂肪组织含水量约为10% ~ 35%，低于其他软组织，但声速比其他软组织低，因为脂肪中含有较多声速低的类脂化合物。

（五）软骨

由细胞、软骨基质及其周围的软骨膜构成。

1.透明软骨：有较强的抗压性，构成肋软骨、关节软骨，纤维成分主要为交织排列的胶原纤维。

2.纤维软骨：分布于椎间盘、关节盘及耻骨联合等处，结构特点是大量平行的和交织的胶原纤维束，软骨细胞较少。

3.弹性软骨：分布在耳郭、咽喉等部位，结构特点是大量交织分布的弹性纤维，有较强弹性。软骨含蛋白较高，声速快、声阻抗大、声衰减大，超声诊断时通常加大增益后可以穿透。

（六）骨

由骨质、骨膜与骨髓组成，是体内坚硬的结缔组织。骨质的结构为排列规则的多层板状，称骨板，为密质骨；在骨板的深部有数层骨小梁，交错呈蜂窝状结构，为松质骨。骨组织是全身钙、磷的储存库，钙99%沉积在骨内。

二、人体组织的结构特征

人体组织的结构，由细胞→细胞群→组织→器官。成人约有1×10^{15}个细胞，每个细胞都有细胞膜，细胞群有纤维组织包膜，大量细胞群构成组织。人体组织可归纳为四大类，即上皮组织、结缔组织、肌组织、神经组织。四大基本组织以不同数量、种类和形式组合成器官，各具其解剖结构特征。以肌组织为例，肌细胞外有肌内膜包裹，肌细胞之间有少量结缔组织、血管、神经、淋巴管，肌细胞群外分别有肌膜及肌束膜、肌外膜等分隔；正常各实质性脏器表面均有致密的含有大量结缔组织的被膜，并伸入实质，将脏器分隔成结构基本相同的许多小单元。肝脏，肝细胞直径15～30μm，占肝内细胞的80%，肝细胞群组成肝小叶，为肝的基本结构，每个肝小叶长约2 mm、宽1 mm，成人肝内约有50万～100万个肝小叶，肝小叶之间由结缔组织、胆管、血管、门管区相互分隔，汇合成各级肝动脉、静脉及胆道系统。肾脏，每个肾有100万个肾单位（肾小体和肾小管），肾小球直径约200μm。肾小球与肾小管之间有结缔组织、血管、淋巴管、神经等。空腔脏器如胃、肠，含液脏器如胆囊、膀胱，其壁由内向外依次为黏膜或内膜、黏膜肌层、黏膜下肌层、肌层、浆膜层。动脉管壁结构为内膜下有内弹性膜，中膜由环形平滑肌纤维、胶原纤维及弹性纤维组成，大动脉中膜厚，中、小动脉的中膜依次减薄，外膜为疏松结缔组织。

在软组织中，胶原纤维是主要弹性成分，大量存在于结缔组织及病理组织中，广泛分布于全身各组织与脏器中，组织的弹性与密度的不均匀性导致反射与放射；弹性起伏引起的散射比密度变化所引起的散射强，是主要的超声散射源。对心肌梗死犬进行超声与病理学研究表明，梗死部位胶原蛋白含量增多，背向散射增强，衰减增多。

三、人体器官的运动功能特征

（一）心脏运动

心脏运动为节律性地搏动。收缩期心室收缩，房室瓣关闭，半月瓣开放，射血至大动脉，舒张期心室舒张，半月瓣关闭，房室瓣开放，血流由大静脉回心。心脏的运动导致全身动脉血管有节律、规则地搏动，收缩期血流快，舒张期慢。

（二）肺呼吸运动

呼吸运动时，肺体积有规律地缩小与增大交替，进行气体交换导致膈肌及上腹部脏器肝、脾、肾随之上下运动，心脏整体位移及（或）被肺覆盖等。

（三）胃肠蠕动

帮助食物消化及排泄。胃肠为空腔脏器，壁薄仅3～5 mm；空腹时腔内仅少量气体及液体，饮水或进食后胃肠腔充盈。胃肠蠕动时，腔内气、液及内容物随之移动。

四、人体组织的衰减与组成成分及结构有关

人活体组织含大量蛋白质，黏滞性大，耗能多，人体各种组织对超声的衰减（系数）各不相同（表2-3）。衰减还与组织结构有关，如超声束垂直于肌纤维时衰减大，平行于肌纤维时衰减小。半值层是超声在某组织中传播，声能衰减一半时的传播距离（表2-4）。

表2-3　动物组织的主要组成成分含量表

组织名称	水（%）	总蛋白（%）	胶原（%）	脂肪（%）
水	100	0	0	0
血清	90 ~ 95	5.4 ~ 8.0	18.6 ~ 27.5	0.9 ~ 2.0
脂肪	10 ~ 35	3.2 ~ 7.0		50 ~ 86
脑	72 ~ 85	6 ~ 11	0.03 ~ 0.34	8.6
肝	66.9 ~ 80.3	16.5 ~ 21.2	0.18 ~ 1.1	3.7 ~ 10
肾	75.9 ~ 82.7	15.4 ~ 16.8	0.39 ~ 1.47	3.3 ~ 6.7
心	63 ~ 79.2	15 ~ 19	0.4 ~ 2.6	3.6 ~ 21
横纹肌	63 ~ 75.7	17.3 ~ 21.8	0.4 ~ 3.1	4.0 ~ 13.3
皮肤	72	17 ~ 28	0.5 ~ 1.2	
腱	62.9	22 ~ 35	30.0 ~ 31.6	
软骨	70 ~ 73	20 ~ 25	10 ~ 20	
骨	22 ~ 34	13 ~ 20	13 ~ 20	0
肺	66.9 ~ 80.3	16.5 ~ 21.2	0.18 ~ 1.1	3.3 ~ 3.8

表2-4　人体组织中的半值层

介质	半值层（cm）	超声频率（MHz）
血液	35	1.0
脂肪	6.9	0.8
肌肉	3.6	0.8
脑（固定标本）	2.5	0.87
肝（死后20 h）	2.4	1.0
肾	1.3	2.4
颅骨	0.23	0.8

　　研究证明，人体组织含水量越多，声速越慢，衰减越小；含蛋白越多，声速越快，衰减越大。人体组织中水、血液等属很低衰减，脂肪、神经组织、肝属低衰减，心、骨及肌肉为中等衰减，皮肤、腱、软骨为高衰减，骨、肺则属很高衰减。

第四节　人体组织超声成像

一、二维超声成像

二维超声包括线阵、凸阵或相控阵（扇形）等，为电子扫描，每秒成像30帧以ho探头发射多数扫描线，入射人体，快速扫描被检部位，每条扫描线遇不同声阻的组织界面产生反射、散射回声，由浅入深的回声按序显示在监视器上即成二维图像。

（一）正常人体组织及脏器的结构与回声规律性

正常人体组织从声学特性上分为三类：①人体软组织的声学特性（声速、声衰减等）与水近似属一类；②骨骼；③空气。

1.皮肤及皮下组织的回声规律

均为实性软组织，皮肤深部依次为皮下脂肪、肌肉，胸、腹部深层为胸、腹膜壁层及胸腹腔间隙，四肢深部为骨膜及骨骼。超声束在经过皮肤→皮下脂肪→肌肉→胸、腹膜壁层→胸、腹腔间隙等上述两种组织间的界面时，产生强弱不等的反射与散射，在声像图上显示界面回声，在一种组织内部根据组织声阻均匀性，决定回声的强弱。

2.实质性组织或脏器的回声规律

实质性脏器如肝、脾、肾、甲状腺、子宫、脑等，表面均由致密的结缔组织包膜，内部结构均匀一致的组织回声弱，如脑及神经组织、淋巴结等；内部结构不均匀的各有一定结构特点，如肝脏呈楔形，外有包膜，内以肝细胞为主，有汇管区，门静脉、肝静脉、肝动脉、胆道各自呈树枝状有序分布；超声束经腹腔间隙—肝包膜—肝实质—肝内管道之间的各个界面反射，肝内细小结构间有散射，显示肝声像图。肾脏声像图显示低回声的肾脂肪囊，较强回声的细线状肾包膜，低回声的肾皮质、锥体，较强回声的肾盏及肾盂与肾门。横纹肌由肌纤维、肌束组成，肌束外均有肌膜包裹，形成无数声阻不同的界面，回声明显不均匀。

3.含液体脏器的回声规律

含液脏器如眼球、胆囊、膀胱、心脏、血管等，结构特点为有实性组织为壁，壁厚薄不一，正常脏器壁整齐，腔内液体各脏器密度不一，尿液密度小，依次为胆汁、眼玻璃体（1.010g/cm³）、血液（1.055 g/cm³）。胆囊、膀胱壁，由外向内为浆膜、肌层及黏膜层，腔内为声阻均匀的胆汁、尿液。经腹超声束先经腹壁各层→肝脏前→肝后缘→胆囊前壁→胆汁→胆囊后壁，声像图上分别显示各界面回声，腔内为无回声区。心脏壁较厚，有特定的结构，腔内血液为较黏稠液体。超声束经前胸壁→胸腔间隙→右室前壁（心外膜→心肌→心内膜）→血液→室间隔血液心后壁，各界面均有回声，血液通常为无回声，灵敏度高的仪器可显示血液中的极低回声。

4.含气脏器的回声规律

含气脏器如肺，肺表面有包膜、肺泡壁，肺泡内充气，超声束经胸壁、胸膜到达肺泡壁与气体交界处，因声阻相差悬殊，两者的声强反射系数为0.9989，即99.89%的能量被反射，几乎无能量进入肺内。回声能量在探头—空气之间往返反射多次，反射波在组织中传播能量逐渐衰减，声像图中显示距离相等（胸壁）的多次反射，回声强度逐渐减弱。即超声不能穿透肺内气体，不能显示正常肺内结构及被正常肺遮盖的深部结构与病变。同理，胃、肠胀气时，超声亦无法显示胃肠深部组织。

5.正常骨骼的回声规律

正常骨由骨密质构成骨板，含钙质多，与周围肌肉声阻相差数倍，超声束经软组织—颅骨界面声强反射系数为0.32，即32%的能量被反射，二维图上显示强回声。骨板下为骨松质，由骨小梁交织排列呈海绵状，超声进入骨松质后在海绵状结构中来回反射、折射，能量被吸收衰减，不能穿透骨骼，骨骼后方无超声，称声影。即超声不能显示骨组织的内部结构及骨髓腔，也不能显示骨骼后方的组织或脏器。

（二）病理组织的声学特性与回声规律

病理组织的声学特性可分为液性、实质性、钙化、气体。同一疾病在病程中不同时期的声学特性可不同，回声亦不相同，但不同疾病在病程中某一时期可能出现声学特性类似的病变。如肝脓肿早期炎症为实质性占位病变表现，声像图相似，肝脓肿化脓期为肝内液性占位病变，肝癌巨块型中心可液化、坏死、出血，超声图显示亦为肝内液性占位病变。

1.液性病变

液性病变包括囊肿、积液、脓肿、液化等。单纯囊肿通常液体稀、壁薄、光滑，二维超声显示清晰无回声区，边界清楚，伴有光滑、较强线状回声，呈圆形或椭圆形。积液可为浆液、黏液、血性液或脓液，为清晰或不清晰的无回声区，形状与所在部位有关。脓液与坏死液化，如坏死完全为无回声区，坏死不完全则无回声区内常有多少不等的低回声，边界多不整齐，形态不规则。

2.实质性病变

实质性病变，病理上可有水肿、炎性浸润、纤维化、瘢痕、肿瘤、结石、钙化、血栓、斑块等，可以发生在各种组织或脏器内。

（1）水肿：局部组织或脏器水肿，声像图显示局部组织增厚或脏器各径增大，内部回声较正常部位低。

（2）炎性浸润：轻度或慢性炎症超声图像可无异常，急性炎症常局部肿大，炎症局限时如脓肿早期，局部回声增多、增强伴分布不均匀。

（3）纤维化：纤维组织较致密，含胶原较多，声阻较大，在其他组织中有纤维组织增生或局部纤维化，声像图显示局部回声增强，但无声影。

（4）瘢痕：为胶原纤维组织收缩成瘢痕，超声显示局部斑块状强回声。大的瘢痕后方可有声影。

（5）肿瘤：占位性病变，有良性、恶性之分，多呈圆形。良性肿瘤多有包膜，内部结构多较均匀。超声显示有线状包膜回声，表面规则，内部回声多均匀。恶性肿瘤生长快，多无包膜，向周边浸润生长，小肿瘤多为瘤细胞，稍大肿瘤内部有坏死、出血，超声显示肿瘤边界不平或有伪足样伸展，小肿瘤内部多为低回声，稍大者内部回声强弱不一。含液脏器如胆囊、膀胱壁发生肿瘤，多凸向腔内。

（6）结石：结石以胆道系统及泌尿系统多见，多含钙盐，超声显示强回声伴后方声影。

（7）钙化：钙盐沉积常可见于结核病灶、风湿性瓣膜病、肿瘤内、动脉粥样硬化斑块中。声像图表现局部回声明显增强并伴后方明显声影。

（8）血栓：可发生在心腔及血管内，由于血栓发生时间不同，内部组成成分不一，声像图显示早期新鲜血栓为很低回声，不易发现，陈旧血栓内有纤维增生或机化，回声明显增强。

（9）斑块：发生于动脉粥样硬化的血管壁，声像图显示斑块回声强弱不一（与组成成分有关），并向腔内凸起。

3.含气病变

（1）含气脏器内病变：肺内任何病变，位于肺边缘，表面无正常肺遮盖者超声均能显示，如肺脓肿、肿瘤等。肺外病变如大量胸水将肺压缩萎陷，超声可穿过少气或无气（实变）的肺组织检查病变。胃内空腹时有气体影响检查，可饮水充盈胃腔后检查观察全胃，肠管亦可充液驱气后检查，不仅可显示胃、肠壁病变，还可显示胃肠后方的胰腺、腹膜后组织及输尿管等病变。

（2）含气脏器穿孔、破裂：胃肠穿孔，胃肠内气体逸出至腹腔，积存在腹腔的高位处，仰卧位可进入肝前间隙，左侧卧位进入肝右间隙，超声检查局部各肋间均显示气体，无肝脏回声，但在低位或改变体位后检查，肝位置正常，表明腹腔有游离气体，超声十分敏感。肺泡破裂，气体进入胸膜腔，超声无法与肺内气体回声区分。含气病变如巨结肠，肠管内充满气体，压力大，触诊似实性肿块，超声从前方（高位）或侧方检查均为强烈气体回声。

4.骨骼病变

骨骼（除颅骨颞侧外）诊断超声无法穿透。骨折即骨组织折断，即使是裂缝超声也可从裂缝中穿过，显示骨折线。骨质因病变被破坏如化脓性骨髓炎、骨肿瘤等，超声可显示病变的大小和声学性质及周围软组织受侵犯情况。

二、M型成像

（一）M型超声

以单声束经皮肤→皮下组织→胸膜腔→心包→心室壁→血液→室间隔→血液→二尖瓣→血液→心脏后壁，在两种结构界面处产生反射，自前向后形成一纵列回声点，随心脏的收缩、舒张而前后运动，此列在监视器上自左向右等速移动，使这列回声随时间展开成为曲线。

（二）正常M型曲线

正常心脏各部位结构如主动脉、心房壁、心室壁、室间隔、二/三尖瓣、主/肺动脉瓣等运动曲线各有其特点，形态、幅度、速度不同，各曲线间的距离随心脏运动时相而变化。心脏收缩期右室前壁及室间隔向后运动，左室后壁向前运动，上述各曲线间距离变小，舒张期则相反。正常二、三尖瓣前叶呈细线样曲线，舒张早期开放最大，形成尖峰，随心室充盈迅速后退至半关闭状态，心房收缩又略开放并迅即关闭，形成第二峰。

（三）病理性曲线

各种心脏疾病受累的部位不同，风湿性心脏病常使瓣膜受损，增厚，纤维化，弹性明显减退、活动僵硬等。M型超声显示二尖瓣曲线增粗，舒张期尖峰消失呈平顶、城墙样改变。心肌缺血时心室壁回声曲线幅度降低，速度下降。心脏扩大时室间隔与室壁间距离增大等。

三、超声多普勒成像

超声多普勒接收血流中细胞的散射信号频率，减去发射波频率，获得差频（频移），显示血流（血细胞）运动速度（由频移转换成的），称速度显示，以频谱曲线（PWD、CWD，一维）或彩色多普勒血流成像（CDFI，二维）方式显示。接收血细胞散射的能量成像，显示能量多普勒成像（PDI，二维）。

（一）正常血流显示

1.速度显示：正常心脏及动、静脉内各部位血流速度有一定测值范围。超声多普勒可显示心脏、血管内血流速度、血流方向（动脉系统为离心性、静脉系统为向心性）、血流性质（层流）。血流速度频谱曲线分析，心动周期中瞬间血流速度、加速度、减速度、血流持续时间等参数。

2.能量显示：低速血流敏感性高，主要用于显示小血管、迂曲血管、正常脏器血管树及末梢微小血管，不能显示血流方向。

（二）病理性血流显示

1.血流方向异常：各瓣膜口反流、先天性心内外分流及动静脉瘘、窃血（为血管闭塞致远侧血流逆向）。

2.血流性质异常：湍流产生于血流通过异常狭窄口，如瓣口狭窄、反流、分流、血管腔狭窄，PWD频谱曲线呈充填型，CDFI呈多彩镶嵌。涡流产生于血管腔突然膨大的部位，如动脉瘤及假性动脉瘤等，局部血流呈漩涡状。

3.血流速度异常：频谱多普勒可显示在上述反流、分流及重度狭窄部位远侧血流速显著加快。在狭窄部位近侧血流速度缓慢，静脉血栓形成的远侧血流速度极慢。

4.能量显示：可显示肿瘤内微小血管。

第五节 超声伪像

一、二维超声伪像

（一）混响

1.多重反射

发射的超声波遇到垂直于声束的高反射界面，反射回来的声波再次遇到探头表面，再由探头表面反射回高反射界面，如此来回反射直至超声波完全衰竭。

2.内部多次混响

超声波声束在某些特殊物体内部（如节育器等）来回反射或在混有液体的微气泡间来回反射，可产生较短的"彗星尾征"。

另外，如果声束传播途中遇到非常薄的液层且液层下为极强的反射界面，则绝大部分声波会反射回来，在液层间反复反射，称为"振铃效应"。

（二）部分容积效应

超声探头发射的超声束是具有一定厚度的，所以显示的超声图像包含声束厚度空间内回声信息的叠加图像。当病灶小于声束厚度，或大于声束厚度但部分位于声束内则回声会与正常组织重叠,称为部分容积效应(也称为声束厚度伪像)。

(三)旁瓣伪像

超声探头发射的声束由主瓣和旁瓣两部分组成,主瓣位于中央,外侧有多个旁瓣存在,呈放射状分布,旁瓣声能一般明显弱于主瓣,但遇到组织界面时,主瓣和旁瓣均会成像,旁瓣像会叠加在主瓣图像上,形成旁瓣伪像,如眼内异物的"蝶翼"状伪像。

(四)侧方回声失落

超声波声束遇到弧形界面时,超声波的反射和折射遵循斯奈尔(Snell)定律;当入射超声波角度过大时,反射回波射向其他方向,超声探头接收不到,产生回声失落现象。

(五)折射伪像

当超声波声束遇到声速不同的相邻组织所构成的倾斜界面时(如梭形或圆形界面),会产生折射现象,透射的超声波束传播方向发生偏转,产生折射伪像,亦称棱镜效应。由于折射和正常图像同时存在,致使同时形成两个同样的图像。

(六)后方回声增强

超声波在传播过程中随深度增加会出现衰减,当所遇到的病灶或组织介质较均匀、衰减很小时,在同等的TGC条件下,其后方的回声强于同等深度的周围组织回声,此现象称为后方回声增强效应。此种效应经常出现在囊肿、脓肿及某些液性病变后方,可利用此效应进行鉴别诊断。

(七)声影

超声波在传播过程中,如果遇到强反射界面或声衰减强的目标,超声能量急剧减弱甚至消失,则目标后方没有超声波到达,因此检测不到回波信号,形成声影。气体、结石、骨骼及瘢痕等组织后方可产生声影效应,可作为诊断的依据。

(八)镜面伪像

超声波产生镜面伪像的原理与光学镜像的生成原理相同。当超声波在传播过程中遇到平整光滑的高反射界面时,声像图会在界面的后方出现对称的"虚像",此种现象称为镜面伪像。例如在膈顶部,声束遇到膈胸膜和含气肺组织界面时,声波在此界面如遇到反光镜一样反射回探头,产生镜面虚像。超声在膈肌附近比较容易产生此种伪像。另外,彩色多普勒血流图也会产生镜面伪像。

（九）声速失真

人体组织是不均质的各向异性的超声波传播介质，因此声束在不同组织中的传播速度是不相同的。但常规彩超的声速测量标准是统一的（1540 m/s），是按人体软组织平均声波传播速度设定的。通常对于肝、脾、胆、子宫附件、囊肿、脓肿等的检测，测量误差不大；但对于声速过低的组织，如巨大的脂肪瘤等，测量值会过大；而对于声速很高的组织，如骨组织等测量值会减小，因此需要注意正确的超声测量方法。

（十）近场盲区伪像

超声波声场的近场区域靠近压电晶片附近，此区域声压和能量分布极不均匀，这是由于此区域内声波干涉现象最为严重，因此近场区也称为干涉区。由于此区域声场能量分布不均，故会引起图像模糊不清，且分辨率很低。通常，相控阵探头和单晶片探头影响较大，线阵和凸阵探头影响较小。

二、多普勒超声伪像

（一）衰减伪像

彩色多普勒信号分布不均匀，浅表组织彩色血流信号显示丰富，而深部组织彩色血流信号较少，甚至不显示。这是因为彩色多普勒血流信号来源于微弱的红细胞背向散射，而多普勒超声频率越高，其通过组织时衰减越严重。因此，容易产生近场血供多、远场血供少的多普勒衰减伪像。

（二）多普勒混叠伪像

无论是彩色多普勒血流显像（CDFI）还是多普勒频谱（PW 或 CW）均会受到 Nyquist 取样极限的限制，当所检测的血流速度超过检查的范围时，彩色多普勒血流的方向会发生倒错，而多普勒频谱也会显示在基线的另一侧，此种现象称为混叠伪像。操作中通过改变速度标尺的范围（脉冲重复频率 PRE）、零位移动（速度标尺的基线）以及使用较低的探头频率，可减少混叠伪像的影响。

（三）彩色外溢伪像

彩色多普勒血流信号显示超出血管腔，"渗出"血管壁进入邻近组织区域内，称为彩色外溢伪像。彩色外溢产生是由于彩色增益设置过高或速度标尺范围设置过低造成的。因此，通过降低增益或适当设定脉冲重复频率（速度标尺）可以减少彩色外溢的影响。由于彩色外溢的存在，因此，血管径线的测量应以灰阶超声图像为主。

（四）角度依赖伪像

无论是多普勒频谱还是彩色多普勒血流显像，均与多普勒的取样角度即超声束与血流方向（血管）入射角度相关，此现象称为角度依赖。当入射角与血流方向呈90°时，频谱和彩色多普勒均无多普勒信号显示，即频谱为零，而血管内没有彩色血流信号。通过手动操控探头调整探头的角度可以减小角度依赖的影响。

（五）闪烁伪像

彩色多普勒信号来自运动产生的多普勒效应，因此运动的心脏、大血管或呼吸运动会导致相邻区域图像上产生杂乱的、搏动性的、大片状或宽带状彩色干扰信号，称为闪烁伪像。该伪像与被检测器官的活动密切相关，会影响某些正常血管内的血流显示。闪烁伪像由于与人体组织器官自身运动相关，因此消除此类伪像比较困难。

（六）彩色多普勒快闪伪像

主要见于表面不光滑的尿路结石和前列腺结石的后方。彩色多普勒超声仪采用相差分析法来计算多普勒频移，是通过测量相邻两个脉冲回声信号的相位差来实现的。当超声波在传播过程中遇到强散射体（如结石、粗糙的钙化等）时，相位检测器首先检测的是强散射体相位的变化，当散射体数目较少，相邻两个脉冲到达这些散射体时，声束与界面间会出现轻微的位移，从而产生不确定的、假的多普勒频移现象。强回声体表面光滑与否与快闪伪像程度密切相关。物体越硬、表面越粗糙、超声散射体越多，快闪伪像越明显。快闪伪像对识别不典型的尿路结石非常有帮助。

第六节　诊断超声的分辨力

一、纵向分辨力

纵向分辨力又称轴向分辨力，是指区分在超声束传播方向上两个目标的最短距离。反射式超声的纵向分辨力与超声频率成正比，理论计算最大纵向分辨力为$1/2\lambda$。但由于受仪器发射的脉冲宽度等影响，实际的纵向分辨力为理论分辨力的5～8倍（相当于2.5～4个波长）。如发射频率为3.5 MHz，在人体软组织中传播，波长为0.44 mm，其理论纵向分辨力为0.22 mm，实际分辨力1.1～1.76 mm；人体细胞中最小的红细胞直径约7.0 μm，最大的肝细胞直径15～30μm，使用7.5 MHz频率的仪器，实际分辨力500～800μm，远大于细胞直径。目前常用的超声仪，所检测的是成群细胞的结构变化，不是单细胞的变化，更不是细胞内的改变。因此，超声不可能做出如肝细胞性肝癌、视网膜母细胞瘤、结核性腹膜炎等细胞病理学诊断。

二、横向分辨力

横向分辨力等于声束宽度，用聚焦的方法使声束变窄，可提高横向分辨力。在圆形声束探头，横向分辨力又称侧向分辨力。但在线阵或凸阵探头，声束呈矩形，将探头的短轴方向称为横向，其分辨力为横向分辨力（亦称厚度分辨力）。

三、侧向分辨力

侧向分辨力指等于声束的宽度。可用各种电子聚焦或电子波束形成等方法使波束变细，提高分辨力。

上述三种分辨力，纵向分辨力取决于发射超声频率，横向或侧向分辨力取决于声束宽度。不论何种探头，随着与探头距离的增加而声束的宽度增加，在不同深度上分辨力不同。在焦区内声束细，分辨力高，在焦区外，分辨力低，检查时应使被测目标在焦区内。

此外，超声分辨力还与目标所在的介质有关，液体内有细线状结构，厚仅0.1 mm也能产生反射及显示回声。在实性组织中有囊性病变，直径2～3 mm即能辨别；肝组织中有实性病变，若回声低于或高于周围组织，直径1 cm才能辨认，回声与正常肝组织相似（等回声）则须更大或借助造影等其他方法才能分辨。

第三章 介入性超声技术

第一节 超声引导经皮穿刺肺脏活检

一、适应证

超声引导经皮穿刺肺活检的先决条件是超声能显示病灶，且未被肋骨、胸骨或肩胛骨等完全遮挡，主要为周围型肺部占位性病变，病变贴近胸膜，病变的浅表部位不能有含气的肺组织。一般来讲，凡是超声能显示的各种肺部占位性病变，其病变性质不明时，均可在超声引导下经皮穿刺活检，但以下情况尤为适用：

1.临床及影像学检查疑为肺部恶性肿瘤且超声能显示，因远处转移或并发其他疾病，不宜手术或患者拒绝手术者。

2. X线发现并经超声检查证实的肺外周型肿瘤，行纤维支气管镜检查失败者，恰好与纤维支气管镜检查相互弥补。

3.原发肺恶性肿瘤或转移癌及不能手术的肺部肿瘤为选择放疗或化疗方案而需要明确病理组织学分类者。

4.原发部位不明确的肺部转移癌，需要穿刺活检了解转移瘤的组织来源者。

5.肺部炎性肿块（如肺炎假瘤、肺脓肿、结核球和叶间积液等），临床治疗前须明确诊断者。

6.超声能显示实变肺深部的中央型占位性病变和肺部肿块的鉴别诊断。

7.超声引导穿刺肺癌瘤内直接注射药物、微波及射频治疗者。

二、禁忌证

1.有严重出血倾向者。

2.近期内严重咯血、呼吸困难、剧烈咳嗽或患者不能合作者。

3.有严重肺气肿、肺淤血性心脏病患者。

4. X线显示中央型肺癌，超声显示不清晰者。

5.病灶位于心脏和大血管边缘的小病灶或与其边界不清晰者。

6.超声难以显示的病变部分或病变部分虽可显示，但受肋骨遮挡，缺乏合适进针入路者。

病灶位于心脏和大血管边缘及小病灶（≤10cm）可采用细针穿刺，超声引导可准确显示穿刺路径和针道针尖，但采用粗针穿刺、切割应慎重，以免造成心脏和血管的损伤。

三、术前准备

1.术前检查血常规、凝血四项、血小板、凝血因子时间、凝血因子活动度。

2.穿刺前均应做胸部X线摄片、CT检查或MRI检查，根据X线、CT或MRI显示的病变位置，选择靠近病变处肋间进行超声扫查，显示肿块后，从不同角度全面扫查，了解病灶位置、范围、形态、内部结构与周围的位置关系，确定穿刺部位和进针路线。

3.术前向患者做好解释工作，使其配合，教会患者学会屏气等。过分紧张者，术前30min肌内注射地西泮10mg。

四、仪器和针具

（一）仪器

选择实时显示的高分辨力超声诊断仪。具备超声引导穿刺线，配置线阵或凸阵穿刺探头。穿刺探头目前使用的有两类，一类是专用穿刺探头，另一类普通探头附加一个穿刺固定架，即穿刺导向器。另外，普通探头也可用于较大病灶的穿刺（十字交叉定位法引导）。肺周围浅表病变，采用5～7.5MHz较高频率探头；肺内深部病变、肺门部和范围广泛区域，探头频率采用35～50MHz。当探头上装有穿刺导向器时穿刺针会沿着声像图上所显示的影像平面并沿穿刺针道方向进入体内，声像图上可以同时清晰显示穿刺针道和靶目标，从而保证了穿刺的准确性。

（二）针具

目前国内外经皮穿刺肺活检多采用18G组织学活检针。

穿刺针种类较多，主要有18～21G手动负压穿刺针、分体式活检针、槽式穿刺针、自动活检针及与活检枪配套的穿刺活检针等，具有抽吸活检和切割活检功能。

1.经皮穿刺细针

又称细胞学检查针或经皮行肝胆管穿刺（PTC）针，由针鞘和针芯两部分组成，21～23G针，外径0.6～0.8mm。经皮穿刺细针用于细胞学取材，一般选用20～22G细针（国产7～9号），长10～15cm。

常用的细针为21G，其外径0.8mm、内径0.6mm，由针管、针芯与切割针配套成一体，提拉针栓后即形成针腔内负压，使针尖露出切割缘并空出前端一段针腔做切割取材之用。完成负压切割抽吸后，先取出切割组织条做组织学检查，后用空针将针管内的液体涂片做细胞学检查，一针两用。细针活检必须配有经皮引导针，21G活检一般为18G引导针。

2.组织学活检针

分为粗针和细针两种。切割细针为21G，外径0.8mm、内径0.6mm，长15～18cm。多用外径0.9～1.2mm。18G为粗针。目前用进口组织切割针有Sure-Cut针和Tru-cut针，国产有槽式穿刺切割针和秦氏多孔倒钩活检针两种。组织学检查现在多用活检枪，目前国内外有较多与穿刺针配套的活检枪，具有切割速度快、震动小、组织损伤小、取材完整、并发症相对低等优点。与之配套的穿刺针主要为16～21G，长10～20cm。

五、操作方法

肺部肿块穿刺活检主要有超声引导、CT引导及超声内镜引导三种。本节主要介绍超声引导经皮穿刺肺活检，包括穿刺细胞学、针吸活检和自动活检组织学。

（一）患者体位

根据X线拍片及CT或超声检查选择体位，采用仰卧位或侧卧位及俯卧位，展开肋骨。采用仰卧位者，肋间扫查定位，让患者双手抱头；俯卧位患者双手抱床，使肋间充分展开；病变近腋中线者选择侧卧位。嘱患者平静呼吸，根据CT或MRI上病变位置，从肋间多切面扫查定位，了解病变的物理性质、范围及周围位置关系，确定穿刺部位、穿刺深度，指导进针方向和深度，确保穿刺的准确性和安全性，寻找离体表最近、安全、不伤及正常脏器的部位为进针点，避开穿刺径路上血管和正常肺组织。

（二）操作方法

常规消毒、铺巾，局部用2%利多卡因做浸润麻醉，要避免麻醉时伤及肺组织，局部皮肤用尖头刀戳一小孔，令患者屏气，根据选定的穿刺点及角度，超声引导下实时监视进针方向和针尖位置，将穿刺针快速穿入肿块（进针时嘱患者屏住呼吸），确定针尖在肺部肿块边缘时激发穿刺针活检，多点穿刺，一般2～3针。穿刺针根据病变情况选择细针和粗针两种。采用手动负压切割或自动活检枪。穿刺进针时嘱患者暂时屏气，针尖达到病变表面时，触发扳机，随即退针，观察组织条的颜色、质地、大小；若穿刺所取标本不满意，可进行第二次穿刺取材。对较小病灶选择细胞学穿刺，7号穿刺针在超声引导下穿入病灶内，负压提插数次，范围1cm，去除负压，拔针，将抽吸物涂于玻片上，均匀推开，固定送病检；组织学穿刺选18～16G活检针及自动活检枪，根据肿瘤大小，设1.5～2.2cm活检深度，穿入病灶内，去除保险，击发，速拔针，将切割组织条用10%甲醛溶液或无水酒精固定送病检。

由于目前国内外所采用的穿刺活检针种类较多，操作方法也不尽相同，主要有：①抽吸法；②切割法。

1.针吸活检

针吸细胞学检查时，将穿刺针沿着引导线穿入预定目标，拔去针芯，接上10mL注射器，在保持负压的状态下使针尖在病灶内做小幅度来回提插2～3次，去掉负压拔针，迅速将抽吸物涂于玻片上。

2.切割活检

多用，主要有18G粗针和21G细针。用21G细针切割活检时，先将引导针穿入胸腔，超声引导下将穿刺针插到肿块边缘即停针，提拉针栓保持负压状态，然后将针推入肿块内并旋转以离断组织，拔针将组织条推出并固定。

3.多孔倒钩针活检

将多孔穿刺针插到肿块底部，抽出针芯，在肿块内往返提插2～3次，使更多的组织陷入针孔，拔出针后用针芯推出组织条。

4.槽式针活检

使用秦氏槽式组织针穿刺时，穿刺针进入肿块包膜后，抽出针芯，继续前进，肿块组织沿针槽嵌入针腔中，此时旋转割断肿块组织出针，用针芯推出组织。

超声引导活检枪法，目前应用较多且取材满意、快速、并发症少。自动活检枪主要有两种类型：①内槽切割式活检枪；②负压抽吸式活检枪。根据活检枪射程又可分为固定射程活检枪和可调式活检枪，应根据情况合理选择。

穿刺后患者平卧1～2h，避免剧烈咳嗽及运动，监测血压、脉搏及胸部呼吸情况，注意观察有无气胸及出血情况。可行胸部X线透视了解有无气胸。

六、并发症

因为超声引导下肺部穿刺全过程均在超声动态实时监视下进行，穿刺时所选入路安全，所以并发症发生率低且轻微，多无须特殊处理。

文献报道并发症发生率，X线、CT引导穿刺为10%～29%。CT引导出血、气胸、血胸、气肿发生率为10%～20%，超声引导活检为1%～10%。并发症发生率的高低与病灶部位，病变大小、位置，患者肺部情况及操作者的熟练程度有关。使用切割针时比抽吸更易发生，患者不合作，术中咳嗽、屏气差可引起，故操作中应熟练，尽量选择细针穿刺，并减少穿刺进入胸膜次数，进针胸膜时屏气，避开叶间胸膜及肺大疱。

（一）气胸

超声引导自动活检并发症发生率低于CT引导。经胸壁穿刺活检主要并发症是气胸，X线透视下穿刺气胸发生率为7%～10%，肺气肿、肺大疱患者穿刺活检时气胸发生率可达50%。文献报道细针活检并发症气胸的发生率为30%，并发肺气肿高达50%。一组117例肺部肿块超声导向穿刺后发生2例（17%）气胸，这2例均有肺气肿且年龄较大，故对年龄较大的肺气肿患者要慎重。气胸是穿刺针划破含气肺或穿刺过深，偏离穿刺点，损伤正常肺组织所致。文献报道CT引导自动活检气胸发生率为11%～18%，超声引导针吸发生率为1.6%～2.2%，超声引导自动活检发生率21%，明显低于CT引导，因超声能监控进针途径和深度，避开含气肺组织，可最大限度减少气胸发生。气胸是肺活检的主要并发症，其发生率还与穿刺针类型、针的粗细、肿块大小、位置有关。

较小肿物可随呼吸运动，定位时一定要注意呼气及吸气时肿物位置移动范围，屏气片刻，穿刺时快速穿入。超声引导活检快速、准确，穿刺针在肺内停留时间短，加之活检部位多为肺周边病灶，在穿刺径路上无须穿过含气的肺组织，引起并发症少，为肺边缘实性病灶穿刺首选方法。

气胸的预防措施：①选择进针途径时应选择肿块距胸壁最近的部位，尽量避开正常肺组织及多次穿过叶间胸膜。②穿刺针穿过或退出胸膜时，嘱咐患者屏住呼吸迅速刺过或退出胸膜，可避免胸膜损伤。③穿刺后患者取术侧朝下卧位，静卧1h，因为肺穿刺患者术后体位与气胸发生有一定关系。术侧朝下卧位可减少气体流向穿刺部位，在出现气胸时，肺萎缩向胸腔底部使穿刺部位脏层和壁层胸膜接触，可防止气体进一步漏出。④穿刺后向针道注射自体血2mL封住针的通道。

肺穿刺活检后一旦发生气胸，应让患者安静卧床休息并观察。轻度气胸可自行吸收，无须特殊处理；中度气胸可用注射器抽气；重度气胸可放置闭式引流管处理。总之，要严格执行操作规程，选择好适应证，注意禁忌证。

（二）出血和血肿

穿刺后咯血或血痰。细针穿刺很少发生，包括咯血和胸腔内出血，可能系穿刺针针尖刺破小血管或划破胸膜所致。关键是术前检查凝血功能良好，穿刺准确，少量出血可自止。咯血发生率为5%。血胸的预防应注意避开穿刺径路上的大血管和心脏。

（三）感染

发生率很低，只要严格执行操作规程就可以避免。

（四）肿瘤种植

关于肿瘤扩散或种植转移问题，理论上针穿刺过的肿瘤被膜就有肿瘤扩散的可能性。但在实践中，对大量细针穿刺病例观察研究并不支持这种论点。国内有人报道近800例胸腹部肿瘤活检随访至今，未发现有肿瘤种植、扩散或转移者。Tao研究了2591例细针胸腹部穿刺活检的病例，其中绝大多数为恶性肿瘤，并未发现有因此而扩散者。[1]Smith调查了63108例经皮穿刺活检的病例中，发现转移的仅3例，占0.005%。[2]这些证明细针穿刺活检引起肿瘤细胞扩散或沿针道种植发生率是极低的，不会影响其在临床中的应用价值。因此，实际工作中应正确对待。

（五）空气栓塞

空气栓塞是肺穿刺针吸活检术罕见的并发症，但又是最危险的并发症。发生率约占0.02%。气体进入肺静脉的途径有三种：①穿刺针刺入肺静脉内，患者吸气时大气压超过肺静脉压，气体经过开放的气道进入肺静脉；②气体经过肺微血管进入肺静脉；③穿刺针穿过肺组织、支气管和肺静脉时产生支气管静脉瘘，肺泡内和支气管内的气体沿着瘘管进入肺静脉。预防空气栓塞应注意以下几方面：穿刺时患者应卧位；术中和术后患者应平静呼吸，不要用力咳嗽或打喷嚏；拔针时让患者暂停呼吸。

七、注意事项

提高穿刺准确率应注意以下几方面：选择正确的适应证，选择好穿刺点，进针方向、深度；多点穿刺取样，提高穿刺技术和操作者的熟练程度；活检部位的选择尽量避免穿刺肿瘤坏死区、出血及边缘区，因为边缘多为炎症反应，中心强回声区多为液化坏死，尽量穿刺肿瘤中心低回声区有血供的部位，也可在超声造影引导下穿刺活检；抽吸细胞学检查和切割组织学检查相结合对提高穿刺正确率非常重要；做好穿刺标本处理工作，涂片厚薄均匀、防止细胞破碎、正确固定和切片等。具体注意事项如下：

1.准确定位。选择最佳穿刺点和进针途径，做多点、多方向穿刺取样，提高穿刺技术。超声取样于肿瘤坏死区域，不易得到有形成分或典型癌细胞；个别病例抽吸负压太大，抽吸物过多冲淡细胞；病理技术人员判断失误，其因素可能为癌细胞不典型或将分化癌细胞误认为良性细胞；涂片不当、厚薄不均匀，湿固定不及时造成涂片质量下降（注：涂片在空气中干燥1~3min即发生细胞变性、皱褶、空泡形成）。

2.提高穿刺活检的诊断率还要注意：选择合适的穿刺针，提高穿刺技术；改进小标本的处理技术；超声医师应和病理科、临床医师充分配合。

①① 杨敏.超声影像学临床应用[M].长春：吉林科学技术出版社,2019.07.

八、临床价值

现代医学影像学技术尤其是高分辨力实时超声仪的应用，在穿刺过程中，不仅能清晰地显示脏器的结构和病变，并能动态监视针尖移动全过程。由于穿刺针沿着固定于穿刺探头的穿刺架穿入，监视器显示穿刺针沿着穿刺引导线进入穿刺目标，这样能选择恰当的穿刺途径，避开穿刺目标附近重要脏器和大血管等结构，极大提高了穿刺的准确性和安全性。超声引导经皮穿刺肺活检可清晰显示针尖位置和穿刺针行径、针道，不伤及正常肺组织，具有实时监视、定位准、引导准确、安全可靠，可防止损伤肺血管、简单易行、迅速，无X线损伤，组织切割速度快、损伤小，所取组织呈长条、不易碎，可满足组织切片和诊断分型的需要，成功率高等优点，可广泛应用于临床，是一种安全可靠的确诊肺部外周占位性病变的方法，对提高早期肺癌确诊率有重要的临床意义。实时监视是超声引导的最大优点，比盲目穿刺要安全得多。可使操作者在操作过程中随时监视针尖与肺部病变关系，极大地缩短操作时间，使整个过程在患者一次屏气时间内完成。局限性是病变的浅表部位不能有含气肺组织，细胞学有一定假阴性，可达5%～10%，对弥漫性间质病的诊断率不高。

影像引导活检对胸内恶性疾病诊断敏感性为70%～100%，组织学联合细胞学阳性率高于单一细胞学。文献报道经皮穿刺肺活检组织学诊断准确性在92%～100%。细针穿刺细胞学诊断的准确性为83%～91%，其中细针穿刺细胞学诊断恶性肿瘤准确性为90%～97%，而良性肿瘤准确性为60%～83%，因此在安全的前提下尽量采用组织学活检方法。超声引导自动活检组织学病理阳性率为92.6%，高于针吸组织学检查阳性率（77.3%～82%）和CT引导自动活检的阳性率（88%～89.5%）。介入性超声对肺边缘实性占位诊断符合率为92.8%，弥补了X线、CT、纤维支气管镜的不足。因为边缘性肺部占位性病变X线、CT、纤维支气管镜诊断有限，CT引导易受X线损伤，复杂，定位差，缺乏实时引导，费用高，限制了其应用。对于接近膈肌的小病变特别有用，因为轻微呼吸活动都影响病灶位置，对隐藏在肋骨后小的外周性病灶，由于肋骨阻挡，CT引导困难且耗时长，这些病变在超声引导下活检则容易得多。通过呼吸运动，使病灶从肋骨后移出，与患者配合，使病灶处于恰当位置时活检；对于危重患者可在床边进行。在超声下病变坏死区常表现为囊性或强回声区，血供少或无血流信号，活检时应选择低回声区或血供丰富区，则阳性率更高，同时彩色多普勒超声的应用，可避开径路上大血管，减少血管损伤。因此，超声引导比其他影像引导具有更大的优越性。有学者对112例因各种影像学检查难以明确诊断的肺部实性占位性病变进行超声引导下经皮穿刺活检，组织学诊断的准确性为95%。当病灶含液量大或坏死等取材不满意而病理诊断不清时，应警惕假阴性的发生。

超声引导经皮穿刺肺活检的意义和价值是显而易见的，首先可为临床提供可靠的定性诊断，对临床治疗有决定性的指导价值。外周型肺部肿块因其病变本身形成良好的透声窗，针吸细胞学诊断正确率为87.1%，组织学达91.7%。其次经超声显像诊断与活检病理对照，为超声检查中鉴别肺良、恶性病变提供了较为可靠的依据和宝贵经验。由于超声引导简便、易行、安全可靠，取材满意，能获得理想的病理诊断。只要选择合适的适应证和穿刺路径，不仅安全，还弥补了纤维支气管镜的不足，一次取材成功率可达100%。

中央型肺肿瘤定性诊断多靠纤维支气管镜检查，但有时存在困难（不能耐受、年龄过大或取材不满意等影响）。超声引导经皮穿刺中央型肺部肿瘤，穿刺径路上须有实变肺或胸腔积液，有利于超声显示，当肿瘤阻塞支气管，使肿瘤远侧的肺组织呈无气肺时超声可显示，为超声引导提供了可能。须注意的是穿刺途径应避开大血管、心脏和粗大含气的支气管，通过无气肺和胸腔积液，选择较近的途径，彩色多普勒超声引导更安全，穿刺部位应避开中心坏死区、脓肿区，在肿瘤周边取材，穿刺次数一般1～3针，重视手感和针尖位置。超声显像在肺部肿块穿刺中的作用是确定病灶位置并引导穿刺，术中监测和术后随访复查。

超声引导具有无X线辐射、定位准、操作简短、痛苦小、安全、取材满意等特点，但易受含气肺影响，对超声显示不清晰的肺部占位性病变可行CT引导。

第二节　超声引导经皮胸膜穿刺活检

一、适应证

超声可以清晰显示的胸膜病变是超声引导穿刺活检的适应证，需要穿刺的胸膜周围最好有胸腔积液衬托。非外伤性血性胸腔积液原因不明、渗出性胸腔积液原因不明、广泛性胸膜肥厚是临床胸膜穿刺的指征。

1.影像学检查或其他检查方法无法确定性质胸膜病变，如胸膜增厚伴胸腔积液须明确诊断者或胸壁占位性病变须明确诊断者。

2.已知病变性质，为进一步治疗提供依据。

3.临床须对肿瘤、结核、炎症等疾病进行诊断和鉴别诊断者。

二、禁忌证

1.有严重出血倾向者。

2.近期内严重呼吸困难、剧烈咳嗽或不能合作者。

3.超声检查无法清晰显示者。

4.超声可显示部分病变，但受肋骨遮挡，缺乏合适进针入路或无安全路径到达的病变者。

5.无胸膜增厚或无胸腔积液者。

三、操作方法

器械选择：超声诊断仪选择凸阵或线阵探头。为了满足病理诊断的需要，胸壁及胸膜穿刺活检常应用16～18G穿刺活检针。自动活检枪、负压切割针或弹簧切割活检针一支。

术前准备：术前须常规行X线或CT检查明确病变部位及毗邻关系，检查出凝血时间、凝血因子时间、血小板等。患者或家属签署知情同意书。

方法：根据患者X线或CT检查显示的病变部位选择体位，超声扫查明确胸膜增厚或肿物位置以及与周围重要器官结构的关系；CDFI观察病灶内部及周围血流情况，选择最佳进引入路，避开大血管及正常肺组织，并在体表处标记。常规消毒铺巾，再次确认穿刺点，2%利多卡因10mL局部麻醉，用尖刀切开皮肤。超声引导下迅速进针至可疑病变部位，缓缓退针至胸膜外，针尖到达病变表面时活检枪快速切割，完成一次穿刺活检，每次多个方向取壁层胸膜2～3条。取出的组织一般呈红白两色，近针尖的呈白色为胸膜组织，近针尾的呈红色为肌肉组织，提示穿刺成功。标本应用10%甲醛溶液或95%酒精固定送病理检查。

注意观察有无气胸、活动性出血等，局部加压包扎，观察无明显不适可返回病房。

四、并发症

超声引导胸膜及胸壁穿刺活检的并发症主要是气胸、出血及胸膜反应。并发症发生率为1%～10%，总并发症发生率6%，低于盲目钩取总并发症发生率16%。一般无须特殊处理，无严重并发症发生。

1.气胸。气胸为胸膜穿刺活检的主要并发症，穿刺过程中实时观察针尖位置，掌握进针深度，确定活检针射程不超过胸膜病变部位；穿刺完成后，使穿刺部位处于下垂位，在重力作用下液体向胸膜下积聚，可有效防止气胸。

2.胸膜损伤。穿刺活检时限制穿过脏层胸膜的次数、穿过胸膜时停止呼吸可以避免过度的胸膜损伤。

3.胸膜反应。症状轻者，经休息或心理疏导即能自行缓解。对于症状明显如血压降低的患者，给予吸氧及补充10%葡萄糖500mL。必要时皮下注射1：1000肾上腺素0.3～0.5mL，防止休克。

4.出血。发生率较低，出血量不大，一般无须特殊处理。进针应紧贴肋骨上缘，以减少血管神经的损伤，尤其胸廓畸形或肋间隙狭小的患者，进针应避免损伤血管，局部出血时加压止血能得到控制。

5.针道肿瘤细胞种植转移罕见。

五、注意事项

1.活检取材。应选择胸膜增厚的最厚处或有占位性病变部位穿刺，避开液化坏死区，在病变周边、血流较丰富且无大血管穿行部位取材。

2.多点、多部位取材，第二、三针需要稍改变进针方向，朝上下或左右不同方向，避免重复穿刺一个针道。

3.活检时应避开含气肺组织，若有胸腔积液，可选择局部有胸腔积液处进针。胸腔积液深度＞2cm为宜，这与穿刺针的结构有关，其针槽长度为2cm。如果＜2cm进针，针尖可能刺到肺组织，造成气胸或血胸。胸腔积液量少且胸膜病变较小者应注意气胸的发生。

4.穿刺时注意观察针尖的位置，当针尖位置显示不清或不显示时可侧动探头或轻轻提拉穿刺针确定穿刺针位置，必要时拔出针重新确定穿刺方向再进针较为安全。

5.当取得的组织块较小，或碎裂，或有凝血块时，不妨涂片做一下细胞学检查，往往有收获，可提高阳性率，减少重复穿刺活检。

6.取材后的标本立即固定，不能挤压；有条件时胸膜活检标本进行结核菌培养，或抗酸染色，以提高结核性胸膜炎的诊断率。

7.病理医师水平对阳性率的高低亦具有重要影响。

六、临床价值

正常壁层胸膜紧贴胸壁肌层，呈菲薄半透明状，厚度＜1mm，有一定韧性，主要为间皮细胞及纤维结缔组织，超声检查胸壁肌层与壁胸膜无明显分界。当发生病变（胸腔积液、胸膜增厚和占位性病变）时，很容易被超声发现，但难以做出病因诊断，即使胸膜明显增厚或呈瘤样肿块时，也只能提示胸膜或胸壁实性占位，对于病变的良、恶性，原发或转移肿瘤均不能定性，因没有特征性形态学改变，无法直接为临床提供有价值的参考依据。为明确病因，简单的方法就是做胸膜活检，只有取到胸膜组织才可能获得病理结果。在胸膜病变处取材，客观反映胸膜本身的病变性质，有着重要的定性意义。胸膜活检临床应用广泛。1955年，De Francis等首先报道了使用Vim-Silverman针进行胸膜活检。目前穿刺针具和技术不断改进，大大提高了穿刺的准确性和阳性率。胸膜活检阳性率影响因素包括疾病本身、病变局限或肿瘤尚未侵犯壁层胸膜或病变早期病理改变不典型等均有可能出现阴性结果，还与患者来源、病种筛选、穿刺针的种类、活检操作医师的熟练程度以及活检次数、取材标本大小和病理科医师的诊断水平等有关。胸膜病变与胸腔积液并非一致，胸膜病变多局限某一部位或局灶分布；阻塞性炎症，淋巴管、静脉回流受阻引起胸腔积液；部分恶性肿瘤不直接累及胸膜，有时可出现胸腔积液；钩取标本过小，影响病检；盲目活检，未取到增厚具有病变的胸膜组织；取材部位（胸膜组织）准确性等是阳性率不高的原因，应引起注意的是有时取到正常胸膜组织，但未取到增厚或病变组织，须结合超声或CT寻找，活检增厚或病变胸膜组织，以提高阳性率。应用自动活检枪，切割组织速度快，损伤小，呈长条状，不易碎，优于盲目钩取。

胸膜活检的主要方法包括超声引导、CT引导及胸腔镜下胸膜活检或手术活检。CT设备价格昂贵，不能实时操作，且放射线对术者和患者均有一定伤害；胸腔镜能直视胸膜腔，便于观察病灶大小、形态及分布，取材成功率高，但创伤相对较大，术前须建立人工气胸，不适用于重症患者；超声精确定位对于胸膜活检取材成功率高起到很重要的作用。超声引导下胸膜穿刺活检具有其他影像技术不可比拟的独特优势，超声实时引导，可随时调整进针点、进针方向，穿刺准确性高，阳性率可达到90%，取出胸膜组织成功率及取材满意率为100%，阳性率、准确率均高于盲目钩取。并发症少，且超声远、近场分辨力好，利于病变及周围正常结构的显示，能够看到穿刺活检的全过程，近乎在直视下完成操作，准确率高。可以避免周围组织、脏器的损伤，减少严重并发症的发生，对临床诊断及治疗方案的确定有重要参考价值。随着活检枪以及各种型号的弹簧切割针的应用，针具不断研制和改进，胸膜活检取材成功率和阳性诊断率逐渐升高，并发症逐渐减少。

超声引导下胸膜活检术是胸部疾病常用的诊断方法，克服了以往取材部位的盲目性，其并发症少，操作简便，易于掌握，痛苦小、花费少，是确诊胸膜疾病的有效检查方法，可在基层医院开展。只要操作者具备专业技能，严格按照操作规程，无菌操作，选择好适应证，就可避免或减少并发症的发生。

第三节 超声引导化学消融治疗肺癌

一、超声引导经皮穿刺无水酒精消融治疗肺癌

（一）无水酒精治疗肺癌机制

无水酒精使癌组织细胞脱水，发生凝固性坏死，造成组织硬化和纤维化，达到"内切除"肿瘤的目的。进入肿瘤血管无水酒精可引起肿瘤血管内皮细胞坏死和血小板聚集，血管闭塞，进一步引起肿瘤缺血；破坏细胞的蛋白质、核酸等大分子物质及恶性肿瘤细胞产

生的大分子活性物质（如肿瘤血管生长因子等）。治疗后肿瘤周围1～2cm区域内肺泡壁发生严重变性、坏死、纤维化，血栓形成和炎症发生。

（二）适应证

1. 超声能显示的周围型肺癌。
2. 中晚期肺癌的治疗有其他禁忌证不能手术或不愿手术者。
3. 肿瘤大小以小于5cm为宜，大于5cm可减瘤。
4. 患者心肺功能良好，无严重出血倾向。中央型肺癌可在CT引导下完成。

（三）禁忌证

1. 超声无法显示的肺癌。
2. 受骨骼影响缺乏进针路线。
3. 肺结核、空洞、肺气肿、肺大疱、肺部感染。
4. 有严重衰竭、急性感染患者。
5. 严重的心肺功能障碍。
6. 凝血功能障碍，严重出血倾向。

特殊部位如靠近心脏、大血管者应慎重。主要禁忌证为超声不能显示的肺部肿瘤、巨大肺癌或弥漫性肺癌、严重心肺功能障碍、肺部感染和凝血功能障碍者。

（四）操作方法

常用药物无水酒精或95%酒精。

术前检查明确诊断，诊断困难者穿刺活检进行病理学诊断。CT、MRI、超声检查确定肿瘤位置，选择距离肿瘤最近且避开骨骼的胸壁为穿刺点，注意避开肺叶间裂、肺大疱。常规消毒、铺巾，2%利多卡因局部麻醉后，超声引导下21G或18GPTC针穿刺肺肿瘤达底部，拔出针尖，注入无水酒精，边旋转边退针，注入无水酒精使酒精均匀分布到整个瘤体。有人认为在局部麻醉后，胸膜下先注入5～10mL生理盐水，使胸膜下形成局灶肺水肿，可防止或减少气胸发生。

注入无水酒精量视肿瘤大小而定，每周1～2次，注入量参照经皮肝穿刺无水酒精注射术（PEI）治疗肝癌公式 $v = 4/3\pi(\gamma + 0.5)^3$，每次注入4～20mL，一次注入量不宜过大，注意并发症发生。

（五）主要并发症

酒精反应、发热、呛咳、痰中带血、胸痛、少量气胸等。

无水酒精刺激性强，注入中如渗入支气管可引起咳嗽，甚至出现支气管痉挛。操作时如出现呛咳应停止注射或针尖移动再试推注一次。

（六）临床特点

操作简单，创伤小，有效，不良反应少，费用低，对失去手术机会或全身化疗、放疗不能耐受或不能接受放疗、化疗患者是一种替代治疗手段。总有效率可达60%～75%。

二、超声引导经皮穿刺化疗治疗肺癌

（一）常用药物

卡铂+生理盐水8～10mL。

鳞癌：卡铂+多柔比星+丝裂霉素。

腺癌：卡铂+多柔比星+丝裂霉素或5-FU。

小细胞癌：卡铂+多柔比星+依托泊苷。

（二）适应证、禁忌证和方法

同无水酒精治疗。

（三）不良反应及并发症

主要为痰中带血、胸痛、化疗反应、气胸等。

（四）临床价值

超声引导经皮穿刺肺癌内注入化疗药物，肿瘤内化疗药物浓度数倍或百倍于静脉给药浓度，对肿瘤杀伤作用大，对正常组织损伤小，降低了全身不良反应，优于单纯静脉给药，可改善患者生活质量，延长寿命。对于大的肿瘤灭活治疗后，把杀死的肿瘤作为一个库，把化疗药物注射到坏死的肿瘤里去，药物会缓慢释放，少量的药物在局部发挥更大的作用。不良反应低，药物会沿着周围的淋巴管到附近的淋巴结发挥作用。有效率达50%～70%。与无水酒精比较，痛苦小、易接受，并发症少，为中晚期肺癌治疗提供安全、有效简单的治疗方法。目前主张局部注入化疗药物或无水酒精联合支气管动脉化疗栓塞治疗，疗效更佳。总有效率可达到83.8%。局部注射酒精、化疗药虽可杀死肿瘤，对小于3cm疗效肯定，但由于受间质影响，药物很难均匀分布到整个肿瘤，影响疗效，故人们不断探索新的治疗方法。

第四节　超声引导微波消融治疗肺癌

一、实验研究

经皮微波消融肺实验发现，可见以针道为中心椭圆形坏死，呈黑褐色改变，凝固范围2.1～3.5cm。凝固坏死区由中心向外分三层：中心区为炭化带，声像图呈条索状强回声伴声影；坏死区为较宽的低回声区；充血反应区，厚度3～5mm，回声逐渐增强，故可利用声像图来监测微波作用效果及范围，判断疗效。镜下观察由内向外依次为：中心嵌化区肺泡结构消失，中间凝固区肺泡壁结构破坏，细胞变性坏死，周边反应区组织充血水肿，间质性肺炎，成纤维细胞、胶原纤维增生，轻度纤维化，中性粒细胞、淋巴细胞浸润。

二、适应证

1.不能或不愿手术的原发或转移灶。

2.病灶≤5cm，且肿瘤位置合适，呼吸功能良好。

3.对化疗和放疗反应严重者、术后复发者、年老体弱者，不宜手术、其他部位有转移者。

4.病灶数目≤3枚。

超声引导经皮穿刺微波消融治疗肺癌主要适应证为超声能显示的周围型肺癌，较大的肿瘤须多点、多次消融治疗，可以达到减瘤和缓解症状的目的。

三、禁忌证

1.严重的心肺功能障碍。

2.肺气肿、肺大疱。

3.肺部感染、结核。

4.凝血功能障碍。

5.严重出血倾向。

6.巨大肺癌或弥漫性肺癌。

7.肺门病变伴有较大空洞或中央型肺癌并发严重阻塞性肺炎者。

主要禁忌证为超声不能显示的肺部肿瘤或受骨骼影响缺乏进针路线、巨大肺癌或弥漫性肺癌、严重心肺功能障碍、肺部感染和凝血功能障碍者等。超声不能显示的肺部肿瘤尤其中央型肺部肿瘤可在CT引导下完成。特殊部位如靠近心脏、大血管者应慎重，可对这些区域注射热蒸馏水、化疗药和无水酒精等。

四、操作方法

微波消融治疗肺肿瘤引导方法目前大体主要有超声、CT、支气管镜。前两者主要适用于周围型肺癌，后者用于中央型肺癌，也可术中直视下直接微波消融。配置穿刺引导装置可提高穿刺成功率。

（一）术前准备

血尿便常规、出凝血时间、凝血五项、超声或CT检查了解病变情况，定性诊断困难者行超声引导下活检明确病理学诊断。50岁以上患者应查心肺肾功能、血糖、心电图和胸片。对因心肌梗死或极度紧张者术前加用镇静剂和止痛药（如肌内注射10mg地西泮和50mg哌替啶），对病情较重者建立静脉通道。消融前评估包括：一般情况，分期、活检结果，消融指征、纳入标准、排除标准，患者功能状态，可能发生的并发症。超声检查确定穿刺点及穿刺路径，做好体表标志。术前病例讨论，选择并制订最佳治疗方法和方案。要根据仪器特点及肿瘤的大小、部位决定穿刺电极数及治疗方案。

仪器和消融设备的选择、调试，准备并消毒所需器械。要求患者签署知情同意书。治疗当日患者禁食水8h，建立静脉通道，确定麻醉方式。

操作步骤根据病变部位，取仰卧位、侧卧位或俯卧位，超声定位后常规消毒铺巾，2%利多卡因进针点局部麻醉。经皮微波消融治疗可在局部麻醉和静脉麻醉两种条件下进行，即使局部麻醉也应加用基础麻醉镇静剂和止痛药，静脉麻醉使患者安静入睡，有利于操作。进针点尖刀切皮0.5cm，嘱患者屏气，超声引导下微波电极针沿着引导线穿入预定肺肿瘤部位，根据肿块大小和患者情况选择不同功率、作用时间和进针次数，穿刺成功后，开启微波机进行消融，观察回声变化并测温。常选用功率40~60W，作用时间300~1800s，根据肿瘤形态、大小布针，对大肿瘤分次从不同方向多点多部位分段凝固，多点组合，合理布针，保证足够凝固时间，有利于增大坏死范围。对较大肿瘤周边封闭凝固，并凝固肿瘤滋养血管。治疗时，若肿瘤直径为D，则设计微波热场的范围是D+1。直径3cm以下肿瘤行单点消融，直径3~5cm肿瘤行2~4点消融。消融结束，边退针边凝固针道，防止针道种植和出血。治疗中患者保持平静呼吸状态，连续监测血压、脉搏、呼吸和血氧饱和度，及时调整麻醉药剂量。

拔针后包扎、休息，注意血压、脉搏、呼吸情况等。治疗后可门诊观察一天或住院观察。每周治疗1~2次。多发肿瘤一次凝固1~3个。术后复查CT、超声了解肿瘤变化，如有复发或长大继续治疗。

（二）并发症

由于超声引导定位准确，微波辐射对肿瘤热凝固范围控制较好，并且对邻近正常肺组织损伤轻微，故严重并发症罕见并且对肺功能影响小。只要严格掌握适应证，可避免严重并发症的发生。常见的并发症为疼痛、发热、气胸、胸腔积液，一般仅须对症治疗。

1.局部疼痛：微波治疗时部分患者有局部疼痛，一般可忍受，治疗后一周内缓解或消失。

2.发热：治疗后一周内可出现发热，是由于肿瘤凝固坏死后其分解产物被吸收所致，体温多在37.3 ~ 38.5℃，一般持续2 ~ 7天，无须特殊处理。若体温持续不退超过39℃，应注意有无感染征象，检查白细胞计数，必要时应用抗生素治疗。

3.气胸：少量气胸的出现多是因为穿刺针刺伤正常肺组织所致，故穿刺时要防止穿过正常肺组织，以免造成气胸的发生。超声引导可避开大血管和防止刺伤正常肺组织而出现气胸。

4.胸腔积液：肿瘤周围正常肺组织会受到一定热损伤，术后可出现非特异性炎性反应，肺组织炎性渗出，出现胸腔积液。如果胸腔积液量大，可以超声引导穿刺抽吸。

5.咳嗽、咯血：一般术后一周少数患者治疗后可出现咳嗽、咯血，咳少量粉红色黏液性物质，多为术中穿刺引起的肺损伤或液化的坏死肺组织，但比较轻微，无须特殊处理。

6.由于微波的热凝固作用，产生微小血管凝固闭塞，只要不刺伤大血管，一般不会引起严重的肺出血。

7.肺表面血肿少见。微波消融治疗引起肿瘤细胞沿针道种植的机会很小，因热沿针传导，针道的温度较高，可使沿针道种植的肿瘤细胞被杀死，减少了针道种植和出血，可在拔针时边退针边微波辐射。微波治疗时由于微气泡进入肺静脉是否有可能引起肺部微血管栓塞的潜在风险，值得进一步研究。

（三）疗效评价

微波消融治疗肺肿瘤一般采用综合指标评价疗效，包括治疗中温度的实时监测，了解局部温度变化；治疗前后影像学改变判断肿瘤大小变化、坏死情况及正常组织是否受损，治疗后再次活检的组织病理学改变了解肿瘤坏死情况；临床化验检查和患者临床体征的改变；局部及全身免疫状态；随访生存期等。

1.症状体征：微波消融有效指标首先是咳嗽、咯血减轻或消失，呼吸功能改善。大部分患者治疗后咳嗽、咯血症状都会不同程度减轻或消失。

2.治疗时温度检测：治疗时可将20G测温针放置于肿块周围检测温度，肿瘤细胞在54℃ 1min或60℃即刻发生不可逆性坏死，因此，治疗时测温可作为评估疗效的手段之一。同时了解周围正常组织受损情况。

3.声像图改变：微波治疗时，表现为由辐射天线中心向外逐渐扩大的强回声，治疗后，表现为沿微波针道中心的条状强回声，其周边为较宽的低回声带。一个月后肿块开始缩小，呈不均质强回声改变，若治疗区肿块增大，局部出现低回声区，高度怀疑为治疗不彻底而应行再次治疗。治疗后局部彩色多普勒显示血流信号消失为肿瘤灭活的重要指标之一。彩色多普勒超声是最为简便直接的方法，通过对微波消融前中后灰阶声像图的对比，以及肿瘤内彩色多普勒血流特征的变化，可以实现肿瘤消融治疗的全程监测和疗效判断。

4.治疗后瘤区多点穿刺活检：治疗后结合对瘤周或影像学可疑区域治疗后再活检是必要的。活检一般取材2～3针，观察肿瘤的坏死情况。术后超声引导肿瘤多部位、多点活检（3～4针），了解肿瘤坏死情况，并进行局部免疫学检查，判断局部及全身免疫状态有无恢复和改善。光镜下表现为即刻组织充血水肿，间质性肺炎；一周后成纤维细胞、原纤维增生，轻度纤维化，中性粒细胞、淋巴细胞浸润。微肿瘤细胞变性坏死，减少肿瘤负荷，改变机体内某些环境中某些抑制因素，细胞免疫功能能得到恢复。超声引导穿刺活检评价疗效是重要的，可在一定程度上反映肿瘤坏死情况，但须多点穿刺。

5.超声造影：近年来超声造影检查已成为评价肺癌微波消融效果的重要指标，超声造影可发现微小的残存肿瘤及其血供，鉴别局部复发或瘢痕，对肺癌的复发和转移早期发现有着重要意义。消融后坏死区表现各期均呈无灌注表现，若有残留与消融前原发性肺癌和转移癌超声造影表现一致。

6.增强CT或MRI：CT常规扫描通过观察肿瘤的大小初步判断疗效，但该方法不同于手术切除，治疗后肿瘤形态变化不明显，一个月后肿块开始缩小。增强后局部无强化为判断肿瘤坏死的重要指标。通常情况下血供丰富的肿瘤，治疗前增强CT或MRI多表现为强化。治疗后增强扫描局部无强化，可进一步判断肿瘤凝固坏死范围，增强扫描在治疗一个月后较合适，可避免将周围炎性组织强化误认为肿瘤。治疗后如果出现复发，继续微波消融治疗。但有时影像学检查常会出现假阴性或假阳性，即部分增强扫描后CT或MRI局部无强化病例，再次活检或手术切除个别病例仍有残存的肿瘤细胞；而也有部分病例在治疗后的早期（一个月内），肿瘤周边有充血时，CT上即显示局部强化，但实际切除标本观察肿瘤已发生完全性坏死。PET主要利用正常细胞和肿瘤细胞间生化代谢的差异来判断疗效，被认为是判断肿瘤良恶性和肿瘤细胞是否坏死的最佳方法，但费用昂贵。因此须综合影像学评价才能准确反映肿瘤坏死情况，来评价疗效。

（四）注意事项

1.根据肿瘤大小、部位制订治疗计划，选择最佳穿刺点和进针路线，穿刺点的选择应距病灶最近，进针路径避开肋骨、肩胛骨及大血管。肿瘤应远离肺门和距离大血管1cm以上，可对这些区域选取化学消融治疗。消融范围设计应超过肿瘤边缘0.5～1.0cm，以杀死肿瘤生长最活跃的周边部分，使正常肺组织与肿瘤间形成凝固带，确保无瘤生长区，防止肿瘤残留和复发。

2.由于肺处于运动状态，不可能要患者长时间屏气，治疗时要平静呼吸。年龄大、有肺气肿和肺大疱者更易发生气胸，但多为少量气胸，可不予处理，避免和减少气胸发生的关键是穿刺技术要熟练，屏气进针。

3.消融时应完全消融病灶和周围部分正常肺组织，从三维空间热场上覆盖病灶。对直径小于5cm的肿块，只要穿刺准、布针合理，一次可完全毁损；对大于5cm的肿块，设计布针合理，防止三维空间漏空，主要针对肿瘤周边包围治疗，采用由深至浅分段凝固，分次多点多部位，使多个椭球形坏死区叠加，设计方案考虑到在三维空间上达到有效灭活，从而使凝固坏死范围扩大。

4.微波消融治疗是一种局部凝固或减瘤术，不能代替根治性手术和其他治疗方法，只要定位准、严格掌握适应证可以取得很好的疗效。对于有肺门、纵隔淋巴结转移的原发性肺癌患者，须根据情况分别选择放疗、化疗等进行综合治疗。继发性肺癌在治疗肺转移灶时，仍须积极处理原发灶和全身治疗。对病变范围广、有残癌的结合放化疗。

5.对于肿块位于纵隔附近，靠近神经、心脏和大血管的患者，治疗时应极为慎重，可对这些区域注射热蒸馏水、化疗药物或无水酒精。超声引导微波治疗肺肿瘤有时受肩胛骨影响，缺乏进针路线，应改用其他方法治疗。

6.须注意的是微波消融时由于热传导效应，肿瘤周围正常肺组织会受到一定热损伤，术后可出现非特异性炎性反应，如肺组织炎性渗出，引起肺部感染，间质性肺炎和无菌性胸膜炎被认为是与炎症有关的并发症，虽然与炎症相关的并发症发生率较低，但消融后的炎症可能引起致命的间质性肺炎。消融术后C-反应蛋白平均值明显升高作为炎症的评估指标，肺癌消融后应考虑相关的风险，故术后应用抗生素预防。

（五）临床价值

超声可显示周围型肺部肿瘤，这为超声实时引导经皮穿刺提供了条件。由于邻近肺肿瘤周围正常的肺部气体可提供隔热效应，有利于热能集聚，这就为肺肿瘤的热消融提供了机会。微波可使肺肿瘤凝固性坏死、缩小及肿瘤内血流消失或减少。研究发现，当肿瘤内温度升高到54～60℃时，肿瘤细胞就会发生凝固性坏死，术中测温表明微波产生的高温足以使肿瘤细胞发生凝固性坏死。同时高温使肿瘤血管发生透壁性坏死，血管内血栓形成，凝固肿瘤血管，减少肿瘤血供，也减少了肿瘤扩散和转移，因此治疗时先凝固肿瘤滋养血管，有利于提高疗效。对于直径<3cm的病灶，一般一次治疗即可灭活肿瘤组织。肿瘤较大时，采用由深至浅分段凝固，低功率长时间，分次多点多部位治疗，设计方案要考

虑到在三维空间上达到有效灭活。研究表明，微波高温治疗与放疗、化疗有协同作用。

　　超声引导经皮微波治疗肺癌具有热效率高，操作相对简单、定位准、实时监控、引导准确，可避开重要脏器，效果可观、实用、安全可靠、有效、凝固性坏死范围稳定、疗效好、患者痛苦小、费用低、并发症少、微创、不开刀、见效快、时间短等特点。使肿瘤凝固坏死，缩小肿瘤，凝固肿瘤血管，提高机体免疫功能，缓解症状，提高生存率。只要术中定位准确，合理布针，严格掌握适应证，配合综合治疗可取得满意的疗效。由于微波治疗肺癌属微创治疗，除穿刺局部创伤、肿瘤毁损和肿瘤周围少许正常肺组织损伤外，对机体影响不大。对肺功能损害轻、疗效稳定可靠、导致严重并发症少等特点，可望成为周围型肺癌非手术治疗的重要手段，为不能手术切除的肺部肿瘤选择性或替补性治疗。

第四章　超声诊断技术

第一节　实时二维超声

一、实时二维超声的工作原理

实时二维超声仪实属亮度调制型，系将回声信号以光点亮度或辉度形式加以显示，故名B型超声仪。

（一）实时二维超声仪的结构与工作原理

B型超声仪主要由超声换能器即探头和主机（包括脉冲信号发射和接收系统、显示与记录）以及电源等部分组成。将仪器发射系统产生的短促高频电脉冲信号转化成高频机械振动，即由逆压电效应产生超声信号，并通过体表向人体组织器官内发射。探头随即接收体内多种不同界面反射回来的强弱不同的信号（机械振动），即由正压电效应转换成高频电信号。超声仪的接收系统将高频电信号加以接收和放大，通过对数放大器压缩动态范围，经过时间增益补偿（TGC）、灰阶变换等前处理和后处理，并经过数字扫描转换器（DSC），将探头扫描获得的系列回声信号变成视频信号，同时在荧屏上显示出来。这种人体内部组织器官系列回声通过超声扫描构成的反映人体局部断层切面图，即声像图。

实时二维超声仪的基本电路结构如下：

1. 主控电路

主控电路即同步触发信号发生器，由它周期性地产生同步触发脉冲信号，分别去触发发射电路与扫描发生器中的时基扫描电路。其触发脉冲的重复频率即决定其超声脉冲发射的重复频率。

2. 发射电路

当受主控电路触发后，便产生高频电脉冲去激发换能器（探头），换能器受到激发后，即发射一定频率和宽度的脉冲超声波。发射频率通常由压电晶片的材料特性和厚度决定，而频宽则取决于探头的结构及发射电路的阻力。

3.高频信号放大电路

当换能器向人体发射出脉冲超声波之后，即接收来自人体内的超声回波并将其转换为高频电信号，继而通过高频信号放大电路放大。高频信号放大电路一般具有120 dB以上的增益和足够大的带宽。在该电路中设有时间增益补偿（TGC）电路等。

4.视频信号放大

B型超声成像的主要原理是将单条声束传播途径中遇到各个界面所产生的一系列散射和反射信号，在示波屏时间轴上以光点辉度（灰度）表达。声束顺序扫切脏器时，每一单条声束线上的光点群按次分布连成一切面声像图。

B型超声仪器的工作过程：首先由探头内的压电晶体，回波电信号经高频信号放大器放大后，再由检波器进行检波。回波信号中含有返回目标的多种信息，包括幅度、频率、相位等。一般多采用幅度检波，但随着电子技术的发展采用多声束形成技术，即利用接收声束间的相位信息等，从而提高成像质量。检波后的视频包括信号，频率较低，须经过视频信号放大器做适当放大，然后加至显示器的极上进行图像的亮度调制（DSC），即在其信号合成及A/D转换后，经视频放大调节显示器的亮度。

5.扫描发生器

扫描发生器产生的扫描电压加至显示器的偏转系统上，使电子束按一定的规律扫描。

6.显示器

通常采用的为阴极射管（CRT），或液晶显示器，从人体反射回来的超声信息最终从显示器荧屏上展示为图像，高分辨力的彩色显示器，一般采用逐行扫描，无闪烁，图像稳定、清晰。

根据成像和显示方式不同，分为静态成像和动态或实时成像以及灰阶或双稳态显示。静态成像图像展示范围较广，图像较清晰，但成像速度慢，检查时间长，现已很少使用。目前应用最为广泛者为实时（帧频大于30 f/s）及灰阶（灰阶数大于64）仪器。

（二）超声换能器

超声换能器根据晶片的个数，分为单晶片和多晶片，前者用于A超、M超及机械的扇扫B超仪中，但目前已很少应用；后者即用于线阵、凸阵、相控阵和环阵等电子扫描换能器中。

线阵探头：将多个晶体片组成若干个阵元沿一直线排列，并用电子开关按一定时序将激励电压加至某些阵元上，发射出一束超声，同时由电子开关按一定时序去接通某些阵元接收反射回的超声信息，由此形成声束扫描。高频的线阵探头主要适用于浅表小器官的检查。

凸阵探头：晶片是沿圆弧排列并按一定组合和顺序工作，向外发射并按超声脉冲的换能器阵，其内部结构类似线阵，只是各窄条晶片均匀分布在凸形圆弧上，其振动面的法线是呈扇形辐射状的，其波束以扇面扫描故呈扇面显示图像。凸阵扫描介于线阵扫描和相控阵扫描之间，故应用范围较广。

相控阵探头（扇形探头）：利用雷达天线的相控阵扫描原理，通过适当调整，控制各单元激励信号的时相，以实现声束偏转的换能器阵为主体的超声探头。其扫描声束呈扇面，接触面小，远区视野广阔，故适于心脏的超声检查。

还有根据不同需要设计的各种专用探头，如经食管、经直肠、经阴道等特殊的腔内探头以及为了借助声像图指导穿刺用的穿刺和术中探头，尤其是超高频探头的应用（20～40 MHz）。采用20 MHz频率的体表探头，可以进行皮肤的厚度、层次及弹性的测定。导管式的腔内微型探头，外径仅2 mm可做心脏冠状动脉、胆管和胰管内成像。有的甚至不用机械传动方式，而在人体外用磁场控制其旋转，从而进行管腔内无线超声成像。

（三）二维图像的分辨力与二次谐波成像

近年来随着高新超声工程技术的发展，诸如全数字化声束形成技术和信息处理技术以及二次谐波成像等新技术的应用，大大地提高了图像的分辨力与清晰度。

二维图像的分辨力包括如下：

1.空间分辨力

空间分辨力即细微分辨力，它与声束特性和像素的数值有关，纵向半波长越短发射频率越高，其轴向分辨力越好；侧向声束（长轴，短轴）越窄或越细，其侧向分辨力越好，亦即细微分辨力越高。

2.对比分辨力

对比分辨力指能显示器官组织回声信号间微小差别的能力，其与灰阶级数有关，灰阶级数越多，其对比分辨力越好。常用的有64级、128级和256级灰阶等。

3.时间分辨力

时间分辨力即单位时间成像的帧速率，其帧速率越高（一般为30帧/秒），时间分辨力越好，越能真实地反映活动脏器的瞬间变化情况。

二次谐波成像技术即利用超声波在人体组织中传播、反射（和散射）均具有非线性效应，使发射的基波 f_0 会出现谐波频率。当接收时提取 $2f_0$ 的谐波回声信号，包括自然组织谐波与造影剂的谐波信号。在实际的谐波接收过程中，采取多种技术措施使二次谐波与基波相分离，而提取纯净的谐波成分。

谐波成像在成像困难的患者中，可提高信噪比改善组织的对比分辨力、空间分辨力，消除近场伪像，提高图像的清晰度。

二、检查方法

（一）检查前的准备

一般的超声检查不需特殊准备，但在腹部检查时为了避免胃肠内容物或气体的干扰，一般应在空腹时进行。必要时须饮用温开水充盈胃腔，以此做"透声窗"进行检查。在经腹妇产科或盆腔部位检查时亦同样适度充盈膀胱，以避免气体干扰。

（二）检查时的体位以及常用的扫查切面

超声探测时常规采取仰卧位，也可根据需要取侧卧位或俯卧位、半卧位或站立位。露出皮肤，涂布耦合剂，探头紧贴皮肤进行扫查，常用的扫查切面如下：

1.矢状面扫查（纵切面的一种）：扫查面由前向后并与人体的长轴平行。

2.横向扫查（横切面，水平切面）：扫查面与人体的长轴垂直。

3.斜向扫查：扫查面与人体的长轴呈一定角度。

4.冠状扫查（冠状切面或额状切面，属纵切面的一种）：扫查面与腹壁和背部平行或与人体额状面平行。

（三）扫查的手法

在操作过程中，使用探头常采用以下四种手法：

1.顺序连续平行断面法

即"编织"式扫查法，在选定某一成像平面后，依次将探头沿该平面平行移动做多个平行的断面图像，可从各个连续的图像中，观察分析脏器轮廓、内部结构及病灶的整体情况。

2.立体扇形断面法

即定点摆动扫查法，在选定某一成像平面后，不移动探头在体表的位置，而以顺序改变探头与体表之间的角度时，可在一个立体的扇形范围内，观察分析脏器及病灶的整体情况。

3.十字交叉法

即纵横平面相交扫查法。对某一切面为圆形的图像为了鉴别是圆球形还是管状，可采用十字交叉法的纵横切面相交予以鉴别。此外，在对病灶中心定位穿刺引导时，亦可采用此法即十字交叉中心定位法。

4.对比加压扫查法

即利用探头加压腹部观察回声有无变化，并对两侧腹部对应部位进行对比以鉴别真假肿块。各种特制的腔内探头使用时，除应严格选择适应证外，须按一定的操作规程进行。

（四）回声的描述与命名

超声图像是由许多像素构成，像素的亮暗反映了回声的强弱。反映在荧屏上从最亮到最暗的像素变化过程即从白到灰再到黑的过程称为灰度。将灰度分为若干等级，即为灰阶。在荧屏上一侧用格数表示灰阶的标志称为灰标。人体被测脏器与病灶的断面图像即是根据各种不同界面的灰阶强度，回声的空间范围和几何形状来加以描述。

1.回声强弱的命名

根据图像中不同灰阶强度将其回声信号命名如下：

（1）强回声：反射系数大于50%，灰度明亮，后方常伴声影，如结石和各种钙化灶等即是。

（2）高回声：反射系数大于20%，灰度较明亮，后方不伴声影，如肾窦和纤维组织等为此类回声。

③ 等回声：灰阶强度呈中等水平，如正常肝、脾等实质脏器的回声即是。

④ 低回声：是呈灰暗水平的回声，如肾皮质等均质结构即表现为此类回声。

⑤ 弱回声：表现为透声性较好的暗区，如肾锥体和正常淋巴结的回声即属此类。

⑥ 无回声：均匀的液体内无声阻差异的界面，即称无回声暗区，正常充盈的胆囊、膀胱和肝肾囊肿等即是典型的无回声区。

2.回声分布的描述

按其图像中光点的分布情况分为均匀或不均匀，不均匀者包括：①随机性不均，包括点状、线状和小区性分布不均；②规律性的深度递减。此外，在病灶内部的回声分布可用均质或非均质表述。

3.回声形态的命名

（1）点状回声：回声呈细小亮点状。

（2）斑片状回声：回声聚集呈明亮的小片状，其大小在0.5 cm以下，有清晰的边界。

（3）团状回声：回声光点聚集呈明亮的光团，有一定的边界。

（4）环状回声：回声光点排列呈圆环状。

（5）带状或线状回声：回声光点排列呈明亮的带状或线状。

4.某些特殊征象的描述

某些病变呈现某种特殊征象，即形象化地命名为某征，用以突出或强调这些征象的特点，常用的有"靶环征"及"牛眼征"。即在某些病灶中心呈强回声区而其周围形成圆环状低回声，称晕圈或声晕，在结节外周呈1～2 mm无回声环形围绕者称"暗环"。肝脏肿瘤自肝表面隆起者，称"驼峰"征；肝门部肝外胆管因阻塞扩张后在声像图上形成与肝门部门静脉平行，且管径相近或略宽，即所谓"双筒枪"征；肝内胆管扩张与相应的门静脉构成平行"管道"征。又如，胃肠肿瘤时壁增厚与残腔形成的"假肾"征、宫内避孕环强回声后方出现狭长带状强回声即"彗星尾"征、乳房内或肝内小囊肿无回声区后方回声增强所出现的"蝌蚪尾"征等。

5.病灶后方回声的描述

在某些圆球形病灶声像图后方出现的回声，即回声增强效应和侧后声影、中心声影等。

在超声图像命名时，既要反映回声的差异，又要具有形态学特点并与大体病理改变相联系。

（五）超声图像分析的内容

观察分析声像图时，首先应了解切面方位，以便认清所包括的解剖结构，并注意分析以下内容。

1.外形

脏器的形态轮廓是否正常，有否肿大或缩小。如系肿块，则其外形为圆形、椭圆形或不规则形，呈分叶状或条索形等。

2.边界和边缘回声

肿块有边界回声且显示光滑完整者为有包膜的证据，无边界回声和模糊粗糙、形态不规则者多为无包膜的浸润性病变。除观察边缘回声光滑或粗糙、完整或有中断等征象外，边缘回声强度也有重要区别，某些结节状或团块状肿块周边环绕一圈低回声暗圈，即"暗环"征或周边为高回声的边缘，即"光轮"征等。仔细地观察病变的形态和边缘，对病变性质的鉴别以及了解肿瘤的生物学活性等均有一定意义。

3.内部结构特征

内部结构特征可分为结构如常、正常结构消失、界面增多或减少、界面散射点的大小与均匀度以及其他各种不同类型的异常回声等。

4.后壁及后方回声

由于人体各种正常组织和病变组织对声能吸收衰减不同，则表现后壁与后方回声的增强效应或减弱乃至形成后方"声影"。如衰减系数低的含液性的囊肿或脓肿，则出现后方回声增强，而衰减系数高的纤维组织、钙化、结石、气体等则其后方形成"声影"。另外，某些质地均匀、衰减较大的实质性病灶，内部可完全表现为低回声，在声像图上酷似液性病灶，但无后壁及后方回声增强效应可做区别。

5.周围回声强度

当实质性脏器内有占位性病变时，可致病灶周围回声的改变，如系膨胀性生长的病变，则其周围回声呈现较均匀性增强或有血管挤压移位；如系浸润性生长病变，则其周围回声强弱不均或血管走行中断。肝脓肿则在其边缘与正常组织之间出现从高回声向正常回声过渡的"灰阶梯度递减区"。

6.邻近关系

根据局部解剖关系判断病变与邻近脏器的连续性，有无压迫、粘连或浸润。如胰头癌时可压迫胆总管致肝内外胆管扩张、胆囊肿大以及周围血管的挤压移位，淋巴结或远隔脏器转移灶等。

7.量化分析

量化分析包括测量病变所在位置、数目、范围、大小等，即应用电子游标测量其径线、面积、体积（或容量）和时距四种基本时空度量。另外，还有谱分析，包括灰阶直方图、视频密度分析以及超声多普勒频差分析，对有关血流动力学参数的定量检测等。

8.功能性检测

根据声像图上的形态改变、活动、搏动等进行生理学上的功能检测分析，如应用脂餐试验观察胆囊的收缩功能、空腹饮水后测定胃的排空功能及收缩和蠕动状态以及心脏的各种复杂功能等。

通过以上内容的观察分析，以达到对病变进行定位、定量和定性诊断的目的。但在诊断分析中需要注意以下事项：

（1）对超声成像过程中某些伪回声或伪像要注意识别和避免，如多次反射或旁瓣效应所致的假界面等。

（2）注意临床思维，不能单纯地"看图论病"。因在影像检查中常有"同图异病"或"异图同病"的表现。故必须结合有关临床资料综合分析。

（3）注意动态观察，以了解其不同病理阶段的变化，同时注意各项影像技术的互补作用，以达到正确诊断的目的。

三、应用的范围与局限性

实时二维超声系超声成像检查的主体和基础。它可提供人体各部位软组织器官和病变及管腔结构高清晰度断层图像，准确地反映其解剖结构和病变的形态学变化。由于成像速度快，对心血管等活动器官能实时地观察其活动状态，反映其生理功能。在高清晰度断层图像上，叠加显示彩色血流信息，便可无创地检测有关血流动力学参数以及观察组织器官血流灌注状态等。因此，实时二维超声已广泛应用于内科、外科、妇产科、儿科和眼科等临床各科。它已成为许多内脏、软组织器官首选的影像学检查方法。尤其对肝、肾等实质性脏器内局限性病变的诊断以及胆囊内微小的隆起性病变和结石的诊断均有很高的敏感性。在妇产科领域对早期妊娠的诊断和围产医学中的应用均有一定价值。在计划生育、健康体检或防癌普查工作中超声亦已成为重要的检查方法。

借助于多种腔内探头、术中探头，实现对某些微小病变的早期发现，如肿瘤侵犯范围的精确定位、有无周围淋巴结的转移等，用以进行肿瘤的分期和制订合理的治疗方案。

超声引导定位穿刺技术即介入性超声诊断与治疗，可进一步提高临床诊断与治疗水平。

应当指出，超声诊断也有其局限性，由于超声的物理性质，使其对骨骼、肺和肠道的检查易受到气体的干扰使图像显示不清楚，在应用上受到一定限制。另外，声像图所反映的器官和组织声阻抗差的改变只有一定的规律性而缺乏病原学上的特异性，须注意结合其他资料综合分析。此外，超声成像中的伪像亦较多，须注意识别。超声每一切面所显示范围较小，图像的整体性不如CT和MRI。因此，有选择地联合应用或有针对性地选择CT、MRI等其他影像技术相互补充也是十分必要的。

第二节　频谱多普勒

一、频谱多普勒的工作原理

（一）脉冲型频谱多普勒

假如组织中的声速为C，探头的声束方向与血细胞流动的方向之间存在夹角 θ，血细胞的运动速度为V，探头发射频率为 f_0，则多普勒频移 f_d 可由下列公式得出：

$$f_d = 2f_0(V\cos\theta)/C$$

脉冲式多普勒在很多方面相似于M型和二维超声心动图技术。超声换能器作为发射声源发射出一组超声脉冲后，即作为接收器接收反射的回声。接收回声的过程与M型和二维超声心动图不同，脉冲式多普勒的接收器并不接收反射的所有回声信号，而是在一段时间延迟（T_d）后，才接收反射的回声。已知组织中的声速为C，那么在时间 T_d 内，脉冲波从探头到达声靶，然后从声靶返回探头的总距离应为 $C \cdot T_d$，而探头与声靶间的距离（R）则为总距离的一半，即：$R = C \cdot T_d/2$。

上式中，R为产生回声信号的深度。由于声速C为常数，因此人为地改变时间延迟 T_d，就可得到来自不同深度的超声反射信号。这种沿超声束的不同深度对某一区域的多普勒信号进行定位扫查的能力称为距离选通或距离分辨力。此区域称为取样容积。取样容积是一个三维的体积，其宽度和高度等于扫查区域处超声束截面的宽度和高度，其长度等于脉冲群的长度即脉冲波的波长和脉冲波数目的乘积。在大多数仪器中，取样容积的宽度和

　　高度是不可调节的，但通过调节发射脉冲波的数目，可达到调节取样容积长度的目的。这就使脉冲式多普勒技术可沿二维超声切面内的不同扫描线、每条扫描线的不同深度以及在每个深度上的不同取样长度进行定位调节，从而可适应对不同区域的血流进行定位扫查的需要。脉冲式多普勒技术的距离选通功能，对于心脏疾病的定位诊断和体积血流的定量分析，是一个十分重要的优点。

　　脉冲式多普勒技术的主要缺点是所测流速的大小受到脉冲重复频率的限制。所谓脉冲重复频率是指每秒钟超声脉冲群发射的次数，因此亦称为取样频率。脉冲重复频率不同于脉冲频率，后者是指每秒钟内脉冲波的个数，即探头的频率。在脉冲式多普勒技术中，脉冲频率一般为几兆赫兹（MHz），而脉冲重复频率一般只有几千赫兹（kHz）。

　　如前所述，脉冲式多普勒的换能器在发出一组超声脉冲波之后，须经过时间延迟 T_d 后才发出下一组超声脉冲，因此，脉冲式多普勒的脉冲重复频率（PRF）为：$PRF = 1/T_d$。

　　根据取样定理，脉冲重复频率必须大于多普勒频移的两倍，才能准确地显示频移的方向和大小，即：$f_d < 1/2PFR$。

　　脉冲重复频率的 1/2 称为 Nyquist 频率极限。如果多普勒频移值超过这一极限，脉冲式多普勒所检出的频率改变就会出现大小和方向的伪差，称为频率失真。在脉冲式多普勒的频谱显示中，如果 $f_d < 1/2PRF$，频移的大小和方向均可得到准确的显示。如果 $PRF > f_d > 1/2PRF$，则频谱充填 1/2PRF 的范围后又折叠到 — 1/2PRF 的部分，表现为正负双向的单次折叠，称为单纯性频率失真。

　　在单纯性频率倒错时，只有频率的方向倒错，将正负方向的绝对频移值相加，仍可得出真实的频率。如果 $f_d > PRF$，则频谱在充填 1/2PRF 和 — 1/2PRF 之后，再次折叠到 1/2PRF 的部分，表现为正负方向上的多次折叠，称为复合性频率失真。在复合性频率倒错时，频率的大小和方向都发生倒错，此时，依靠脉冲式多普勒技术已无法确定真实的多普勒频移。脉冲式多普勒的频率失真曾在文献中造成概念的混淆。例如，高速射流本身是一种单向的层流，但利用脉冲式多普勒扫查时，由于频率失真的技术限制，频谱显示为双向的频谱填充，因此这些信号曾被解释为"双向湍流"，甚至据此建立了诊断"湍流"的指标，而事实上这些指标只是反映频率失真的程度而已。我们得到脉冲重复频率 PRF 和取样深度 R 之间的关系式：$PRF = C/2R$。

　　由 Nyquist 频率极限，避免发生频率倒错的最小 PRF 为：$PRF = 2f_d$。合并上两式得：$f_d = C/4R$，消去 f_d，设 θ 角为 0°，得：$RV = C^2/8f_0$。

　　上式给出了脉冲式多普勒技术的深度—速度乘积公式。这一公式说明，对于给定的探头频率 f_d，脉冲式多普勒的取样深度和测量速度的乘积是一个常数，增大取样深度就会降低流速测值；反之，减小取样深度就会增加流速测值。这是因为，取样深度增大时，脉冲波从探头到达声靶，再从声靶返回探头的时间就要延长，从而降低了脉冲重复频率和流速测值；反之，取样深度减小时，脉冲波往返时间缩短，从而增加了脉冲重复频率的流速测值。取样深度和流速测值的这种反比关系也是脉冲式多普勒技术的一个重要局限性。

由于脉冲重复频率与取样深度成反比，因此在超声近场取样时，脉冲重复频率较高，探头发射的脉冲群在到达取样部位以后，还要向超声的远场传播，如果在远场有较强的频移信号，这一信号除可在远场检出以外，还可反射回近场，在近场的取样部位再次检出，脉冲式多普勒的这一缺点称为距离不定。例如，对严重二尖瓣反流伴左房扩大的患者，取胸骨左缘左室长轴切面扫查时，将取样容积置于左房内可探及一收缩期射流信号，在同一声束方向将取样容积逐渐移向近场时，可在右室流出道再次探及这一信号，可误诊为右室流出道梗阻。然而，在某些情况下，脉冲式多普勒的距离不定可有助于高速血流的测量。例如，当在远场存在高速血流信号时，由于取样深度大，脉冲重复频率低，脉冲式多普勒扫查时可出现频率失真。如果在同一声束方向将取样容积移至近场，上述信号可再次出现，此时由于取样深度小，脉冲重复频率高，可测得血流信号的最大流速而不发生频率失真。

（二）连续型频谱多普勒

与脉冲式多普勒的单晶片探头不同，连续式多普勒技术使用的是双晶片探头。一个晶片连续地发射高频脉冲波，另一个晶片则连续地接收反射的回声。由于脉冲波的发射无时间延迟，因而在理论上连续式多普勒的脉冲重复频率为无穷大，接收频率与发射频率之差即为多普勒频移，流速测值只取决于多普勒频移值，而不受脉冲重复频率的限制。但实际上，连续式多普勒所测流速值要受到仪器中模数转换器工作速度的限制。尽管如此，在大多数仪器中连续式多普勒可测量大于 7 m/s 的流速，这一测值已可满足临床的需要。连续式多普勒测量高速血流能力，对于心血管疾病的定量诊断，是一个非常突出的优点。

由于连续多普勒连续地发射和接收脉冲波，多普勒超声束内的所有回声信号均被记录下来，因此当声束与血流方向平行时，声束内包含的红细胞数量最多，因而出现特征性的音频信号和频谱形态。反之，当声束与血流方向之间出现夹角时，声束内的红细胞数量将锐减，音频信号和频谱形态出现明显的改变。与连续多普勒的声束相比，脉冲式多普勒的取样容积内只包含少许的红细胞，声束和血流之间的夹角并不造成音频信号和频谱形态的显著变化。因此，对于指导声束的方向，寻找理想方向的高速射流，连续多普勒明显优于脉冲式多普勒。

连续多普勒的主要缺点是无距离选通的能力。由于无法确定声束内回声信号的深度，故这一技术不能用于定位诊断。例如，对主动脉缩窄的患者，应用连续多普勒探测降主动脉血流时，可同时测得声束中混合的三种收缩期血流成分：左锁骨下动脉的血流、降主动脉缩窄段上游的血流以及缩窄段上游的血流。连续多普勒的这一缺点称为距离不定。但如果我们所要了解的是声束内的最大血流速度，如上例中的主动脉缩窄段的最大射流速度，则必须应用连续式多普勒技术。而异常血流的定位诊断须借助于脉冲多普勒或二维超声加以弥补。因此将脉冲与连续式多普勒技术相互结合，不仅可测量高速血流，而且可确定异常血流的来源，从而达到定位和定量诊断的目的。

连续式多普勒的另一个缺点是探头的敏感性较低，主要由于双晶片探头的直径较小，超声束在体内发生较多的衍射所致。

二、频谱多普勒的频率分析和显示

超声脉冲波进入人体后，将产生一系列复杂的频移信号。这些信号被接收器接收并处理之后，还必须经过适当的频率分析和显示方能转变为有用的血流信息。因此，频率的分析和显示技术是频谱多普勒超声技术的重要组成部分。

（一）频率分析技术

脉冲波多普勒的取样容积和连续波多普勒的声束均是具有一定几何大小的立方体，其内众多的血细胞的流动速度和由此产生的多普勒频移值不尽一致，每一时刻多普勒声束内的回声信号将具有多个频率。同时，具有相同流速的血细胞的数量和由此产生的振幅信号也不尽一致，多普勒声束内的回声信号在每一时刻将具有多个振幅。此外，由于血流脉动的影响，信号的频率和振幅将随时间而变化。因而，多普勒接收器所接收的必然是由多种频率和振幅所组成的随时间而变化的复杂信号。显然，为了获得多普勒信号的全部信息，必须实时地分析每一信号的频率、振幅及其随时间而变化的过程。在频谱多普勒超声技术中，频率分析技术主要有以下两种。

1.实时频谱分析

实时频谱分析是应用数学的方法对多普勒信号的频率、振幅及其随时间而变化的过程进行实时分析的一种技术。把组成复杂振动的各个简谐振动的频率和振幅分析出来而列成频谱称为频谱分析，在频谱中横坐标代表频率，纵坐标代表振幅。由于频率与振幅的乘积即频谱曲线下的面积等于信号的功率，因此，这种频谱又称为功率谱。在频谱多普勒超声心动图中，频率代表的是血细胞的流速，振幅代表的是具有该流速的血细胞的数目。因此，功率谱可看作取样容积或扫查声束内血细胞流速与血细胞数目之间的关系曲线。实时频谱分析包括以下三种。

（1）带通滤波

带通滤波是利用一组带通滤波器进行频谱分析的方法。带通滤波器的作用相当于立体声放大器中的低音和高音控制钮，通过选择性增加低频成分，人耳可听到低音的音乐，若选择性增加高频成分，人耳可感受到高音的音乐。带通滤波器的输出信号转变为电压，电压的高低取决于每一时刻频带中通过信号的振幅的高低，振幅越高，电压就越高。这些电压通过条幅记录器记录为频谱，带通滤波技术可以同时分析和显示每一时刻的多种频率。该技术的主要缺点是频率分辨力较低，不能显示所有的频率成分。随着电子计算机技术的应用，带通滤波技术已被快速傅立叶转换技术所取代。

（2）快速傅立叶转换

任何一个复杂的振动过程均可分解为若干简单的连续性简谐振动，这种复杂的振动过程可以若干个正弦函数和余弦函数之和来表示。同理，任何一个复杂波形均可分解为一系列基本和简单的正弦曲线。这种利用电子计算机技术将复杂信号分解为多个基本信号之和，并加以快速处理的数学方法称为快速傅立叶转换。随着电子计算机技术的进步，现代多普勒超声仪器中的模数转换器的二进制数字形式输入到快速傅立叶转换后，分解为频率和振幅两个分段，最后组成实时显示的血流频谱。

（3）射频Z转换

射频Z转换是采用模拟计算机方法进行频谱分析的一种技术。与数字化处理的快速傅立叶转换不同，射频Z转换应用模拟斗链式器件进行分析计算，其计算精度与快速傅立叶转换相似，但计算时间更短，可短至1毫秒。这种快速计算对于高速射流的频谱分析是十分必要的。由于采用了模拟计算法，射频Z转换对于信号处理的动态范围大于快速傅立叶转换，降低了仪器损耗、体积和造价，已开始应用于某些现代超声仪中。

2.过零检测技术

过零检测技术是较为简单的频率分析方法，是指测量频谱多普勒频移信号与零线交叉的时间间隔。过零检测技术的输出方式是时间间隔直方图，其横坐标代表时间，纵坐标代表频率，多普勒频移信号每产生一个过零脉冲，直方图中就出现一个数值点，点与零线的距离代表信号频率的大小。过零脉冲时间间隔越长，直方图中的数值点距离零线就越远，表明频率降低；反之，过零脉冲时间间隔越短，直方图中的数值点距离零线就越近，表明频率升高。因而利用这种方法可估测出每一时刻多普勒信号的频移大小及其随时间的变化。过零检测技术的限制性是：①不能给出每一时刻频率的确切分布范围，因而不能显示取样容积内瞬时流速的分布；②不能给出每一时刻的最大频率，所显示的平均频率明显小于最大频率，因此在利用最大流速计算压力阶差时可导致后者的严重低估；③不能显示频移信号的振幅，无法了解具有相同流速的血细胞数量的多少。由于这些限制性使得过零检测技术只能用于血流的定性判断，而不能用于血流动力学的定量分析，该技术已被前述的实时频谱分析所取代。

（二）频谱多普勒的显示

超声脉冲波进入人体后，将产生复杂的多普勒频移信号，因此，多普勒接收器所接收的必然是具有多种频率和振幅的复杂信号。为了正确显示这种复杂的频率变化，必须进行适当的频率分析和显示，才能转变为有用的血流信息。在现代的多普勒超声仪中，频谱分析一般采用快速傅立叶转换（FFT）的数学方法，最后形成实时显示的血流频谱。多普勒频移信号经过频谱分析之后，通过两种方式输出，一种是音频输出，另一种是图像输出。

1.音频显示

多普勒超声探头的发射频率和接收频率均在百万赫兹以上，因而超出了人耳的可听范围。但接收频率与发射频率之差即多普勒频移的范围一般为1000 ~ 20000 Hz之间，恰在人耳的可听范围之内。在多普勒超声仪中，这些信号被放大后输入扬声器，变为音频信号，音频信号在多普勒超声检查中具有十分重要的作用，因为音频信号的变化可以反映血流的性质。音调的高低反映频率的高低，而声音响度反映频移振幅的大小。高速血流产生高调尖锐的声音，而低速血流产生低调沉闷的声音。瓣膜、管壁和室壁运动产生的频移信号振幅高但频率低，因而音频信号的响度大但音调低，与血流的音频信号截然不同。管腔中不同的流速分布亦产生不同的声音特征，这如同我们能从管弦乐队的合奏中听出不同乐器的声音一样。取样容积或扫查声束内的流速分布较均匀时，频率分布窄，产生单调的乐音。血流在流经心脏和大血管的不同部位时，由于血流动力学状态的不同，亦会产生不同的音频信号。对音频信号的正确识别可有助于判断血流的性质和声束的方向。因此，听取音频信号是多普勒超声检查的一个重要组成部分。如同心脏听诊一样，一个有经验的多普勒超声心动图工作者应该能够通过音频信号判断出血流的性质和频谱的形态，也应该能够从血流的性质和频谱形态推断出音频信号的类型。

2.频谱显示

频谱显示是脉冲式和连续式多普勒图像输出的主要形式。通过这种显示可以得到以下五种信息。

（1）频移时间

以横坐标的数值表示，代表血流的持续时间，单位为秒。在不同的仪器中，横坐标相邻两个光点或两条竖线之间距离代表0.5秒或1.0秒。

（2）频移大小

以纵坐标的数值表示，代表血流速度的大小。单位有两种，一种是以频移的单位千赫兹（kHz）表示，另一种是以速度的单位——米/秒（m/s）表示。

（3）频移方向

以频谱图中央的零位基线加以区分，基线以上的频移信号为正值，表示血流方向朝向探头；基线以下的频移信号为负值，表示血流方向背离探头。当基线位置调至图像的上限或下限时，流速的测值范围可增大。

（4）频谱辉度

以频谱的亮度表示，反映取样容积或扫查声束内具有相同流速的红细胞相对数量的多少。速度相同的红细胞的数量越多，后散射的信号强度越大，频谱的灰阶也就越深。反之，速度相同的红细胞数量越少，后散射的信号强度就越小，频谱的灰阶就越浅。假设在心动周期的某一瞬间，取样容积中30%的红细胞以0.8 m/s的速度流动，50%的红细胞以0.7 m/s的速度流动，20%的红细胞以0.6 m/s的速度流动，那么在该瞬间，频谱中0.7 m/s处的灰阶最深，0.8 m/s处的灰阶较浅，0.6 m/s处灰阶最浅。

（5）频率离散度

以频谱在垂直距离上的宽度加以表示，代表某一瞬间取样容积或扫查声束内红细胞速度分布范围的大小。如速度分布范围大，则频谱增宽；反之，如速度分布范围小，则频谱变窄。在层流状态时，平坦形速度分布的速度梯度小，因此频谱较窄；抛物线形速度分布的速度梯度大，因此频谱较宽。在湍流状态时，速度梯度更大，频谱进一步增宽。当频谱增宽至整个频谱高度时，称为频谱充填。

由以上信息可以看出，频谱显示实际上是多普勒信号的三维显示，频谱的X轴（横坐标）代表时间，Y轴（纵坐标）代表频率，Z轴（灰阶）代表振幅，因此表达了多普勒信号的振幅、频率和时间三者之间的相互关系，准确明了地显示了多普勒信号的全部信息。这种显示方法对于反映取样部位的血流动力学变化，是一种较为理想的方法。

三、频谱多普勒的检查方法

频谱多普勒超声心动图的正确诊断有赖于对多普勒频谱和图像的正确识别，而高质量的频谱和图像的获得取决于正确的操作方法。本节主要介绍脉冲波和连续波多普勒的检查方法。

（一）检查的指征

1.心脏和大血管疾病的定性诊断

频谱多普勒超声在许多心血管疾病中具有重要的定性诊断价值，这些疾病主要包括：瓣膜性心脏病、先天性心脏病、心肌疾病、冠心病、主动脉疾病和心脏杂音等。

2.心血管血流动力学的定量诊断

频谱多普勒已广泛用于多种心血管疾病的血流动力学定量分析，例如：狭窄性病变压力阶差的测量、狭窄口面积的测量、反流程度的测量、分流量的测量、心脏和大血管内压力的测量、心室收缩和舒张功能的测量以及心脏负荷试验等。

上述方面的应用构成了频谱多普勒检查的主要指征。但是，心脏疾病的正确诊断有赖于心脏解剖结构和血流动力学的综合资料。频谱多普勒不应成为一项孤立的检查方法，而应与影像超声和彩色多普勒血流成像结合起来，成为临床超声心动图检查的一个组成部分。

（二）仪器的使用

下面就彩色多普勒超声仪中有关频谱多普勒的使用加以介绍。大多数超声仪均备有以下调节按钮，各自的调节方法分述如下：

1.频率选择

频率选择用于选择发射脉冲的频率。二维超声和频谱多普勒超声所要求的最佳发射频率之间存在着差别。为获得满意的二维超声图像，应尽可能选择高频率探头，而为获得满意的多普勒频谱，则应尽可能选择低频率探头。

2.多普勒增益

多普勒增益用于调整频谱分析电路中输入信号的强弱。若增益太低，输入信号的振幅变小，部分血流信号丧失，频谱图上仅出现高幅低频的频率成分，而不能显示频谱的完整轮廓；若增益太高，输入信号振幅过大，频谱分析电路饱和，在频谱图上出现同一信号的正负双相的镜像显示以及斑点状噪声信号。增益调整的原则是：在频谱图像显示清楚的前提下尽可能地减少噪声信号。

3.范围压缩

范围压缩用于压缩脉冲波多普勒和连续波多普勒的信号振幅范围，使多普勒最强和最弱信号之间的频谱灰阶差距变小。多用于高速射流存在下的最大血流的清楚显示。

4.壁滤波器

壁滤波器用于调整低频信号滤过频率的阈值。壁滤波器阈值的选择取决于检查目的，若扫查低速血流，则应在足以抑制壁运动信号的前提下尽可能地保持低阈值；在扫查高速血流时，滤过频率可适当提高以便清楚显示最大射流速度。

5.信号抑制

信号抑制用于除去脉冲波和连续波多普勒频谱显示中的低振幅的噪声。在正常情况下应尽可能增大信号抑制程度以获得清晰的频谱；在高速射流存在时，抑制功能应尽可能地调低以使频谱上仅出现少许斑点状噪声但又不至于干扰图形的分析。

6.取样大小

取样大小用于调整脉冲波多普勒取样容积的长度。增大取样容积的长度有利于增加信噪比值，减小通过时间效应所致的频谱增宽。调整取样容积大小的原则是：在不影响流速定位的前提下尽可能地增大取样容积的长度。

7.零线位移

零线位移用于增大脉冲波多普勒流速的测量范围。当正向频移信号超过尼奎斯特频率极限时，可将零线向下移位以增大正向流速测量范围；反之，当负向频移信号超过尼奎斯特频率极限时，可将零线向上移位以增大负向流速测量范围。

8.脉冲重复频率

脉冲重复频率（pulse repetition frequency，PRF）用于调整脉冲波多普勒的探测深度与最大可测流速之间的关系。PRF增加使最大可测流速值增加，但扫查深度减小；反之，PRF减小使扫查深度增加，但所测最大流速值减低。其调整的原则是：在考虑到检查深度的同时应尽可能地应用较高的脉冲重复频率。

9.角度矫正

角度矫正用于测量声束方向与血流方向之间的角度，并将此角度代入多普勒方程中求出血流速度。尽管大多数仪器目前仍保持角度矫正功能，但一般情况下不应进行角度矫正。

（三）检查的步骤

1.影像超声心动图检查

无论应用何种多普勒超声仪，在进行频谱多普勒检查前均应首先进行M型和二维超声心动图检查。其目的如下：

（1）明确心血管的解剖结构和功能状态：当二维超声心动图检查已做出疾病的主要诊断时，频谱多普勒超声检查的目的在于对疾病的血流动力学进行定量分析以及检出可能存在的并发疾病。在二维超声心动图的诊断并不肯定时，频谱多普勒检查的目的在于进一步肯定或排除这种诊断。

（2）确定最佳透声窗的位置：心脏畸形、扩大或肺部疾病的患者，心脏的透声窗口位置可发生明显改变。利用M型和二维超声心动图检查确定最佳透声窗口，可便于频谱多普勒超声检查时迅速获得血流信号。

（3）初步判断血流方向：根据二维超声心动图所显示的解剖结构可大致判断血流方向，便于频谱多普勒检查时较快地达到声束与血流方向的平行。

2.扫查步骤

（1）显示二维切面：利用二维超声心动图顺序显示各个标准切面，并在二维图像的引导下将脉冲波多普勒取样容积置于心腔和大血管中的各个解剖结构进行多点扫查。

（2）扫查湍流信号：利用脉冲波多普勒进行多点扫查中若发现湍流存在，应移动取样容积在湍流区域进行更细微的血流标测，以明确湍流的来源、途径和分布。

（3）扫查高速射流：脉冲波多普勒检查时若在局限性部位记录到双向充填的血流频

谱，应改用连续波多普勒明确是否存在高速血流，进而测量最大射流速度。

（4）测量体积血流：利用二维超声和脉冲波多普勒测量经心腔和大血管的血流速度和血流量，以进行血流动力学的定量分析。

3.各标准切面内扫查的主要血流

为了获得血流速度的准确测量，应正确选择扫查切面、取样部位和声束方向。目前的多普勒超声仪，将二维超声与脉冲多普勒技术相结合，使操作者能在二维图像所显示的解剖结构内确定取样容积的位置。然而，即使对于同一血流，在不同的二维切面内所测得的流速可能并不一致，因此应从多个位置扫查并选择流速测值最高的扫查切面。由于心腔或管腔横截面积的变化以及流速分布的差异，在不同的取样部位所测得的流速亦可不同。为了保证测量的重复性，应使取样部位标准化。此外，二维图像中所显示的解剖结构的走向与声束之间的平面角并不能代替血流方向与声束之间的空间角，因此在测量流速时，以二维超声所显示的解剖结构的走向指引声束的方向也可导致测量误差。另一方面，当声束与血流方向达到平行时，音频信号出现尖锐单纯的哨音，频谱中的高频成分，流速测值较夹角大者为高。经验表明，上述的音频信号和频谱形态的变化，目前仍是判断声束—血流夹角和指引声束方向的最佳方法。

（四）检查内容

1.异常血流的定性分析

利用多普勒超声技术诊断心血管疾病，有赖于对心腔和大血管中异常血流的检出。在多普勒超声检查中，血流的异常主要表现在以下四方面。

（1）血流速度的异常

血流速度异常是指所测流速高于或低于正常范围。大多数心脏疾病会产生血流速度异常。例如，二尖瓣狭窄患者舒张期二尖瓣口的血流速度明显升高，扩张型心肌病患者心功能的减退使各个瓣口的流速明显减低。在脉冲多普勒的频谱图中通过直接测量流速的大小，即可识别流速的异常升高或减低。

（2）血流时相的异常

血流时相异常是指血流的持续时间长于或短于正常，或者出现于正常情况下不应出现的时相。例如，主动脉瓣狭窄使主动脉血流持续时间延长，充血性心力衰竭使主动脉血流持续时间缩短。在正常情况下，舒张期左室流出道内无血流信号，但主动脉瓣反流可产生左室流出道内的占据整个舒张期的异常血流，在脉冲多普勒的频谱图中，通过观察血流频谱与心动周期之间的关系，即可明确有无血流时相的异常。

（3）血流性质的异常

血流性质的异常是指血流失去正常的层流状态而变为湍流状态。例如，二尖瓣反流的血液在左房内产生血流紊乱，形成湍流。主动脉窦瘤破裂的分流在右室内形成湍流等。在多普勒超声检查时，湍流的诊断有赖于脉冲式多普勒和彩色多普勒血流成像。在脉冲式多普勒技术中，湍流表现为多个粗糙的音频信号和高频双向的充填频谱。但利用上述表现诊断湍流时，必须排除频谱倒错、低滤波阈值和增益过强等技术因素造成的伪像。由于湍流中的红细胞向各个方向流动，湍流的检查并不需要声束与血流方向平行。相反，只要将脉冲式多普勒的取样容积置于湍流区，无论声束与血流方向间的夹角有多大，总是可以检出湍流信号。因此，湍流的定性诊断并不困难，重要的是进一步发现湍流的来源。因为一个部位的湍流可以通过连续和诱导效应导致其他部位的湍流，亦可通过掩盖效应掩盖其他部位的湍流。

（4）血流途径的异常

血流途径的异常是指血流流经正常心脏中不存在的血流通道。例如，左房的血流经过房间隔缺损流入右房，左室的血流经过室间隔缺损流入右室。在脉冲式多普勒超声技术中，血流途径的异常表现为在正常情况下无血流信号的部位测得明显的湍流或射流信号。

（5）关于双向血流信号的鉴别

在判断血流途径异常时，应特别注意双向血流信号的鉴别。在多普勒超声检查时，双向血流可见于以下四种情况：①应用连续式多普勒检查时，由于声束内存在着方向相反的血流，因此记录到双向血流的频谱。例如，在隔瓣后型室间隔缺损合并三尖瓣反流的患者，从心尖部扫查时，可同时记录到正向的室间隔缺损的分流频谱和负向的三尖瓣反流的频谱。此时，改用脉冲式多普勒技术即可显示不同深度的血流信号。②当声束与血流方向近于垂直时，血流中不同的流速成分可产生双向的血流频谱。例如，在胸骨旁左室长轴切面扫查左室流出道血流时，由于声束和血流的方向近于垂直，可同时记录到正负双向的血流频谱。此时，减小声束血流夹角即可显示单向血流。③当血流速度超过脉冲式多普勒的Nyquist频率极限时，产生频率失真，可记录到双向充填的血流频谱。例如，在室间隔缺损时，脉冲式多普勒可记录到充填正向显示范围的双向分流频谱，但实际上分流是单向的。此时，改用连续式多普勒即可显示单向血流。④当多普勒增益过高时，频谱中可出现正负双向的镜像显示。减低多普勒增益即可显示实际的单向血流。

2.血流动力学的定量分析

多普勒超声技术，为无创性血流动力学的定量分析提供了可靠的方法。目前，多普勒超声的定量诊断主要有以下四方面的内容。

（1）血流容积的测量

血流容积是指在单位时间里流经心脏瓣口或大血管某一截面的血流量。在多普勒超声技术中，血流容积的测量是定量分析心搏量、心排出量、分流量和反流量等多种血流动力学指标的基础。

（2）压力阶差的测量

在诊断各种先天性和后天性心脏疾病所致的狭窄病变时，压力阶差是定量狭窄程度的重要指标。利用连续式多普勒技术，可十分准确地测量出这些狭窄病变的压力阶差，从而可取代创伤性的心导管检查。

（3）瓣口面积的测量

在诊断各种瓣膜狭窄病变时，瓣口面积是决定血流动力学改变的基本因素，也是定量狭窄程度的最可靠的指标。利用脉冲式和连续式多普勒技术，可以测量出狭窄瓣膜的瓣口面积。近年的研究表明，这些测值与心导管技术测量的瓣口面积之间存在着高度一致的关系。

（4）心内压力的测量

在临床心脏病学中，心腔和大血管中的压力是定量分析血流动力学改变的重要参数。长期以来，心内压力的测量有赖于创伤性的心导管检查。近年来的研究表明，脉冲式和连续式多普勒技术为无创性测量心内压力提供了新的途径。

第三节　三维超声

一、三维超声成像的分型

自1961年Baun提出了三维超声成像的概念，许多学者相继进行了三维超声的理论和实验研究，随着计算机技术的发展，20世纪80年代后期，三维超声应用于临床。三维超声成像大致可分为三大类。

（一）静态三维超声成像

超声扫查时，将不同方位所获取的二维图像按对应的空间位置关系彼此横向连接组合，即为静态三维超声成像。肝、肾、子宫等脏器屏气时活动幅度较小，不同二维图像上各结构位移很少，易于叠加而组成精确清晰的三维图像。这种成像方式简便，发展成熟，在临床上主要用于妇产科及腹部脏器的检查。根据不同需要，可选择多种三维显示方式，表面显示法观察感兴趣结构的表面轮廓，如胆囊、膀胱及胎儿面部等；透明显示法观察实质性脏器内的管道分布及胎儿骨骼等。

（二）动态三维超声成像

如欲显示心脏各结构的活动和毗邻关系，可将多个心动周期中同一时相、不同方位上的二维图像重建为单帧三维图像，再将不同时相的三维图像按心动周期先后顺序显示，即形成动态三维超声成像。此图像像素密集、画面清晰，但因图像采集及重建耗时长，且图像质量受心律、呼吸、肋骨、肺等多因素影响，临床应用有很大的局限性。

（三）实时三维超声成像

为了使三维超声真正应用于临床常规检查，研究者进一步开始了实时三维超声成像的研究。采用专用的三维容积或矩阵探头，采图时无须摆动或移动探头即可直接获取三维图像立体数据库，采样受外界环境因素影响小，成像及重建处理速度大大加快，因而可实现实时显示三维图像，故在临床上的应用得到快速发展。实时三维超声技术帧频虽有大幅度提高，但用于心脏超声成像时在改善图像的分辨力方面仍有待进一步提高。

（四）实时立体三维超声成像

近来，有研究者提出"立体三维超声成像"的设想，它突破了以往三维超声成像的局限性，不再使用二维成像方式显示三维图像，而显示真正的立体三维图像。矩阵型换能器采集到三维图像后，在原图旁侧复制另一与其视角稍有差异的三维图，并将两图编码和叠加，如戴上相应的滤色眼镜观察，不同视角的两幅画面分别成像于左右侧视网膜，信息传入视觉中枢后，根据二者视角差异的大小，将会在观察者头脑中形成一幅立体三维超声图像。这样的超声成像远近层次分明，立体感有了明显改进。

二、三维图像的采集方法

三维图像的获取有两种基本方法，第一种就是采集一系列二维图像并存储，再依据位置及时相信息按序重建成三维图像。第二种方法更为简便、快捷，检查时采用矩阵型三维探头直接采集三维立体容积数据库。

（一）三维超声重建的图像采集

三维超声重建的首要步骤是扫查时采集多个二维图像，三维成像效果取决于二维图像的质量。常用的图像采集方式如下。

1.机械驱动扫查

将探头固定于一机械臂上，计算机控制步进马达驱动探头以特定的形式运动，同时采集图像。做平行、扇形及旋转扫查，前者已少用。

（1）扇形扫查

探头固定，远场沿Z轴做扇形运动，采集一系列等夹角呈扇形分布的二维图像，建立金字塔形的数据库，而后插补三维像素，该法主要用于静态三维重建，但远场空间分辨力降低，影响图像质量。

（2）旋转扫查

探头前端换能器晶片围绕某一中轴自动旋转180°，获得一系列等夹角、轴心恒定的锥形分布二维图像。该法采集速度较快，图像非常清晰。如行静态成像，每一旋转方位上只须采图一幅；如欲显示动态三维心脏结构，在每一方位上须采集一个完整心动周期的二维图像，再按心电图所示时序选取10～20帧图像，由此建立动态三维锥体形数据库。

2.自由臂扫查

该法利用声学、光学或者电磁遥控装置探测扫查探头的位置与角度，从而确定所获二维图像的空间坐标及方位信息并储存之，供三维重建用。最常用的自由臂装置为电磁位置感受器和微型磁场接收器。此法扫查范围和角度可调，适合做一次性较大范围复合形式的扫查取样，但易受周围环境磁铁材料和磁场的影响。

（二）三维探头的实时图像采集

随着探头工艺及计算机技术的发展，目前的三维超声多采用专用三维超声探头获取图像，它无须摆动或移动探头即可获取三维数据，成像速度快，可实时获取并显示三维图像。三维超声探头大体上分为两种。

1.机械驱动容积探头

它将超声探头和机械驱动装置组合成完整的组件，机械马达驱动晶片做扇形或旋转扫查获得三维立体数据库。成像方式同上述须重建的三维超声，但由于成像及三维重建处理速度快，可达到实时显示三维超声图像，多用于腹部及妇产科三维超声检查。

2.实时三维矩阵探头

21世纪初由美国Duke大学提出，经Philips和GE等公司精心研发而成。换能器晶片被纵向、横向多线均匀切割为矩阵排列的多达$60 \times 60 = 3600$（或$80 \times 80 = 6400$）个微小阵元。后者由计算机控制，发射声束沿X轴前进，并按相控阵方式沿Y轴进行方位转向形成二维图像，再使二维图像沿Z轴方向扇形移动进行立体仰角转向，瞬时之间形成一个立体结构的金字塔形三维图像数据库。因三维扫描速度极快，免除了呼吸和位移的干扰，每秒能建立20帧以上的三维图像，故能实时观察运动中的心脏，主要用于经胸或经食管的心脏三维超声检查。

三、三维图像的显示

（一）静态三维超声图像的建立

目前，静态结构的三维超声成像在临床应用中可采用多种显示模式，并可根据需要通过平移、旋转、切割等方式显示局部感兴趣结构。

1.表面成像模式

三维表面成像是利用灰阶差异的变化或灰阶阈值法自动勾画出感兴趣区组织结构的表面轮廓。此法已广泛地应用于含液性结构及被液体环绕结构的三维成像，如胆囊、膀胱、胎儿面部等。由于组织结构与液体灰阶反差大，因此，三维表面成像清晰，可显示感兴趣结构的立体形态、表面特征和空间关系，并可单独提取和显示感兴趣结构，精确测量其面积或体积等。

2.透明成像模式

这种模式是用透明算法实现三维重建，淡化周围组织结构的灰阶信息，使之呈透明状态，而着重显示感兴趣区域的结构，同时保留部分周围组织的灰阶信息，使重建结构具有透明感和立体感，从而显示实质性脏器内部感兴趣区的结构及其空间关系。按照不同的计算方法，透明成像又可分为以下几种模式：最小回声模式、反转模式、最大回声模式、X线模式及混合模式。

3.多平面显示

多平面显示通常可获得互相垂直的A、B、C三平面，A平面为直接扫查所获纵切面，B、C平面为重建的横切面和冠状面，其中A平面图像质量最好，C平面常规超声无法扫查到。三个平面可任意平移和旋转，对病灶及周围结构关系进行细致观察。也可采取类似CT逐层扫描的断层超声成像（Tomographic ultrasound imaging, TUI），采集到全部三维超声图像数据库后，可自定义断层成像的间隔宽度及数目，同时获得多个平行切面的超声图像。

4.彩色多普勒血流显示

彩色多普勒血流显示通过将能量（彩色）多普勒信号及组织信号复合使用，对组织结构内血管行三维成像，明确其分布、走行、方向及与周围组织关系。

（二）动态三维超声图像的建立

1.三维锥体数据库的建立

动态三维超声图像重建时采用总体显示法，信息量显著增多，其图像质量有很大改进。成像时使用三维图像重建系统将各个方向扫查时所获的数以千计的二维图像上的全部信息尽皆收集，数字化后予以储存，再根据心电图提取心动周期中同一时相各方位上的二维图像重建，并插补立体方位像素，形成单帧静态三维图像，而后汇总各个时相点的图像信息，建立起心脏某一扫查区域内的可以动态连续显示的三维锥体数据库。

2.切割剖析与动态显示

三维锥体数据库建成之后，并不能在荧屏上直接观察到心脏的立体图像，而仅显示为几个新组成的二维切面。利用平行切割或任意方向切割功能，根据所须观察方位选出基准参考平面，调出其前或其后各层结构的数据，恰当调节阈值、透明度、切面数和旋转角度等三维图像重建参数，并依次累加，建成多层次、多结构、具有灰阶的心脏立体图像，按照各时相的先后顺序依次显示各帧三维图像，此即"动态三维超声心动图"。

二尖瓣前叶脱垂患者，经胸检查二尖瓣口，左图系从左室侧向左房侧观察，显示部分二尖瓣前叶（AMV）向左房凹陷，其部位、范围及程度显示非常清楚（箭头），二尖瓣后叶（PMV）形态正常；右图系从左房侧向左室侧观察，见脱垂的二尖瓣前叶向左房膨出。

此外，二维图像上的彩色多普勒血流信号也可按原来的彩色编码转入三维成像系统，实现动态三维彩色多普勒血流显示。直接观察心内分流与反流的位置、时相、轮廓、范围、周径、行程、长度等，并可准确显示间隔缺损、瓣膜关闭不全及狭窄处血流束的横断面大小与剖面形态。另外，彩色组织多普勒图像也可转入三维成像系统，显示心肌活动的规律、心肌兴奋的起搏点、心电传导的顺序与方向，称为动态三维组织多普勒显示。

（三）实时三维超声图像的建立

1.实时三维金字塔数据库的建立

矩阵探头顶端的换能器由计算机以相控阵方式控制声束的发射和接收。调节各脉冲发射延迟时间，可改变波阵面方向，从而改变声束的倾斜角度及焦距深浅，实现声束的自动转向。当发射的声束沿预定方向X轴前进时，可形成一条扫描线（即一维显示）；随即沿Y轴进行方位转向形成二维图像；再使二维图像沿Z轴方向扇形移动进行立体仰角转向，由于声束在互相垂直的三个方向进行扫描，故最后形成一个覆盖靶区各个部位立体结构的金字塔形三维图像数据库。

与此同时，设计者采用全新的16：1并行处理方式获得图像，16条声束并行扫描，能够在较大容积内提供相当于二维图像扫描线密度的三维心脏图像，同时发射声束的脉冲重复频率大幅度提高，三维图像的帧频亦随之增加。

2.实时三维图像的显示方式

根据实时三维超声心动图的不同扫描方式，可有多种图像显示模式，在每种显示模式下均可通过旋转和切割图像，从多方位实时观察心脏结构。

（1）实时窄角成像

声束扫描线在Y轴上做60°方位转向、Z轴上做30°仰角转向扫描，获取结构大小为60°×30°的立体数据库及三维超声心动图。这种方法为真正的实时三维成像，快速清晰，图像直观，伪像很少。缺点是图像显示范围偏小，观察范围较大的结构会出现图像缺失。部分超声仪器中，也可根据需要调整该显示模式的宽度与深度，但保持立体数据库的总体大小不变。

（2）全容积宽角成像

全容积成像图像由紧邻的四个15°×60°实时窄角图组合相加，形成Y轴与Z轴方向转向均为60°，即60°×60°的"金字塔形"数据库。这种成像方式获取的数据范围大，能包含较大范围的结构，对观测心搏量、心肌重量、心壁动态、心肌灌注造影等有很大帮助。缺点是图像由先后4个心动周期的实时三维图像组合，属于"准实时显示"，受检者心脏移动及呼吸动度大、心律不齐时可出现衔接错位。

最近，有超声厂家采用瞬间四维容积采集法，实时三维图像采集速度快，一个心动周期即可收集20幅以上90°×90°心脏动态数据。因无须多幅组合，故无缝隙与错位现象，观察时不受心律失常的影响。

（3）三维彩色多普勒血流窄角成像

三维彩色多普勒窄角显示方法与"全容积"成像类似。采图时在连续心动周期中选取相间的7个紧邻的纵宽30°、厚度约4.3°的实时窄角数据库，组合成大小为30°×30°的"方锥形"数据库。此种准实时显示方式能在三维空间中同时显示彩色多普勒血流信号及周围组织灰阶信息，反映心内异常血流的位置、时相、方向、长度、宽度、面积、流量、起止点和严重程度，并能用三维图像处理软件对反流和分流进行比较精确的定量。但此成像方式成像范围亦小，且可出现衔接错位。三维彩色多普勒血流也可采用瞬间四维容积法成像，一个心动周期即可采集一幅宽角三维彩色多普勒血流图像。

（4）实时三平面成像

该成像方式使用矩阵型换能器实时采集并显示心脏相互交叉的三个切面，获得同一周期、同一时相、不同切面上的心脏解剖信息，而后在夹角之间插补数据，建立三维超声图像数据库。三平面之间可以相互调整角度，以获得操作者理想的结构显示。该成像法虽含有众多插补信息，精确度有所降低，但因能实时成像，在较大范围内快速显示心脏整体形态及心壁运动，在检测心脏功能和室壁活动方面具有重要意义，尤其在存在心律失常的情况下。实时三平面成像还可以在彩色多普勒模式下实现，多平面观察心内异常血流。结合组织多普勒、组织同步化成像、组织应变（应变率）、组织追踪成像模式还可多参数评价心脏室壁运动状态及激动顺序。

（5）立体三维成像

该成像方式参照立体电影的原理，使用单个矩阵型换能器获取单幅实时窄角或全容积宽角三维图像，同时复制出另一稍有视角差异的三维图，并模拟人双眼视差叠加两个三维图，形成一全新的立体视觉超声图像。裸眼视觉图像模糊，双影重叠，但配上左红右绿滤色眼镜观察，将会在观察者头脑中形成一组轮廓结构清晰、远近层次分明、立体感极强的新型三维超声图像。

其他的实时三维成像方式还包括三维超声与其他超声技术的结合，如三维室壁运动斑点追踪成像、心肌声学造影的实时三平面成像等。

第四节 血管内超声

一、血管内和心腔内超声显像

（一）仪器和成像原理

IVUS仪器有超声导管和图像处理系统两个主要组成部分，根据设计的不同，IVUS导管分为两种主要类型：机械旋转型和相控阵型。前者又分为换能器旋转型和反射镜旋转型。两种类型IVUS的图像质量无显著的差别。血管腔内超声导管的直径为2.6 ~ 9 F（0.86 ~ 2.97 mm），可适合于冠脉或周围血管（如腹主动脉）的成像需要。用于冠脉内的超声导管直径多为2.6 ~ 3.5 F（0.96 ~ 1.17 mm），一般来说，换能器发射的超声频率越高，其分辨率越高，但穿透力就降低。用于冠脉成像的超声探头频率较高（20 ~ 40 MHz）。适合于近距离成像，轴向和侧向的分辨率分别约为0.08 ~ 0.10 mm和0.20 ~ 0.25 mm。用于周围血管和心腔内成像的超声导管频率多为9 MHz。

换能器旋转型的轴心顶端安置微型超声换能器，末端与驱动器连接，其外面包围有保护鞘管，工作时驱动器带动换能器以一定的速度（通常为1800 rpm）做360°旋转，可以每秒30帧的速度成像。反射镜旋转型的结构与换能器旋转型超声导管相似，只是换能器固定于导管上，旋转轴心的顶端带有倾斜45°的反射镜。目前所应用的机械旋转型超声仪器主要为美国波士顿科学公司（Boston Scientific）的ClearView和Galaxy 2系统，新型的有iLAB系统。

相控阵型导管顶端环行安置有32 ~ 64个换能器，其优点是稳定性很好，没有旋转伪像和导丝伪像，导引导丝的轨道作用较好，导管的推送能力较优。目前由美国Volcano公司生产。该型导管没有活动的部分，易于与其他的一些介入器械如支架、定向旋切等结合在一起。

图像处理系统将接收到的超声信号经处理后在荧屏上实时显示图像，新型的IVUS图像处理系统可以进行血管图像的实时三维重建，须采用经马达控制的自动回撤系统，以一定的速度匀速回撤导管以采集系列的图像。图像处理系统还提供定量分析功能，可配合专用的IVUS分析软件，一般均配备打印设备。

目前大多的IVUS图像处理系统提供的是黑白图像，不同回声的组织以不同灰阶表示，可根据回声强弱的不同判断病变的性质。Volcano公司开发的虚拟组织学血管内超声成像（VH-IVUS）采用新的后处理技术，利用反向散射的超声射频信号，通过功率频谱的处理进行比较分析，将不同性质的斑块标注成不同的颜色，把原来的黑白图像以彩色显示，并进行定量分析。

（二）操作方法

在血管造影检查的基础上，选定所需检查的血管和病变部位，以冠脉为例，采用6 F及以上的指引导管放置到冠脉口，0.014英寸的指引导丝送至靶血管的远端，将IVUS导管沿指引导丝送至需要进行检查的病变部位的远端，一般采用从靶血管的远端往近端以一定的速度连续回撤（手动或自动）的方法进行检查，然后对感兴趣的部位再进行重点检查，自动回撤是进行三维重建所必需的。冠脉内注射200 μg硝酸甘油可减少导管刺激可能诱发的血管痉挛，加用3000 U肝素可预防血栓的形成。周围血管和心腔内超声显像检查方法与冠脉相似。

（三）图像判断

1.正常冠脉

正常的冠脉管腔呈圆形，管腔内的血液呈低回声或无回声，采用较高频率的换能器（30 ~ 40 MHz）时可表现为弱而纤细、无特定结构的回声，能随血流移动和蠕动。管壁由具有不同回声特性的层状结构组成，正常血管壁有时可表现为三层结构：①内层，代表内膜和内弹力膜，此层与中层和管腔比，相对回声较强；②中层，为中间无回声层，代表中膜；③外层，有特征性的"洋葱皮"样表现，代表外膜和外膜周围的组织，在IVUS图像上，外膜和血管周围组织之间没有明确的界限。大约50%的正常冠脉表现为单层结构。须指出：IVUS图像上的三层结构并不等同于组织学上的内膜、中膜和外膜，而是不同的声学界面所致。

2.冠脉粥样硬化病变

冠脉粥样硬化病变的IVUS表现为管壁上不同程度的斑块形成，可见到内膜和内膜下组织明显增厚，占据部分管腔。IVUS可评价粥样硬化病变的分布范围、严重程度和病变的组成成分。

（1）IVUS图像的定性分析

IVUS图像根据所显像组织的回声特性进行定性判断。回声的特性与纤维组织的含量有关，纤维组织含量越多，斑块的回声越强，钙化病变的回声最强。

IVUS图像上通常将斑块内的回声与血管周围代表外膜或外膜周围组织的回声比较来确定斑块的"软硬"程度。"软"斑块指斑块的回声较其周围的外膜组织要低，通常软斑块内脂质含量较多，然而斑块内的坏死带、斑块内容物溢出后留下的空腔、壁内出血、血肿或血栓等也可表现为低回声，应结合临床情况进行判断。"纤维化"斑块的回声强度中等，与外膜相似，回声密度介于软斑块和钙化斑块之间。"钙化"病变回声更强，并伴有下方的声影。钙化病变可分表浅和深部钙化。一般将纤维性斑块和钙化斑块均称为硬斑块。混合性斑块指的是斑块含有一种以上回声特性的组织，也有将其描述为纤维钙化斑块或纤维脂质斑块。血栓性病变在IVUS上常表现为管腔内的团块，可表现为分层、分叶，回声较弱，通常不均匀，有斑点状或闪烁状回声，血栓组织与原有的斑块组织可呈分层现象，两者的回声密度可有明显的差异。

IVUS图像上还根据斑块在管壁上的分布将病变分为偏心性和向心性，如斑块最厚部分的厚度超过最薄部分的两倍，或存在无斑块的管壁，则视为偏心性斑块，否则就为向心性斑块。

VH-IVUS采用四种颜色代表四种不同性质的病变：深绿色代表纤维性病变，浅绿色代表纤维脂质性病变，白色代表钙化性病变，红色代表坏死组织。与病理研究比较，有良好的相关性。VH-IVUS在帮助识别不同性质的病变方面更直接，且可定量，尤其在不稳定性斑块的识别和研究中有特殊的应用价值。

（2）IVUS图像的定量测定

IVUS图像上有两个非常清晰的声学界面，一是内膜和管腔之间，另一为中层和外膜之间，代表外弹力膜（EEM），这两个分界线是进行测量的主要参考。IVUS上将内膜表面所包含的面积定义为管腔面积，而外弹力膜内包含的面积（EEM CSA）定义为血管面积。由于IVUS图像上很难确定内弹力膜的位置，因此无法测定组织学上斑块的面积（即以内膜表面和内弹力膜为边界的面积），常利用EEM CSA和管腔CSA计算得到的面积（斑块+中膜）来替代斑块面积，由于中膜面积在其中占的比例很小，因此很少影响对实际斑块面积的测定。最小和最大管腔直径分别指经管腔中心测定的直径的最小值和最大值，以同样方法测定最小和最大血管直径（以EEM为界）。常用的指标和计算公式如下：

斑块与中膜面积=EEM CSA −管腔CSA

管腔面积狭窄率=（参照节段CSA −最小管腔CSA）/参照节段CSA

斑块负荷（plaque burden，%）=斑块与中膜面积/EEM CSA × 100%

斑块负荷与管腔的面积狭窄率有所不同，前者指同一截面上斑块在血管面积（EEM CSA）中占的比例，而后者指与参照节段比较得出的管腔狭窄程度。当病变部位发生明显的正性重构，即血管发生代偿性扩张时，通过IVUS测定得到的斑块负荷要大于面积狭窄率。评价血管重构的IVUS参数为重构指数（remodeling index，RI），RI的定义为病变处EEM CSA与参照血管平均面积之比。一般将病变处近端和远端10 mm内最接近正常的部位（管腔面积最大处）作为近端和远端参照血管，病变处和参照血管之间无大的血管分支汇入，参照血管平均面积为近端参照血管EEM CSA和远端参照血管EEM CSA之和的平均数。RI＞1为正性重构，RI＜1为负性重构。

对钙化病变可依据钙化组织在周长上占的象限进行半定性测定。钙化分度：0度为无钙化，Ⅰ度为1～90°范围，Ⅱ度为91～180°范围，Ⅲ度为181～270°范围，Ⅳ度为271～360°范围。

（3）心肌桥的IVUS图像

心肌桥是比较常见的先天性冠脉解剖变异，它是冠脉或其分支的某个节段走行于室壁心肌纤维之间，在心脏收缩时出现暂时性管腔狭窄甚至闭塞，舒张时冠脉管腔的受压减轻，造影上呈现挤奶现象。走行于心肌下的冠脉称为壁冠状动脉，走行于其上方的心肌为心肌桥。有研究报道了心肌桥的IVUS特征，壁冠状动脉收缩期管腔缩小，舒张期增加，且发现心肌桥在IVUS图像上均有特征性的围绕壁冠状动脉一侧的半月形低回声或无回声区，该无回声区具有高度特异性和敏感性，存在于几乎所有的心肌桥部位，称为半月现象。

（4）IVUS图像的伪像

IVUS图像上可因导管本身或冠脉的特殊解剖特征等因素引起一些伪像，常见的伪像包括：①环晕伪像，表现为围绕超声导管的较亮回声，有不同的厚度，使图像上导管的大小大于其实际的大小。②导丝伪像，只见于单轨很短的机械旋转型IVUS导管，表现为超声导管周围的管腔内强回声的点状影，后方可出现声影。③不均匀旋转伪像（NURD），会引起图像的"伸展"或压缩。④血液回声，血液的回声密度随超声换能器频率的增加和血流速度的降低而增加，须与一些回声较低的组织如软斑块、新生的内膜和血栓鉴别。当病变高度狭窄，或发生夹层分离或壁内血肿，血液发生淤滞或形成"缗线"状时，此现象更显著。⑤图像的几何扭曲，当超声导管在血管内呈倾斜的角度，超声束不垂直于血管壁时，圆形的管腔可成像为椭圆形，在实际应用中，应尽可能将导管放于同轴的位置。进行实时三维重建时，往往将弯曲的血管重建成直的血管，在进行图像分析时须注意。

二、冠脉内多普勒血流速度描记

（一）仪器和原理

多普勒血流测定仪器由两部分组成。一部分为信号处理仪器，发射和接收来自多普勒探头的信号并经处理得到血流速度和其他的参数，配备有显示、存储和打印设备。另一部分为送入冠脉的多普勒导管或导丝。早期曾采用3 F（1 mm）多普勒导管，目前已经成功地被多普勒导丝取代。多普勒血流描记仪器主要为Volcano公司生产的FloMap，多普勒导丝FloWire（r）顶端的换能器发射并接收反射回的多普勒超声信号，传到仪器中，经快速傅立叶转换，以频谱的方式将血流速度显示在监视器上，可提供的参数包括平均峰值血流速度（APV）、舒张期和收缩期流速之比（DSVR）、近远端流速比（PDR）和血流储备

（CFR）。新一代的ComhoMap仪器，同时兼有血流测定和压力测定的功能，分别采用多普勒导丝和压力导丝进行测定；可同时测定血流速度和压力的导丝也已问世。

多普勒导丝FloWirc（r）为柔软、容易操作的导引导丝，顶端安装有压电晶体，频率为12 ~ 15 MHz，直径为0.018或0.014英寸，顶端可为直型或预塑成J型。取样容积位于导丝顶端前方5.2 mm处，能精确测定高达4 m/s的血流速度。

冠脉内多普勒血流速度测定的原理是多普勒效应。根据多普勒效应，当多普勒信号到达移动的靶物质（如冠脉内的红细胞）后，探头接收到的反射频率与探头的发射频率之间会产生差异，即多普勒频移，从多普勒频移可根据多普勒方程计算血流移动的速度。

随心肌需氧量的增加（如运动等），冠脉扩张而血管阻力下降，血流量增加。冠脉阻力血管最大限度扩张情况下血流增加的能力即为冠脉血流储备（coronary flow reserve，CFR）。理论上，在冠脉血管的横截面积保持恒定的情况下，冠脉血流速度的变化程度和血流量的变化程度是相同的。因此，测定阻力血管最大限度扩张状态（即充血状态）下血流速度的储备可以反映血流量的储备，此时CFR的定义为充血状态与基础状态下的血流速度之比。当心外膜血管存在限制血流的狭窄病变时，远端的微血管扩张以维持静息状态下的基础血流，然而，最大充血状态下的血流会受到狭窄的影响，因而CFR会降低。同样，微血管功能障碍也可导致冠脉循环血流增加能力的受限，CFR同样会降低。因此，CFR可反映冠脉循环的功能和心肌的血流情况。

（二）检查方法

冠脉造影后，将指引导管放置到冠脉口，一般在冠脉内注射硝酸甘油后，将多普勒导丝送至冠脉内，注意多普勒探测的范围（取样容积的位置）是其前方5 mm左右。一般检查血管狭窄病变的远端、狭窄部位和近端的血流情况，加以对比分析。须将导丝顶端放在病变远端至少2 cm的位置，以尽量减少狭窄后的血流涡流或跨狭窄射流的影响，且避免将导丝放在冠脉的分叉部位和开口位置。理想的多普勒血流频谱信号在每个心动周期中呈较致密的、易重复的、规则的频谱包络线，同时可清晰听到多普勒声音。

在测定CFR时，先记录基础状态的血流参数，然后给予冠脉阻力血管扩张药物（最常用腺苷），待阻力血管达到最大限度扩张后，记录充血状态的血流参数，仪器可自动得出CFR。在重复测定时，可采用趋势显示的模式，待观察到冠脉血流速度恢复到基础状态时可再次重复进行血流储备的测定。

第五节　M型超声心动图

一、M型超声心动图成像的工作原理

最早应用的记录方法是将A型诊断仪荧屏上的图像成像于电影摄影机可活动的胶片上，摄影机感光胶片前设一平行于时基扫描线的狭缝，遮盖波幅的其他部分，仅存近基线处的反射，形成一条类似辉度显示的扫描线。当胶片沿着与时基扫描线垂直的方向匀速移动时，即可将活动界面的反射展开，呈现出一种能观察心脏结构活动规律的M型超声心动图。20世纪60年代初期，一些研究者利用选通电路，摒弃胸壁、心前壁、室间隔及左室后壁的反射，仅获取前后活动的二尖瓣前叶的回声，将其在时基扫描（快扫描）Y轴上时间先后的变化，转换为电压高低的变化，当记录纸沿X轴走动时，即可同步描记心电图、心音图和二尖瓣前叶活动幅度与速度，这种方法被称为单线直接记录法。随着电子技术的进步，此法已为慢扫描驱动法所替代。

由触发电路产生的信号同时激发高频发射电路与时基扫描电路，使二者开始工作。高频发射电路的高频信号通过探头压电晶体片的逆压电效应转变为高频超声信号。后者在介质中传播时，当遇有声阻不同的界面即发生反射，反射信号冲击探头的压电晶体，通过正压电效应变为高频的电信号。其能量虽小，但经接收电路多次放大、检波，最后作用于示波管的控制极，在监视器上形成可视信号。

时基扫描电路起始工作后产生一尖陡的锯齿波，扫描时间很短（50～270μs），故又称快扫描电压，当施加在垂直偏转 Y_1、Y_2 上，即形成一条自上而下的时基扫描线，如适当调节扫描之速度，可使此线代表一定的距离与深度。

由于高频发射电路、接收电路与时基扫描电路三者同时开始工作，故将所接收的回声信号在监视器上沿扫描线依次排列，显示为一系列光点信号。介质中界面声阻差大，则光点强；声阻差小，则光点弱。反射面距探头近者，反射光点距始脉冲近；反射面距探头远者，反射光点距始脉冲远。因此，由垂直扫描线上光点之强弱、多少及远近，即可推知介质中质地是否均匀（反映组织结构是否复杂）及各界面之距离、大小等。为了解其活动规律，慢扫描电路使水平偏转板X1、X2之电压呈宽锯齿样变化，驱动时基扫描线周而复始，连续进行，故心内结构的反射点展开，形成一幅能显示时间、距离、幅度及反射光点强弱的时间—位置活动的曲线图，此即所谓M型超声心动图。

由于电子技术的进步，M型超声心动图曲线不仅可以与心电、心音图并联，而且能与压力曲线、心尖与颈动脉搏动图及Doppler曲线同步观察，有很大的优点。20世纪80年代

之后图像经数字扫描转换器处理后，呈现为数字化推进式连续图像，克服了胶片长时间保存或播放后褪色甚至损坏的缺陷，随时回放观察，非常方便。

二、扫查的方式

目前M型超声心动图扫查均在二维超声心动图的引导下进行，即先由二维图像对心脏整体形态和各个结构进行观察，而后根据需要，选定取样线的方位，显示取样线方向上所有结构层次的活动情况。常用的M型超声心动图扫查方式有定点扫查和移动扫查。

所谓定点扫查是指探头固定于体表某一区域，声束方向不变，观察心脏某一径线上各界面活动的规律。此法多在测量腔室大小、心壁厚度及活动速度时应用。在检查时应注意以下事项：①患者取平卧位或左侧卧位，平静呼吸，尽量减少心脏的位移；②扫查某点时，尽量使探头与胸壁垂直，如波形不够清晰，可将探头稍加转动，以获得比较满意的图像；③探头位置及声束方向固定，借以了解不同心动周期中心脏界面活动有无变化。

移动扫查的方式有平移及扇形扫查两种：具体方法是将探头置于肋间隙，缓慢移行，声束方向亦稍改变，或者探头位置不变，但声束方向改变，扫查的范围为扇形，借以观察各结构的连续关系，平移及扇形扫查或分别或结合使用。移动扫查的方法现已较少使用，因为目前用二维超声检查显示得更为清晰。

三、检查部位及波形命名

（一）心前区扫查

1.心底波群

于胸骨左缘第3肋间扫查时，在大动脉短轴切面或左心长轴切面上经过主动脉根部选择取样线即可见此波群，其解剖结构自前至后分别为胸壁、右室流出道、主动脉根部及左房。由于这些结构均在心底部，故称心底波群。此波群国内在早期曾称为第4区。

（1）主动脉根部曲线

心底波群中有两条明亮且前后同步活动之曲线。上线代表右室流出道后壁与主动脉前壁，下线代表主动脉后壁与左房前壁。两线在收缩期向前、舒张期向后，多数患者尚可见重搏波。曲线上各点分别称为U、V、W、V'。U波在心电图R波之后，为曲线之最低点。V称主波，在T波之后，为曲线之最高点。其后曲线下降至W，再上升形成V'，称重搏波。

（2）主动脉瓣曲线

主动脉根部前后两曲线间，有时可见一六边形盒样结构的主动脉瓣活动曲线。收缩期两线分开，分别靠近主动脉前后壁；舒张期则迅速闭合，成一单线，位于中心处。经解剖定位和声学造影确定，上方曲线代表右冠瓣（右瓣），下方曲线代表无冠瓣（后瓣）。曲线分开处称K点（开，kai），位于心电图R波及第一心音之后，相当于等容收缩期末，主动脉瓣开放。曲线闭合处称G点（关，guan），在T波之后、第二心音处，相当于主动脉瓣关闭，相当于等容舒张期开始。有时主动脉瓣开放曲线显示不清晰，仅见舒张期瓣膜关闭时之曲线，起点处即G点，终点处即K点。此图对判断主动脉瓣有无狭窄及关闭不全、确定射血期起始和终结有较大参考价值。

2.二尖瓣波群

于胸骨左缘第3～4肋间扫查时，在左心长轴切面上经过二尖瓣前叶选择M型取样线时即可见一组具特征性的波群，其内有一条活动迅速、幅度较大的曲线，经解剖定位与声学造影证实为二尖瓣前叶的反射。以此为标志，可以向前或向后逐层识别其他解剖结构。由于二尖瓣在这些结构中特异性最强，故命名为二尖瓣波群，国内早期曾称为第3区及2b区。根据声束方向之不同，所见的解剖结构亦有所差异。探头稍向上指时，可见胸壁、右室、室间隔、左室流出道、二尖瓣前叶、左房及房室环区左房后壁，此为二尖瓣（前叶）波群，即3区。探头稍向下指，其解剖结构为胸壁、右室、室间隔、左室流出道，二尖瓣前后叶及左室后壁，此称二尖瓣（前后叶）波群，即2b区。

二尖瓣（前后叶）波群主要曲线如下：

（1）二尖瓣前叶曲线

正常人呈双峰曲线，各点与尖峰依次称A、B、C、D、E、F、G。A、E两峰分别位于心电图P波及T波之后。C点在第一心音处，二尖瓣关闭时，D点在第二心音后等容舒张期之末，二尖瓣由此时起开放。二尖瓣狭窄时，CD段与正常人相同，E峰后则下降缓慢，曲线平直，FG不能显示。相当于原A峰处曲线下降点仍称A。

（2）二尖瓣后叶曲线

二尖瓣后叶曲线与前叶活动方向相反，幅度较小，颇似其倒影。二者在收缩期合拢，在曲线上形成共同之CD段。舒张期瓣口开放，后叶与前叶分离，形成单独活动的二尖瓣后叶曲线。

正常人在舒张期后叶曲线上与A峰、E峰相对应处之下降点分别称为A'峰与E'峰。二尖瓣狭窄时，后叶在舒张期随前叶向前移动，方向相同，但幅度低，其起止点仍命名为A'峰与E'峰。

3.心室波群

于胸骨左缘第4肋间扫查，在左心长轴切面上经过二尖瓣腱索水平选择M型取样线时可见心室波群。自前至后，所代表的解剖结构分别为胸壁、右室前壁、右室腔、室间隔、左室（及其内的腱索）与左室后壁。此波群可以测量心室腔的大小与心室壁的厚度等，以往曾称为2a区。

（1）室间隔曲线

在二尖瓣波群中部，于二尖瓣前叶之前可见活动幅度较小的室间隔曲线。正常室间隔左室面曲线在收缩期向后、舒张期向前，与左室后壁呈逆向运动。在右心容量负荷明显增加（如房间隔缺损）时，则收缩期向前、舒张期向后，与左室后壁呈同向运动。

（2）左室后壁曲线

左室后壁曲线上收缩末期最高点（在心电图T波稍后处）称Ls，舒张末期最低点（心电图R波处）称Ld。

4.三尖瓣波群

在胸骨旁或心尖四腔图检查时选择经过三尖瓣前叶的取样线，可见一活动幅度较大的双峰曲线，距体表较近（5 cm左右），为三尖瓣前叶的反射。正常人探测时稍困难，常不能获得连续完整的曲线；当右心扩大，心脏整体顺钟向转位则易于观察。此波群曾称5区。三尖瓣前叶曲线的形态及波形产生机制与二尖瓣相似，故曲线上各点亦以A、B、C、D等命名。

5.肺动脉瓣波群

于心底短轴切面上选取通过肺动脉长轴及肺动脉瓣后叶的取样线，即可记录肺动脉后瓣曲线，收缩期肺动脉瓣开放，曲线向后；舒张期瓣膜关闭，曲线向前。此波群曾称6区。如果某些透声条件好的患者可于胸骨旁第2肋间显示三叶肺动脉瓣，不仅能获取后叶M型曲线，还能观察左右前叶曲线。

（二）胸骨上窝扫查

1972年，Goldberg等提出由胸骨上窝扫查，自上而下，可探及主动脉弓、右肺动脉及左房等结构。笔者通过声学造影，所得结果与此稍有差异：①起始处为左无名静脉，其下为主动脉弓；②肺动脉问题，当声束下指或稍向左偏移时，所见之肺动脉代表肺动脉干，仅当声束右偏时，可见右肺动脉。正常人前者较宽，在20 mm以上，后者较窄，多在18 mm以下，检查时应予以鉴别。

（三）经食管扫查

1976年，Frazin等报告将小的椭圆形探头放入患者食管，从心脏后方向前观察。如以主动脉根部的回声确定探头位置，由此再前进并稍向右转，可见二尖瓣前叶的反射。由于声束由后向前穿过心内结构，故图像上反射光点的排列次序与心前区扫查时相反。随着经食管超声心动图的发展，在各种切面上均可选择感兴趣的部位进行M型曲线检查，细致分析各层结构的活动。现经食管超声心动图已在临床上广泛应用，在二维超声指导下进行M型曲线观察，简便准确，对了解心脏各结构的活动有较大的价值。

四、波形的识别

在M型超声心动图检查过程中，为能很好地观测和分析图像，必须正确地认识各组波群中每一曲线所代表的解剖结构。由于二维超声心动图的普及应用，能清晰显示心脏各部位的切面图像，在此基础上选择取样线，进而显示出感兴趣区内相应结构的M型活动曲线，将两种图像对照观察，根据取样线方向上深度的不同，对各解剖结构不难辨识。经过多年来的探讨，目前对M型超声各个波群与曲线已有较深刻的了解，如仍有困难，可借助以下方法进行辨认。

（一）掌握某些曲线的特征

心脏各结构在活动时大多有一定的特征，其中瓣膜组织的活动曲线特异性极强（如二尖瓣前叶呈双峰曲线，主动脉瓣呈六边形盒样曲线）。根据这些特征，可从多条曲线中首先鉴别出这些比较特殊的解剖结构。

（二）观察曲线与体表间的距离

有些心脏结构活动规律类似，如两侧房室瓣在活动时由于血流动力学的改变相似，故曲线形态相似。但三尖瓣位置表浅，距体表较近，方向偏右，成人在30～50 mm处；二尖瓣位置较深，方向偏左，距体表较远，在60～80 mm处。故根据曲线与体表间的距离，可以进行鉴别。

（三）观察波形的连续性

心脏内存在某些连续性结构，可供观察时参考。例如主动脉前壁与室间隔、主动脉后壁与二尖瓣前叶互相移行。转动探头，可以分别显示其间的连续关系。如能识别其一，即可确定其二。

（四）分析所在层次

心脏各结构的前后排列有一定程序，只要确定其中一层结构，向前、向后逐层分析，即可一一辨认。如二尖瓣前叶曲线之前为左室流出道，再前为室间隔。以此类推，即可确定右室腔和右室前壁。

（五）声学造影定位

经周围静脉或在心内某一腔室注射声学造影剂后，根据造影剂反射出现的区域，即可指明所代表的腔室和结构，这对观察图像有一定帮助。

（六）与已知生理记录相比较

临床上常用的心电图、心音图为已知的生理参数，可以清晰地显示心动周期。将这些记录曲线与M型曲线相比较，对照观察曲线的时相特点，即可推断所代表的心脏结构。

五、M型图像观测的项目

由于M型超声心动图能细致展示心脏各结构的活动状态，故对曲线上各种数据的观测，在临床诊断和研究上具有很大意义。目前所使用的仪器上均有精确的测量和计算程序，检查者只要在曲线上定点，系统即可自动计算距离、间期及速度等信息。为使观测的标准大致统一，现将曲线的幅度、间期、速度、内径及心壁厚度等数据的测量方法举例说明如下。

（一）幅度

幅度指曲线上两点间的垂直距离，通常以cm（或mm）计算。测量时应注意选取曲线的上缘。如二尖瓣前叶曲线上EC幅度，可由曲线上E、C两点的上缘各作水平线，测量此两线间的垂直距离即可。

（二）间期

间期即曲线上两点之间，或超声心动图曲线上某点与心电图、心音图上某点间所经历的时间，通常以s计数，如时值很短，亦可用ms为单位。由于曲线较粗，故测量时均由两点的左缘处计算。

（三）速度

此指曲线上某点在单位时间内活动的距离，通常以cm/s或m/s计算。

（四）内径

内径为超声心动图上某一腔室或管道在同一瞬间垂直的长度，通常以cm计算。测量时选取其前壁反射的下缘到后壁反射的上缘之间的距离（此值可能较心腔实际数值稍小）。

（五）厚度

此指心脏某一实质结构的前后径，单位亦为cm。测量时应适当调节灵敏度，由此结构前侧反射的上缘到此结构后侧反射的下缘即为其厚度。如心室波群中测定室间隔厚度时，应取其右室面上缘到左室面下缘的垂直距离（此值可能较实际厚度稍大）。

六、M型超声的潜力

M型超声心动图在超声医学发展的过程中曾发挥过重大作用，随着二维超声、声学造影、彩色及频谱多普勒、经食管超声、血管内超声与三维超声等新技术的推广应用，M型超声应用价值相对减小。但应指出，由于此项检查具有其独特的优点和巨大的潜力，有些方面是其他显示方式不可替代的，不仅不会被淘汰，而且颇具发展空间，应予以充分重视。

（一）时相分辨力

二维超声虽然图像清晰，方位分辨能力极佳，能显示各个结构的形态、轮廓、走向、连续关系与活动状态，但由于其图像帧频多为25～50帧/秒，两帧的间隔约20～40毫秒，即使是目前顶尖的超声诊断仪，帧频也难以达到100帧/秒。这使得对感兴趣区的取样率甚低，故时相分辨力欠佳，对类似于频率超过百次/秒的二尖瓣高速颤动等现象无法扫查。而M型超声心动图声束方向固定不变，扫描线集中通过所扫查对象上的某一点，取样频率等于脉冲重复频率，取样的信息量甚大，对感兴趣区的扫描线数可达2000～5000条/秒，间期可用微秒计数，几乎达二维成像法的百倍，故时相分辨力极高，能区分心脏结构活动时相的微小差异。在观察前述的二尖瓣高速颤动现象时，对瓣膜的每次微小快速振动可由10个左右的取样线点进行显示，故当主动脉瓣关闭不全舒张期反流血液冲击二尖瓣前叶或因腱索断裂导致二尖瓣尖端游离而出现收缩期高速颤动时，M型曲线上能清晰地观察到此种幅度大小不一的高速颤动，对估计瓣膜病变程度和血流动力学变化有较大的意义。

（二）观察心脏结构的活动轨迹

由于M型曲线可连续记录，显现多个连续心动周期的变化，故较切面图能更清晰、方便地显示舒缩两期变化，观察心壁与瓣膜的活动规律，由曲线的活动轨迹及其斜率能准确地了解与判断室壁与瓣膜的动态和速度，例如：①显示正常室间隔中下段收缩期向后、舒张期向前，与左室后壁呈逆向活动的规律；②房室瓣与半月瓣的开放和关闭速度、活动幅度大小以及射血时间长短等项指标的测定。这些均系M型超声心动图的强项，其他方法常难以做到。

有些仪器在二维超声图像上可以选取两条甚至三条M型取样线，同时显示两组瓣膜或其他结构的活动轨迹，同步观察并对照二者时相上的差异，准确检测等容收缩期（房室瓣关闭到半月瓣开放）和等容舒张期（半月瓣关闭到房室瓣开放）起止点以及间期长短。

这些参数对评价心肌收缩与舒张功能具有较大的意义。可惜目前多数新型仪器放弃了这一有效的功能，建议恢复此功能。如能将M型曲线与在该扫描线上取样的多普勒频谱同步对照分析，将有助于探讨瓣叶活动和血流动态之间的相互关系，对阐明曲线与频谱上各个波峰产生机制和出现血流动力学异常的原因有重要作用。

（三）实时计测心腔容量

由于M型曲线能清晰显示心内膜的位置与动态活动，准确计测收缩末期与舒张末期左室前后径的大小，进而估计心腔容积，是临床上一种行之有效的传统方法。而结合声学定量（AQ）技术，仪器则能快速自动勾画心内膜边缘并测量其前后径的长度，实时计测心腔每一瞬间（包括收缩末期与舒张末期）的容积，推算出每搏量与每分钟心排出量，这对及时了解心功能变化有重要意义。

（四）声学造影剂流线的定量测量

进行声学造影时，在M型超声心动图上可以看到代表心腔内微气泡活动轨迹的流线，故能准确地显示造影的起始时间、流线方向、流线速度及瓣膜关闭不全所形成的逆流线等。有学者证实此流线斜率可代表流线速度。从理论上看，微气泡和红细胞在心血管腔内与血液系同步活动，由微气泡流线直接测得的血流速度，应比由快速傅立叶转换间接推算的血流速度更为可靠，故临床上可借助微气泡流线的斜率监测与矫正多普勒的测值。另外，根据M型超声曲线上造影剂在各个心腔出现的先后时序，可以判定分流的类型、方向，对诊断微量右向左分流、肺动静脉瘘、三尖瓣闭锁等疾病有重要价值。

（五）研究心音的产生机制

M型超声心动图可与心电图、心音图及心内压力曲线同步显示，在探讨心音产生机制方面有重要作用。例如二尖瓣关闭（相当于二尖瓣曲线的C点）出现第一心音；主动脉瓣关闭（相当于主动脉瓣曲线的G点）产生第二心音，且心音的强弱与瓣叶关闭时其间的距离有密切关系；第三心音位于M型曲线E峰之后和脉冲多普勒E峰的峰尖，可能为舒张早期左房血流进入左室，冲击心壁所引起；第四心音与A峰同步，与舒张晚期心房收缩，主动排血，再次推起二尖瓣有关。而病理状态下如二尖瓣狭窄时的开瓣音恰位于二尖瓣曲线的E峰，系因瓣叶由后侧迅速前移，形成气球样膨出，引起瓣叶振动所致。

（六）心律失常者的M型曲线

这是超声应用的另一领域，M型超声在其中发挥重要作用。二尖瓣M型曲线反映左房与左室间压力差的变化，由曲线的形态可以间接推断心律有无异常。例如一度房室传导阻滞时AC段上有一停滞的B点；二度与三度房室传导阻滞时A峰、E峰顺序错乱，分别出现于P波与T波之后；交界区心律时心率缓慢，E峰间距相等，但A峰消失；心房纤颤时E峰的间距与幅度各不相同，E峰后的波动数目与幅度宽窄均无规律。心房扑动时E峰后出现的波动幅度较高，整个舒张期波动的数目较同期的房扑数少一个，而心房纤颤者E峰后的波动数目与幅度宽窄均无规律。胎儿心律失常者，心电图不易显示，而M型超声心动图能观察其瓣膜活动规律，对心律失常类型的发现与鉴别有较大的帮助。此外，还有通过测单房室传导间期判断室上性心动过速并指导临床用药等其他个别报道。

（七）探讨多普勒频谱和M型曲线的关系

由于多普勒频谱和M型瓣膜曲线所代表的都是血流所产生的动力学变化，故二尖瓣口多普勒频谱和二尖瓣M型曲线上的A峰与E峰的出现时间、方向、幅度和波形宽度非常相似；二尖瓣曲线DE斜率和多普勒E峰的血流速度、主动脉瓣曲线K点开放时的斜率和五腔图上主动脉瓣口血流速度密切相关，这些均有内在联系。临床上借此可以互相佐证，探讨多普勒频谱和M型曲线的关系。

（八）M型彩色多普勒探测血液反流与分流

M型彩色多普勒的取样线每秒在2000条以上，能清晰准确地判断心腔内正常及异常血流，如左室流出道的血流方向、起止时间及其与二尖瓣开放的时间关系，这对判断有无主动脉瓣反流和室间隔缺损右向左微量分流有重要价值。当主动脉瓣反流时在二尖瓣波群上可见彩色血流线在主动脉瓣关闭之后、二尖瓣开放之前，由室间隔处向下直指二尖瓣曲线的DE段，有时这种彩色血流能在二尖瓣前侧持续显现于舒张全期，流线方向是由左上向右下。而在室间隔缺损伴微量由右向左分流时，于等容舒张期在左室流出道出现少许彩色流线，时间短暂，止于E峰之前，流线方向也是由左上向右下。

（九）M型组织多普勒曲线的临床意义

二维组织多普勒图像对显示、评价室壁运动及心律失常兴奋点有所帮助，如能结合M型组织多普勒曲线进行观察，由于每秒取样扫描线大大增加，故能用于：①显示室壁在心动周期的等容收缩期、射血期、等容舒张期、快速与缓慢充盈期及心房收缩期等不同时相中的活动规律；②了解心壁各层在收缩期跨壁速度梯度的差异；③通过观察心包脏壁层速度梯度的差异判断心包有无粘连和缩窄；④通过观察心肌运动的先后顺序了解异常兴奋或起搏点的位置，确定预激综合征患者的心室预激区；⑤在束支传导阻滞和安装有起搏器的患者可以发现异常的心室去极化的位置及时间先后顺序，这些资料对确定心律失常的原因和起搏点的位置将有重要价值。

在M型组织多普勒曲线上每秒取样扫描线大大增加，故能用于显示室壁在心动周期的各个时相的活动规律。

（十）解剖及曲线M型超声心动图的应用

目前顶尖的超声诊断仪脉冲重复频率和二维图像帧数很高，在这种仪器上M型超声心动图的取样线可以按照解剖的要求，随意放置于心脏结构中感兴趣的部位（不必和声束平行），故能选择性观察感兴趣区域最理想的"解剖M型超声心动图曲线"，有利于心壁动态的观测。另外尚可将取样线变为弧形，沿心壁描记得到"曲线M型超声心动图曲线"，如结合M型彩色组织多普勒同时记录各个区域心壁活动的规律，在判断心肌梗死的部位和严重程度上有重要参考价值。

此为用随意取样线经左室短轴切面所获得的解剖M型超声心动图心室波群，清晰显示右室腔、室间隔、左室与左室后壁各个结构。

综上所述，可以认为将来相当长的一段时间内，M型超声心动图还有其不可替代的作用，故目前多数厂家所出的仪器上将M型与二维超声心动图结合起来，由切面图看整体轮廓，由M型曲线看各结构的活动规律，从而取得更好的效果。

第六节　经食管超声心动图

一、经食管超声心动图探头的基本结构

经食管超声探头大致分四部分：换能器、管体、控制钮和插头。换能器均位于管体的顶端，发射和接收超声；管体较细、柔软；其后端连接控制钮，术者转动此钮，即可灵活控制换能器的前后倾曲和左右位移；插头则与超声心动图主机相连接。

根据换能器的扫描形式将探头分为单平面探头、双平面探头和多平面探头等，目前临床上多平面经食管超声已基本取代了单平面和双平面超声。

1.单平面探头：只有一组换能器，仅能做水平扫查，观察心脏的横切面。

2.双平面探头：横轴扫描和纵轴扫查两组换能器上下排列，可行水平和纵向扫查，可观察心脏的横切面和纵切面。

3.多平面探头：单一换能器位于探头顶端的侧面，可原位转动。检查者操作后端的旋钮，根据需要可做180°旋转，随意旋转与调整换能器的扫描方向，全方位地扫查心脏的结构，更为全面地显示心脏的形态结构及病变情况。

二、检查方法

（一）患者的选择

1.适应证

各种心血管疾病在经体表面超声心动图检查因图像不清晰、深部结构不易观察而诊断不能明确者，均可考虑进行经食管超声心动图检查。经食管超声心动图可用于以下病变的检查：①心脏瓣膜病变，包括主动脉瓣、二尖瓣及三尖瓣病变及人工瓣膜功能的判断；②感染性心内膜炎；③主动脉扩张、主动脉夹层、主动脉缩窄、假性主动脉瘤与Valsalva窦瘤；④先天性心脏病，包括房间隔缺损、室间隔缺损、法洛氏四联症、右室流出道和肺动脉狭窄、大动脉转位等；⑤冠状动脉畸形，包括冠状动脉起源和走行异常、冠状动脉瘘；⑥心脏占位性病变，包括心脏血栓形成与心脏肿瘤；⑦心脏手术监护，可用于术中心功能及手术效果的评价、心脏介入性治疗的监测等。

2.并发症及禁忌证

经食管超声心动图检查是一种较为安全的介入性检查，除咽部不适或轻度恶心外一般无任何反应。但须说明的是，重症心脏病及其他个别患者行本检查时具有一定风险，可能出现以下意外情况：①黏膜麻醉剂变态反应；②口腔内容物误吸入气管导致窒息；③咽部出血或局部血肿；④食管穿孔、出血或局部血肿；⑤检查过程中心腔内新生物（血栓、赘生物、肿瘤等）脱落造成栓塞；⑥严重心律失常（如室性心动过速、心室纤颤等）；⑦其他意外，如心肌梗死、急性心力衰竭、休克、大出血甚至可能突然死亡。

由于经食管超声心动图检查有发生以上并发症的潜在可能性，因此在行经食管超声心动图检查时应严格掌握其禁忌证：①严重心律失常；②严重心力衰竭；③体质极度虚弱；④持续高热；⑤食管静脉曲张，食管癌；⑥剧烈胸痛、胸闷或剧烈咳嗽不能缓解者；⑦血压过高或过低；⑧急性心肌梗死。

（二）检查前的准备

1.患者的准备

对拟行经食管超声检查的患者，应先进行肝功能及有关肝炎和艾滋病的免疫学检查，在确认患者肝功能正常并无肝炎和艾滋病时方可按常规行经食管超声检查。对于肝炎和艾滋病患者，探头应做特殊处理后再行检查。

检查前禁食6 h以上，再次核实适应证和禁忌证情况，并检查患者一般情况，包括体温、脉搏、呼吸与血压。仔细了解患者病史，如活动义齿（检查前请取下义齿以免发生意外）、呕吐、吞咽困难、肝硬化、药物过敏史、消化道手术史、纵隔（胸部）放疗史、传染病史（结核、肝炎及其他）。对感染性心内膜炎患者检查前应使用抗生素。向患者交代检查的必要性，解释检查的过程及可能出现的不适，消除患者的疑虑和不安。并向患者家属说明术中可能发生的意外，征求家属的同意与合作，请患者本人及其家属签知情同意书。

2.急救设施的准备

为确保检查过程中患者的安全，以备发生意外时能及时进行救治，经食管超声检查室必须具有必要的抢救设施。如心电图监护，急救药品如毛花苷C（西地兰）、呋塞米（速尿）、利多卡因、肾上腺素、异丙肾上腺素、间羟胺（阿拉明）、二甲弗林（回苏灵）和阿托品等，输液器材、吸氧设备、吸痰器、除颤器等。

3.食管探头的消毒

在进行经食管超声检查之前，须按常规对食管探头进行消毒，以0.1%氯己定（洗必泰）浸泡30 min再用清水冲洗后方可使用。为防止交叉感染，对消化道传染性疾病患者应使用食管探头防护套。

（三）检查过程

参加经食管超声检查插管的医务人员应为相当于主治医师职称以上人员，对此项检查应高度重视并经过培训。同时须另有一位医师密切监视患者的表现及心电图变化。

1.局部麻醉

为了顺利插管，首先进行局部麻醉。以2%利多卡因溶液喷雾咽部，令患者将溶液含漱在咽部，两三分钟后，第二次喷雾利多卡因溶液，持续3～5 min，使咽部黏膜被充分麻醉，这样，在插管时，恶心与呕吐反应将明显减轻甚或消失。

2.食管探头的插入

进行食管插管时，患者取左侧卧位，头部后仰，尽量使口腔、咽部与食管近于直线。检查者站于患者左侧。插管前先将咬口垫套在管体上，再将消毒的超声制合剂涂于食管探头顶端及前端的表面，以润滑管体，减少食管与探头之间的摩擦并避免气体阻隔。检查者右手执食管探头的管体，左手食指及中指裹消毒纱布，插入患者口腔，由后向前压迫舌根，借以扩大咽部的空间。调整控制钮，使食管探头的顶端稍向前倾曲。将其放入口腔，越过左手手指的上方，指向食管入口处，而后待患者咽部扩展的瞬间，将探头轻快地推进，到达食管中段。亦可先令患者咬住咬口器，然后插入探头。

3.图像方位

早期有学者将图像上下倒转，使扇尖在下、弧面在上，有利于观察。此种情况下，经食管超声心动图检查所获得图像的方位与经胸壁超声心动图以及CT、磁共振图像的方位完全一致，使检查者和临床医师对图像上的心脏结构更易于识别。目前多数学者不倒转图像，这样其图像方位与经胸壁超声心动图相反。

4.检查过程中患者的监护

检查过程中应密切观察患者病情。插管者与图像观察者须密切观察患者的一般情况和反应，全程密切监视心电图。检查时患者左侧卧位，口角放低，以利于口腔内分泌物的流出。一旦发现病情有不良变化，应立即退出探头，及时进行处理。检查全过程一般为15 min左右，时间不宜过长。检查完毕退出探头后，让患者平卧休息数分钟再离开检查台，并嘱其2 h内不宜饮食、4 h内宜进流食。

三、经食管超声心动图的常用切面

目前临床上多平面经食管超声已基本取代单平面和双平面经食管超声，多平面经食管超声在胃和食管的不同深度亦可获得单平面和双平面经食管超声探查所获得的一系列横轴切面和纵轴切面，因此本章重点介绍多平面经食管超声的常用切面。

（一）横轴切面

横轴切面即水平切面，由经食管探头的横向扫描换能器扫查所获得。主要包括以下常用切面：主动脉根部短轴切面、四心腔切面、五心腔切面、二心房切面、左心水平切面、左心耳切面、肺静脉水平切面、降主动脉短轴切面、左室短轴切面。

（二）纵轴切面

纵轴切面是由纵向扫描器扫查心脏所获得的切面。主要包括以下常用切面：主动脉根部长轴切面、右室流出道长轴切面、上腔静脉长轴切面、左心矢状切面、降主动脉长轴切面等。

（三）多轴向切面

多平面经食管超声心动图是20世纪90年代在单平面及双平面经食管超声心动图基础上发展起来的，它克服了单平面和双平面经食管超声心动图仅能观察水平面和纵切面的局限，全方位地显示心脏的形态结构，更为准确地显示病变的全貌，是心血管疾病的一项重要的检查方法。多平面换能器位于探头尖端，多由48或64个相控阵晶片组成，可以在0 ~ 180°范围内旋转，使声束能在360°的方位内全面扫查心脏的结构。多平面探头位于食管和胃的不同深度，从0到180°连续旋转晶片，理论上可获得无数个切面。系统探查时采用探头撤退法，即先将探头插入胃底部，然后逐渐回撤，依次在胃底、胃—食管交界处、食管下段、食管中段、食管中上段、食管上段6个水平探查不同深度的解剖结构和血流信息。晶片在0 ~ 180°的扫描过程中，以0、45、90和135°作为四个基本的探查角度。0°相当于单平面和双平面经食管超声横向扫描换能器扫查所获得的横轴切面，90°相当于双平面经食管超声纵向扫描换能器扫查所获得的纵轴切面，分别对应于人体的短轴和长轴；45和135°则对应于心脏的短轴和长轴。总之，经食管超声心动图检查时不能局限于固定的一些切面，应以显示清楚病变的解剖结构和血流动力为原则。临床上一般从以下几个深度扫查心血管的结构。

1.经胃切面

探头位于胃底，略向左旋转，0°方位显示左室乳头肌水平短轴切面，左室为圆形，位于图像正中，右室呈半月形环绕于左室的右侧，声束置40～60°时，为左室的斜切面，该切面介于左室短轴与长轴之间，左室呈椭圆形。90°为左心二腔切面，左房位于图像左侧，左室心尖部位于图像的右侧，该切面可显示二尖瓣前后叶、腱索及前后乳头肌。声束继续旋转至120°左右时，在左心两腔图的基础上显示主动脉、主动脉瓣和左室流出道。声束旋转至180°时，图像与0°时相似，只是左右呈镜像改变。

探头位于胃底向右旋转，0°时显示右室的短轴，声束旋转至30°时可显示三尖瓣的三个瓣叶，对于三尖瓣形态结构的改变该切面显示得最为清楚。80°左右时图像的右侧显示为右室，左侧为右房，于图像的中央，声束的远场可见部分主动脉的结构。继续旋转至100°左右时，于主动脉的左侧可逐渐显示与右房相连的上腔静脉，主动脉的右侧则为右室流出道。再继续旋转可出现右心二腔切面，可显示右房、右室、三尖瓣及其腱索。

2.胃与食管交界处切面

0°时显示右房及其与之相连的冠状静脉窦、三尖瓣前叶、隔瓣和右室，图像的左侧可显示部分左室。50～90°时可显示左房、下部房间隔、右房和三尖瓣。50～60°显示的三尖瓣为后瓣及隔瓣，而90°时则为前瓣和隔瓣。110°时于图像的左侧可见右心耳及上腔静脉，右侧为下腔静脉和欧氏瓣。

3.食管下段切面

0°为四心腔图，可显示左房、左室及二尖瓣、右房、右室和三尖瓣。30～60°时显示的仍为四个心腔，此时为左室前侧壁及下部室间隔。0～60°时房间隔的结构显示较为清楚。90～100°时为左心二腔图，可显示左室前壁及下壁，并可见左心耳及左上下肺静脉。130～150°可显示前部室间隔、左室流出道、主动脉瓣、二尖瓣及左室后壁。

在该深度将声束的扫描角度固定于90°顺时针方向旋转探头，则可出现双平面食管探头长轴切面的一些图像，如右室流入道切面、升主动脉—房间隔切面、上腔静脉长轴切面及右上下肺静脉切面。其中升主动脉—房间隔切面和上腔静脉长轴切面在观察房间隔病变尤为重要，可确定房间隔缺损的部位、大小，并可与卵圆孔开放相鉴别。

4.食管中段切面

0～30°方位斜切主动脉和左室流出道。40～60°时为主动脉根部短轴切面，可见圆形的主动脉瓣位于图像的正中，可完整地显示主动脉瓣的三个瓣叶和左心耳，还可显示左右心房及房间隔，可观察房间隔缺损的大小和血液分流的情况，从60°开始可逐渐显示右室及右室流出道，于90 ~ 100°时可见右室流入道、整个右室流出道及肺动脉瓣。110 ~ 150°时见主动脉根部和升主动脉近端长轴及左室流出道。

在食管中段将探头向右旋转，0°时显示二心房切面，声束近场为左房，远场为右房，二者之间为房间隔。图像左侧可见主动脉。该切面对房间隔缺损的连续中断和血液分流信息均可清晰显示。30°时逐渐显示下腔静脉，90°时下腔静脉显示得最为清楚。115 ~ 130°时可同时显示上腔静脉和下腔静脉，这些切面对邻近上下腔静脉的房间隔缺损可清楚显示，并可探查心房内占位性病变及右房内占位性病变对上下腔静脉的梗阻程度。

5.食管上段切面

0°时可见主动脉窦部水平的升主动脉短轴，位于图像的中央，声束的近场为左房，并见上腔静脉短轴位于主动脉的右侧，肺动脉干长轴于主动脉的左侧。30 ~ 40°方位可显示肺动脉干及左右肺动脉。90 ~ 120°见升主动脉长轴和右肺动脉短轴。

6.降主动脉与主动脉弓切面

旋转管体使探头尖端朝向降主动脉，从胃底深部开始观察，逐渐撤退探头至主动脉弓位。在撤退的过程中可旋转扫查角度0 ~ 90°，可显示降主动脉短轴、斜切面及长轴。主动脉弓处0°为主动脉弓长轴，90°为主动脉弓短轴，在晶片旋转的过程中可显示主动脉弓的三个主要分支。

第五章 胎儿心脏临床超声诊断

第一节 胎儿心脏超声检查管理要求

一、检查分级

胎儿心脏超声检查可分为三级：①Ⅰ级心脏超声筛查。即在适当的孕周常规产前超声检查（Ⅱ级产前超声检查）时进行的心脏筛查。②Ⅱ级心脏超声筛查。即系统产前超声检查（Ⅲ级产前超声检查）时进行的心脏筛查。③Ⅲ级心脏超声检查。即胎儿超声心动图检查。建议孕妇在妊娠中期到具有相关技术条件的医疗机构进行至少一次Ⅱ级心脏超声筛查，发现可疑异常，或有先心病高危因素的孕妇，建议做胎儿超声心动图检查。

二、人员要求

从事胎儿Ⅰ级心脏超声筛查的医师必须取得执业医师资格；从事胎儿Ⅱ级心脏超声筛查的医师除须具有执业医师资格之外，还应接受过产前超声诊断系统培训，掌握胎儿心脏正常超声图像，对常见心脏异常有一定的了解和识别能力。

从事胎儿超声心动图检查的医师必须取得执业医师资格，从事产科超声或胎儿心脏超声检查工作5年以上，接受过产前超声诊断系统培训，或胎儿超声心动图系统培训，掌握胎儿发育各阶段器官的正常与异常超声图像，能鉴别常见的严重体表畸形和内脏畸形，掌握胎儿发育过程中各个阶段心血管系统的解剖和生理发育进程，掌握先心病的分类、分型，各种先心病的量化诊断标准和预后评估指标，了解胎儿心律失常及心功能的超声评估要点。

三、设备要求

（一）胎儿心脏超声筛查设备要求

开展Ⅰ级心脏超声筛查应配备实时二维超声诊断仪或彩色多普勒超声诊断仪；开展Ⅱ级心脏超声筛查应配备彩色多普勒超声诊断仪，在穿透力允许的条件下，尽可能使用高频率探头。

（二）胎儿超声心动图检查设备要求

1.开展胎儿超声心动图检查应配备高分辨力彩色多普勒超声诊断仪。基本功能包括二维灰阶成像、M型超声心动图、彩色多普勒血流显像、频谱多普勒。

2.可使用腹部探头、心脏探头、经腹三维容积探头、经阴道腔内探头等，在穿透力允许的条件下，尽可能使用高频率探头。

3.仪器设置

（1）具有胎儿心脏检查的专门预设置。

（2）具备放大功能，使心脏图像占据整个屏幕的1/3 ~ 1/2。

（3）高帧频，通常80 ~ 100 Hz，检查过程中，应尽量缩小成像角度和深度，降低线密度以提高帧频。

（4）低余晖。

（5）缩小动态范围。

（6）焦点放置在合适区域。

（7）具备录像和动态回放功能

四、检查申请

由于Ⅰ级、Ⅱ级心脏超声筛查内容包含在常规产前超声检查、系统产前超声检查内，因此，不需要单独出具申请单。胎儿超声心动图是针对性检查，需要有资质的医生出具单独的书面或电子申请单，申请单上应提供必要的病史信息，包括有无不良孕产史、有无有毒有害物品接触史、近期超声检查结果，以及相关实验室检查结果等，以供参考，更有针对性地进行超声检查。

五、知情同意

建议行胎儿超声心动图检查之前签署知情同意书，向孕妇及家属交代胎儿心脏超声检查的局限性，告知其由于孕妇腹壁厚度、腹壁瘢痕、孕周、羊水量、胎儿位置、胎盘位置、胎动等因素影响，先心病的产前检出率存在较大差异，即使是最有经验的专家、最规范化的胎儿心脏超声检查亦不可能检出所有心脏畸形，且部分心脏发育异常在妊娠后期或分娩后才出现或加重。

六、安全性原则

目前尚无证据证实超声检查会对胎儿造成损伤。尽管如此，胎儿心脏超声检查仍应遵循"最小剂量"的原则，即调整超声的输出功率，尽可能使用最小超声能量，尽量减少超声暴露时间。

七、图像存储和检查报告

对于常规胎儿心脏超声检查，建议留存指南要求的标准切面静态图像；对可疑异常病例，建议留存所有异常的静态图像和动态图像。超声图像中应包括被检查者基本信息、仪器设备信息、检查时间等，解剖位置空间关系可根据实际情况进行标示。

诊断信息丰富而严谨的超声报告对后续医疗处理是非常必要的。胎儿心脏超声检查报告书写应包括以下内容：

1.超声描述一般项目应包括行业指南所列对应级别检查须观察的所有内容。有可疑异常时，可按照心脏节段分析法的顺序进行描述，亦可按照检查切面声像图表现进行描述。

2.数据测量正常胎儿心脏超声筛查不需要常规测量，胎儿超声心动图检查可选择性测量。有可疑异常时应描述异常声像图表现，并进行测量及详细记录。

3.超声提示根据异常声像图表现，提出最可能的先心病类型；无法得出诊断时，可以进行描述性提示，建议定期复查，或可转诊至上级机构或专业人员会诊。

八、质量控制

建立胎儿心脏超声检查质量控制制度，其标准与行业指南标准保持一致。

第二节 胎儿超声心动图检查

一、适应证

（一）母体因素

1.孕妇年龄≥35岁，或曾有妊娠异常史，如胎死宫内流产等。

2.孕妇患有感染性疾病：孕早期TORCH感染（包括弓形虫、风疹病毒、巨细胞病毒、单纯疱疹病毒等）。

3.孕妇患有代谢性疾病：糖尿病、苯丙酮尿症。

4.孕妇患有结缔组织病：系统性红斑狼疮、干燥综合征或抗Ro（SSA）和抗La（SSB）抗体阳性。

5.孕妇服用过致畸药物：维A酸、抗惊厥药物、选择性血清素再吸收抑制剂、血管紧张素转化酶抑制剂、维生素K拮抗剂、非甾体类抗炎药、碳酸锂等。

6.孕妇接触过致畸物质：如放射线等。

7.孕期有先兆流产史。

8.采用辅助生殖技术。

（二）胎儿因素

1.产科超声筛查提示可疑心脏结构或功能异常。

2.心率或节律异常。

3.心脏以外器官畸形。

4.颈项透明层（NT）或颈项软组织层（NF）增厚。

5.确定或怀疑染色体异常（如唐氏筛查高风险等）。

6.产科超声筛查提示胎盘、脐带（如单脐动脉）和静脉系统异常（如静脉导管缺失、永久性右脐静脉等）。

7.胎儿非免疫性水肿、浆膜腔积液（胸腔、腹腔、心包腔）。

8.胎儿宫内生长受限。

9.羊水过多或过少。

10.双胎或多胎。

（三）家族因素

1.孕妇患有先心病，其胎儿患先心病的风险增加5%～20%，胎儿父亲患有先心病，胎儿患先心病的风险增加3.33%。

2.既往有先心病胎儿或患儿妊娠史。

3.某些与先心病高度相关的遗传综合征家族史，如结节性硬化症、DiGeorge综合征、Williams综合征等。

二、检查时机

目前大多数16～40周胎儿均可行胎儿超声心动图检查，但最合适孕周为妊娠20～24周，若产科超声筛查发现胎儿心脏异常，有条件时应尽快安排胎儿超声心动图检查。

三、检查流程

首先明确胎儿数目，确定胎方位，判断胎儿左右侧。然后按照节段分析法进行胎儿心脏检查，包括判定心脏位置、内脏心房位置、静脉心房连接、心室襻、心房心室连接、心室大动脉连接及大动脉位置关系。通过二维超声获取心脏基本切面，结合M型超声心动图、彩色多普勒血流显像及频谱多普勒对胎儿心脏结构及血流、心率及节律、心功能进行观察和评估，注意多切面、多方位及连续动态扫查。

四、心脏结构检查

（一）检查切面

在胎儿Ⅱ级心脏超声筛查五个切面的基础上，根据具体情况，酌情增加以下六个切面。

1.三血管切面

（1）检查手法

在右室流出道切面的基础上，将探头声束向头端倾斜，若左右肺动脉不显示或显示不佳，可向左右两侧轻微旋转探头获得。

（2）正常声像图

正常胎儿此切面显示主肺动脉、升主动脉、上腔静脉，升主动脉和上腔静脉为短轴切面，这三条血管斜行排列呈一直线，从左向右、从前向后依次是主肺动脉、升主动脉、上腔静脉；主肺动脉内径＞升主动脉内径＞上腔静脉内径。主肺动脉发出左右肺动脉分支，呈"八"字形。降主动脉位于脊柱左前方。

2.主动脉弓长轴切面

（1）检查手法

当胎儿腹部在前（仰卧位或近似仰卧位）时，探头置于胎儿右前胸纵切，向脊柱左前方扫查；当胎儿背部在前（俯卧位或近似俯卧位）时，探头置于胸部脊柱左侧纵切，向胎儿右前胸扫查，可获得主动脉弓长轴切面。

（2）正常声像图

正常主动脉弓起源于升主动脉，呈锐角环形弯曲，形似拐杖状，从右向左分别发出：无名动脉、左颈总动脉、左锁骨下动脉。左右心房间可见卵圆孔及卵圆瓣。彩色多普勒血流显像可见血流自升主动脉、主动脉弓流向降主动脉，还可以显示三支头臂动脉分支。

3.动脉导管弓长轴切面

（1）检查手法

在主动脉弓长轴切面基础上，将探头声束向胎儿左侧倾斜，可获得动脉导管弓长轴切面。

（2）正常声像图

正常动脉导管弓位于主动脉弓下方，起源于肺动脉，呈较宽的大角度弯曲，几乎垂直于降主动脉，形似曲棍球杆状，胎儿期，动脉导管内径与降主动脉相近。

4.腔静脉长轴切面

（1）检查手法

当胎儿腹部在前（仰卧位或近似仰卧位）时，探头置于胎儿右前胸纵切，向脊柱右前方扫查，当胎儿背部在前（俯卧位或近似俯卧位）时，探头置于脊柱右侧纵切，声束略向左前方扫查，可获得上下腔静脉长轴切面。

（2）正常声像图

腔静脉长轴切面显示上腔静脉、下腔静脉、右心房、右心室、三尖瓣前瓣及后瓣，上腔静脉、下腔静脉与右心房相连，下腔静脉略宽于上腔静脉，靠近下腔静脉的为三尖瓣后瓣，靠近上腔静脉的为三尖瓣前瓣。

5.心底大动脉短轴切面

（1）检查手法

在左室流出道切面基础上，探头向胎儿左肩部旋转90°；或在动脉导管弓长轴切面基础上，探头略向胎儿左肩部旋转，可获得心底大动脉短轴切面。

（2）正常声像图

心底大动脉短轴切面显示右室流出道及主肺动脉包绕主动脉根部，肺动脉与三尖瓣之间为肌性流出道，肺动脉在主动脉左前方，其起始部与主动脉呈十字交叉状，肺动脉为长轴，与降主动脉之间为动脉导管。受分辨力影响，主动脉瓣数目往往显示不清。

6.双心室短轴切面

（1）检查手法

在横向四腔心切面基础上，探头垂直旋转90°，可获得双心室短轴切面。

（2）正常声像图

正常双心室短轴切面靠近胸壁一侧为右心室，另一侧为左心室，两心室间为肌部室间隔，心腔内可见二尖瓣、三尖瓣、乳头肌及腱索。三尖瓣腱索附着于室间隔。

（二）测量参数

1.二维超声测量

（1）心胸比

是评价心脏相对大小的指标，包括心胸横径比、心胸周长比，以及心胸面积比，比较常用的为心胸面积比。在四腔心切面，分别描记测量心脏面积和胸腔面积，两者相比即为心胸面积比，心脏面积自心包外缘测量，胸腔面积自胸廓外缘（不含皮肤）测量，心胸面积比正常值为0.20～0.35，须注意在测量切面时应仅能看到一条肋骨回声。

（2）心轴

四腔心切面，以室间隔指向心尖的直线与胎儿正中线（胸骨中线与脊柱连线）间的夹角表示心轴，正常胎儿心轴指向左侧，范围45±20°。

（3）心房内径

四腔心切面，于收缩末期心房最大径时测量。心房左右径：卵圆孔中央至心房侧壁中部内缘。心房上下径：二尖瓣、三尖瓣瓣环连线中点至心房顶部内缘。正常胎儿左右心房内径大致相等。

（4）心室内径

四腔心切面，于舒张末期心室最大径时测量。心室左右径：二尖瓣、三尖瓣瓣环下方，室间隔内缘至心室侧壁内缘。心室上下径：二尖瓣、三尖瓣瓣环连线中点至心尖内缘。正常胎儿左心室、右心室左右径大致相等。

（5）卵圆孔直径

四腔心切面，收缩期，卵圆瓣开放幅度最大时测量。

（6）二尖瓣、三尖瓣瓣环内径

四腔心切面，舒张期，房室瓣开放最大时，于瓣叶附着点的内缘至内缘进行测量。

（7）主动脉瓣环内径

左室流出道切面，收缩期，测量主动脉瓣与主动脉壁附着点内缘之间的距离。

（8）升主动脉内径

左室流出道切面，收缩期，在主动脉瓣上测量内缘到内缘的垂直距离。

（9）肺动脉瓣环内径

心底大动脉短轴切面，收缩期，测量肺动脉瓣与肺动脉壁附着点内缘之间的距离。

（10）主肺动脉内径

心底大动脉短轴切面，收缩期，在肺动脉瓣上测量内缘到内缘的垂直距离。

（11）肺动脉分支内径

三血管切面，于左右肺动脉起始部测量内缘到内缘的垂直距离。

（12）峡部内径

主动脉弓长轴切面，心室收缩末期，于左锁骨下动脉远端测量内缘到内缘的垂直距离。

（13）动脉导管内径

动脉导管弓长轴切面，心室收缩末期，动脉导管中段测量内缘到内缘的垂直距离。

2.频谱多普勒测量

测量血流频谱，尽量调整超声束与血流束角度小于20～30°。

（1）二尖瓣及三尖瓣

心尖或心底四腔心切面，将取样容积置于二尖瓣、三尖瓣瓣尖处，获取二尖瓣、三尖瓣血流频谱。

正常胎儿二尖瓣及三尖瓣多普勒频谱为舒张期单向双峰频谱，第一峰为E峰，由心室舒张早期心室快速充盈形成，第二峰为A峰，对应心室舒张晚期，为心房收缩形成，由于胎儿心脏顺应性较低，二尖瓣、三尖瓣血流，A峰的峰值流速大于E峰，E峰与A峰的比值（E/A）始终小于1，正常胎儿通过三尖瓣血流的峰值流速均大于二尖瓣流速。

（2）主动脉及肺动脉

左室流出道切面将取样容积置于主动脉瓣上，心底大动脉短轴切面或右室流出道切面将取样容积置于肺动脉瓣上。

正常胎儿主动脉及肺动脉多普勒频谱显示为收缩期单期层流频谱，主动脉收缩期峰值流速大于肺动脉，频谱宽度小于肺动脉，肺动脉达峰时间比主动脉短，提示胎儿肺动脉平均动脉压高于主动脉压。

（3）肺动脉分支

三血管切面、心底大动脉短轴切面，取样容积置于左右肺动脉起始部远端。正常胎儿左右肺动脉频谱形态相似，峰值流速相近，由于胎儿肺阻力较高，频谱形态具有特征性，上升支陡峭，在收缩早期左右肺动脉血流速度立即达到顶峰，持续短暂时间后迅速下降，至收缩中期峰值流速下降约50%，收缩中晚期下降速度变缓，舒张期呈平缓低速血流频谱。

（4）主动脉峡部

主动脉弓长轴切面，取样容积置于左锁骨下动脉远端；三血管气管切面，取样容积置于主动脉弓汇入降主动脉之前，获取主动脉峡部血流频谱。正常胎儿主动脉峡部频谱呈双期，收缩期前向高速血流、舒张期平缓低速血流。

（5）动脉导管

动脉导管弓长轴切面及三血管气管切面，取样容积置于动脉导管汇入降主动脉之前。正常胎儿动脉导管频谱呈双期，收缩期为高速血流，舒张期低速血流，呈波峰状。动脉导管血流速度高于主动脉弓。

（6）静脉导管

在胎儿腹部横切面或腹部矢状切面基础上，沿脐静脉向头侧追踪，可见静脉导管连于脐静脉窦部和下腔静脉之间，取样容积置于静脉导管起始部，血流最明亮处。

静脉导管血流频谱为单相双期连续血流，呈典型的三相波，即S波（出现在心室收缩期）、D波（出现在心室舒张早期）、A波（出现在心室舒张晚期即心房收缩期）。正常时A波与S波、D波在基线的同一方向，均为回心血流。

（7）肺静脉

四腔心切面，将取样容积缩小，置于进入左心房前的肺实质肺静脉内。

肺静脉血流频谱波形与静脉导管相似，呈三相波，即S波、D波、A波，正常胎儿S波、D波为正向波，A波多数情况表现为正向波，少数表现为A波缺失或反向，但反向A波时限短，流速低。

（8）上下腔静脉

腔静脉长轴切面，取样容积置于上下腔静脉入右心房处。

上下腔静脉血流频谱也呈三相波，S波出现在心室收缩期，D波出现在心室舒张期早期，A波出现在心室舒张晚期即心房收缩期，S波、D波同向，A波反向。

（三）注意事项

1.详细的胎儿超声心动图检查有可能发现和诊断明显形态学改变的心脏畸形，如内脏反位、右位心、单心室、严重左心或右心发育不良综合征、房室瓣闭锁、严重三尖瓣下移畸形、完全型房室间隔缺损、大动脉转位、永存动脉干、典型法洛氏四联症（包括肺动脉瓣缺如综合征）、右室双出口、主动脉闭锁、肺动脉闭锁、主动脉弓中断、完全型肺静脉异位引流、动脉导管早闭、明显心脏占位病变、大量心包积液。但是须强调的是，胎儿超声心动图检查的准确性受宫内条件的影响，无法准确诊断所有先天性心脏异常。

2.某些胎儿心血管畸形是动态形成的过程，需要动态检查，在20～24周检查时有可能显示为"正常心脏"，如一部分肺动脉瓣或主动脉瓣狭窄、轻度或中度主动脉缩窄、一部分心室发育不良、心脏肿瘤、心肌病等。

3.中孕期胎儿超声心动图检查未发现明显异常，如果晚孕期出现左右心不对称、三尖瓣反流，应观察动脉导管有无收缩或早闭、卵圆孔有无血流受限或早闭。

五、心率及节律评估

胎儿心率正常范围是110～160次/分，也可在110～180次/分波动。胎儿心律失常主要分为三类：不规则心律、心动过缓（<100次/分）、心动过速（>180次/分）。各种类型心律失常若持续时间<10分钟，为一过性，>10分钟则为持续性。不规则心律失常最常见，主要由期前收缩引起，包括房性期前收缩和室性期前收缩，每分钟发生10次以上称为频发期前收缩。心动过速包括窦性心动过速、室上性心动过速、室性心动过速、心房扑动、心房颤动，其中以室上性心动过速最常见。心动过缓主要包括窦性心动过缓、房室传导阻滞、非传导性期前收缩等。

胎儿超声心动图是目前诊断胎儿心律失常的有效手段，M型和脉冲多普勒超声心动图是最常用方法，但是诊断和鉴别诊断某些复杂心律失常困难。

胎儿心律失常多数是心脏生长和发育中的良性改变，不需要特殊处理，但一部分严重的胎儿心律失常，如完全性房室传导阻滞、持续性心动过速，可引起胎儿血流动力学改变，如不及时诊断和处理，常会导致胎儿心力衰竭、水肿及死亡。

六、心脏功能评估

胎儿心肌本身病变、结构性心脏病、持续性心律失常、胎儿心脏负荷改变，以及胎盘功能障碍引起胎儿缺氧时，可能导致胎儿心脏功能不全，甚至胎儿死亡。如发现心胸比例增大、中量以上三尖瓣反流、>3 mm心包积液（舒张末期测量）、胎儿水肿等可疑心脏功能异常应在报告单上提示，并建议超声心动图动态观察。

七、新技术应用

时间—空间关联成像（STIC）、组织多普勒成像（TDI）、斑点追踪技术等新技术有助于胎儿心脏结构、功能及心律的评价，具有一定的辅助诊断价值。

第三节　胎儿心血管疾病超声诊断

一、三尖瓣闭锁

三尖瓣闭锁是极少见的复杂畸形，胎儿宫内死亡率较高。在胎儿期，三尖瓣闭锁者主要由左心室向全身供血，肺部无通气功能，血流很少，不负担全身血供，氧合血由脐静脉供应。因此，胎儿的生长和发育多数不受影响。

出生后，脐静脉供应阻断，肺部膨胀，肺循环状态改变，血流动力学即出现明显异常。左心室接受肺静脉和体静脉混合血，动脉血氧饱和度下降，新生儿出生后即出现发绀、呼吸窘迫、充血性心力衰竭等症状。

（一）二维超声心动图检查

1.右侧房室无连接：在心尖四腔心断面，显示右侧房室之间无正常连接，三尖瓣组织未发育或发育不良，无三尖瓣叶活动显示，代之以膜性或肌性组织，右心房、右心室之间为带状强回声。

2.右心室发育不良：从四腔心断面，显示右心室腔明显小于左心室，且心室壁增厚。

3.室间隔缺损：左心室血流通过室间隔缺损与右心室相通，也是右心室的唯一流入口。

4.上下腔静脉血液进入右心房后，全部通过卵圆孔流入左心房。卵圆孔直径明显增大。

5.左心腔径明显增大，室壁肥厚。

6.主动脉内径可增宽，肺动脉内径窄细。

（二）多普勒超声心动图

彩色多普勒血流显像，于右侧房室之间无血流信号通过，血流直接由房间隔卵圆孔处进入左心房，室间隔缺损处可见血流信号由左心室进入右心室。左心血流量增大，在胎儿期通常易引起二尖瓣关闭不全，彩色多普勒血流显像可显示二尖瓣反流血流信号。如合并右室流出道或肺动脉狭窄，频谱多普勒超声可检测到狭窄处快速血流频谱。

三尖瓣闭锁常合并其他畸形，如肺动脉狭窄、大动脉转位、左室双出口等，三尖瓣闭锁属严重复杂畸形，预后较差。在胎儿期，超声心动图检测与单心室有时鉴别困难，但无论是诊断三尖瓣闭锁还是单心室，一侧心室发育不良和大动脉异常是诊断关键，通常是提示临床是否继续妊娠的依据。

二、单心室

单心室是由原始心室段发育异常形成的一组复杂畸形。心脏只有一个功能主心室腔，左右心房或共同心房经房室瓣口与主心室腔相通，两组房室瓣或共同房室瓣与一个大的心室腔连接，常伴有或不伴残余心室腔及心室大动脉连接关系异常。

单心室的病理解剖和类型非常复杂，其血流动力学改变亦差别很大。在胎儿期，胎儿无呼吸，氧和营养来源于单一的脐静脉。因此，无论肺动脉发育如何，胎儿循环的主心室接受来自肺静脉和腔静脉的混合血，并搏入两大动脉，故对胎儿的全身供血影响较小。一旦胎儿出生，由于心室容量负荷较重，较短时间内即可出现发绀、缺氧和心力衰竭，50%以上在出生后短期内死亡。

（一）二维超声心动图

在心尖四腔心断面，可显示室间隔完全缺如。但单一心室内通常存在较大肌束，易误认为是室间隔，是胎儿超声检查易漏诊本病的原因之一。单心室可以是一组房室瓣，亦可为两组房室瓣，可并存大动脉关系异常、肺动脉狭窄、主动脉缩窄等，超声心动图可对大动脉进行判定。

（二）彩色多普勒血流显像

通过房室口过瓣血流数量，可协助判定瓣口数量。瓣膜存在关闭不全时，彩色多普勒血流显示瓣膜反流血流信号。对动脉导管依赖性肺循环的显示有一定作用，但敏感性较低。

三、共同动脉干

共同动脉干通常骑跨于两心室之间，亦可完全从右心室发出，是心底部发出的唯一血管，较正常主动脉粗大。约96.5%的共同动脉干伴有室间隔缺损，缺损通常较大，位置高且靠前。

共同动脉干同时接受两个心室的血液，出生后，这种结构不会改变，但血流动力学与出生前明显不同。出生前，左右心室血液进入共同动脉干，然后分布到全身，含氧血主要来自下腔静脉。因此，不影响胎儿整体发育。出生后，回流到右心的血液变为低氧静脉血，共同动脉干接受左心动脉和右心静脉混合血，使体循环系统氧饱和度明显降低，肺血管流量增加，出生后早期可出现明显的肺动脉高压，导致心力衰竭。

（一）二维超声心动图

从心尖四腔心断面显示，左右心比例改变不明显。将声束略向头侧倾斜时，可发现一条大动脉骑跨于两心室之间，类似于法洛氏四联症的主动脉骑跨，动脉干内径明显增宽。动脉干下显示室间隔回声中断。多断面、多角度探查显示心室无第二条动脉发出。

（二）多普勒超声

彩色多普勒血流图像显示左右心室血液汇聚至同一根大动脉内，动脉干下室间隔缺损处无明确的左向右或右向左分流血流。有瓣叶关闭不全时，可检测到源自动脉瓣的反流血流信号。

脉冲式多普勒超声检测动脉干内血流，其收缩期血流速度积分均较正常同龄胎儿增大，并于舒张期出现同向的连续低速血流。

共同动脉干合并的畸形，除室间隔缺损最常见之外，还可见右位主动脉弓、主动脉弓离断、冠状动脉开口异常、单心房、单心室、二尖瓣畸形、三尖瓣畸形、完全型肺静脉畸形引流等。

超声心动图须与重症法洛氏四联症、主动脉—肺动脉间隔缺损、肺动脉闭锁合并室间隔缺损、右室双出口、大动脉转位等鉴别。

四、心室双出口

心室双出口指主动脉和肺动脉均起源于一侧心室，或一条大动脉的全部和一条大动脉的大部分从一侧心室发出。如一条动脉的全部及一条动脉的大部分起源于左心室，为左室双出口，反之则为右室双出口。

在胎儿期，胎儿特有的循环通路，以及供氧血液主要来自右心系统，右室双出口胎儿的血流动力学改变不显著，因此，不影响其生长和发育；但由于右心室须承担两个心室的作用，负荷增加，多数有室壁肥厚，如肺动脉狭窄增加了右心负荷，常合并三尖瓣反流，此时易导致胎儿水肿。

左室双出口常同时有右心室发育不全，供氧血液主要由左心系统搏出。左室或右室双出口预后极差，多数于出生后早期即死亡。如尽早手术治疗，可望提高生存率。

（一）二维超声心动图

在心尖四腔心断面，显示室间隔上部回声中断。右室双出口时，两条大动脉并列从右心室发出，各断面显示左心室无主动脉发出。无肺动脉狭窄时，肺动脉明显增宽，直径大于主动脉。肺动脉狭窄时，表现肺动脉发育不全，主动脉内径可大于肺动脉。主动脉与肺动脉的位置可呈多种变化，如右位型大动脉转位、左位型大动脉转位等，到妊娠晚期，超声通常表现左心室发育迟缓，右心室增大，右心室壁增厚。左室双出口时，两条大动脉均从左心室发出，而右心室发育不全。

（二）多普勒超声

彩色多普勒血流图像显示左心室血液通过室间隔缺损进入右心室。三尖瓣关闭不全时，可探及源自三尖瓣口的反流血流信号。

脉冲式多普勒超声探测室水平分流血流频谱类似左室流出道血流频谱。心房压力增高，静脉导管血流可出现心房收缩反向血流频谱。

五、大动脉转位

大动脉转位是指主动脉和肺动脉与左心室和右心室连接异常的先天性心脏畸形，即肺动脉连接形态学左心室、主动脉连接形态学右心室。大动脉转位分为完全型、矫正型两种类型。胎儿期的大动脉完全转位，因胎儿循环和血氧供给通道的特殊性，对血流动力学影响较小，即不影响胎儿发育。出生后，一旦建立肺循环，则新生儿会因严重缺氧无法生存，合并大的房间隔缺损或适度的室间隔缺损伴肺动脉狭窄，可存活并获得手术机会。

（一）二维超声心动图

完全型大动脉转位主要形态学改变是主动脉与形态学右心室连接、肺动脉与形态学左心室连接，二维超声检查须按节段分析法顺序，确定内脏与心房—心房与心室—心室与动脉的关系，确定解剖左心室和解剖右心室。二维超声主要根据解剖左右心室特征来识别。

主动脉与肺动脉的鉴别通常从心尖五腔断面和大动脉长轴断面显示。肺动脉分支较早，且直接发出动脉导管至降主动脉。动脉导管由左室流出道、肺动脉直接延续，形成的导管弓较正常略小。主动脉由解剖右心室发出，直接连续主动脉弓，至降主动脉。

从心尖四腔心断面，显示心室比例、心腔大小一般正常，房间隔缺损或室间隔缺损是大动脉转位常见合并的畸形。

（二）多普勒超声心动图

主要观察室间隔缺损分流血流，虽然胎儿期室水平分流速度较低，但彩色多普勒血流仍可显示分流血流信号。存在肺动脉狭窄时，频谱多普勒超声检测肺动脉瓣上血流速度加快。

六、心内膜垫缺损

心内膜垫缺损的特点是房室瓣上下间隔发育不全或缺如，以及房室瓣发育畸形。完全型心内膜垫缺损预后很差，多数于出生后即出现严重肺动脉高压和心力衰竭。这类胎儿应做染色体分析。心内膜垫缺损分为部分型和完全型两型。

部分型心内膜垫缺损：胎儿期血流动力学改变主要与瓣膜关闭不全程度有关，关闭不全程度越重，心房血量增多，其压力越高，二尖瓣反流增大，可出现房水平左向右分流，加重右心房压，易引起胎儿水肿。

完全型心内膜垫缺损：病理解剖复杂，其血流动力学改变亦比较复杂。在胎儿期，两侧心房之间和两侧心室之间的压差很小，通常房水平和室水平分流量较小，但由于存在原发孔房间隔缺损，上腔静脉低氧饱和度血流可直接通过此缺损进入左心房到主动脉，使肺动脉氧分压增高，而主动脉氧分压降低。

（一）二维超声心动图

心尖四腔心断面显示十字交叉部回声缺失。部分型为房间隔低位回声缺失，完全型则为房间隔低位和室间隔上部完全缺失。瓣膜位置异常，部分型二尖瓣前叶与三尖瓣隔叶附着点下移至室间隔顶部，而完全型则仅见共同房室瓣悬浮于房室之间，心脏扩大，心胸比例增大。如左心发育不良，超声显示左心室内径明显减小，同时右心室扩大。如不合并大动脉转位，主动脉和肺动脉关系可正常，比例正常。

完全型心内膜垫缺损常同时合并单心室，超声显像可见室间隔完全缺如，仅一组或两组房室瓣悬浮于共同心室之间，可见粗大肌束回声，如同时存在单心房，则称两腔心脏，即单房单室心脏。

（二）多普勒超声心动图

彩色多普勒血流显像可确切诊断瓣膜反流，显示源自房室瓣口的反流血流信号。频谱多普勒检测静脉导管血流频谱，根据频谱形态是否有心房收缩反转，判定心房压力增高。对主动脉和肺动脉血流的检测，可发现两大动脉是否存在狭窄。

七、左心发育不全综合征

左心发育不全综合征是左侧心腔、主动脉发育不良的一组复杂先天性心脏病，主要表现是左心系统的严重病变，左心室发育极其缓慢，左心室腔呈窄细缝隙，左心房亦发育较小。此时，右心系统相对扩大，肺动脉通常比主动脉宽4～5倍，动脉导管较粗，与降主动脉相连，可在正常位置卵圆孔开放或合并房间隔缺损。由于左心系统的重病变，冠状动脉供血及头颈部的供血，主要依赖动脉导管向主动脉的血流，胎儿全身血液的供给均来自右心，如左心室发育不全以左室流出道梗阻为主，使心脏阻力负荷增加，心肌做功增加，需氧增加，如不能保证心肌灌注，可发生心肌缺血，此类胎儿多数有心内膜弹力纤维增生，可进一步限制左心室功能和发育。如二尖瓣反流，因肺血流和静脉回流增加，可引起早期严重肺水肿。

（一）二维超声心动图

在心尖四腔心断面，可显示左心房、左心室内径明显小于正常，右心房、右心室内径则明显增大。二尖瓣闭锁时，左心房、左心室之间无连接关系，代之以增厚的肌性或膜样回声，无瓣叶活动征象。若二尖瓣狭窄，则见瓣叶发育短小，回声增厚增强。主动脉明显小于正常，主动脉闭锁时升主动脉探测通常较困难。主动脉弓多数有发育不良。肺动脉、动脉导管异常增粗。

（二）多普勒超声

彩色多普勒血流图像显示三尖瓣、肺动脉血流宽阔、色彩明亮。动脉导管血液进入降主动脉时，方向出现逆转，即动脉导管血液不仅进入降主动脉，而且由降主动脉逆流至升主动脉。卵圆孔出现左向右分流。

二尖瓣位无明确血流通过。二尖瓣狭窄时，瓣口出现明亮窄束血流信号；若合并关闭不全，则出现源自瓣口的收缩期反流信号。

脉冲式多普勒超声测三尖瓣、肺动脉血流频谱均高于正常。动脉导管血流速度增快，主动脉内出现逆行血流。二尖瓣狭窄时，测舒张期瓣口血流速度增快，肺静脉血流心房波反转。

左心发育不良的预后极差，未及时手术治疗的新生儿，几乎在新生期即死亡。极少数可存活数年。宫内介入治疗的开展，有望提高该病的生存率。

八、胎儿非结构性心血管病的超声诊断

胎儿非结构性心脏病是指胎儿心脏结构发育正常的心血管病变，通常为妊娠期间获得性心血管病。主要病因可能是各种感染因素、环境因素、药物、母亲生病及胎儿本身发育障碍等引起。这类病变通常在胎儿中期妊娠以后被发现，有些可能在妊娠晚期才能被检测出，故在妊娠中晚期胎儿心血管超声诊断时，应当对非结构性心脏病特别予以注意观察和鉴别。

（一）胎儿心脏占位性病变

胎儿心脏占位性病变分为原发性和继发性。继发性心脏占位性病变，往往与心外畸形同时并存。原发性心脏占位性病变，常见于心肌的异常增生，如心肌横纹肌瘤、横纹肌肉瘤、错构瘤、畸胎瘤、纤维瘤、血管瘤及心腔内异常肥厚的肌束等。胎儿期心内黏液瘤未见报道，可出现室壁憩室。

超声心动图显示胎儿心脏肿物多数位于心室壁，凸入心腔内。肿瘤内回声呈多样性，横纹肌瘤回声较强，而其附着部位心肌增厚，界限清晰，边缘规整，肿物由于生长部位不同，对心脏的功能影响亦不同，若累及心脏瓣膜，则可导致瓣膜关闭不全或狭窄；若累及流出道，则导致流出道狭窄在心内发生占位性病变时，通常可合并心包积液成胸腹腔积液、心律失常。心衰导致胎儿水肿，是胎儿宫内死亡的主要原因。

（二）胎儿期动脉导管提前关闭

胎儿期动脉导管提前关闭，已被应用前列腺素合成酶抑制剂治疗早产所证实，显著的例子是应用吲哚美辛（消炎痛）。另外，还有未探明原因的动脉导管提前关闭。动脉导管提前关闭使肺动脉压和血流增加，可以导致右心功能降低及三尖瓣关闭不全。

超声心动图显示，均有右心和肺动脉的扩大，三尖瓣关闭不全。还有右心室高压，严重的右心衰竭，异常的脐静脉搏动频谱多普勒超声，可检测动脉导管血流速度。当动脉导管血流速度显著增快，超过同孕龄胎儿动脉导管血流速度时，排除其他因素影响，应高度警惕动脉导管提前关闭。

彩色多普勒血流图像显示胎儿心内血流新分配，收缩期通过肺动脉瓣血流减少，而卵圆孔右向左分流量加大；同时，三尖瓣口和肺动脉瓣口可分别呈现收缩期和舒张期反流血流信号。动脉导管向降主动脉顺流的血流信号消失。频谱多普勒超声检测三尖瓣反流压差，表明右心室收缩压增高，静脉导管血流频谱出现异常。

动脉导管宫内闭合引起的以上一系列改变，在胎儿分娩后可立即得到改善。动脉导管提前关闭对胎儿心脏而言是极其危险的状态，但只要立即分娩，临床预后良好。

（三）胎儿心律失常

胎儿心律失常多数是在妊娠体检时观察到胎儿心律不齐、心率过快或过缓而被发现。在妊娠妇女中，1%～2%的胎儿发生心律失常，而其中10%左右与胎儿宫内死亡和心脏发育结构有关。胎儿心律失常中，约80%为室上性心律失常，最常见的是房性期前收缩。

超声心动图是检测胎儿心律失常的主要技术手段，可正确测算心率，识别胎儿心律失常的类型，以及有可能导致胎儿心律失常的原因，排除心脏结构发育异常，为临床治疗和预后提供重要信息。

1.心动过缓

胎儿心动过缓是指胎儿心率≤100次/分。早期妊娠（4～6个月），可以出现短阵的心动过缓，往往是瞬间变化，多数并非异常，为胎儿心脏神经系统发育不完全所致。持续的心动过缓则属异常，常见有窦性心动过缓、房室传导阻滞和频发房性期前收缩未下传等。

（1）M型超声心动图

声束扫描线通过心房壁和心室壁，显示心房壁运动曲线和心室壁运动曲线，观察心房、心室固定依存关系。完全性房室传导阻滞时，心房、心室收缩完全没有关系，心房和心室以各自的节律收缩舒张，表现为心室率缓慢，而心房率增快。

（2）频谱多普勒超声

取样容积置于左心室流出、流入道交会处，同时记录二尖瓣和主动脉瓣下血流频谱，主动脉瓣下血流频谱代表心室收缩，二尖瓣血流频谱/峰代表心房收缩。正常节律时，二尖瓣血流频谱与主动脉瓣下血流频谱呈时间固定关系。窦性心动过缓时，两个心动周期间二尖瓣E峰—E峰时间延长，或主动脉瓣下两峰值时间延长，但时间固定关系存在。如果发现心室收缩与心房收缩的依从关系不存在，多数为完全性房室传导阻滞，如果依从关系依然存在，且心房率与心室率以两倍关系传导，为2∶1房室传导阻滞。

2.心动过速

胎儿心动过速是指心率180次/分以上，包括窦性心动过速、室上性心动过速、心房纤颤、心房扑动及室性心动过速。心脏结构正常的胎儿窦性心动过速，可能与母亲身体精神状态、环境，以及妊娠中晚期不规则子宫收缩等心外因素有关。其他性质的心动过速，常与胎儿的结构性心脏异常和心力衰竭有关，尤其室上性心动过速、心房纤颤、心房扑动及室性心动过速，均属致死性心律失常。

M型超声心动图扫描线通过心房、心室壁，同时显示心房收缩和心室收缩，或用脉冲式多普勒记录左室流入、流出道交会处血流频谱，观察心房、心室收缩期血流状态。心房、心室收缩关系固定，为窦性心动过速；若心房、心室收缩的依从关系消失，且节律规整，则为房室传导阻滞，多数为室上性心动过速；若房室收缩的依从关系消失，且节律极不规整，绝对不齐，则为心房纤颤。

3.房性期前收缩

房性期前收缩是胎儿期最常见的心律失常，胎儿的心脏结构通常未见异常，往往可于出生后数天内消失。

（1）频谱多普勒超声

记录房室瓣过瓣血流频谱，A峰代表心房收缩，房性期前收缩表现在左心室收缩后，房室瓣口无E峰血流，而代以A峰提前出现。其后常紧跟心室舒张早期E峰。

（2）M型超声心动图

扫描线通过右心房壁和左心室壁，同时记录心房和心室收缩运动曲线，可见心房收缩波提前出现，根据有无心室收缩运动波出现，判明是否下传。

4.室性期前收缩

室性期前收缩远比房性期前收缩少见，通常为偶发性，极少数呈多发性，一般持续时间较短，出生后无须治疗通常可自行消失。极少伴有心脏结构性异常。

（1）频谱多普勒超声心动图

方法一：取样容积置于左室流入、流出道交会处，记录到提早发生的心室收缩期血流频谱，期前的心房收缩血流力峰消失，其后再出现的心室收缩期血流频谱的时间间隔延迟。如果提前出现心室收缩波的前一心室收缩波，至其后出现的心室收缩波之间的时间，相当于正常心动周期的两倍，说明室性期前收缩并完全性代偿间歇。

方法二：取样容积置于房室瓣口，记录过房室瓣血流频谱，表现在正常心室舒张早期血流频谱E峰之后，力峰消失。经过一较长间歇，又出现一E峰，而此E峰后的A峰出现时间较正常心律延迟。

（2）M型超声心动图

扫描线通过心房、心室壁记录心房、心室收缩活动曲线。室性期前收缩时，心室收缩波提前出现，且无期前心房波，舒张时间明显延迟，是正常节律的两倍。

第四节　胎儿心功能和血流动力学评价

一、收缩功能

目前，在活体人胎儿心脏主要应用心血管超声，包括M型超声、二维超声和频谱多普勒超声。胎儿心室收缩功能与胎儿发育成长是相辅相成的。

对心室收缩功能的研究通常从妊娠中期开始，妊娠中期心室排血量逐渐增加，与后负荷减少有关，且影响左侧多于右侧。升主动脉的血流峰值速度一般高于肺动脉主干的血流峰值速度，并随着孕龄的增加而呈线性增加。但血流加速时间，肺动脉短于主动脉。肺动脉瓣直径大于主动脉。

心室的收缩功能在妊娠过程中一般相似。二维超声显示左心室腔大小、左心室壁，分别测量舒张期和收缩期左心室腔面积及左心室壁面积，计算面积缩短率、心肌壁面积比值和左心室腔舒张末期面积。研究表明，左心室腔舒张末期面积、心肌壁面积随孕龄增加而增加（$\gamma=0.88$ 和 $\gamma=0.90$，$P < 0.001$），面积缩短率无显著改变，心肌壁面积与左心室腔舒张末期面积比例随孕龄增加而减小（$\gamma=0.77$，$P < 0.001$）。

胎儿心功能的影响因素比较复杂，不仅受心脏发育结构性异常的影响，而且还受心肌本身发育、心外制约因素、血流动力学等因素影响。心外制约因素影响的研究表明，主要是在临近预产期时，心室充盈受限对左心功能影响，及受动脉压增高的影响。

计算心室等容收缩期，也是评价心室收缩功能的方法。正常胎儿心室等容收缩时间与孕周和胎儿心率，始终保持一个非常显著的常数，但到围生期，等容收缩时间明显延长，与胎盘阻力增高有关。因此，胎盘血管病引起胎盘血管阻力增高，会影响胎儿心室收缩功能。

对左心室、右心室射血分数和缩短分数（LEF、LFS、REF、RFS）的研究显示，在六个孕龄组，REF 和 RFS 随孕龄略下降，而 LFF 和 LFS 各孕龄组无显著改变。REF/LEF 和 RFS/LFS 在六个孕龄组呈减少趋势。

二、收缩功能参数检测

使用 M 型超声检查室壁的运动，评价心脏功能；或应用多普勒超声检测通过房室瓣或动脉瓣的血流速度频谱，推断心脏功能。

（一）心室内径或面积缩短率

胎儿心脏收缩功能，可以通过 M 型超声心动图检测心室收缩末期和舒张末期直径，计算心室内径缩短率（FS）来评价。右心室和左心室正常 FS 为 32% ~ 36%。

（二）环周纤维缩短率

由于心肌细胞收缩速度存在差别，右心室和左心室收缩状态略有不同，可分别计算左右心室射血时间，应用环周纤维缩短率（VCF）来检测左右心室收缩功能。左右心室射血时间，可通过多普勒超声分别检测主动脉瓣和肺动脉瓣血流频谱，计算射血时间，代入公式：VCF=FS/ET（s）。右心室正常 VCF 为 1.3 ± 0.18circ/s，左心室正常 VCF 为

$1.34 \pm 0.21 circ/s$。

（三）每搏排出量

应用脉冲式多普勒超声可以检测胎儿每搏排出量（SV）。方法是分别检测主动脉瓣和肺动脉瓣血流频谱，右心每搏排出量，从孕龄20周的0.7mL到孕龄40周的7.6 ± 1.6mL。左心每搏排出量从孕龄20周的0.7 ± 0.3mL到40周的5.2 ± 2.0mL。右心每搏排出量超过左心每搏排出量的28%。

（四）心排血量

在计算出每搏排出量后，再乘心率得出心排血量（CO），即CO=SV-HR。

据研究表明，心率从132 ± 8次/分到158 ± 9次/分时，心率增加20%，SV降低23%。由于心排血量产生于每搏排出量和心率的乘积，因此心排血量保持不变。在生理范围内，增加心率，SV降低是由于心室舒张末期面积减小，而收缩末期面积不变，因此不改变心排血量和心室缩短。研究表明，胎儿右心排血量占联合心排血量的59%，左心排血量占联合心排血量的41%，右心排血量与左心排血量的比率是1.42。平均双室排血量是425 mL/（min·kg胎儿体重）。左右心和双室心排血量及导管血流容积随胎龄呈指数增加。

三、胎儿期心室舒张功能特点

目前，研究结果已经明确胎儿期心室舒张功能的特点。在胎儿期，胎儿心室舒张功能处于生理性非健全期，由于胎儿循环特点是右心较左心优势，因此与成人的心室舒张功能不同。主要表现在以下三方面：

（一）左右心室充盈模式

在正常胎儿生长中，左右心室的充盈模式不同，亦不同于成人。胎儿期左右心室充盈模式，根据多普勒超声胎儿左右房室瓣口血流频谱的检测，主要有四方面不同。

1.右心优势：房室瓣口血流充盈模式充分反映了胎儿期右心优势，表现在三尖瓣血流速度大于二尖瓣血流速度。

2.房室瓣口峰值血流速度：房室瓣口峰值血流速度，在整个妊娠期间舒张晚期充盈均大于舒张早期，表现在左右房室瓣口血流$v_a > v_e$，血流充盈量指标血流速度积分$VTI_e < VTI_a$，和最大跨瓣压差$P_{ge} < P_{ga}$，反映心房功能在胎儿期的重要作用。

3.左心室心肌壁面积与左心室舒张末期面积比例，随孕龄降低，而左心室充盈早期峰值血流速度随孕龄增加，两者有明显相关。

4.胎儿期心室舒张功能不健全，主要表现心肌僵硬度大，松弛性功能较弱。

（二）心室舒张功能随胎龄的演进

对正常胎儿舒张功能连续观察显示，胎儿房室瓣口血流变化随胎龄增长而变化。主要有三方面：

1.心率随胎龄增长而降低，而左右心室房室瓣口充盈血流速度随胎龄增加而增加，心房始终保持优势 v_A/v_E 大于1。但 v_A/v_E 的值随胎龄的增加而减小，反映经过右侧心脏的血流增加。心室充盈模式随胎龄而变化，伴有舒张早期充盈的相对增加，表现为E波；而舒张晚期为A波，反映心室顺应性的增加。

2.胎儿期随胎龄增加，房室瓣口血流E峰充盈减速时间增加。

3.心室僵硬度随胎龄增加而降低，表现心室等容松弛时间随胎龄增加而延长。

（三）出生后心室舒张功能转变

胎儿出生后，由胎儿循环转变为成人循环，随着呼吸系统建立，动脉导管和卵圆孔等胎儿循环通路被关闭，使胎儿的血液循环发生显著变化，血流动力学发生转变。出生24h后，房室瓣口血流充盈模式转变，由以心房收缩充盈为主，转变为以舒张早期快速充盈为主，表现为房室瓣口血流频谱 $v_e > v_a$；由右心优势转变为左心优势，表现为峰值血流速度，二尖瓣口大于三尖瓣口。

四、胎儿舒张功能参数检测

多普勒超声检测：

（一）房室瓣血流频谱

1.舒张早期最大峰值血流速度（PV_e）。

2.舒张晚期最大峰值血流速度（PV_a）。

3.峰值速度比值（PV_e/PV_a）。

4.舒张早期峰值血流速度积分（VTI_e）。

5.舒张晚期峰值血流速度积分（VTI_a）。

6.血流速度积分比值（VTI_e/VTI_a）。

7.跨瓣峰值压差（PPG）。

8.左心室等容舒张时间（IRT）为 $49 \pm 10ms$（胎龄26～40周）、$40 \pm 6.92ms$（胎龄17～41周）。

（二）肺静脉血流频谱

1.收缩期血流速度峰值（PVS）。

2.舒张期血流速度峰值（PVD）。

3.收缩期血流速度峰值与舒张期血流速度峰值比值（PVS/PVD）。

（三）心肌综合指数（Tei index 或 MPI）

计算公式：Tei index 或 MPI=（1CT+IRT）/ET

ICT为心室等容收缩时间，是二尖瓣关闭点至主动脉瓣开放点的时间。

IRT是心室等容舒张时间，为主动脉瓣关闭点至二尖瓣开放点的时间。

ET是左心室或右心室射血时间，由多普勒超声分别检测主动脉和肺动脉血流频谱获得。

ICT+IRT由心室全部收缩时间（ST）减去左心室或右心室射血时间获得。

ST测量由心室前一心动周期结束二尖瓣关闭起始点，至下一心动周期二尖瓣开放点的时间。

五、胎儿血流动力学检测

（一）胎儿血液循环解剖特点

正常胎儿血流动力学研究，对胎儿生理和病理学研究具有重要意义。正常胎儿为中循环系统。氧合血经脐静脉、门静脉、下腔静脉至右心房，大部分经卵圆孔至左心房。几乎所有上腔静脉入右心房的血液经三尖瓣进入右心室，大部分进入右心室的血液绕过高阻力、未膨胀的肺，通过动脉导管进入降主动脉。以上血液循环特点与婴儿及成人的双循环系统差别很大。因此，胎儿期肺循环在超声心动图上有其特点。

胎儿血液循环解剖特点，主要是胎儿期固有的四个通道，即卵圆孔、动脉导管、脐动脉、脐静脉。维持胎儿生长所需的营养物质和氧通过胎盘进入脐静脉，脐静脉携带氧合血，含氧80%～90%，从胎盘到脐带。脐带进入胎儿腹部，沿前腹壁上升至肝前，分成门窦和静脉导管，一部分血进入门静脉，灌注肝脏。

静脉导管携带氧合血直接进入下腔静脉。静脉导管起始和近段功能像生理性括约肌，缺氧或缺血时起到增加氧合血压通过导管到下腔静脉和心脏，并减少门静脉和肝脏供血。氧合血从静脉导管被追赶至下腔静脉中部。

下腔静脉血流连续朝头方向进入右心房下方，下腔静脉与右心房的连接近似呈90°角，其与心房连接根部嵴起到分流作用，部分阻碍血流进入右心房。

通过超声心动图可观察到，氧合血被转向到左侧心脏，正对卵圆孔在下腔静脉流体静压驱使下，含氧量高的下腔静脉血液优先经卵圆孔进入左心房。残留氧合血约40%与从肠系膜、肾、髂、右肝静脉，和从冠状静脉窦及头臂静脉分支回流的混合静脉血，通过三尖瓣进入右心室。混合静脉血进入肺动脉前混合，含氧50%～55%，大部分直接通过动脉导管到降主动脉，少部分连续进入左右肺动脉分支血管。

经卵圆孔进入左心房的血液，与肺静脉回心血液完全混合后，一起进入左心室，含氧约60%。主要部分血液被左心室射入升主动脉，直接供应头部和上肢，使更多的氧合血进入大脑，约30%左心室输出的血液通过主动脉弓进入降主动脉和身体下部。

肺动脉的大部分血液，通过动脉导管进入降主动脉，只有少部分进入左右肺动脉分支灌注肺血管，经肺循环（无气体交换）后的血液，由肺静脉回流至左心房，完成整个肺循环实际上真正的肺循环血，仅占全部循环血的15%左右。右心排出的大部分血液，约80%通过动脉导管，与部分左心排出的血液进入降主动脉，沿降主动脉及分支分布于躯干、内脏和下肢。

最后，腹主动脉血液经两侧髂总动脉至脐动脉到达胎盘，与母体进行物质交换。静脉导管的血流，约占全部回流到心脏静脉血流的70%，降主动脉总血流量的60%，经双侧髂总动脉到脐动脉。占心脏联合排血量40% ~ 50%的血液回到胎盘，进行物质交换。

（二）多普勒超声检查

可从上下腔静脉起，到肺动脉主干及分支，检测各级血流频谱，研究胎儿循环特点。其特点主要有以下五方面：

1.主动脉、肺动脉内径比较。正常胎儿肺动脉内径明显大于主动脉内径，并随孕周增大而增加，但其比例在整个妊娠期间无明显变化。正常胎儿肺动脉流量大于主动脉流量，肺动脉及主动脉峰值流速（v_{max}）、血流积分（VTI）随孕周增大而增大，肺动脉及主动脉流量亦随孕周增大而增加。主动脉、肺动脉流量始终保持恒定比例，与胎儿期左右心排血的特点相一致。

2.正常胎儿的动脉导管血流呈连续单向双期双峰血流，其收缩期流速明显高于主动脉瓣口及肺动脉瓣口流速。收缩期与舒张期速度比值为5.05 ± 1.29，且收缩期血流速度及收缩期与舒张期比值亦随孕周增大而增大。

3.正常胎儿的肺动脉分支血流呈单向双峰，其峰值流速低于肺动脉瓣口流速，血流形态表现收缩期窄尖峰状，晚期为低速缓慢圆钝状波形，类似为高阻力低灌注的特点。肺动脉分支血流体现其面对高阻力、低灌注的肺脏的频谱特点，动脉导管血流体现其面对低阻力的降主动脉的频谱特点，肺动脉血流频谱为两种阻力的综合形态。

4.主动脉血流速度快于肺动脉血流速度，动脉导管血流速度大于主动脉和肺动脉血流速度，血流速度均随孕龄增加而增加。

5.房室瓣口血流频谱特点：房室瓣口血流频谱呈双峰状，舒张早期峰值低于舒张晚期峰值，在整个孕期不变；充盈量晚期大于早期，三尖瓣略大于二尖瓣，峰值流速三尖瓣大于二尖瓣。

多普勒超声检测胎儿血流意义：心脏结构性异常定性诊断，研究心脏结构性异常的血流动力学改变和心功能评价。

第六章　乳腺的超声诊断

第一节　乳腺超声解剖、组织结构及生理

一、乳腺的胚胎发育

乳腺是人体最大的皮肤腺，其位置及功能属于皮肤汗腺的特殊变形，结构近似皮脂腺。乳房从外胚叶套入部发生于顶浆分泌腺的原基，开始发育的地方即以后形成乳头之处。乳腺的发育过程分为初生期、青春期、月经期、妊娠期、哺乳期、闭经期及老年期。各期变化均受内分泌的调节，形态有很大差异。

男女两性胚胎第1个月末，在躯干两侧鳃弓区与尾部间乳腺开始发生，胚胎9mm时出现一条带状的上皮增厚凸起形成乳线。胚胎第2个月初约11.5mm，乳线多处上皮增厚成为乳嵴，由4～5层移行上皮细胞构成，下层为富腺管的间叶组织。嵴内产生顶浆分泌腺群。乳嵴内有多个乳腺原基，第3个月初仅留下一对原基继续发育，其余乳嵴萎缩、退化，消失不全形成多乳症。

乳腺原基为乳嵴皮肤上皮的局部扁豆状增厚，第3个月末至第4个月初呈球形突入皮肤内，第5个月生出25个上皮栓，末端肥大构成输出系统，皮栓的分支产生腺小叶。

基底部细胞向下生长，形成原始乳芽，进一步延伸呈索状结构——输乳管原基，第6个月时输乳管原基开始分支，形成15～20个实性上皮索深入真皮。第9个月实性上皮索内出现空腔，由2～3层细胞围成乳腺导管，下端基底细胞形成乳腺泡的前驱结构——小叶芽。乳腺小芽形成于腺周围浅肌膜内，逐渐增大时把脂肪纤维推开位于胸肌肌膜上。出生后保持原状，直到青春期在雌激素作用下发育成末端腺管或腺泡。

胚胎32～36mm时乳腺始基表面细胞分化成鳞状细胞形成圆盘状乳腺区，周围结缔组织围绕，形成一凹陷，凹底有乳腺管开口。胚胎第5～6个月皮下产生顶浆分泌的5～12个乳晕腺。出生后乳头下结缔组织增生，乳腺区凸起构成乳头。

将出生时，男女两性乳腺都由20～25条部分还无管腔的管构成，开口于乳腺区凹陷内。腺管呈放射状向各方与真皮内分支，末端膨大；上皮管的分化自漏斗状开口部起，连接细而长的输出管，经行乳头结缔组织内，输出管扩大部为输乳窦，自此发出分支。

二、乳腺解剖与组织结构

（一）乳腺

人类一对乳房位于前胸，乳房的主要结构为皮下浅筋膜、蜂窝脂肪组织及内部的乳腺。

1. 形态和发育程度

因人与年龄及功能阶段而异，男性乳房的腺部通常不发育，周围脂肪组织极少，扁平无功能。成年女性未孕时乳腺呈圆锥形或半球形，紧张有弹性。乳房大部分由脂肪构成，大小与乳汁分泌无关。

2. 乳头晕和乳头

乳房中央部的皮肤变化形成环状的乳头晕，有许多微小的凸起为分散的皮脂腺，授乳时使乳头滑润。年轻人乳头多呈玫瑰红色，妊娠期变褐色，随妊娠次数加深。乳头圆锥形凸起，年轻人乳房顶点约与第4肋间相对。借基底环形纤维和附着于输乳管的纵行纤维的作用，以指触之自动凸起。乳头皮肤脆弱易受伤，呈裂隙状擦伤疼痛，常为细菌进入门户。乳头晕可发生裂隙、湿疹或感染以致形成脓肿。

3. 蜂窝脂肪组织

位于乳房皮肤下面，乳腺即在蜂窝脂肪组织其间。

4. 浅筋膜、结缔组织

浅筋膜形成整个乳房的总被膜，且插进乳房内成为隔障，能扶持腺组织和脂肪组织。每一个输乳管周围都有结缔组织与皮肤相连。网状的结缔组织维持处女乳房的坚韧性与轮廓。授乳期结缔组织随腺体增加而不同程度软化和萎缩。经产妇结缔组织松弛，脂肪减少，乳房下坠。乳腺与胸大肌间有薄层的乳房后结缔组织；乳房脓肿可波及此区，隆胸置入物常在此区。

（二）乳腺大体解剖

乳腺位于胸前壁乳房内，腺体及其纤维和脂肪组织在第2～6肋间，其宽度从胸骨旁线到腋中线，2/3在胸大肌前，外侧为腋前线，内侧达胸骨缘。腺组织大部分位于胸大肌肌膜上，小部分在前锯肌上。有些薄层的乳腺组织其上可达锁骨，内至胸骨中线，外侧达背阔肌前缘，外上侧可达腋下。伸进腋前皱襞，形成块状，似腋窝肿瘤。

乳腺的中央为乳头和乳晕。乳头内有15～30个输乳管开口，皮内有大量皮脂腺开口于输乳管口周围。乳晕在乳头周围的环形区，表面有5～12个小结节状的乳晕腺，是汗腺与乳腺的中间过渡，单独开口，乳晕区分泌脂状物有保护作用。妊娠及哺乳期乳晕腺特别发达。

（三）乳腺的内部解剖与组织结构

乳腺正常结构（指成年未婚、未孕妇女的乳腺）的主要基础是乳腺体，由皮肤大汗腺衍生而来的多管泡状腺和脂肪组织构成。

1.乳腺叶

成年女性的一个乳腺有15～20个乳腺叶，腺叶间被皮下致密纤维脂肪物充填，称叶间结缔组织。每个腺叶再分支成许多小叶，每个小叶外周为疏松黏液样纤维组织包绕，称小叶间结缔组织。小叶为乳腺解剖上的一个单元，由若干腺泡及相近的末梢导管汇聚而成。小叶最后为分泌单位即小泡，每个小叶由10～100个或以上的小管（管泡）组成，小管汇聚成末梢导管。小管外有肌上皮细胞螺旋状缠绕周围，收缩时可将腺泡内乳汁排出。部分分泌组织可能位于胸肌膜下乳房后结缔组织深处，乳腺叶的数量固定不变，而小叶的数量和大小有很大变化。

2.小叶内间质

为疏松的黏液样或网状结缔组织，是小叶实质的一部分，随卵巢分泌功能状态变化。小叶内结缔组织在生理和病理上有重要意义，管内型纤维腺瘤、纤维细胞肉瘤、乳腺增生性病变均与此层有关。而小叶间致密结缔组织不受内分泌功能状态影响。

3.乳腺导管系统

乳腺叶有一根单独的乳汁排泄管即输乳管。15～20条输乳管以乳头为中心呈放射状排列。输乳管末梢部分与乳腺小叶的腺泡小管相通。在乳头附近，输乳管囊状膨大，呈梭形或壶腹样称输乳窦，可暂存乳汁；输乳管末端变细可相互汇合，开口于乳头输乳孔。

输乳管自成系统，乳晕下方为大导管，其下叶间导管，再分为中导管和小导管（小叶间导管），最终为末梢导管，其末端10～100个或以上的小管构成乳腺小叶。哺乳期乳汁自乳腺周边乳腺小叶的末梢导管，汇聚至小导管，数个小导管汇聚流入中导管、大导管，经输乳窦暂时储存，最后由乳头的输乳孔开口排出。

4.乳头、乳晕

为复层鳞状上皮细胞被覆，基底层有黑色素沉着，乳头乳晕的致密结缔组织内有乳腺导管、血管、淋巴管、平滑肌；皮下组织内有圆锥状的平滑肌性格子网，顶尖细、底部宽，以弹性腱固定于结缔组织内。乳晕上皮下有乳晕腺、汗腺、皮脂腺，无脂肪组织。

5.乳腺内脂肪组织

乳腺周围的脂肪组织呈囊状，其中有不同走向的结缔组织纤维束，称柯氏悬韧带；由腺体的基底部连接于皮肤或胸部浅筋膜形成分隔乳腺叶的墙壁和支柱，有固定乳腺位置的作用。乳腺基底面稍凹陷，与胸肌筋膜间有疏松的结缔组织间隙称乳腺后间隙，使乳腺可轻度移动。

6.乳房血管

血管、神经、淋巴管分布在小叶间质。

（1）乳房动脉

供血动脉来自三处，主要为胸外侧动脉及胸廓内动脉，来自肋间前动脉的多少不定。供应乳腺的动脉皆来自上方两侧，横行朝向乳头，在胸膜上向下、前和内侧走行，在小叶间结缔组织内形成一致密的毛细管网，沿输出管至乳头下网，腺体深面无大血管进入。乳头和乳晕区的血液供应由后方进入。

（2）乳房静脉

在乳晕深处形成静脉丛，再形成辐射状较大的静脉。①一部分静脉通过胸廓内静脉的肋间穿支汇入胸廓内静脉，再至头静脉；②一部分静脉汇入腋静脉；③一部分静脉通过肋间回流至奇静脉系统，再至上腔静脉。

乳腺静脉分两组，浅静脉紧贴皮肤位于浅筋膜下面由淋巴管伴行；深静脉与动脉伴行横向的静脉向胸骨旁回流，在中线两侧有吻合；纵向的静脉向上走行，注入颈根部浅静脉，再回流颈前静脉、深静脉分别回流至胸廓内静脉、腋静脉、奇静脉或半奇静脉，再流入脊椎静脉丛。

（3）乳腺的神经

起自血管周围网及毛细血管周围网，感觉末梢居于乳头及腺内。

7.乳房淋巴系统

乳腺内部含有极为丰富、微细的淋巴管网，起始于腺泡周围的毛细淋巴间隙。淋巴网包围着腺小叶、输乳管和腺泡，即输乳管和腺泡周围淋巴管。这些淋巴管与在腺体间组织内分支的叶间淋巴管及腺下组织和乳房后组织内畅通。乳腺区淋巴管分别引流皮肤及腺体两组，引流皮肤的淋巴管呈辐射状，乳腺外侧的淋巴管汇入以腋淋巴结为主，其次为胸骨旁淋巴组。上侧的淋巴管汇入锁骨上淋巴结。内侧的淋巴管大部分进入胸骨旁淋巴结。乳腺实质的淋巴结75%汇入腋淋巴结。极少数乳房淋巴液穿过肋间淋巴管，流向乳房内动脉淋巴结。

淋巴液通过淋巴网按不同部位回流至淋巴结，绝大部分汇入腋淋巴结，小部分汇入锁骨及胸骨旁上淋巴结。

三、乳腺生理

乳腺是性激素的靶器官，与子宫内膜一样受内分泌周期性调节。出生后乳腺发育不完善，幼年乳房系小管构成，腺组织极少，借纤维隔障与皮肤相连。

女性乳腺组织随年龄和性的成熟及雌激素分泌量增多逐渐发育。青春期后迅速增殖，形成腺泡和小叶，有月经来潮，产生乳腺结构周期性相应的生理变化：卵巢开始分泌卵泡素和孕酮刺激乳腺体增殖，导管增多，间叶结缔组织和脂肪也明显增多；并有充血水肿使乳房增大，自觉肿胀不适或胀痛感，月经后可恢复正常。静息期乳腺小叶无明显的腺泡，妊娠及哺乳期，乳腺才达到充分发育，小导管末端有腺泡形成。从性成熟期开始直到绝经后，雌激素及孕酮的缺乏致乳腺逐渐退化，腺泡及部分导管均萎缩。乳腺的声像图亦随着各周期相应变化，超声检查者必须熟悉乳腺结构解剖与生理变化，才能正确掌握乳腺的声像图。

第二节　乳腺超声检查方法

一、二维彩色多普勒常规检查

（一）了解病史及一般检查

1.病史询问

乳腺超声扫查前，即使健康人亦须询问与乳病相关的病史，如月经期或两次经期间，乳房有无短时间的不适、隐痛、胀痛；或自觉乳房内有无高低不平、块物。育龄妇女分娩后哺乳期是否有足够乳汁及断乳方式等。

2.视、触诊

两侧乳房常规视、触诊对比检查。乳房外形有无形态失常，皮肤表面呈橘皮样；牵拉乳头有无凹陷、扭曲。内部质地有无异常肿块，部位、大小、边界、软硬、移动性及压痛等。正常乳房的能动性为凸出的特征，触诊时易从手指下滑脱，很难诊断小肿块；故应取仰卧位以手掌平放在乳房上，把乳腺大部分压抵在坚硬的胸壁上，这样可准确发现小肿瘤或囊肿。

（二）超声仪器条件

1.仪器调节

检查前将灵敏度调到最佳状态，获得乳房各层结构清晰的二维图像。

（1）组织谐波成像技术减少脂肪组织的噪声对图像的影响。

（2）发现病灶时调整焦点置于病灶水平，必要时可选用2～3个焦点使图像更加均匀柔和。

③ 像素优化技术对不规则图像重新计算排列，减低斑点噪声，可使组织血管的边界显像增强、清晰。

④ 梯形探头可扩大病变中、远场的范围，有利于病灶基底部浸润深度观察。

⑤ 超声全景成像，较大病变梯形探头扫描不完整时选用，手执探头连续移动扫描的实时图像，经计算机处理后获得大面积、低噪声、高清晰度的宽景图像，能显示病灶完整形态与进行大小的测量。局部放大功能检查乳腺小病灶或1cm以下的微小病灶，其内部的微细结构、钙化微粒、微细血管及边缘状态能清楚显示。

2.探头频率

2D彩色超声仪通常使用5.0 ~ 17.0MHz频探头。乳房硕大、乳腺肿块较大（4cm以上）或多发、弥漫性的病变，由于高频探头的有效长度多＜4cm，不能显示病灶的完整形态与大小时，先用3.5 ~ 4.0MHz线阵探头。扫描深度调至能看到乳腺深部胸大肌与肋骨的回声为宜，可观察病灶的全貌，提示病灶的位置、大小，尤其炎性病变血管充血水肿或乳腺深部较大的脓肿。3.5 ~ 4.0MHz有利于彩超显示病变丰富的血管构架，整体与局部分布的疏密；然后再用高频探头详查局部情况。

3.血管彩超检查

须降低彩色速度标志，彩色增益灵敏度须适中，以不产生彩色噪声为宜，乳房、乳腺病灶血管彩色显示的多少与仪器的质量有关。高档彩超仪血流彩色较容易看到，且无彩色溢出；血管形态清楚，动脉、静脉并行；可检测直径0.01mm左右的微细血管，多普勒显示相应的频谱形态，并能测出微小动脉的低速血流与RI。中档彩超仪血流彩色显示的多少与检查者的耐心程度与花费的时间相关，快速检查仅能看到血流的某些段面，难以检测1mm直径以下的血管或有彩色溢出；低档彩超仪显示血流彩色常有一定的难度，故看不到血流彩色不等于乳腺病变没有血管增生。

感兴趣区即彩色取样框，依据病灶大小形态与检测目的确定。观察病灶整体及其与周围组织血流的全貌，取样框应大于病灶，检测导管内微小结节的血流须局部放大，取样框缩小至导管内微小结节的周围。观察与增粗导管并行的血管长度取样框可呈长方形。

血流速度测量须降低壁滤波50Hz以下，速度标志每小档＜1cm/s。多普勒取样容积（取样门）调至0.5mm，置于血管彩色血流中心，声束与血流方向的夹角（θ角）一般＜60°。取样容积或θ角过大可影响血流速度的测量。

4.血管能量图

多普勒信号能量的强度不受血流方向和入射角的影响，提高了血流检测的敏感性并能显示低速血流。一般动静脉同时显示无方向性，但近年有的仪器用不同的彩色显示动静脉血流方向。

（三）乳腺超声检查方法

1.检查体位

一般取平卧位，两上肢肘关节呈90°，自然放在头的两侧。必要时可根据乳房病变情况侧卧位或坐位。

2.常规检查方法

按乳腺解剖结构检查，探头长轴与乳管长轴平行或垂直，以乳头为中心从1～12时针位，放射状顺/逆时针连续转动检查显示整个乳房内部结构、乳管系统与乳管间乳腺叶组织的回声。

（1）纵、横及冠状切面检查：探头横行扫查乳头外侧到内侧，从上（自胸骨角水平）向下（剑突水平）；探头纵行扫查自腋前线到胸骨旁线。较大乳房或大肿块（检查者用一手固定）从内外侧或肿块最大长轴冠状切面检查。

（2）乳房血管：彩超检查各层组织内血管的长、短轴分布特征，以及病变血供来源、走向。

（3）两侧对比无论单或双乳病变，以及乳房普查，均应左右两侧对比检查，以防遗漏病变。

3.图像基本要求

显示乳房各解剖层次、乳腺叶组织、乳管系统与周围组织图像。乳腺病灶内外的正常、异常结构的声像图表现。

（1）乳管长切面：乳管长轴自乳腺边角至乳头间图像。乳管与乳腺叶组织分布的密度。

（2）乳管横切面：乳管断面与腺叶的图像。

（3）乳头：三方向扫查前后径、左右径及冠状斜切面，显示乳头外形与大导管的关系。

（4）血流图：乳房、乳腺异常病灶血流彩色显示后，应以多普勒频谱速度测量确定。

（5）乳汁动力学哺乳期乳汁及动力学的图像特征。

4.异常、病变回声标记与测量方法

（1）用时针定位：平卧位，1～12时针位置标记异常回声、病变所在部位。

（2）按乳腺解剖层次：标记异常回声属于脂肪层及乳腺内外。乳腺病灶位浅层、基底部、中间或乳腺外区、近乳头中心区。多发性、回声多型性病灶，应逐一标记具体位置；特别是临床触诊难以扪及的小病灶，尽可能明确。

（3）乳腺分区测量：乳腺的形态近似馒头或山峰形，各部位形态、结构及厚度不同，不同生理阶段妊娠期与哺乳期大小形态及乳管内径均发生明显改变。为取得相对准确的检测方法，于乳管长切面将乳腺分为外区与中心区，分别测量定点部位腺体厚度与内部导管内径。自乳腺与周围脂肪分界的边缘至乳头30mm处的三角形内为外区，该点前后径代表乳腺外区厚度。30mm至乳头之间范围为中心区，乳头下垂直距离为乳腺最大厚度。

注意事项：病变定位时体位与探头切面的方位相对固定，探头方位偏斜、随意转动体位、乳房位移，病灶亦随之变化，可造成小病灶难以准确定位，或出现假阳性或假阴性。

（四）腋窝区检查

腋窝区皮下脂肪丰富，除各肌群和腋动脉、静脉外，由乳腺的边缘淋巴网传出的淋巴管至腋窝部淋巴结、上肢回流的深、浅淋巴管均汇入腋淋巴群。

1.腋淋巴结

腋淋巴结分为五群：肩胛下、外侧、胸肌、中央及尖群。后三群与乳腺有关。

（1）胸肌淋巴群：位于腋前皱襞深处，沿胸外静脉排列相当于第3肋浅面。

（2）中央淋巴群：位于腋窝上部脂肪组织中。肋间臂神经从中通过，淋巴结病变神经受压臂内侧痛。

（3）尖淋巴群（锁骨下淋巴结）：后为腋静脉，前为胸锁筋膜，位置深体表不易触及。

2.超声检查

上臂外展，充分暴露腋窝区，探头沿腋动、静脉走行进行血管长轴和横切面扫查。仔细观察皮肤、皮下脂肪组织、各肌群肌膜、肌纤维纹理及血管壁的回声是否清楚；有无异常高回声或低回声的结节、团块，其形态、大小以及内部血流。腋窝区的皮肤与皮下脂肪组织层中注意有无副乳的异常回声。结合病史考虑淋巴结增大、炎性、转移性，抑或副乳、脂肪瘤。对某些乳腺肿瘤手术切除术后，上肢肿胀者，注意静脉回流有无受阻，有无异常扩张的管腔。

二、乳腺超声造影

超声造影曾被认为是医学发展的新里程碑，近年来进展极快。造影剂微泡经周围血管注入体内，迅速显示组织的血管灌注情况，用以诊断脏器病变。经临床研究证实超声造影微血管成像直观、动态显示的特征与DSA一致，因其对人体无毒无害，广泛用于多种病变的检查，尤其浅表组织乳腺、甲状腺或其他病变的研究。

（一）超声造影的组织学基础

血管是超声造影的组织学基础，不论良性、恶性肿瘤及炎性病变组织内的血管均有不同的变化。肿瘤生长依赖血管，实体瘤的发展分为无血管期和血管期。肿瘤早期间质内无血管，瘤组织难以超过 $2 \sim 3mm^3$，吸收营养排泄代谢废物靠周围正常组织的扩散作用。实体瘤组织内一旦亚群细胞转化为促血管生成的表型，就开始形成新生血管进入血管期，为瘤组织提供营养物质和氧气，新生血管通过灌注效应和旁分泌方式促进生长。超声造影剂微泡平均直径 $2.5\mu m$，不进入组织间隙，停留在血池中，能反映微血管密度的高低。其黏度与血液相似，不含蛋白基质成分，不影响血流速度。造影剂二次谐波信号比人体自然组织谐波信号强 $1000 \sim 4000$ 倍，造影中微泡作为强散射体提高血流信号强度，使缺血供、低流速的血管、部位深在、体积较小病灶内的血流信号易见。微泡外膜薄软稳定性好，在低机械指数声波作用下"膨胀—压缩—再膨胀—再压缩"非线性振动而不破裂，在血池中存留时间长适于造影中实时观察。

（二）超声造影方法

1.超声造影剂

当前使用的主要为意大利 Bracco 公司第二代超声造影剂 SonoVue（声诺维），国内广州、重庆等地院校使用自制的全氟显等。

2.超声造影仪器

应有能显示微泡在造影组织中实时充盈的动态过程，以及分析结果的特殊软件多用 $8 \sim 12MHz$ 或 $13 \sim 17MHz$ 高频探头。乳腺肿块 4cm 以上或巨大，高频探头不能扫查整个病灶，可用 4.0MHz 线阵探头。

3.造影方法

造影前调整仪器至造影模式，仪器设定在低机械指数状态。彩超检查后肘静脉注入造影剂全氟显 0.02mL/kg，3min 连续动态存储图像。

Acuson Sequoia 512 超声仪、CPS 造影模式和 ACQ 分析软件。图像调制 CPS 状态，探头输出功率 $15 \sim 21dB$，MI 为 $0.18 \sim 0.35$，启动自动优化键。造影时患者平静呼吸。造影剂 SonoVue 微泡为磷脂微囊的六氟化硫（SF6）常规配制造影剂 5mL。造影剂 2.4mL，肘静脉团注，推注生理盐水快速冲洗。一般造影剂分两次进行，首次注入后连续观察 $4 \sim 5min$，同步记录动态图像。如效果不满意，第二次更换病灶不同部位，或对其他病灶及增大腋窝淋巴结造影。

（三）图像分析方法

1.直接观察

造影剂注入后肉眼观察微泡在组织内外实时灌注的全过程，进行初步判断：①微泡充盈的出现、增强时间、速度、部位、开始消退的时间。②微小血管灌注过程、分布形态范围、变化势态，病灶内残留微泡的表现。③与病灶周围或正常组织充盈、消退的表现比较。④血管多普勒频谱显示可听到微泡破裂的爆破声。⑤造影后病灶彩超、能量图及B-Flow 3D成像血管增强程度。

2.时间强度曲线分析

各仪器的分析软件采用的方法虽略有不同，但主要分析参数近似。造影录像回放，用不同颜色在2D图像病灶边缘、中心区及周围组织取样，形成时间—强度曲线，测量各参数进行定量分析。

包括：①到达时间—AT：注入造影剂至病灶出现造影剂的时间。②达峰时间—TTP：造影剂注入至峰值所需时间。③峰值强度—PI：造影达到峰值的强度。④上升斜率—A、本底—BI、拟合曲线斜率—β及拟合度—GOF。或用峰值强度达峰时间、曲线下面积、廓清时间；计算血流灌注参数及平均灌注参数，量化分析为验证肿瘤内新生血管超声造影可靠性与光电镜观察及超微结构改变对照。

3.乳腺超声造影灰阶图像彩色编码分析

Sono-Liver^{R}CAP造影分析软件能将组织结构造影微泡的灰阶图像变化，转换为彩色强度的显示。即病灶内造影剂灌注的强度与周围组织强度比较，其差异用不同的彩色显示出来。灰阶强度定义为从0 ~ 1000dB，彩色编码显示为从黑色—深蓝—浅蓝—黄色—红色—紫红过渡。肿块内深红色区域为高增强，蓝黑色为低增强。另外，逐点分析病灶内各点参数（上升时间、达峰时间、峰值强度、平均渡越时间等）组成参数分布图，显示病灶内血管造影剂灌注状态。CAP软件用于乳腺肿块的良性、恶性分析。

方法为常规彩超显示血流最丰富的切面后，转换为CPS条件状态，超声造影按常规进行，将获得的造影图像直接动态传入CAP工作站。

（1）CAP软件分析方法

① 将造影图像常规选择三个感兴趣区（ROI）：边界ROI描画整个被分析的区域的轮廓呈蓝色边框；病灶ROI，呈绿色边框；参考对照ROI，即蓝色边框区减去绿色边框区的范围。

② CAP软件自动显示时间强度曲线图和参考对照时间强度曲线图（黄色表示）的大小不同分为高增强组和低增强组。当绿色曲线大于黄色曲线为高增强，绿色曲线小于或等于黄色为低增强。

③ 肿块内高增强区再次勾画呈紫红色区域，自动算出高增强区域面积，用于计算高增强区与肿块总面积比值，取三次平均值进行比较。

（2）最后综合分析

2D、彩超、3D成像及超声造影结果综合分析，提示诊断。造影剂充盈状态与二维彩色血流多少密切相关，借助超声造影微泡在乳腺血管的充盈速度、时间与强度，显示正常与病变组织血流动力学的特征。不同部位、不同回声性质及不同血流状态下取样所获得的时间—强度曲线参数有差异，从中找出正常组织中的造影微泡流动的规律，病变组织造影表现与其病理结构有关，目前主要用于乳腺良性、恶性肿瘤的鉴别诊断。

第三节　乳腺炎

一、乳头炎

乳头炎多见于哺乳期初次哺乳妇女，亦见于糖尿病者。婴儿吮吸的机械刺激或局部病变裂损细菌侵入乳头，多为单侧，双侧少。重者可出现血性分泌物，影响哺乳。多为急性炎症，组织内有水肿，中性粒细胞浸润。治疗及时明显好转，否则迅速向乳腺蔓延形成乳腺炎。

超声图像如下：

1.乳头增大，饱满，周围有声晕，内部不均匀，相对低回声，探头下有压痛。肿胀的乳头周围的乳管受压排乳受阻，乳腺中心区导管增粗，乳管扩张，乳汁黏稠回声增强，或形成高回声团块。

2.乳头及周围血管明显增多，粗细不等，彩色血流丰富，动脉流速快14/7.1（cm·s），RI低，为0.51。治疗后病灶仍存，增粗充血明显减退，流速减低7/2（cm·s），RI 0.67。

3.乳头炎蔓延形成乳腺炎，声像图显示乳头病变向下扩展成三角形低回声区，无明确边界。导管不规则扩张，内径0.27 ~ 10.8mm，并可延伸至周围皮下脂肪层。伴有粗细不等血管，血流丰富，动脉流速增快，为18.9/9.2（cm·s），RI 0.52。左腋下窝淋巴结增大，内部血管微细，血流丰富。

二、急、慢性乳腺炎

（一）超声相关病因病理

1.急性化脓性乳腺炎

最常见为产褥期乳腺炎，亦可见于妊娠期。90%为哺乳期妇女，产后2 ~ 4周由革兰阳性球菌引起。分为化脓性与淤积性乳腺炎。

（1）细菌侵入：由乳头微小损伤进入，迅速侵犯沿淋巴管蔓延至腺叶间和腺小叶间脂肪、纤维组织。形成化脓性淋巴管炎（乳房脓肿）。或婴儿口腔炎症细菌经乳头输乳管口侵入，逆行腺小叶停留乳汁中扩散到乳腺。

（2）发炎组织充血水肿：细动脉先收缩，随后细动脉、毛细血管、细静脉扩张充血。

细动脉扩张流入组织的血流量增多，流速加快。静脉扩张充血血流变慢、淤滞，液体成分渗出至组织间隙形成水肿，积聚物又压迫小静脉血液回流受阻。

（3）乳汁淤积：乳头过小内陷，婴儿哺乳困难，或输乳管阻塞乳汁排出不畅而淤积；或乳汁过多，盈余乳汁积滞在腺小叶，细菌生长繁殖引起局限性累及一叶或多叶急性乳腺炎，亦可形成脓肿。乳腺肿大，腺组织大量中性粒细胞浸润，可伴脓肿形成。

2.乳汁淤积性乳腺炎

各种原因乳汁在乳腺内积存，胀痛，体温中度（38℃）升高，表面充血微红，轻压痛。吸出乳汁后炎症多消退，故一般认为不是真正炎症。

3.慢性化脓性乳腺炎

炎症沿腺叶间组织从一小叶蔓延至另叶，形成数个脓肿。治疗不当重者向表面破溃，穿破输乳管自乳头向外排出脓汁。较深的脓肿缓慢向浅层蔓延，在乳腺外上组织形成乳房前脓肿，向深处扩延，脓汁在乳腺和胸大肌间松弛蜂窝组织形成乳房后脓肿。

（二）临床表现

急性乳腺炎胀痛开始，乳腺明显肿大，乳头外下压痛性肿块，皮肤发红、发热；有波动性疼痛，哺乳时加重。可有高热、寒战、脉快，同侧淋巴结增大、质软。压痛性肿块短时间软化为脓肿。处理不当表面破溃，有脓汁流出。

（三）二维彩超图像

1.急性乳腺炎

（1）乳腺肿大：哺乳期乳腺炎早期病变局部外区或中心区腺体增厚肿大，多迅速进展，呈弥漫性，病变显著增大。

（2）肿块：病变区形成肿块，大小不一，开始边缘不清，病灶呈类圆形，周边有声晕，弥漫性大片炎性病灶可达 $10 \times 5cm$。

（3）病灶回声：腺叶回声异常，乳腺结构与导管纹理紊乱。急性炎症早期出现不均匀低回声块边界不清，后方回声稍增强，探头加压有明显压痛。或斑片状、团块状中强回声。脓肿形成其低回声中出现小透声区，逐渐变成液性无回声，周边区模糊，散在的点状"岛状"强回声。

（4）病灶多沿乳管扩散：扩张的乳腺导管内有絮状团块。病灶周围腺体或邻近脂肪组织因受炎症的弥散，充血水肿渗透其回声呈模糊雾样，严重者渗液形成缝隙状无回声。

（5）彩超多普勒检查：炎症早期彩色血流不丰富，RI较高，在0.7左右，病情进展或脓肿前期病灶周围彩色血流丰富，与乳管并行。粗细不等的血管进入病灶呈红、黄、蓝色，血流明显增多，动脉流速高于正常[38.8 ~ 19/12 ~ 7.8（cm·s）]，阻力指数降低RI

0.57 ～ 0.68。

男性急性乳腺炎病变发展过程的超声表现与女性乳腺炎相同。

急性乳腺炎在积极有效治疗后病灶范围缩小，血管变细，血流明显减少、流速下降 7/2cm/s，RI 回升至 0.67。

（6）淋巴结：病侧腋窝淋巴结增大，炎症越重增大的淋巴结数目越多，内部血管微细，血流丰富。

2.慢性乳腺炎与脓肿

患者以往多有数年前乳腺肿块、炎症或乳腺脓肿的病史，由于治疗不彻底病灶被包裹，残留炎性组织潜伏在乳腺内。一旦机体抵抗力下降，乳腺内触及肿块，局部疼痛、发热，炎症或脓肿再发病灶结缔组织增生形成肿块，出现不均匀的增强回声斑片或条索及低回声，有残存的液性暗区，急性发作的重症皮肤表面破溃流出脓液。脓肿壁可为周围组织包裹，或伴有肉芽增生，血管粗细不等，血流丰富。

（1）超声显示乳腺内肿块大小不定，一般 3.3×2cm，压痛。位置多在原有病灶处，或向更大范围扩展。

（2）肿块不均匀低回声区，腔内有杂乱中、高或絮状回声，其间有单个或数个大小不等的液性无回声区，后方略增强。慢性炎症早期肉芽组织形成以后变为纤维组织增生，多呈中高回声，注意与肿瘤鉴别.

（3）周边无包膜，边缘不整，多层高、低相间的回声，形成厚薄不一的"壁"。

（4）肿块边缘血管丰富形成血管包绕，并进入内部粗细不一，动脉低速低阻，7.l/4cm/s，RI 0.433。

3.乳汁淤积性乳腺炎

（1）乳管多形性扩张：淤积在各级乳管的乳汁内压升高管径增粗，呈单个或多个液性无回声区管腔，内径 1 ～ 2cm，大者呈囊状、不规则扭曲，内径 3 ～ 5cm。

（2）边界清楚整齐形态多样，圆形或椭圆形，两个或多个扩张的乳管融合囊内可残存隔膜呈花瓣样回声，后壁及后方回声增强。

（3）囊腔内积存的乳汁呈点状、颗粒、云絮状或斑片状高回声，加压时可移动。

（4）管径内压过高机械压迫周围组织，并损伤管壁，乳汁及分解物渗到间质中，则液性无回声区边界模糊，周围组织呈炎性的不均匀低回声。

（5）乳汁淤积导管扩张的局部无血流，其周边血管中等增生，彩色血流增多。

三、乳腺特殊性炎症

结核、真菌、寄生虫及理化因素（过敏原、液状石蜡）等所引起的慢性肉芽肿属于乳腺特殊性炎症，但很少见。

（一）乳腺寄生虫病

乳腺的寄生虫包括乳腺丝虫病、包虫病及肺吸虫病等，一般较为罕见。

1.超声相关病因病理

（1）乳腺丝虫病

多由于班氏或马来丝虫引起，成虫寄生于乳腺的淋巴管中，虫体的机械作用及其死亡后分解产物强烈刺激，引起组织反应淋巴管水肿、嗜酸粒细胞浸润，淋巴管出现以虫体为核心的肉芽肿性淋巴管炎。

（2）乳腺肺吸虫

由于生食或半生食含有肺吸虫囊蚴的溪蟹、蝲蛄或野生动物的肉类，喝被污染的水，感染肺吸虫。蚴虫及成虫在组织内游走或定居，对局部组织造成机械性损伤；虫体代谢产物等抗原物质会导致人体的免疫病理反应引起人体肠、肝、肺等局部出血坏死，形成脓肿或囊肿；肺吸虫卵在人体内不能发育成毛蚴，不分泌可溶性抗原，因此引起异物肉芽肿反应。由于成虫从腹腔穿入软组织，虫体移行皮下形成可呈游走性结节；虫囊肿构成大小为1.5～2.5cm的结节，成群、成串出现。主要分布于腹、背、臀、阴囊及股部等处，乳腺皮下结节甚为少见。

2.症状、体征

多为女性患者，男性罕见。病变只在浅表乳腺组织或皮下脂肪内，多数一个肿块，个别两个，早期肿块较软，推之可动，生长缓慢。晚期较硬。单侧多，偶可累及两侧乳腺。

3.超声图像

（1）乳腺皮下或脂肪组织显示无包膜，可活动的肿块，直径1～5cm。肿块中央有小的液性无回点区的小囊，含不均匀的中强回声为干酪样，或胶冻状物或出血，虫体的残段呈高回声。小囊周围充血的肉芽组织呈低回声，再向外致密的纤维组织呈强回声。晚期虫体崩解被吸收，或呈钙化的强回声伴有声影肉芽与增生纤维组织呈同心圆状排列。

（2）肿块结节呈相对低回声，结节约2.1×0.5cm，仔细观察内部可见线状活动的虫体蠕动，再现性好，周围脂肪组织可见水肿带。

（3）患者有食生鱼虾史，或班氏或马来丝虫流行区生活史，有助于声像图的确定。主要确诊临床血化验嗜酸粒细胞明显增高，寄生虫皮内试验为阳性。或痰查肺吸虫卵，乳腺的皮下结节切开检查有肺吸虫或丝虫的蚴虫和成虫。

（二）乳腺结核

本病可见于任何年龄，以中青年女性为主，发病年龄较乳腺癌早。多数为胸壁结核累及。

1.超声相关病理

（1）感染途径

原发性乳腺结核少见，体内无其他组织器官结核病灶，病原菌经皮肤破损、乳头感染或经血道侵入乳腺。继发性乳腺结核可经肺门淋巴结核，结核性脓胸结核菌穿过胸壁进入乳腺；或由胸壁、肋骨、胸骨、胸膜的结核病变直接蔓延至乳腺，其他部位结核病灶经血行感染至乳腺；还可以由腋淋巴结节结核沿淋巴管道蔓延，锁骨上、颈部或胸腔内结核灶的结核菌经淋巴管逆行感染。

（2）病理改变

临床与大体表现分为三型：①局限型：乳腺内侧或外侧一个至数个硬结，表面光滑、活动、边界不清有轻压痛，右侧多见。深部硬结进展缓慢，增大成块出现痛、压痛及乳头溢液。硬结液化形成寒性脓肿。②播散型：输乳管被结核菌破坏，结核性脓汁自乳头溢出。穿破皮肤可形成窦道，经久不愈，与附近皮肤粘连成块，或结核性坏死性溃疡，与乳腺癌相似。常伴有同侧淋巴结增大与急性炎症。③硬化型：以增生性乳腺结核居多，乳腺内硬结使乳腺变形，皮肤橘皮样改变，乳头内陷，易误为乳腺癌。

大体特点为初期硬结光滑、可推动，进而硬结融合成肿块，中心干酪样坏死，液化成单个或多个相沟通的脓腔，穿破皮肤形成窦道经久不愈，流出豆腐渣样碎屑的稀薄脓汁，乳腺结构广泛破坏。中年人乳腺结核硬化型多见，剖面纤维组织增生性，中心干酪样坏死区不大。镜下特点为典型乳腺结核中心干酪样坏死区，外层淋巴样细胞包绕，中间上皮样细胞区中有郎汉斯巨细胞。有时仅见炎性浸润中有较多的上皮样细胞及多少不等的干酪样坏死区。

2.超声图像

乳腺结核超声所见甚少，其声像图缺乏特异性，结合文献综合如下：

（1）乳腺内散在单个或多个大小不等、低回声或中高回声结节，边界可辨认，似结节性乳腺小叶增生，略有压痛，但与月经期无关。

（2）乳腺组织的导管与腺叶结构混乱不清，不规则的低回声团块2～4cm，无明确边界，其中有回声增强的结节或斑块，彩色血流不多，超声难以提示明确诊断。文献报道一例42岁女性，右乳多个小硬块，不适感多年，曾于多个医院诊治，疑为乳腺小叶增生。超声检查显示乳腺组织结构广泛破坏，多个大小不等的形态不定的结节融合成片状低回声，其间有杂乱纤维条索；经追问既往曾有结核性胸膜炎病史。后经手术切除，病理诊断乳腺结核。

③乳腺结核性硬结液化形成寒性脓肿时，出现形态不规则大小不一的液性暗区，边缘模糊不清。

④乳头有稀薄脓汁样分泌物或皮肤有经久不愈窦道者，超声应仔细寻找邻近乳腺组

织有无与其相通的管腔及混乱的回声，应考虑有否乳腺结核及分泌物抗酸染色查结核杆菌以防漏误。

⑤ 乳腺结核性肿块与皮肤粘连，皮肤橘皮样变，致乳头内陷，无痛，与乳腺癌相似。乳腺结核伴急性炎症，其腋窝淋巴结增大。肥胖中、老年女性乳腺脂肪坏死亦可出现液性无回声区（含脂肪组织油珠样回声）；均应注意与乳腺结核鉴别，如查找其他部位结核病灶、胸部X线、结核菌素试验及活组织病理检查等，但国内外均曾报道乳腺癌与乳腺结核同时存在于一个乳腺，或一侧为结核另一侧为乳腺癌的病例，由于两种病变回声的混淆超声尚难辨认，须病理检查明确。

第四节 乳腺结构不良及瘤样病变

一、乳腺组织增生

乳腺增生症是乳腺结构不良的早期病变，临床最常见，是困扰诸多妇女的乳腺疾病。该名称早在20世纪30年代由Cheafle提出并命名。本病表现多样，命名繁多，100多年以来国内外的研究对其认识经过复杂、曲折、深化的过程，多数学者主张将乳腺增生列入乳腺结构不良疾病中。

（一）病因病理

乳腺是性激素靶器官，与子宫内膜一样受卵巢内分泌周期性调节变化，包括乳腺组织主质的上皮、小叶间质的脂肪、结缔组织，均受内分泌影响周期性改变。

1.增殖期

乳腺导管上皮增生、导管增长增多、管腔扩大，小叶内间质水肿、淋巴细胞浸润。

2.分泌期

小叶内腺泡上皮肥大呈空泡状有轻度分泌。

3.月经期

导管上皮萎缩脱落、管腔变小甚至消失，间质结缔组织增生、致密。

经期后腺管萎缩液体吸收复旧不全，分泌物残存为乳腺结构不良发生的基础。卵巢内分泌失调，雌激素分泌过度，孕酮减少刺激乳腺实质增生，小导管不规则扩张囊肿形成，间质结缔组织过度增生，胶原化及淋巴细胞浸润。但生理反应性乳腺组织增生与病理性乳腺结构不良两者间没有截然的界限，常须活检确定。

4.超声相关病理

① 乳腺组织增生：属乳腺结构不良症早期病变，轻微可恢复。病灶为质地坚韧的乳腺组织，无清楚的边界或包膜，切面灰色半透明、散在的小颗粒，偶见小囊。②镜下小叶内纤维组织中度增生纤维化与小叶间致密结缔组织融合，末梢导管不规则出芽，小管、导管扩张的小囊有分泌物。间质淋巴细胞浸润，偶并发腺纤维瘤。

（二）临床表现

乳腺疼痛为特征，未婚、已婚未育、已育未哺乳多见，生育期性功能旺盛的中年女性最多见。乳房周期性疼痛由隐隐作痛到逐渐加重，行经前明显，经后减轻或消失。部分乳头溢液或溢血。乳房周期性肿块2cm左右，较坚实界限不清，与皮肤无粘连。或乳腺肿胀、局部增厚、颗粒状硬结，散在分布单发或多发性结节。

（三）超声图像

1.双侧、多发性：乳腺组织内异常回声可单侧单发，但多为双侧、多发性。当临床触诊仅发现一侧一个病灶时，超声检查且不可仅查见一侧一病灶就结束，应两侧乳腺各部位仔细寻找，以防明显的肿块手术切除，而被忽略的另侧，边角、深层或基底部隐藏的病灶，误认为术后再发或新生病灶。

2.病灶位置、乳腺增大程度不定：可在乳腺任何部位，1 ～ 12时针位从边角到中心，从乳腺浅层到基底膜分布在乳头附近、外区边角或基底部。局部增厚，或轻度增大。多数乳腺外区，中心区厚度测值变化不大。

3.回声多样、形态不一：可呈导管增生、实质性腺叶型，但多为混合多样回声。

输乳管局部扩大，粗细不等长管状，或形成黄豆、蚕豆大低回声内径3 ～ 4mm，或数个扩大输乳管相沟通，呈不规则低回声管腔，另端与周围的输乳管相通。或内径＞0.5cm的无回声小囊肿。具有导管增生型的表现。

乳腺叶间质异常增生呈小叶增生型，表现相对低回声的结节、团块；形态多样，单个或多个散在，相互融合成较大的藕节样团块；或增强的斑片、颗粒状；无清楚的边界或包膜。大者2cm，小者不定。致使输乳管受压变细、扭曲，远端局限性扩张。

4.彩色血流：乳房内乳腺表面的脂肪层内可见血管的彩色血流，一般乳腺内病灶区彩色血流不多，血管细小。

5.小叶增生3/4D图像重建：3D容积成像病灶实质呈不均匀的中低回声，血管不多。供血动脉多在边缘进入，病灶内与周围组织仅有少许疏落的血管断面。

二、乳腺腺病

（一）超声相关病理

乳腺腺病以小叶间导管及末梢导管均有不同程度增生，后期渐有结缔组织明显增生为特征，小叶结构基本保存。一般认为其发病与卵巢内分泌功能紊乱有关。发展阶段分三期，同一标本可见到各期病变共存及移行过渡。

1.小叶增生期

切除的肿块呈灰白色、无包膜、边界不清，质坚韧、不均匀。小叶增生为主数目增多；小叶内导管或腺泡增生数量增多，体积大。腺泡型腺病主要为腺泡增生，数量多，此型与小叶癌鉴别。导管型腺病小叶内主要为导管增生，数量多，无腺泡；有的导管增生呈乳头状突入腔内。

2.纤维腺病期

由上期发展而来，①早期小叶内导管继续增多，小叶增生增大纤维组织不同程度增生硬化，质坚韧为纤维组织及散在半透明颗粒，形状不规整或融合，结构混乱，伴小叶纤维化。②后期纤维组织明显增生，管泡萎缩，称硬化性腺病（须与硬癌鉴别）。局部触及实性界限分明乳腺肿块，小者2cm，最大10cm，孤立存在，由增生的管泡和纤维化组织组成，似有包膜，小叶轮廓消失，实质性增生上皮位于纤维化组织内称为乳腺腺病瘤；很像浸润癌。

3.纤维化期

为腺病晚期小叶内纤维组织过度增生，管泡萎缩至消失，残留少许萎缩的导管，偶可扩张成小囊。肿块质地坚实，2~5cm大小；无包膜，发病年龄大多在50岁以上，重度悬垂性；约有1/3的小叶原位癌与腺病小叶增生期伴发。

4.局灶性纤维化

由细胞成分少的玻璃样变纤维组织形成的瘤样肿块，围绕萎缩的导管，以及末梢导管。

5.乳腺病伴纤维瘤样增生

腺病中有纤维瘤样病灶。

（二）临床表现

青、中年与月经周期相关的乳痛，经前期出现，经后减轻或消失，乳腺一侧或双侧坚韧不硬，界限不清。少数有浆液或血性乳头溢液。

（三）超声图像

1.乳腺腺病声像图：小叶增生期与乳腺结构不良的小叶增生相同。乳腺腺病表现与局灶性纤维化型相同，主要局限性增强，不均匀、高回声斑片状结节，形态不规整，边界不清，无包膜。

2.乳腺腺病伴纤维瘤样增生：声像图与纤维腺瘤性增生型相似，不均匀的强回声团块，与内部玻璃样变的低回声，形成混合性瘤样肿块，似有边界，后方可能有声影。

3.无症状肿块声像图：表现为边缘不规则的低回声团块，病灶纵横比接近，后方有衰减，血流丰富，声像图疑恶性病变；而病理诊断为乳腺腺病与纤维腺瘤同时存在，伴导管扩张及乳腺增生病的良性病变。超声对乳腺腺病的诊断有一定的困难，通常仅能提示图像所见。

4.乳腺腺病灰阶能量图3D成像：实质性低回声肿块周边不规整向深部扩展，呈不典型汇聚征。能量图显示肿块周边或内部血管轻、中度增生，从血管结构的分布可判断肿块主供血管的来源。

5.超声造影检查：病灶微血管灌注，周边环形，内部高于外周，整体不均，时间强度曲线达峰迟，峰值强度低于正常特征，为平坦型曲线或慢进慢出型。

乳腺腺病组织结构复杂，常与其他病变同时混杂，声像图没有特征性，常具有恶性肿瘤的表现，超声多难以正确诊断，往往疑为恶性病变。在手术病理证实的203例乳腺肿块中，有56例超声图像良、恶性混淆，其中乳腺腺病伴导管扩张5例，呈低回声实质肿块（0.6×0.7cm ～ 2.4×2.3cm），边缘不规则有衰减，血流丰富，RI 0.69 ～ 0.8声像图疑恶性病变，病理证实为良性。

三、乳腺囊肿病

乳腺囊肿病在结构不良中极为常见，主要特征为乳腺小叶小管及末梢小管高度扩张形成囊肿，同时伴有其他结构不良。直径＜2mm为微囊，＞2 ～ 3mm为肉眼可见性囊，＞0.5 ～ 0.7mm称囊肿病，大囊肿直径达4 ～ 5cm。

（一）超声相关病理

1.大体检查

乳腺囊肿数目不等，一般直径2 ～ 3cm，大者4 ～ 5cm。①囊壁较薄表面光滑，有折光性顶部呈蓝色；有的可见颗粒或乳头状物突入腔内。②囊壁较厚，内容物多为淡黄色清液、棕褐色血性液，或浑浊乳样。③大囊周围分布小囊，囊壁间乳腺间质明显增厚，其中有扩张的乳管。④乳腺组织内散在含棕色内容物的小囊区及微囊，边界不清。

2.镜下所见

囊肿病来自：①导管扩张：因末梢导管上皮异常多处、多层向腔内乳头样，菌状增生。②末梢导管高度扩张形成囊肿，巨大囊肿壁受压上皮萎缩，肉芽组织构成囊壁，上皮做乳头样生长称乳头状囊肿。③上皮瘤样增生：若干扩张的导管及囊肿内上皮增生呈乳头状凸起称乳头状瘤病，分支状乳头顶部吻合呈网状结构，称网状增生，进一步增生看不到囊腔时称腺瘤样增生。上皮间变可能发生癌。

（二）临床表现

中年女性多见，发病年龄30～49岁，40～49岁为发病高峰，绝经期后下降。

肿物可见于单侧或双乳，近乳房周边，累及乳房一部分或整个乳房。可触及的单个囊肿，呈球形较光滑，活动度好，大囊、浅表者有波动感，深部边界不甚清楚，似实性肿块。多个囊性结节呈颗粒状，边界不清，其活动受限。

约1/3发病早期乳房轻刺痛、隐痛及触痛。乳痛周期性明显，月经期痛加重囊腔增大，来潮后减轻囊腔会缩小，但囊肿形成后痛可消失，就诊时无自觉症状。

偶有乳头溢液，呈浆液或含血性物，如为浆液血性或纯血性，囊内有乳头状瘤。而有溢液，无导管内乳头状瘤及导管扩张较常见，多于乳癌。

（三）超声图像

1.两侧乳房增大或大小正常：直径为0.5～0.7mm囊肿病，直径2mm以下的微囊仅在高档高频探头放大后能显示，一般仪器呈粗点或斑片状结构混乱的回声。

2.导管扩张形成单发囊肿液性区明显易检出，3～5mm以上的小囊肿呈绿豆至黄豆大，无回声，与周围输乳管比较界限清楚。直径2～3cm，大至4～5cm的囊肿液性无回声透声性好，呈长梭形或椭圆形，囊壁薄，表面光滑，后方回声增强；大囊周围有小囊。邻近囊肿的乳腺组织受压乳管变细窄，或同时伴有小叶增生的高回声。

3.囊肿含浑浊点絮状中等回声，可能为乳汁、脂肪颗粒的沉积物。扩张导管及囊肿内的乳头状瘤呈中强回声，突入腔内。乳头状瘤病及囊腺瘤样增生，超声只能提示图像的形态，无法辨认病理性质的良性、恶性。

4.彩超检查：显示正常皮下脂肪层及乳腺组织内原有血管的血流。乳腺组织增生、乳腺腺病及乳腺囊肿病一般彩色血流增多不明显，纤维化严重，彩色血流减少，大囊肿仅在边缘有少许血流。

四、乳腺瘤样病变

（一）乳汁潴留囊肿

乳汁潴留囊肿又称乳汁淤积症，哺乳期妇女多见。临床表现为乳内肿块，治疗不当病情恶化可致无菌性脓肿，并可误诊为纤维腺瘤或癌肿。

1.病因、病理

多因哺乳期妇女有乳腺结构不良、炎症、肿瘤，造成乳腺的小叶或导管上皮脱落或其他原因阻塞导管。导管受压乳汁积存，也可能授乳无定时，乳汁不能排空淤滞导管内，使导管扩张形成囊肿，往往在断奶后发现乳腺内波动性肿物。

超声相关病理：圆或椭圆形肿块边界清楚，累及单个导管形成孤立囊肿，囊壁薄由薄层纤维构成，为单房累及多个导管形成蜂窝状囊肿。早期内容物为稀薄的乳汁；时间较久变得黏稠如炼乳，或似奶酪，甚至干燥呈粉状，肿块质地坚实，囊壁增厚。囊内淡红色无定性的物质及吞噬乳汁的泡沫状细胞。囊肿周围多量炎细胞浸润，小导管扩张，如继发感染可致急性乳腺炎或脓肿形成。

2.临床表现

哺乳期妇女单侧乳腺，双侧少。多在中心区乳晕外，1～2cm球形或橄榄形肿块，初期较软略有弹性，移动性，乳腺处于生理性肥大，不易发现。哺乳期后乳腺复旧，增生的小叶小管萎陷，乳腺松软。囊内水分被吸收，囊壁纤维组织增生变硬，乳汁浓集成块，肿块更硬，甚至硬如纤维瘤。有断奶方式不当的历史，随月经周期变化长期积留的分泌物逐年增加，可达20～30年或以上，但与皮肤无粘连，腋淋巴结不增大。

3.超声图像

超声显示乳汁潴留囊肿内部回声随乳汁潴留时间长短、囊腔大小、液体吸收内容物浓缩的程度不同，以及乳腺质地与导管的结构声像图表现多样。

（1）单纯乳汁潴留囊肿：哺乳期乳房内无痛性肿块，声像图显示输乳管扩张呈椭圆形、梭形或不规则形囊腔，近似无回声，囊壁薄边界清楚，后方回声增强；大小不等，较大者2～5cm，周围有小导管扩张。轻挤压排出乳汁50～70mL后，囊腔明显缩小。

（2）乳汁潴留囊肿继发感染：哺乳期乳房内肿块，无痛，数月后乳房外观及肿块明显增大，皮肤微红。声像图显示位置较浅表，甚大的椭圆形无回声区，可达5×5.5×7cm，有微细亮点或微小斑片，探头加压质点飘动及轻压痛。为乳汁潴留继发感染的表现，若不及时处理，数日内则可穿破流出脓液。

（3）间质型乳腺：奶多输乳管细小乳汁排泄不畅，乳房丰满，胀感或触及不平块物。声像图表现末梢乳管残余乳汁呈大小不等点状、颗粒状强回声，小叶及间质组织呈不均匀不规则的斑片、结节样中强回声。

（4）晚期混合性潴留囊肿：扩张的大囊腔边缘外周多层强回声包围，内形成不规则实质性斑块含中强及液性混合性回声；囊腔内实质性斑块亦有彩色血流。

（5）乳汁干结性潴留：哺乳期乳汁多，有突然断奶史。哺乳期后数十年后双乳出现高低不平多个结节，逐渐增多。超声图像显示乳房饱满，乳腺回声不均匀，乳管中强回声，多条输乳管内含细小、密集的点状、颗粒状强回声，系乳汁干燥后呈粉状干结在乳管；伴乳头严重凹陷扭曲畸形。

（6）彩色血流：周围组织有彩色血流，囊腔内实质性斑块亦有彩色血流。

（7）3D容积成像：乳汁潴留性囊肿肿块长轴、短轴及冠状面3D容积成像显示囊肿呈低回声，底部点状淤积，边界清与周围形成高回声界面。血管能量图3D可见周围血流。3D容积成像向左右转动均见后壁前沉积物中等回声。

（二）乳腺导管扩张症

乳腺导管扩张症好发经产妇的绝经期前后，多为单侧，病变团块常被误为乳癌或其他病，或划为闭塞性炎症范围。1956年确切定名乳腺导管扩张症，实际病理变化既非感染性炎症，亦非肿瘤，为大导管的退行性病变；后期炎性反应的瘤样病变。

1.病因、病理

（1）乳晕区：输乳管上皮细胞萎缩，分泌功能丧失，使上皮细胞碎屑及含脂性分泌物集聚，充满乳晕下输乳管（终末集合管）而扩张。

（2）大体检查：见病变区与健康组织无明显界限，乳腺中心区多条扭曲扩张的输乳管，内径管径3～5mm，充满棕黄色糊状物。周围增生的纤维组织透明变性形成纤维性厚壁，并可相互粘连成4～5cm大小、坚实边界不清的肿块。

（3）镜下所见：不同程度扩张的输乳管由乳晕区至皮下脂肪或间质内，上皮细胞萎缩、变薄，腔内淤积坏死物和脂类，分解后形成脂肪结晶体排成放射或菊花团状。后期渗出管外，周围的纤维组织增生，管壁增厚，腔内淤滞的脂类物质分解产物，由管内渗出刺激周围组织，引起多种炎细胞浸润，剧烈性炎性反应；纤维组织增生形成的异物反应的瘤样病变。

2.临床表现

好发于生育过的绝经期前后女性，年龄35～55岁为多。乳晕下可触及多条绳索样扭曲增粗的导管，压迫时乳头有分泌物溢出。分为以下三期：

（1）急性期：导管淤积坏死物分解渗出炎细胞浸润反应，出现急性炎症样症状，乳腺皮肤红肿、疼痛、发热，腋下淋巴结增大。历时两周。

（2）亚急性期：炎症样症状消退留下边界不清的肿块，硬结与皮肤粘连，历时约三周。

（3）慢性期：坚实边界不清的肿块缩小呈硬结状，可残留数年，症状消失；乳头回缩。

3.超声图像

（1）早期：乳腺中心区乳晕下3～4条，多至10条输乳管扩张、扭曲，内径管径3～5mm，甚至更大；内部低或无回声，透声性差。乳腺外区输乳管可能稍增粗。

（2）急性、亚急性炎症样期：扩张、扭曲的输乳管延及乳腺外区，内径大小不等，呈不规则块状。内部低或无回声内有点絮状、斑片状强回声，管壁增厚。周围组织回声强弱不均匀，边界不清。囊腔内实质性斑块可能有少许彩色血流，周围组织彩色血流无明显增多。

（3）慢性期：乳腺中心或外区，结构紊乱，大小不等结节团块与低或无回声的小囊腔，壁厚，周围强弱不均匀的回声，后方可能有衰减。彩色血流较少。

（三）乳腺脂肪坏死

乳腺脂肪坏死临床较少，患者多见于体形肥胖、皮下脂肪丰富、乳腺下垂的妇女。因外伤后无菌性脂肪坏死性炎症，或血液、组织液中脂肪酸酶使结节状脂肪发生无菌性皂化，其后出现坏死的一系列病理改变，44%的患者有明确的外伤史，特别是乳房的钝挫伤，使脂肪组织受到挤压而坏死。另外，乳腺的化脓性感染、术后、肿瘤出血及导管扩张症均可引起乳腺脂肪坏死，临床表现很似乳腺癌。

1.病因、病理

外伤后伤处皮肤出现黄、褐色、棕色瘀斑，3 ~ 4周后，该处形成2 ~ 4cm肿块。

（1）大体检查：乳腺脂肪坏死肿块呈圆形，坚韧或均质蜡样，与表皮粘连。块内有大小不等的油囊，充满液化脂肪或陈旧性血性液体，或灰黄色稠厚的坏死物，后期纤维组织高度增生，肿块纤维化，边缘放射状瘢痕组织内有含铁血黄素及钙盐沉积。

（2）镜下所见：脂肪细胞浑浊（皂化）、坏死崩解，融合成大脂滴，周围巨细胞围绕，坏死物或异物肉芽肿样结构，后期被纤维组织取代。

2.临床表现

乳房有明确或不明确轻度钝挫、挤压伤或乳腺手术、化脓性感染等病史。早期乳腺外伤处黄褐色瘀血斑，脂肪坏死后炎性细胞浸润，以及肉芽肿样结构形成肿块。晚期纤维组织增生肿块变硬，与皮肤粘连，组织收缩肿块变小。与乳腺癌难以鉴别，应穿刺活检确诊。

3.超声图像

（1）单侧乳腺内不规则低回声的肿块，近似圆形，1 ~ 2cm大小，大者4 ~ 5cm，与周围分界尚清楚：早期液化脂肪、陈旧血性液较稀薄为液性区。时间久黏稠，透声性差有不均匀的点、絮状回声，周围纤维组织及瘢痕包绕呈中高回声，可含有钙化强回声。

（2）晚期肿块大部分纤维化，体积可缩小，呈高回声，放射状向外延伸，内有不均匀的小低回声残腔。

（3）异常增生的肉芽肿组织可能少许彩色血流。

（4）超声表现实质性非均质性不均匀回声，边缘放射状向外延伸与乳腺癌难以区别。须活组织穿刺病理检查确定。

（四）乳腺错构瘤

乳腺错构瘤很少见，长期以来人们对其认识不足，X线与病理易误为积乳囊肿、纤维腺瘤、乳腺囊性增生；一些学者依据自己的发现给予许多病名，但不能反映本病真实性质。1971年Arrigoni提出乳腺错构瘤的名称。由于乳腺内正常组织错乱组合，即残留的乳管胚芽混合着不同量纤维、脂肪、乳腺导管、小叶组成，有包膜的瘤样肿物，异常发育畸形生长，但长到一定程度自行停止或明显减慢长速。瘤内腺体成分仍有乳汁分泌功能为本病特征。

1.病理

乳腺内肿块较癌和纤维瘤的硬度软，或半软半硬即纤维、腺体部分较硬，脂肪较软；瘤体巨大，超过乳腺1/4，表面凹凸不平，有囊性感。

（1）大体检查：圆形或椭圆形肿瘤，质软，包膜薄而完整，切面灰白或灰红不规则，腺体、纤维、脂肪、乳腺导管、小叶混乱集结一团，各成分多少不一，或各成团块，有小囊肿，囊壁钙化。

（2）镜下所见：纤维、脂肪、腺体导管腺泡异常增生构成，有的导管扩张成小囊肿。

2.临床表现

发病年龄15～88岁，多见于哺乳期后及绝经期后。患者无意中发现乳腺内两圆形或椭圆形肿块，有报道最大者达17cm，表皮无改变，与皮肤无粘连，可推动。有刺痛或触痛，生长缓慢，可自行停止生长。左乳内下或内上多见，右侧少。

X线乳腺摄片，肿物的特点为低密度基础上密度不均匀。其形态、边缘清楚，密度不均匀，增加脂肪为主，在透光性好的瘤体中成致密小岛，腺体和纤维组织为主，致密的瘤体中有小透声区。瘤体有小囊钙化或条索状钙化。

3.超声图像

（1）乳腺内肿块呈圆形或椭圆形，一般2～8cm大小，包膜完整，较薄。

（2）肿块内各种回声杂乱：脂肪组织呈低回声，纤维组织多呈条索状强回声，腺组织回声强弱不等，小囊肿透声好可能为液性。

肿瘤穿刺可能抽到乳汁，组织学检查可有腺体、纤维、脂肪等。

第五节　乳腺良性肿瘤

一、乳头的乳头状瘤、乳头状腺瘤

乳头和乳腺大中小导管的上皮细胞，在某些内分泌因素的影响下，发生上皮源性肿瘤，为乳腺的良性肿瘤。乳腺导管上皮增生突入导管内，呈乳头状生长，称乳头状瘤。发病部位多在乳腺的中央或乳头区，大导管内上皮呈腺瘤样增生形成乳头状腺瘤。多为无痛性肿块，病程缓慢。

（一）病理

1.乳头的乳头状瘤

为乳头表皮增生，呈乳头状，多个乳头聚集在一起似菜花状，有时与乳腺鳞状细胞癌相似。

（1）大体检查：肿瘤生于乳头，外观疣状、菜花状，脆弱，切面灰白，散在出血。

（2）镜下所见：由鳞状细胞增生呈乳头状，外被鳞状上皮细胞。因其为良性不转移，术后不复发。

2.乳头状腺瘤

乳头区大导管内上皮呈腺瘤样增生而成的良性肿瘤，兼有不同程度的乳头状瘤灶，较少见。肿瘤位于乳头乳晕下，0.5 ~ 1.0cm大小，质硬略有弹性或砂粒感，无包膜，边界清楚，少数肿瘤有小囊或导管扩张。有时纤维化形成硬化性腺病样。导管上皮实质性增生，充满管腔。

（二）临床表现

多见于中年（30 ~ 50岁）女性，乳头表面凸凹不平，疣状、菜花状棕色肿块。或表面糜烂、溃疡、结痂，乳头有血性或浆液溢出。触诊乳头处有硬性结节。病程缓慢。

（三）超声表现

乳头乳晕下实质性小乳头状或结节样中高回声，内部不均匀，边界清楚，邻近大导管可伴有扩张。

二、乳腺导管内乳头状瘤

乳腺导管内乳头状瘤因内分泌的影响，导管上皮增生突入导管内呈乳头状生长，为良性肿瘤。在乳腺良性肿瘤中占第3 ~ 4位。

（一）乳腺大导管内乳头状瘤

乳腺大导管内乳头状瘤多发生在乳晕下大导管，即从乳头乳管开口部至壶腹以下约1.5cm间，单发或几支导管内。乳头状瘤位置一般不超出乳晕的范围。

1.病理

（1）大体检查：大导管内乳头状瘤位于乳头与乳晕之间，使导管囊状扩张，浅黄色液体潴留，囊壁见0.5～1.0cm棕黄、质软而脆的乳头状物突入腔内。乳头可能有蒂，蒂的粗细不等，与囊壁相连。短粗的乳头纤维成分较多，质地坚实不易断，细长顶端颗粒状乳头质地脆弱，树枝状尖细的乳头易折断出血，有恶变倾向。乳头状瘤在导管内生长，分泌物潴留引起导管囊状扩张。或形成条索、硬结及肿块液体自乳头溢出后肿块可缩小，或消失。如此反复数年。

（2）镜下所见：似腺样结构，导管上皮细胞高度增生，乳头相互融合成实性细胞团，间质少。乳头粗短间质纤维多，久之可发生玻璃样变。

2.临床表现

多见于40～45岁的经产妇，发病与绝经期雌激素分泌紊乱有关。

（1）早期症状不明显，生育过中年女性乳头自发性溢液、溢血可为10～15d间歇性。压迫乳腺某点，或积压肿块有血性或浆液性分泌物自乳头溢出。

（2）乳内肿块，乳头、乳晕边缘触及条索、硬结或肿块边界清楚。大小自数毫米到1cm左右，最大者2.5cm。

（3）乳腺X线检查及乳腺导管造影，摄片可见乳头状瘤的形态。

3.超声表现

（1）乳头或乳晕下乳腺中心区，大导管至壶腹部，囊状扩张呈液性无回声。

（2）扩张的大导管内见中等或稍强回声的乳头、结节、实质性团块，回声不均匀，强弱不等，结构紊乱，有微钙化。

（3）乳头瘤大小不等，＞0.5～1.0cm的病变，实质性，边缘清楚，＜2～3mm的病变，仅见强回声光点。

（4）乳头瘤基底部有时可见较细的蒂与囊壁相连。

（5）彩超可见有点、条索状彩色血流进入实质性团块内，有时血流较丰富。

（6）3D成像，导管内乳头状瘤于扩张的乳管内液性回声中，见不均匀中强回声的结节混合成实质性团块。容积3D成像扩张的大导管内中等回声团块不均匀，与液性区边界清楚，块内可见微小钙化点血管能量图3D成像扩张导管的长、短轴、冠状切面及3D成像均见丰富血流。

（二）乳腺中、小导管内乳头状瘤

乳腺中、小导管内乳头状瘤发生在乳腺中小导管内乳头状瘤较多，为大导管内乳头状瘤的两倍。

1.病理

乳腺中小导管内乳头状瘤位于扩张的中小导管内，呈半透明的小颗粒，大小不等，附着管壁，多少不定。形成肿块时易误为癌。乳头状瘤为导管上皮和间质增生形成，乳头中心有纤维血管束，瘤内反复出血纤维化，结构紊乱，纤维化成分多为纤维化型乳头状瘤。

2.临床表现

中小导管乳头状瘤瘤体较小，症状体征均不明显，临床不易发现，乳腺超声普查或乳腺其他疾病手术时才得以发现。

3.超声表现

（1）一侧或两侧乳腺的外区中小导管扩张。

（2）扩张导管内有中等回声的小颗粒，大小不等的微小结节，附着管壁，单个或多个，边界尚清楚，数个小结节堆积一起呈高低不整的表面；通常声像图难以确定其病理性质，常高度疑为恶性病变。

（3）乳腺内可有小叶增生的各种表现。

（4）容积3D成像大小不等的微小结节附着管壁，堆积在一起，形状清楚。

三、乳腺腺瘤、乳腺纤维腺瘤、乳腺腺纤维瘤

乳腺腺瘤、乳腺纤维腺瘤、乳腺腺纤维瘤是乳腺良性上皮混合瘤，为最常见的良性肿瘤。发病率高，我国发病率占良性肿瘤的第1、2位。Chealle对病变乳腺做连续切片，发现未触及肿块的乳腺中25%有微小的腺纤维瘤。有些微小的乳腺纤维腺瘤临床触诊很难发现；超声检查虽能发现，但三者的声像图表现相似，难以分辨病理特征。

（一）病因

病因尚不甚清楚，与过度的雌激素刺激，或乳腺局部对雌激素敏感性强有关。好发于卵巢功能旺盛、调节紊乱的女性，部分人伴月经不调或原发性不孕。

（二）病理

瘤内腺管增生为主，纤维组织较少称纤维腺瘤，纤维组织在瘤内为主腺管较少，称腺纤维瘤，常伴小叶增生，极少数恶变为纤维肉瘤、小叶癌等。

（1）大体检查：肿瘤质硬韧，球形或椭圆形，或分叶状，有完整纤维性包膜，边界清楚，活动性好。肿瘤一般3cm，小者数毫米，大者达20cm。切面灰白色，含上皮较多半透明状，黏液感；腺管内或分叶型含黏液或水肿明显切面光泽。腺管周围陈旧性病变纤维成分，多呈编织状或玻璃样变性钙化或骨化。

（2）镜下所见：组织学按黏液—纤维组织及腺管增生成分比例分纤维腺瘤、腺瘤与

腺纤维瘤。纤维腺瘤按各种组织增生部位排列分为管内型、管周型及混合型纤维腺瘤。

（三）临床表现

发病年龄为18～40岁的女性，60%为30岁以下。多在无意中或超声普查时发现，圆形或椭圆形肿块表面光滑，活动性好，单发或多发，或为双侧。多为无痛性，少数阵发性或月经期有隐痛、胀痛。可能局部乳腺组织对雌激素敏感有关。

（四）超声图像

1.乳腺上部，孤立性或多发或双侧：圆形或椭圆形肿瘤，表面光滑，包膜完整，纤维性回声增强，少数分叶状，边界清楚，活动性好，瘤体可推动，一般为1～4cm大小，大者达10～20cm。

2.肿块内部含黏液或水肿，呈实质性均匀低回声，少数不均匀，后方回声增强。

3.陈旧性肿块纤维组织增生较多，呈实质性不均匀中低回声，周围组织回声较强。

4.少数实质性不均匀低回声，内部有颗粒状高回声或显著增强的钙化，伴声影。囊性增生肿瘤的小囊呈液性无回声。

5.乳腺纤维瘤3D成像血管中度增生：一般纤维腺瘤周边或内部可见彩色血流，腺管以增生为主，彩色血流丰富。单有颗粒状高回声或钙化的纤维腺瘤彩色血流极少，多普勒显示血流速度较低，RI多＜0.7。

6.3D容积成像：纤维腺瘤3D成像具有良性肿瘤的一般表现，充分显示肿瘤的外形，圆形或分叶状肿块；病灶不均匀，中、低回声块内增强斑片，后方略增强或多结节组成；边缘多数完整，边界清楚，波浪形、近圆形的低回声晕圈，包膜深入块内形成间隔与多叶；不典型汇聚征，低回声肿块边缘多个等号样回声呈模糊的放射状汇聚征，来自周边增生血管，或病灶周边多个宽窄不同放射状扩张导管形成汇聚征。灰阶3D容积图像向左右侧转动，可见血管自边缘进入肿瘤，进一步手术证实汇聚征非乳癌特有的表现，乳腺纤维瘤也可出现。

7.血管能量图及BF的3D成像，显示病灶内外血管结构的立体空间形态、多少、分布，对鉴别诊断有一定帮助。有研究报道了一组经血管能量图3D检查病理诊断分别为纤维腺瘤、纤维腺瘤伴小叶或导管内皮增生、纤维腺病的患者，17例中病灶血管结构明显增多4例占23.5%，中度增生6例35.3%，少许增生4例占41.2%。

四、乳腺巨纤维腺瘤（分叶性纤维腺瘤）

乳腺巨纤维腺瘤，其结构与管内型腺纤维瘤基本相似，为良性肿瘤。瘤体积较大，结构分叶状，故称分叶性纤维腺瘤。

（一）病理

1.大体检查：肿瘤直径5～7cm以上，体积大，个别较小。椭圆形或扁平，质地不均，中等硬度切面淡红色，有狭长的裂隙，分叶状。不发生浸润和转移。

2.镜下所见：瘤体内腺上皮异常增生，腺管高度扩张，纤维细胞增生活跃。上皮下的纤维组织明显增生突入管腔内呈乳头状挤压扩张管腔，使之形成很大的裂隙，并分割瘤体呈分叶状。

（二）临床表现

发病年龄多为青春期女性，生长迅速，短期内长成大肿物，略有疼痛。多数5～7cm，最大者直径19cm，中等硬度，活动尚可。术后不复发。

（三）超声图像

1.乳腺内实质性肿块，大小不等，一般为5～7cm，甚大者占据半个乳房。

2.肿块近似椭圆形，可有包膜，外形欠光整，边缘略呈分叶状。包膜呈树枝状进入肿块实质内。

3.实质性肿块内部中高回声，分布不均匀，有索条状高回声及低回声裂隙与隐约可见的低回声管腔，当切换为彩超时其间立即有彩色血流充盈。

4.有多支血管供血，形成肿块边缘包绕，并进入实质内走行扭曲，血管较粗，内径2～4mm，血流丰富。动脉血流速度25/5.7cm/s，RI 0.72。

5.3D容积成像示实质性中、高回声，内含无壁缝隙样低回声，由正位向左右侧转动，观察肿瘤的后壁，均见边界光滑，包膜完整，无汇聚征，不向周围组织浸润。呈典型良性病变特征。

6.血管能量图及B-F的3/4D成像，用彩色血流图、B-F血流图、血管能量图显示病灶内外血管结构的立体空间形态、多少、分布。正面观察后，向左或右任意角度转动侧位观，能显示肿瘤有2～3支大血管供血，并深入瘤体内，血管粗细不等，许许多多小分支血流极其丰富。

7.超声造影：肘静脉注入超声造影剂后，微泡快速（11～12s）由肿块周边开始进入，富血管区弥漫增强，持续40～50s后，块内微泡开始消退，呈网络样分布；1.5～2min块内微泡基本消退，造影图像时间强度曲线定量分析为快近慢出型，提示良性肿瘤。

<h1 style="text-align:center">第六节　乳腺癌</h1>

一、乳腺非浸润性癌

乳腺非浸润性癌又称原位癌，按组织来源又分小叶原位癌和导管内癌。

（一）腺导管内癌

1.病理

乳腺导管内癌来源于导管系统的上皮，特别是中小导管分支处，以往认为仅限于导管壁，但未突破基底膜，故管腔内有肿块时首先考虑导管内癌。20世纪研究结果表明，导管内癌小病灶多始发于末梢导管小叶单位内，癌细胞不断增生，末梢导管进行性扩张，融合后似中、小导管，管腔有分泌物——增生的癌细胞向腔内生长，互相搭桥呈孔状、实体状，形成导管内癌。

肿瘤大小不等，圆形或不规则形，无包膜。癌组织呈结节状、条索状、颗粒状。癌细胞不同程度充满管腔，排列方式不同；管腔中央有坏死称粉刺性管内癌；形成许多腔隙称筛状管内癌；癌细胞充满整个管腔堆积呈乳头状，其中心有纤维血管束，称乳头状导管内癌。偶有局部钙化灶。

2.临床表现

（1）50岁左右女性发病多见：乳头下乳晕周围，乳房外上某部，肿块大小不等，或境界不清的肥厚组织，少数有刺痛不适感。部分扪不到肿块，仅有境界不清坚实肥厚区。

（2）乳头溢液：为导管内癌报警信号，多为血性，或浆液性，尚有挤出牙膏样条索。一般认为溢液3年以上未发现癌症可能为良性。乳腺癌溢液时间平均4.9个月，最长1~2年；单侧、单乳管溢液多为癌，溢液同时有乳房肿块癌可能性大。70岁以上乳管溢液为癌症。双侧多乳管溢液病变范围广，多见于良性。

3.超声图像

（1）病灶部位

多在乳房外上显示大小不等肿块。

（2）导管扩张

乳腺局部不同程度扩大处导管不均匀扩张，走行不规则。扩张管壁不光滑，隆起大小不等的团块，或絮状回声，积液中有高回声点状漂浮物。

（3）病变形态多样

导管内癌沿着导管壁匍匐生长形成肿块大小为 $1.0 \times 0.4cm$ ～ $3.2 \times 2.5cm$ 中、低或等回声结节、团块，无包膜呈蟹足样向外凸出，后方有/无衰减，肿块形态多样：

① 外形似扩大扭曲的导管，边界清楚，低回声的癌组织充塞整个管腔，为实质性导管内癌；②癌组织不同程度侵入管腔，呈粗细不等的树枝状，癌块间有空隙，可能为筛状管内癌；③乳头状管内癌的中低回声呈乳头状，中心有高回声纤维血管束，并有分支；④甚大的导管内癌 $6 \times 7cm$，后方有衰减，边界不清与皮肤脂肪粘连，呈囊实混合性不均匀杂乱回声。

（4）彩超显示

结节、团块内有血流信号，血流沿导管壁进入块内微细血管内径 0.4 ～ $0.6mm$。

（5）周围乳腺组织

有结构不良小叶增生表现。

（6）腋窝

可能淋巴结增大与淋巴系转移。

（7）3D灰阶成像

肿块周边放射状汇聚征，边缘可向外突破浸润周围组织。成像显示肿瘤主干血管 2 ～ 3 支，块内血管多密集。

（8）超声造影

微泡迅速充盈整个肿块，其走向与2D血管分布相同。

（二）乳腺小叶癌与乳腺小叶原位癌

1.乳腺小叶癌

为乳腺小管和末梢导管上皮细胞发生的癌，较少见。癌细胞在管内增生，直到胀满管腔，管内压力增加管径增粗成为小叶癌。

病理学根据周围组织被浸润的程度分两型：凡小叶癌细胞未突破基底膜只在小叶内的小型乳管内生长为非浸润型小叶癌，凡小叶癌细胞已突破基底膜向间质内呈浸润性生长为浸润型小叶癌。因癌细胞较小，分散，癌灶小累及范围窄。可同时累及几个小叶，或一个小叶内的几个末梢导管或腺泡，又称小细胞癌，与周围组织分界不清。

2.乳腺小叶原位癌

指乳腺小叶癌细胞在乳腺小叶、小管基底膜内，呈膨胀性生长的阶段。它被认为是一种癌前病变，非真正癌。但随时间的增长可使原位癌变成浸润性癌。

（1）病理

① 大体检查：病灶孤立分散在乳腺内，与小叶增生或乳腺纤维囊性病同时并存，切

面粉红或灰白界限不清。有时仅见局部增厚、单个或多个变大的乳腺小叶集团，与小叶增生不易区别。镜下所见：小叶增大腺管变粗聚集成簇。小叶瘤组织由均匀一致的圆形细胞构成，大于正常，小叶体积增大。或小叶内的腺管增生，管腔内充满大小不等、形态不一、体积较大的瘤细胞。

（2）临床表现

发病年龄较浸润性导管癌年轻8~10岁，平均42~46岁。多不浸润、不转移，绝经期后可自行消退，与内分泌关系密切。无自觉症状，乳腺内无明显肿块。

（3）超声图像

① 乳腺内微小的低回声结节或小团块，内部不均，边缘不规则，边界不清，有钙化点。术前超声仅发现病灶。②彩色血流较少，多为星点状血流。

（三）乳腺最小癌

乳腺最小癌指触诊检查不易发现、体积甚小的乳腺癌。病理学对最小癌的诊断标准不一，文献报道，Gallager认为原位癌或浸润性病灶不超过0.5cm，Ackerman将1cm以下病灶均视为乳腺最小癌，日本规定直径<5mm的浸润性癌才是乳腺最小癌。国内超声造影诊断小乳腺癌为直径2.0cm，包括浸润性导管癌、导管内癌、乳腺浸润性小叶癌及黏液癌。有学者认为目前高频超声仪能检出直径1.0cm以下病灶，故认为1.0cm作为小乳癌大小范围的界限是可行的。

1.病理

（1）大体检查：乳腺最小癌<1.0cm的灰白色结节，无明显的肿块，切面呈较硬的组织，单个或多个散在分布，界限清楚无包膜。

（2）镜下所见：似小叶原位癌或乳腺导管内癌的组织学表现，基底膜完整或部分破坏，癌细胞可突破基底膜或浸润到间质中。

2.临床表现

发病年龄平均48.9±11.2岁，较浸润性癌年轻三岁。无自觉症状，乳腺内无明显肿块，多为超声检查发现1.0cm左右的实质性结节，质硬韧，界限尚清或欠清，活动无明显受限，单侧或双侧。腋淋巴结可触及。

3.超声图像

（1）病灶回声：小乳腺癌多在乳腺9~12时针位间，直径<1.0cm圆形或椭圆形，低回声结节或多边形，肿块纵横比<1。导管内癌结缔组织增生，低回声内有条索状中高回声，透声差。部分浸润性导管癌肿中心坏死，或淋巴浸润，后方增强。

（2）病灶边缘：分叶、蟹足、毛刺状，包膜不明显。

（3）微钙化：异常的癌组织钙盐沉着，小乳腺癌病灶内部有钙化的点、颗粒状、明亮的高回声。或簇状粗大、分布不等、密度不均的高回声，后方明显衰减。

（4）彩色血流：新生的毛细血管从病灶周边进入肿瘤内部。小血管微细内径 40μm ~ 1mm，自周边进入内部内径0.4mm，血流为低速。随肿瘤长大血管数量增加，分布更新。

⑤ 腋窝淋巴结：腋窝淋巴结呈类圆形不规则低弱回声，包膜不光滑，皮质明显增厚，淋巴门结构紊乱，结门偏移或消失，淋巴纵横比＞1。多个腋窝淋巴结可融合成状，彩色血流丰富，腋窝淋巴结亦可钙化。

二、乳腺浸润性癌

乳腺浸润性癌指癌细胞穿破基底膜侵入间质内生长。由于多种因素的制约，原位癌演变到浸润性癌少则几周多则长达几十年。乳腺浸润性癌最多见占乳癌总数的75%左右，危害最大癌肿质地较硬，边界不清，放射状浸润间质，淋巴道转移，可引起患者死亡。本文以临床常见的乳腺浸润性导管癌、乳腺髓样癌及乳腺浸润性小叶癌为重点。

（一）乳腺浸润性导管癌

乳腺浸润性导管癌最多见，占乳腺癌总数的50% ~ 80%。浸润性导管癌在组织学上是不具备特殊组织结构的癌，常与其他类型乳癌如浸润性小叶癌、黏液癌、乳头状癌腺癌囊性变并存。以往的文献报道乳腺非浸润性癌演变为浸润性癌者，30个月4% ~ 5%，5年后9%，10年后15%，因此，发现非浸润性乳腺癌时应尽快根治。

1.病理

（1）大体检查

肿块偏小，结节状，边缘不规整，边界不清，无包膜，与周围脂肪和纤维组织常有粘连——实质性含纤维成分多者较硬，有放射状黄白条纹伸入周围间质。

（2）镜下所见

① 腺癌癌组织呈腺样结构，癌细胞大小较一致，呈腺状排列，浸润纤维间质，腺管样结构不规则，有分泌现象。常与管内癌并存。②硬癌间质多实质少，大量增生的纤维间质中，有较小癌细胞呈不规则条索、单个或成堆散在间质中，间质纤维有玻璃样变性，钙化与骨化退行性变。③单纯癌癌间质和实质数量相等，癌细胞条索状或小管状混杂浸润在间质中。④不典型髓样癌间质少、实质多。

2.临床表现

（1）中、老年女性最多见，90%为40岁以上。近年健康体检超声发现乳腺癌发病率增多，趋向年轻化。

（2）浸润性导管癌早期瘤体不大，因间质纤维增生明显癌细胞已向周围组织浸润，可出现乳腺局部不适，刺痛、放射痛、经前胀痛，乳腺沉重感或深部烧热感等。症状不明显，偶然或超声普查发现乳内肿块。

（3）肿块多在外上，中心区次之，坚硬，大小不等，一般2～3cm，边界清或不清，推之稍动。硬癌体积小，坚硬如石，界限不清，浸润强，转移早。

（4）癌瘤浅表侵犯皮肤，出现橘皮样外观，乳头回缩。单纯癌1/2有腋下淋巴转移。

3.超声图像

由于乳腺癌病理的复杂多样，癌肿类别均须镜下病理检查方能确定诊断。目前超声仪的图像质量与分辨率对乳癌微细的病理结构尚难明确判断，因此，仍以乳腺癌声像图共同表现作为识别和超声诊断的依据。

（1）乳腺癌2D彩超表现

① 病灶部位：多在乳房外上或中心区乳晕附近。

② 肿块大小：浸润性导管癌早期瘤体不大，临床发现或有症状者大小不等（21×20mm～30×25mm），大肿块周围可能有浸润性癌灶呈卫星结节，＜10mm为乳腺小癌；测量上下、左右及前后三径线，纵横比接近等于1。

③ 形状不一：因间质纤维增生明显，可能由于癌细胞释放大量溶酶体促使癌细胞周围组织浸润，呈树根样或蟹爪样生长。病灶局部不规则圆、椭圆形或扭曲的长圆形，分叶状，边缘不清，均无完整包膜。形态不规则，或大部向周围组织不规则的浸润呈蟹爪样、毛刷样或锯齿状回声。

④ 肿块回声：实质性肿块较多，内部不均匀低回声，后方衰减，质偏硬，探头挤压有抵抗力。

⑤ 钙化点：伴有多少不等、大小不一的钙化点。

⑥ 彩色血流：乳癌病灶血流多少不定与组织学结构有关。大量纤维组织增生彩色血流少，癌组织成分多血流丰富，瘤体周边及内部血管增多，粗细不等结构杂乱，动脉流速达33cm/s，RI 0.64～0.88。

⑦ 淋巴结：增大的淋巴结呈低回声，单个或多个大小不等。其淋巴门偏心或结构不清。淋巴结血流丰富，动脉流速快，且较乳腺肿瘤病灶的血流易显示，超声常规检查以腋下淋巴结为主，其次为锁骨下淋巴结。

（2）乳腺肿瘤3D容积成像

① 肿瘤回声：内部呈不均匀低回声，乳腺癌55%伴簇点状钙化。

② 边缘不规则：乳腺导管癌浸润性生长，瘤组织由瘤体的四周树根状伸展呈汇聚征。典型"汇聚征"显示肿块周边有6～9条宽窄不一的蟹爪样、鱼刺样、车轮状或宽齿样放射状低回声，从块内向周围组织延伸，尖端可达乳腺基底部。75%的恶性肿瘤汇聚征为主要特征。15%为局部或大部向外浸润、边界模糊混乱的汇聚征，10%汇聚征不明显。

③ 4D动态旋转：病灶的灰阶容积图像可向任意方向、各种角度动态旋转，多侧面观察肿瘤形态与周围组织的关系；癌肿向周边组织浸润深度与基底膜突破程度。

（3）乳腺肿瘤血管3/4D成像

肿瘤血管成像有三种方式，包括彩色血流频谱、血管能量图及B-F血流成像。3D成像后，4D动态旋转对空间结构的显示极为重要，在360°转动中观察肿瘤内外血管构架，供血主干的来源、走向、分布密度。癌肿早期间质内无血管，靠周围组织的扩散作用吸收营养排泄废物，此时声像图看不到血流。肿瘤进入血管期具有丰富的血管网。由于癌细胞主质与纤维性间质的成分与血管增生的多少不一，及肿瘤血管缺乏肌层走向迂曲，故回声多样。

乳腺恶性肿瘤血管多在2～3支以上，主干粗大，由边缘进入病灶。增殖期肿瘤血供丰富，其血管的立体、空间分布可见主干血管从多角度朝向病灶，粗细不等，半环形、弧形包绕，分支长短不一，扭曲缠绕，或局部杂乱密集呈绒线团样。

血管增生程度分为：①血管明显增多占25%，主干血管2～3支进入病灶，各有2～3个分支，长度达病灶的1/2～2/3，微小血管多个；或形成较完整的血管包绕。②中度增多占40%，主干血管1～2支，分支2～3个，长度约占病灶的1/2，并有散在微小血管。③少许增生35%，周边或内部血管1～2支，长度为1/3以下，或点状稀疏散在。④5%病灶周边血管、病灶内血管极微，或为液性区仅在周边有或多或少微小血管。

（4）乳腺肿瘤超声造影

造影剂经静脉团注后，视频观察及时间强度曲线分析，微泡进入癌肿的表现归纳为以下四种。

① 快进快出：乳腺实质性恶性病灶血流丰富，造影剂微泡充盈密集。动脉血管越多充盈越好，达峰快、强度高。灌注与消退均快，如分化低癌肿血管多间质少，或动脉—静脉瘘形成。达峰时间平均（16.23±0.33）和包膜不完整或应有假包膜使病灶轮廓较清楚。

② 快进慢出：一些乳腺浸润性导管癌，肿瘤血管成分较多，分化程度低，生长快，而肿瘤血管生长的速度低于肿瘤快速生长发育需要，出现液化坏死区，造影剂灌注不均匀，周边充盈快进，病灶内分布不均，流出慢，癌旁组织微泡充盈散乱，残留微泡在病灶内无规律地乱窜。

③ 慢进慢出：浸润性导管癌的实体性癌中，硬癌、较小的癌细胞在大量增生的纤维间质中，癌细胞呈不规则的条索、成堆，或单个散在于间质中，血管少，管壁缺乏弹力层。超声造影微泡27～38s缓慢进入肿块周边部，仅有少许微泡进入块内，为乏血管型。微泡消退开始晚，大部分消失要在2min以后，故为慢进慢出型。

④ 同进同出：瘤内未形成供养动脉，造影剂灌注血管与周边正常组织相同。

（二）典型髓样癌

典型髓样癌不多见。其恶性度较低，淋巴结转移机会较少但病程较一般乳癌略短，发展较硬癌快。

1.病理

（1）大体检查：肿瘤多位于乳房中心深部，球形或结状病变较局限。病程短发展快，肿瘤膨胀性生长。短期内呈巨块，体积较大，直径4～6cm，大者达10cm。有假包膜，周边较光滑。肿瘤质地软如脑髓，切面呈灰白色髓样组织。肿瘤出血坏死液化，形成囊性髓样癌。晚期癌肿与皮肤粘连，溃烂呈菜花状。

（2）镜下所见：癌组织内实质多、间质少，癌细胞大，核分裂多见。

2.临床表现

发病年龄22～80岁，常见于50岁以下绝经期前后的女性。肿瘤边界清楚，有移动性，膨胀性生长的肿瘤皮肤变薄发亮，张力增加，乳头无内陷。肿瘤体积增大顶破皮肤形成皮肤溃疡。

3.超声图像

（1）病灶位于乳房中心深部，或其他部位，球形或结节状较大肿瘤，直径4～6cm。周边较清楚，但无包膜。

（2）肿瘤呈低回声或极低回声区，后方回声增强或无改变。不规则的液化区提示肿瘤有出血坏死，形成囊性髓样癌。少数有钙化，内部散在增强的光点。

（3）彩超显示肿瘤内及周边有少许血流信号。

（4）少数髓样癌、块质地较软边界清楚，移动性较好，低回声实质肿块无衰减，其瘤体较小（0.9×0.5cm～1.5×1.0cm），可误为良性病变。

（5）约1/2的髓样癌腋下淋巴结增大。

（三）乳腺浸润性小叶癌

乳腺浸润性小叶癌是结构与乳腺小叶原位癌相似的浸润性癌。发病率仅次于浸润性导管癌，占8%～14%。

1.病理表现

小叶原位癌突破基底膜的束缚，癌向间质做浸润性生长。通常临床及影像诊断困难。

（1）大体检查：癌组织呈圆形、椭圆形、盘状或不规则形，大小不一（0.8～11cm）。质地坚实，边界不清，呈蟹足状侵入周围组织，与皮肤粘连时乳腺皮肤凹陷乳头回缩。

（2）镜下所见：癌细胞的形态与小叶原位癌基本相同，典型者排列呈单行线状。浸润的癌细胞在腺管周围呈同心圆牛眼或靶盘状排列，癌细胞内黏液多时形成印戒状细胞。

癌细胞团块被嵌入纤维组织似硬癌或被间质挤压变形而易误诊。

2.临床表现

乳腺浸润性小叶癌发病年龄49～56岁，多发生于绝经期后的老年女性，绝经期前罕见。浸润性小叶癌多发生在萎缩的乳腺内，可能垂体分泌异常使得本已萎缩的乳腺小叶被复活，上皮细胞出现不正常的增生可同时亦可先后发生于双侧乳腺。症状与体征均不明显，体检时常触不到肿块，易误为小叶增生，病理诊断皆因乳腺其他疾病手术病理切片中偶然发现。

3.超声图像

经病理证实的乳腺浸润性小叶癌声像图表现如下。

（1）肿块：多在乳腺外上限，其次在乳晕附近。肿块较小，为1～3cm，大者近10cm。

（2）肿瘤回声：不均匀实质性低回声，边缘不整。肿瘤病灶内间质成分多，后方衰减。

（3）周边回声：边界不清，可呈蟹足状侵入周围组织。

（4）癌灶钙化：内部钙化有点状高回声，或＜1mm的砂粒样微钙化灶。癌细胞对矿物质亲和力强，或癌细胞营养不良坏死钙盐沉积。

（5）彩超检查：边缘及内部血流均较少，仅呈星点状。

（6）腋下淋巴结转移：乳腺病灶与皮肤粘连时，同侧腋下可见低回声的淋巴结转移。

（7）3D成像：瘤体低回声边缘呈汇聚征，粗细不等、长短不一、近端粗远端细的毛刺（蟹足）样低回声，向周边正常组织延伸。

（8）超声造影：微泡进入病灶的时间与正常组织接近，最大灌注时呈网状分布。病灶与正常腺体分别取样，做时间强度曲线分析，病灶曲线18～21s达峰值，28s缓慢下降，峰值强度46dB。正常组织11s进入缓慢上升，32～36s达峰后平稳持续，故呈快进缓慢下降。

（四）乳腺黏液癌（乳腺黏液腺癌）

乳腺黏液癌又称乳腺黏液腺癌，发生在乳腺导管上皮黏液腺化生的基础上。发病率占乳腺癌总数的1.8%～5.3%。

1.病理表现

（1）大体检查

瘤体大小不一，直径多在2.5～5.5cm，有报道最大者达15cm。外形不规则，质地或软或硬，无真正包膜。瘤组织切面呈实性或囊状，湿润发亮半透明，红棕色或浅灰色胶冻状物，与其他癌混合存在称混合性黏液癌，其质地由其他癌混合的多少而定，少者质地较实，灰黄色，可见黏液，其他癌多黏液不明显似硬癌，灰白色放射状条纹伸入周围组织中。

（2）镜下所见

① 局限性乳腺黏液癌：单纯性黏液癌多见。乳腺导管产生的黏液蛋白位于细胞外，堆积较多称"黏液湖"。癌细胞呈团或条索状散布"黏液湖"内，癌细胞较少呈单个或小团片状漂浮于"黏液湖"内。湖间纤维间质多少不等，有时见钙化灶。②弥漫性乳腺黏液癌：导管与小叶癌细胞产生的黏液位于细胞内，胞核被挤在一侧称印戒细胞癌。或多数癌细胞呈团或条索状弥漫浸润于间质纤维内，癌组织中有腺癌、髓样癌、硬癌等成分，为混合性乳腺黏液癌、混合性印戒细胞癌。

2.临床表现

发病年龄较广（26～91岁），多见于绝经期后60岁以上老年女性。癌瘤缓慢推进式生长，临床症状不明显，癌瘤长到一定大小可触及。如一例77岁患者7年前自己发现左乳房内鸽蛋大肿物，就诊时肿物增大，稍小于乒乓球，左腋下有绿豆大小肿物；另例74岁女性偶然触及右乳房约花生米大肿块，1年后长至2.5cm。肿物呈圆形较隆凸，界清，为实性或软或硬，囊性时有波动，易误为纤维腺瘤或囊肿。偶与皮肤粘连，但可推动。约1/3腋下淋巴结转移，而印戒细胞型乳腺黏液癌腋淋巴结转移率高，数目多。

3.超声图像

（1）肿块部位：乳腺外上，其次外下或中部。

（2）肿瘤大小：多数为2.5～5.5cm，4×3×2cm，周边小肿块1.2×0.8×0.8cm。

（3）肿块形态：略呈圆形、椭圆形隆起，或不规则大肿块旁可有相邻的小肿块，边缘清楚，包膜不明显。

（4）肿瘤回声：实质性低回声或等回声，不均匀絮状条索与不规则的可疑液性暗区混合存在，后方回声多增强，并有强回声（0.2×0.3cm）大的钙化光点。

（5）彩超：肿块内血流信号较少，周边部动脉血流最大速度40～74cm/s，RI 0.8～0.9。

（6）腋下淋巴结：多数可见数个淋巴结增大，约0.7×0.4cm、0.7×0.6cm，呈低回声，边界清晰，淋巴门结构清楚。经手术病理证实的乳腺黏液腺，腋下淋巴结亦可为阴性。

（五）乳腺叶状囊肉瘤

乳腺叶状囊肉瘤又称腺纤维肉瘤。乳腺肉瘤较为少见，由于肉瘤种类繁多，组织类型复杂、多样，易与其他疾病相混淆，国内外学者对其认识不尽相同。但国内一致认为本病具有恶性肿瘤的特点，如间质细胞密集、异型性明显，核深染分裂象多见，生长快。同时具有良性的习性，如无浸润性生长、周界清楚，切除干净预后良好，而归入临界性肿瘤，在大体标本切面上有分叶及小囊状外观，故称为叶状囊肉瘤。

1.病理表现

（1）大体检查：瘤组织1～30cm，最大可达45cm，一般在5.5～15cm。分界明显，无真正的包膜，边界呈结节状，切面灰白色，质地较硬，其中软硬相间。坏死区及脂肪肉瘤区为淡黄色软区，有出血为红色纤维组织增多处为实质部分，常有大小不等的裂隙或呈囊腔状。裂隙狭长而弯曲将肿块分隔成巨大的叶状，内含清亮液体或血性或胶冻状物。

（2）镜下所见：瘤组织由上皮细胞和纤维组织两种成分构成。与管内型腺纤维瘤基本相似，间质内梭形细胞量多排列紧密，间变明显。核分裂象多见，构成纤维肉瘤的组织表现。常有出血坏死和黏液样变性，有时可有骨和软骨化生。

2.临床表现

发病年龄较广，为14～85岁，多见40岁以上中老年女性，多为45～49岁。一般症状不明显或乳房轻度胀痛。肿块较大，生长很快。

3.超声图像

（1）肿块部位：外上右侧9～12时针位，左侧12～3时针位；乳晕上下或内下右侧3～6时针位，左侧6～9时针位。

（2）肿瘤大小：不定，一般5.0cm以上，大者15cm左右，但活动性尚可。

（3）肿块边缘：清楚，呈结节或分叶状，因周边高回声条索进入肿块将其形成分叶状。与周围组织有明显的界限。

（4）肿瘤回声：实质性不均匀低回声，或等回声后方回声增强。可有散在钙化高回声脂肪组织坏死、出血呈大小不等、不规则的液性无回声囊腔，或弯曲的裂隙将肿块分割成叶状。

（5）彩超显示高回声条索内或实质内有动脉静脉血流，动脉流速15.4/2.4cm/s，RI 0.85。

（6）超声造影，叶状囊肉瘤造影剂微泡先灌注病灶边缘，后至中央，为向心型。

（六）乳腺纤维肉瘤

纤维肉瘤是较常见的恶性肿瘤，几乎有纤维组织的任何部位均可发生，乳腺纤维肉瘤多来自皮下或筋膜中的纤维组织，在乳腺间叶组织中纤维肉瘤占首位。

1.病理表现

（1）大体检查：瘤体较大，多在5cm以上，呈圆形、卵圆形结节状。多数质地较硬，局部可较软或囊性区。周边有不完整的假包膜。切面均匀、湿润有光泽，呈灰红色或灰白色鱼肉样，纤维肉瘤可有出血坏死和黏液样变性。

（2）镜下所见：浅表部位的纤维肉瘤多分化良好，瘤细胞似纤维母细胞，梭形，形态整齐均匀一致，异型性轻微。界限不清。胶原纤维多与瘤细胞排列呈人字形或羽毛状纵横交错。深部的纤维肉瘤多数分化差，间质少，瘤细胞丰富，呈束状交错排列，异型性明显，瘤组织内血管丰富。高度未分化的纤维肉瘤间变明显，排列不规则的极向紊乱，胶原纤维少。

2.临床表现

乳腺纤维肉瘤多发生在30～50岁女性，平均41.3岁。开始为一小硬结，呈圆形、卵圆形，无痛，生长迅速，但发觉时可能已长大至5cm以上，有报道最大33cm。巨大肿块使皮肤紧张发亮潮红，偶与皮肤粘连呈橘皮样。乳头回缩或有溢液。部分腋下淋巴结增大。乳腺纤维肉瘤的临床表现与叶状囊肉瘤相似。术后常可复发，通过血行或淋巴结转移。

3.超声图像

（1）肿块部位：位于乳腺中央，巨大者占据整个乳腺，少数位于乳腺上外。

（2）肿瘤大小：多在5cm以上，半数10cm以上，呈圆形、卵圆形，边界清楚，可推动，巨大者与皮肤粘连。

（3）瘤回声：实质性不均匀低回声，后方回声增强，边界清楚。

（4）坏死、出血：纤维肉瘤组织坏死，出血呈大小不等，不规则的液性暗无回声囊腔，其图像与叶状囊肉瘤无法区别。

第七章　皮肤肿瘤性病变的超声诊断

第一节　良性皮肤肿瘤

一、表皮样囊肿

（一）临床与病理

表皮样囊肿又称角质囊肿、包涵囊肿、植入性囊肿，是一种真皮内含有角质的囊性肿瘤，其壁由表皮构成，是最常见的皮下肿物之一。本病是由皮肤外伤或手术将表皮细胞碎片植入皮下引起，或为胚胎发育时上皮残留并逐渐增殖发育形成。本病多发于人体皮脂腺分布密集的部位，如头、面、背部等。病灶多呈半球形隆起或无明显外观改变，生长缓慢，质软。患者一般无明显不适，多因触及质软或波动感肿物前来就诊。

病理检查：表皮样囊肿一般为有囊壁的囊腔，其囊壁由成层的内含角质透明蛋白颗粒的鳞状上皮细胞组成，囊内充满表皮角化物或白色颗粒油脂样物，偶有钙化。

（二）高频超声

1.灰阶超声

灰阶超声常表现为位于皮下软组织内的混合回声结构，形态规则，呈结节状生长，表面隆起、光滑因具有囊壁，故声像图显示，病灶与周围组织分界清晰。病灶的两侧可见后方声影，即"侧方回声失落"现象。病灶内部回声一般为弥漫性强弱相间，可见特征性的无或低回声"裂隙"，后方回声增强。病灶常通过窦道与体表相连，一般窦道处于闭合状态。

表皮样囊肿有时由于外力可发生破溃，进而引起内容物外泄，此时囊壁的张力消失而塌陷，病灶因此可表现为不规则的低回声结构，与周围组织粘连，分界不清。同时伴有周边软组织增厚、分布紊乱、回声增高等炎性表现，体表可见病灶红肿、破溃。此时须结合患者病史，如曾经触及肿物、破溃后流出豆渣样内容物等来进行诊断。

2.彩色多普勒超声

病灶内部常无血流信号，若囊壁破裂伴异物肉芽肿性炎症时，病灶内部及周边可测出血流信号。

（三）诊断要点

（1）表皮样囊肿可发生于全身，常位于头颈和躯干等裸露部位。肉眼观多为隆起的半圆形结节。边界清晰，表面光滑，质软，生长缓慢，患者无明显不适。

（2）超声表现为皮下软组织内圆形或椭圆形混合回声结构——其内部见点状、片状、条索状强回声和/或小片状、不规则裂隙样无回声，具有一定的特征性，典型者呈"洋葱皮样"改变；病灶常见窦道，以上特征均有助于与其他肿物鉴别。

（3）破溃时内容物流失，病灶会失去结节形态而呈塌陷形态，甚至表现为不规则形。周边软组织也随之肿胀、回声不均匀，表现出炎性症状。

（4）病灶内部常无血流信号。

二、指/趾黏液囊肿

（一）临床与病理

指/趾黏液囊肿又称黏液样囊肿，是指发生于指/趾部位的黏液性囊肿，于1883年首次被描述为皮肤的滑膜病变，目前本病发生机制尚不明确，多数认为是由邻近关节纤维囊、滑膜组织的退变或其皮、皮下组织黏液样退变引起。指/趾黏液囊肿可分为两种类型：①黏液型（浅表型）：真皮成纤维细胞化生，导致透明质酸过量生成。此型与关节腔不通，被认为是局部皮肤黏蛋白沉积症。②腱鞘囊肿型（深型）：透明质酸从退变关节处通过蒂样结构向外流出。

本病多位于指/趾远端指间关节背侧或指甲皱襞处，病灶多为单发的半透明状的隆起，生长缓慢，质软，可有波动感，破溃后流出黏液；多见于中老年患者，患者一般无明显不适，多因于指/趾处触及质软肿物。前来就诊多数患者伴有关节背侧面骨赘形成，骨赘形成与发展致关节内滑液增加可能是指/趾黏液囊肿形成的因素。本病复发率高，文献报道囊肿单纯切除后复发率为25%～50%。

病理检查：可见纤维囊内有假囊腔，囊内有黏液样基质和成纤维细胞，其内壁无真正上皮细胞。

（二）高频超声

1.灰阶超声

（1）黏液型：常表现为位于皮下软组织内孤立的无回声结构，与邻近关节无联系。病灶表面隆起、光滑，多数呈圆形或椭圆形，边界清晰，内部透声佳，后方回声增强。

（2）腱鞘囊肿型：较黏液型指/趾黏液囊肿位置略深，常表现为关节处的无回声结构，与关节腔相通——病灶表面隆起、光滑，形态规则或不规则，边界清晰，内部透声佳，后方向声增强。

2.彩色多普勒超声

病灶内部无血流信号。

（三）诊断要点

1.好发于中老年，特征性部位为指/趾远端指间关节背侧或指甲皱襞处。

2.病灶多为单发的半透明状的隆起，体积一般较小。

3.超声表现为皮下的无回声结构，可与关节腔相通，内部透声佳，后方回声增强。

4.常伴有骨关节炎。

三、外毛根鞘囊肿

（一）临床与病理

外毛根鞘囊肿为起源于毛囊外根鞘细胞的良性病变，属于皮肤附属器肿瘤，又称毛囊峡部—退行期囊肿、毛发囊肿，是一种较少见的皮肤囊肿，女性好发，病程缓慢，偶表现为常染色体显性遗传。本病可能会变化为良性增殖性肿瘤，还可能转变为恶性增殖性外毛根鞘肿瘤，恶变后可能会浸润到周围组织，甚至发生远处转移。

本病好发于毛囊密集的区域，90%出现在头皮，而面部、躯干、腹股沟和四肢发病率较低。患者常因发现皮肤肿物就诊，多数无明显不适，极少数有轻微压痛，病灶多呈半球形隆起或无明显外观改变，通常缓慢生长，光滑可推动。病灶可因创伤发生破裂，引起炎症反应。

（二）高频超声

1.灰阶超声

病灶为皮肤真皮层或皮下软组织内的低回声结节，形态规则，一般呈椭圆形，边界清晰，病灶内部回声可分为以下三种类型：

（1）"中心靶环"型：表现为病灶周边呈低回声，中央为相对高回声，后方回声增强。

（2）"偏心靶环"型：病灶表现为混合回声区，内部以无回声为主，内见偏心结节状高回声区。

（3）低回声型：少见，病灶表现为不均匀的低回声，内伴点状钙化，没有特征性"靶环"表现。当囊壁局部破裂伴异物肉芽肿反应时，病灶形态欠规则，边界不清晰。

2.彩色多普勒超声

病灶内部无血流信号；若病变周围存在肉芽组织或囊壁破裂时，周边可测出血流信号。

（三）诊断要点

1.本病发病部位具有特征性，好发于毛发浓密处，90%的病灶位于头皮。多为皮下隆起的结节，皮肤表面颜色无变化。

2.灰阶超声表现为皮下圆形或椭圆形低回声，或透声差的无回声结节，后方回声增强。病灶内部回声呈"中心靶环"型及"偏心靶环"型，具有一定的特异性。

四、浅表脂肪瘤

（一）临床与病理

脂肪瘤是一种临床常见的由成熟脂肪细胞构成的软组织良性肿瘤。各种年龄均可发病，多见于40～60岁的中年人，儿童较少见。脂肪瘤可发生于身体任何有脂肪的部位，好发于胸腹壁、肩胛及四肢等部位。按病灶所在的深度不同，脂肪瘤分为浅表脂肪瘤和深部脂肪瘤——浅表脂肪瘤主要生长在皮下；深部脂肪瘤见于肢体深部和肌间，多沿肌肉生长，可深达骨膜，但很少侵犯骨骼。浅表脂肪瘤边界清晰，质地较软，当病灶位于较表浅的部位时，外观可隆起，患者常因无意中触及体表包块就诊，多数患者无明显临床症状，部分可有局部的酸胀和疼痛。脂肪瘤很少恶变，手术易切除。

（二）高频超声

1.灰阶超声

表现为皮下脂肪层内的低、等或高回声的实性结构。病灶呈纺锤形、椭圆形或类圆形等，边界清晰。表现为低回声的脂肪瘤常单发，多数位置较深，体积较大。病灶内部可见短线状、条索状高回声，可见包膜，表现为高回声的脂肪瘤常多发，多数位置较浅，体积较小。病灶后方回声无增强。

2.彩色多普勒超声

病灶周边及内部未测出血流信号或仅测出稀疏血流信号。

（三）诊断要点

1.多数病灶表现为可触及的质软肿物，病灶所在处的皮肤表面无颜色改变。大部分患者无临床症状，部分患者病灶所在处伴有酸胀或轻微压痛。

2.病灶位于皮下脂肪层内，呈纺锤形、椭圆形或类圆形的结节。以高回声型居多，低回声型者内部可见短线状、线状高回声，病灶周边及内部未见彩色血流信号或仅测出稀疏血流信号。

五、色素痣

（一）临床与病理

色素痣，通常也被称为黑素细胞痣、细胞痣、痣细胞痣，是由痣细胞所构成的皮肤良性肿瘤，临床上比较常见，体表各部位均可发病。婴幼儿到老年人均可发生，往往从青春期开始，随年龄增长病灶数目逐渐增加。女性较男性多发，白人较黑人多发。

由于痣细胞中色素的含量不同，病灶外观可呈黑色、褐色、蓝黑色，少数呈肤色或淡红色。病灶表面粗糙，呈细小颗粒样改变。色素痣的发病机制为黑素细胞由神经嵴向表皮移动时，受到意外原因的影响，导致黑素细胞聚集而形成。痣细胞巢由基底层向真皮层移动的过程，也是痣细胞成熟的过程，通常认为越成熟的色素痣发生恶变的概率越低。

根据组织学上痣细胞的位置不同，将色素痣分为三种：①交界痣：痣细胞巢主要位于皮肤的表皮和真皮之间，形态规则，与周边细胞有明显的界限。②皮内痣：痣细胞巢仅存在于真皮层内，表皮正常。③混合痣：包含交界痣和皮内痣的双重特点。

（二）高频超声

1.灰阶超声

病灶表现为位于表皮和/或真皮层内的低回声结构，表面隆起或整体外凸，无明显角化，可因细小裂隙呈锯齿状起伏，由于裂隙之间的气体影响可形成不规则的声影，病灶形态规则或不规则，呈结节状生长，边界清晰，基底部平坦。病灶内部回声不均匀，可见条索状高回声。

2.彩色多普勒超声

病灶内部可测出血流信号。

（三）诊断要点

1.病灶肉眼观多为黑色或深褐色的斑疹、丘疹，呈疣状或乳头状：病灶形态规则、边界清晰、色泽均匀，表面可见裂隙样结构。

2.色素痣超声表现多样，缺乏特征性表现主要表现，为表皮和/或真皮内的低回声结构，表面隆起、粗糙，形态规则，呈结节状或匍匐形，边界清晰。病灶内部回声均匀或不均匀。

3.彩色多普勒超声检查病灶内部测出血流信号。

六、脂溢性角化病

（一）临床与病理

脂溢性角化病（seborrheic keratosis，SK），又名老年疣，是一种角质形成细胞成熟迟缓所致的皮肤良性肿瘤。文献报道SK可能存在潜在的癌变倾向：病灶多单发，早期呈淡黄色或褐色斑片，小而扁平，边界清楚，表面光滑或略呈乳头痛状。后期随着病程延长，病灶逐渐增大，形状多数规则，呈乳头痛样改变，表面逐渐粗糙呈"脑回样"。SK可发生于身体的任何部位，患者多数无临床症状，部分伴有瘙痒或疼痛感。病理组织学分为五型：角化过度型、棘层肥厚型、腺样型、刺激型和克隆型。SK病理分型较多，但高频超声表现相似。

（二）高超声

1.灰阶超声

SK为局限于表皮层内的低回声结构，典型形态为一弧形隆起，表面可见强回声，后方伴不同程度的声影。但由于SK表面存在"脑回样"皱褶，其表面在弧形隆起的基础上，局部呈"锯齿状"改变。SK的基底部边界清晰、平坦，不突破表皮/真皮交界，但由于异常角化产生的声影，基底部显示不清。

2.彩色多普勒超声

病灶内部可测出血流信号，但异常角化会影响血流信号的显示。

（三）诊断要点

1.病灶肉眼观，SK早期呈淡黄色或褐色斑片，小而扁平，境界清楚，表面光滑或略呈乳头痛状。后期病灶逐渐增大，表面逐渐干燥、粗糙，呈"脑回样"改变。

2.灰阶超声上，病灶表现为局限于表皮层内的低回声结构，形态规则或不规则，基底部与真皮层分界清晰。病灶整体隆起，表面见分叶状或锯齿状强回声，后方伴声影。

3.彩色多普勒超声检查病灶内部可测出血流信号。

七、毛母质瘤

（一）临床与病理

毛母质瘤又称钙化上皮瘤，来源于毛囊的毛基质细胞，是一种发生于真皮或皮下组织的良性肿瘤。本病好发于儿童和青少年，常位于头部、颈部和四肢，临床上常单发，偶多发，外观表现为正常肤色、红斑样或蓝色的质硬结节，稍外凸，生长缓慢。患者多无明显临床症状。组织学上肿瘤由细胞成分和钙质构成，可有结缔组织包膜，恶变罕见。

（二）高频超声

1.灰阶超声

典型灰阶超声表现为真皮或皮下组织内的椭圆形实性病灶。病灶周边见环状低回声，内部见片状或散在点块状强回声，为病灶内的钙质沉着所致，后方伴不同程度的声影，研究显示有68%～80%的病灶内可见点状钙化。部分病灶内可见无回声区，为病灶内出血或无核细胞聚集而未出现钙质沉积所致。病灶与周围组织分界清晰。

2.彩色多普勒超声

病灶内部可测出丰富血流信号，当钙化较多时会影响血流信号的显示。

（三）诊断要点

1.儿童及青少年多见，病灶肉眼观呈正常肤色、红斑样或蓝色结节，质硬。

2.灰阶超声表现为皮下软组织内的低回声结构，内部见片状或散在点块状钙化，周边"环状"或"帽状"低回声为其特征性表现。当病灶内为无回声时，诊断存在一定的困难。

八、瘢痕

（一）临床与病理

皮肤瘢痕是人类真皮内特有的纤维代谢性疾病。皮肤损伤愈合的过程中，由于胶原合成代谢机能失常，持续处于亢进状态，以致纤维过度增生，又称为结缔组织增生症。

皮肤瘢痕的病理改变为真皮层内纤维母细胞大量增生和胶原的过度沉积。组织学上可分为：①表浅型瘢痕：发生于表皮或真皮层，局部平坦，一般不引起功能障碍。②增生型瘢痕：发生于真皮深层，凸出于体表，但局限于原有损伤范围。③萎缩型瘢痕：发生于皮肤软组织并可累及皮肤全层，具有很大的收缩性，可牵拉邻近的组织、器官，造成严重的功能障碍。④瘢痕疙瘩：大部分瘢痕疙瘩常发生在局部损伤的一年后。一般表现为凸出体表的红色质硬肿块，病灶形状多样，一般不会自然消退，可伴有瘙痒或疼痛。

（二）高频超声

1.灰阶超声

病灶呈结节状或不规则隆起。依据损伤深度，可能依次出现表皮与真皮、真皮与皮下软组织两条分界线的模糊或者消失。若局限于表皮，超声无特殊改变；若累及真皮，可见真皮层显著增厚，内见絮状、斑片状或云雾状的不规则低回声带，无明显结节感，附属器结构常消失；累及皮下软组织时，上述表现向深部延伸。

2.彩色多普勒超声

大多数瘢痕内部可呈无或稀疏血流信号。

（三）诊断要点

1.具有明确的临床病史，肉眼观可为高出正常皮肤、形状不规则、色红、质硬的结节，也可为平坦的淡红色斑片。

2.病灶表皮角质层仍连续，但不规则隆起，真皮层增厚，局部回声减低，边界不清晰，无明显结节感。

九、角化棘皮瘤

（一）临床与病理

角化棘皮瘤（keratoacanthoma，KA）是一种比较少见的皮肤良性肿瘤。目前被认为来源于皮肤毛囊漏斗部。本病生长迅速，具有自愈倾向，部分也会发生恶变，进展为鳞癌。本病多见于中老年人，好发生于人体曝光部位。目前认为可能与病毒感染、紫外线暴露有关。

临床上KA一般分为三种类型：单发型、多发型和特殊型，其中单发型较为多见。病灶常表现为半球形隆起的淡红色结节，质硬，边界清楚。病灶中心充以角质栓，剥离角质后中央呈"火山口样"，周边有毛细血管扩张。KA有三个发展阶段：增生期、成熟期和消退期。多数病灶六个月内可自行脱落，仅遗留瘢痕。临床上，KA误诊率较高，单发型KA在临床特征和组织病理学上均易误诊为皮肤鳞状细胞癌。

（二）高频超声

1.灰阶超声

灰阶超声表现为表皮及真皮内低回声结构病灶表面隆起，可见特征性的中央过度角化区，形成后方"倒三角形"的声影，对病灶内部及基底部的观察造成影响。避开声影，可见病灶基底部向深部隆起。病灶形态规则，呈结节状生长，边界清晰。

2.彩色多普勒超声

病灶内部及周边可测出丰富血流信号，但由于角化过度的影响，位于声影区域病灶内的血流信号可能难以显示。

（三）诊断要点

1.病灶肉眼观为隆起的半球形淡红色结节，表面粗糙，中心充以角质栓，可见结痂。剥离角质后，病灶中央呈"火山口样"，边界清晰。病灶可自行脱落仅遗留瘢痕。

2.灰阶超声上病灶表现为表皮及真皮层内低回声结构，表面隆起，可见特征性的中央过度角化区，形成后方特征性的"倒三角形"的声影。

十、皮肤纤维瘤

（一）临床与病理

皮肤纤维瘤又称皮肤纤维性组织细胞瘤，是以真皮内局灶性的胶原纤维和成纤维细胞增生为特征的皮肤良性肿瘤。其病因及发病机制不明，有研究认为本病是外伤导致成纤维细胞反应性增生的炎症改变，但其常无自然消退趋势，故认为其本质还是一种肿瘤。

男女均可发病，常见于中青年，常位于四肢伸侧。病灶常单发，也可多发。临床表现为皮肤外观呈正常肤色或呈黄褐色、黑褐色的质硬小结节，外凸，呈扁球形或纽扣状。病灶可推动，生长缓慢。患者多无明显临床症状，部分患者可有瘙痒、轻微疼痛等不适。

（二）高频超声

1.灰阶超声

病灶位于真皮层内，表面稍隆起，表皮角质层连续，无异常角化，形态规则呈椭圆形，结节状生长，基底部边界不清晰。病灶呈低回声，内部回声较均匀。

2.彩色多普勒超声

病灶内部无血流信号或测出稀疏血流信号。

（三）诊断要点

1.病灶肉眼观为褐色的质硬小结节。外突，呈扁球形或纽扣状。患者可有瘙痒、轻微疼痛等不适。

2.高频超声表现为真皮层内椭圆形的低回声结构，其表面的角质层完整，但基底部与周边组织分界不清晰，病灶内部无血流信号，或可测出稀疏血流信号。

十一、神经纤维瘤（病）

（一）临床与病理

神经纤维瘤起源于外周神经鞘膜细胞，是较为常见的周围神经源性良性肿瘤，可位于真皮、皮下软组织或肌层内。病灶常单发，称为孤立性神经纤维瘤；若为多发，则称为Ⅰ型神经纤维瘤病，即Von Recklinghausen病，是一种常染色体显性遗传病。Ⅰ型神经纤维瘤病除了多发周围神经纤维痛，还伴有皮肤颜色的变化，特征性的改变为牛奶—咖啡斑。

神经纤维瘤常位于颈部和四肢，显著隆起，多数生长缓慢，大部分患者以发现无痛性包块就诊，当病灶增大压迫神经时，患者可出现局部酸痛、肢体麻木等症状。

（二）高频超声

1.灰阶超声

依据病灶形态，神经纤维瘤可分为以下类型：

（1）隆起型：病灶位于真皮层内，表面隆起、光滑，形态规则呈椭圆形，结节状生长，边界清晰。病灶内部呈低回声，通常较其他皮肤肿瘤回声分布更均匀。

（2）覃伞型：病灶显著隆起呈外凸形态，整体呈"覃伞样"，可分为皮外的外凸部分和皮内的基底部分，两部分通过蒂样结构相连。皮外的外凸部分与孤立性神经纤维瘤表现相似；皮内部分位于真皮层内，边界不清，无明显结节感。由于真皮层内神经分支极细，病灶一般不表现为"鼠尾征"。

当病灶位置更深，位于皮下软组织或肌层内时，一般无皮肤外观改变，两端可见与低回声的神经相连，形成"鼠尾征"。神经纤维瘤病的单个病灶与孤立性神经纤维瘤的超声表现相似。

2.彩色多普勒超声

内部可测出不同程度的血流信号，当病灶显著隆起呈整体外凸形态时，蒂样结构内可见滋养血管。

（三）诊断要点

1.神经纤维瘤常位于颈部和四肢，常表现为隆起的无痛性结节。若皮肤出现牛奶—咖啡斑，则有助于神经纤维瘤病的诊断。

2.病灶主要表现为位于真皮和/或皮下软组织层内的圆形或椭圆形的低回声结构，表面隆起，形态规则，边界清晰，内部回声相对其他疾病较为均匀。外凸形态的病灶可见蒂样结构，内见滋养血管——由于真皮层内神经分支极细，病灶一般无"鼠尾征"。

十二、血管平滑肌瘤

（一）临床与病理

血管平滑肌瘤是一种少见的软组织良性肿瘤，本病起源于小动脉或小静脉内壁的平滑肌细胞，由血管和平滑肌组成。肿瘤内成熟的平滑肌束位于血管周围或穿插分布于血管之间，组织学上分为三型：①实体型：瘤体内有多数大小不同的裂隙样厚壁血管与管周平滑肌束交织在一起。②静脉型：在一个较大静脉壁基础上形成的平滑肌性结节。③海绵样型：由多数扩张的血管腔和较少的平滑肌成分所组成，此型最少见。

本病好发于成年女性，多见于下肢，病灶常单发，质硬，体积一般较小，皮肤无明显改变。患者多有病灶部位的自发性疼痛。

（二）高频超声

1.灰阶超声

病灶常单发，一般体积较小，主要位于皮下软组织内。病灶表面一般无明显异常表现。形态规则，多呈椭圆形，边界清晰。病灶多呈低回声，少数呈混合回声，部分病灶内部见强回声。

2.彩色多普勒超声

多数病灶内部可测出丰富血流信号，少数病灶内部血流信号稀疏。

（三）诊断要点

1.本病好发于女性，当患者于下肢发现生长缓慢的质硬结节，并伴有自发性疼痛时，应首先考虑血管平滑肌瘤。

2.高频超声下，病灶主要表现为位于皮下软组织内的低回声结构，内部回声多均匀。病灶形态规则多呈椭圆形，边界清晰。血流信号一般较丰富，高频超声表现无特异。

十三、汗孔瘤

（一）临床与病理

汗孔瘤，由Goldman等人于1956年首次报道。本病为起源于表皮内汗腺导管的一种少见的良性肿瘤。汗孔瘤多数体积比较小，直径一般不超过10.0mm。病灶常单发，多表现为灰黑色或正常肤色的半球形结节，表面光滑。本病好发于头面部、手掌和足部，可发生于任何年龄。

汗孔瘤组织学上为位于表皮内并向真皮扩展的均匀一致的细胞团，境界清楚。根据瘤细胞浸润的部位不同分为四种亚型：①单纯性汗腺棘皮瘤：病变完全位于表皮层；②小汗腺汗孔瘤：病变累及表皮及真皮层；③真皮导管瘤：病变完全位于真皮层；④透明细胞汗腺瘤：病变位于真皮层，也可与表皮相连。其中最常见的为小汗腺汗孔瘤。

（二）高频超声

1.灰阶超声

病灶位于表皮和/或真皮层内，表面隆起，一般无异常角化。形态规则，结节状生长，边界清晰。病灶呈低回声，内部回声欠均匀。

2.彩色多普勒超声

病灶内部可测出丰富血流信号。

（三）诊断要点

超声表现无特异性，并且极易与基底细胞癌与角质脱落的鳞癌相混淆。病灶主要累及表皮或真皮层，一般不会突破真皮基底部，形态规则，边界清晰。病灶外观可为诊断提供帮助，多呈红色、蓝色或黑色结节，部分病灶表面可见渗血及溃疡。

十四、腹壁子宫内膜异位症

（一）临床与病理

腹壁子宫内膜异位症是子宫手术特别是剖宫产手术的并发症之一。目前多认为其病因是手术中具有活性的子宫内膜组织种植于腹壁皮下组织。腹壁子宫内膜异位症是一种良性病变，但生物学行为上类似恶性肿瘤，可发生种植、浸润、复发，有恶变的风险。临床发病率为0.03% ~ 0.45%，常见于育龄期女性。典型的临床症状为腹壁切口处或周边触及质硬包块，伴有疼痛，疼痛与月经周期密切相关。

（二）高频超声

1.灰阶超声

病灶位于腹壁切口处皮下软组织内，可向深部累及筋膜层或肌层。大部分病灶形态不规则，少部分呈椭圆形。边界不清晰，甚至呈蟹足或毛刺状改变，无包膜——病灶一般呈低回声，部分内可见无回声区，部分周边可见高回声晕。综上所述，本病的超声表现类似典型乳腺癌的声像图特征。

2.彩色多普勒超声

大部分病灶内部无血流信号，部分病灶内测出少量点、条状的稀疏血流信号。

（三）诊断要点

1.患者有剖宫产手术史，腹壁切口处触及质硬包块伴有月经期疼痛。

2.病灶常表现为腹壁切口处皮下软组织内不均质的低回声结构。形态不规则，边界不清晰，边缘呈蟹足或毛刺样改变，类似典型乳腺癌声像图。

3.彩色多普勒超声内部未测出血流信号或仅测出稀疏血流信号。

十五、血管球瘤

（一）临床与病理

血管球瘤源于细小动静脉吻合处的血管球，是一种罕见的软组织肿瘤。其好发于四肢末端，尤其多见于甲下，肾脏、直肠等部位偶可见。该肿瘤多为单发，偶见多发，瘤体较小，多数为良性，少数亦可恶变。本病多见于青壮年，女性略多于男性。临床上，四肢末端血管球瘤肉眼观常为甲下蓝紫色斑点样或结节样改变，典型者具有特异性的疼痛"三联症"，即间歇性疼痛、触痛和冷刺激痛。

病理上，血管球瘤主要由动静脉吻合处的血管平滑肌细胞变异而成，瘤体中除球状细胞外，还有少量平滑肌及神经纤维。

（二）高频超声

1.灰阶超声

甲下血管球瘤灰阶超声表现为甲下的实性低回声结构，内部回声欠均匀，其深部与指骨表面毗邻。病灶形态规则，多呈椭圆形，与周围组织分界清晰。探头加压后瘤体有明显触痛。

2.彩色多普勒超声

病灶内部多可测出丰富血流信号，呈"彩球状"，少数测出稀疏血流信号。

（三）诊断要点

1.临床表现有助于甲下血管球瘤的诊断，病灶多表现为甲下蓝紫色斑点样或结节样改变，多伴有疼痛"三联症"。

2.灰阶超声表现为甲下的低回声结构，多呈椭圆形，与周围组织分界清晰，探头加压后瘤体有明显触痛，彩色多普勒超声多呈"彩球状"。

第二节　癌前期皮肤肿瘤

一、日光性角化病

（一）临床与病理

日光性角化病（actinic keratosis，AK）又称老年性角化病、光线性角化病：AK是以上皮细胞不同程度的非典型性增生为特征的上皮肿瘤。对于AK的划分目前尚存在争议，有学者认为它是癌前病变，也有学者认为它是早期鳞状细胞癌——研究报道AK发展为侵袭性鳞癌的风险高于鲍恩病，因此一旦确诊，应尽早治疗。

本病好发于中老年人头面部、手背等曝光部位，可能与紫外线照射有关。AK临床表现多样，典型者病灶早期表现为干燥斑丘疹，可呈红褐色、黑色或肤色，表面较光滑，边界清楚，基底部无明显红晕，此时易误诊为脂溢性角化病——病灶晚期部分丘疹表面可见明显角化、鳞屑，坚硬粗糙，易误诊为鲍恩病、基底细胞癌等。

临床上，患者可伴有病灶部位的瘙痒、疼痛感，也可无明显症状。根据病理组织学上的形态，AK分为六型：萎缩型、肥厚型、鲍恩病样型、棘突松解型、色素型和原位癌型。

（二）高频超声

1.灰阶超声

本病超声表现多样，病灶存在结节形、匍匐形或不规则等多种形态，病灶常位于表皮层，部分可达真皮浅层：表面角化过度的程度较鲍恩病及皮肤鳞状细胞癌轻，内部结构尚能显示。部分早期AK的病灶极其菲薄，因而超声无法清晰显示，随着疾病进展，病灶可逐渐增厚，甚至累及真皮层。

2.彩色多普勒超声

病灶内部可测出丰富血流信号，但由于受病灶表面角化过度产生的声影的影响，部分病灶内呈无或稀疏血流信号。

（三）诊断要点

1.AK好发于老年人头、面部，常多发。

2.灰阶超声上，病灶常位于表皮层。部分可达真皮浅层。病灶表面见不同程度的异常角化，形态多样，基底部欠清晰，彩色多普勒超声检查病灶内部可测出血流信号。

二、黏膜白斑病

黏膜白斑病是一种白色角化性疾病，具有恶变为皮肤鳞状细胞癌的倾向。本病病因尚不明确，可能与内分泌紊乱、糖尿病等有关。本病好发于口腔或外阴等部位的黏膜处，口腔黏膜白斑多见于中老年男性，外阴黏膜白斑多见于绝经后女性，极少数男性可见龟头黏膜白斑。本病临床上表现为点状、片状或条状的角化性斑片，呈灰白或乳白色。病灶早期表面可见乳白色光泽，呈网状改变，有时可形成黏着较牢的白色膜，强行剥离时可出血。目前本病临床上以局部或全身药物治疗为主，不及时治疗或经久不愈可能会发生癌变。癌变者应及早手术，一般预后较好。

黏膜白斑病组织学上表现为病灶部位的表皮角化过度，角质凸出于表面，角化不全，棘层增厚，且在角化不全下方的棘层上部有细胞核体积增大、淡染、细胞核固缩的气球状细胞。

第三节　恶性皮肤肿瘤

一、鲍恩病

（一）临床与病理

鲍恩病（Bowen's disease，BD）又称原位鳞状细胞癌，是一种早期皮肤原位癌，发生并局限于表皮内。本病由 Bowen 于 1912 年首次报道，故称为 Bowen 病。本病病因未明，可能因素包括日光照射、砷剂、免疫抑制、病毒感染等。本病好发于中老年人，全身均可发病。通常情况下病程较长，进展缓慢，可长期局限于表皮内，3% ~ 5% 的病灶进展突破基底膜，发生侵袭性生长及远处转移，发展为皮肤鳞状细胞癌。

鲍恩病的临床表现多样，多为淡红色或暗红色丘疹、斑片或斑块，可伴有鳞屑、结痂、破溃、渗出等。

BD 可有不同类型的组织学改变，可表现为银屑病样型、萎缩型、疣状角化过度型和不规则型等。在同一个 BD 病灶中常可混合有上述不同的组织学类型。组织学显示表皮棘层肥厚、细胞全层排列紊乱、细胞异型明显、有多个核分裂象，有角化不良细胞——病灶整体局限于表皮层，基底部不累及真皮层，但真皮浅层可见密集淋巴细胞浸润。

（二）高频超声

1.灰阶超声

灰阶超声表现为位于表皮层内的低回声结构，表面略隆起，可见不同程度的异常角化，有时形成特征性的"波浪样"强回声皱褶，基底部清晰，呈特征性横向走行的"直线状"改变，不突破表皮/真皮交界。病灶形态规则，呈匍匐形生长，内部回声较均匀。异常角化所形成的声影可能会影响对病灶线状基底部的观察，但通过改变探头角度，从异常角化的缝隙或者病灶边缘仍能观察到鲍恩病基底部特征。

2.彩色多普勒超声

病灶内部可测出丰富血流信号，但有时由于受角化过度产生的声影影响，可表现为无或稀疏血流信号。

（三）诊断要点

1.病灶肉眼观多为淡红色或暗红色丘疹、斑片或斑块，可伴有鳞屑、结痂、破溃、渗出。

2.灰阶超声上，病灶表现为局限于表皮内的低回声结构，表面见异常角化形成的"波浪样"强回声带，后方伴声影，基底部清晰，呈"直线状"，与真皮层分界清晰。

3.彩色多普勒超声检查病灶内部可测出丰富血流信号。

二、基底细胞癌

（一）临床与病理

基底细胞癌（basal cell carcinoma，BCC）是由多能基底样细胞异常增生所致，起源于皮肤表皮的基底层细胞，又称基底细胞上皮瘤，是最常见的皮肤恶性肿瘤。其病因及发病机制不明，可能与基因和环境之间复杂的相互作用有关。目前紫外线辐射被认为是基底细胞癌最重要的危险因素，其他危险因素还包括砷、煤焦油衍生物、辐射、瘢痕、慢性炎症、溃疡和免疫缺陷等。

BCC很少致命，但好发于头面部等裸露部位（鼻、眼睑和唇）而影响美观，可破溃而致毁容，严重影响患者的心理。BCC很少发生转移，但有向深层组织侵犯的风险，如累及深层的肌肉、软骨和骨骼等。BCC临床上主要分为三型：结节型、浅表型和硬斑病样型。结节型为褐色丘疹或结节，生长缓慢，在轻微创伤后容易出血或出现溃疡；浅表型即扁平的、境界清晰的斑片；硬斑病样型表现为瘢痕样的硬斑，境界不清晰。

组织学上，BCC由纤维基质和作为依赖细胞的基底细胞岛组成，类似于表皮和毛囊的基底细胞。BCC组织学常分为四种亚型：结节型、浅表型、色素型和硬斑病样型。另外还有其他罕见的BCC组织学分型，如纤维上皮瘤型、微结节型、颗粒状、漏囊状囊肿、化生和瘢痕疙瘩等亚型；一个病灶中可以同时出现多种亚型以上诸多亚型的BCC，可分为非侵袭性BCC和侵袭性BCC两大类。非侵袭性BCC包括结节型、浅表型、纤维上皮瘤型、漏囊状囊肿型BCC，而侵袭性BCC包括微结节型、硬斑病样型、色素型、混合型、基底鳞状细胞癌型BCC等。

（二）高频超声

不同分型的BCC，其超声表现亦不相同，常见亚型的BCC超声表现如下。

1.结节型BCC

一般表现为位于表皮和真皮层内的低回声结构，表面隆起，无异常角化，但经常由于出血结痂形成类似角化的粗大强回声伴声影，此时需要通过视诊加以鉴别。病灶形态规则，呈结节状生长，边界清晰。病灶内部可见散在或簇状分布的点状强回声，部分病灶内部可见无回声区，以上两个特征均是BCC的特征性表现，病灶早期累及表皮，随着病程进展，依次向下侵犯真皮层及皮下软组织。彩色多普勒超声上，病灶内部可测出丰富血流信号，有时可以看到粗大滋养血管。

2.浅表型BCC

浅表型BCC多位于表皮层内，也可累及真皮层。病灶表现为匍匐形的低回声结构，表面平坦，无异常角化，形态规则，呈匍匐形生长，边界清晰，病灶内部回声均匀。彩色多普勒超声上，病灶内无或可测出稀疏血流信号。

3.色素型BCC

其超声表现类似于结节型。病灶常为位于表皮及真皮层内的低回声结构，表面隆起形态呈椭圆形或不规则形，边界清晰，病灶内部亦可见散在或簇状分布的点状强回声。

4.硬斑病样型BCC

病灶主要表现为表皮及真皮层内的中等声或低回声结构，表面平坦，无异常角化，形态欠规则，边界清晰，病灶内部回声均匀或不均匀。彩色多普勒超声上，病灶内部可测出丰富血流信号。

（三）诊断要点

1.病灶常位于头面部——肉眼观病灶为无痛的丘疹、结节或斑片。结节型病灶表面可伴有出血。

2.灰阶超声上，结节型BCC多呈椭圆形，色素型和浅表型BCC多呈匍匐形，硬斑病样型多呈不规则形。各型病灶主要位于表皮和/或真皮层内，表面无异常角化，边界清晰，内部的点状强回声及无回声区是BCC的特征性超声表现。

3.彩色多普勒超声检查，各型病灶内部多测出丰富血流信号，部分可见粗大滋养血管。

三、皮肤鳞状细胞癌

（一）临床与病理

皮肤鳞状细胞癌（cutaneous squamous cell carcinoma，cSCC）是起源于表皮或附属器角质形成细胞的一种皮肤恶性肿瘤。在欧美国家，cSCC在皮肤恶性肿瘤中的发病率仅次于基底细胞癌。而我国研究发现，在非黑素性皮肤肿瘤中，cSCC发病率高于基底细胞癌，位居首位，且发病率逐年上升。在皮肤恶性肿瘤中，cSCC恶性程度仅次于恶性黑色素瘤。本病可同时累及表皮、真皮和皮下软组织，引起外观的显著改变，严重影响患者的心理健康和社会适应能力；疾病晚期可能会发生淋巴结转移，严重者致死。据报道cSCC淋巴结转移的风险为4%，致死风险为1.5%。与基底细胞癌一样，其病因及发病机制目前尚不明确，但紫外线暴露被公认是cSCC最重要的致病因素，其他危险因素还包括人乳头瘤病毒的感染、化学致癌物和免疫缺陷等。

因cSCC好发于富含鳞状上皮的部位，故其多见于口、唇、会阴等部位。cSCC的病灶表现多样，早期主要表现为浸润性硬斑，逐渐发展成为斑块、结节状，部分斑块表面呈菜花样改变，部分病灶中央可见溃疡形成，常伴有坏死组织和血性分泌物，病灶范围随着病情进展不断扩大。

cSCC临床上主要分为结节溃疡型、色素型、硬斑状或纤维化型、浅表型四种，其中以结节溃疡型最常见。病理组织学分级常采用Broders四级法，分为：Ⅰ级（高分化）、Ⅱ级（中等分化）、Ⅲ级（低分化）和Ⅱ级（未分化）。

美国皮肤病学会（American Academy of Dermatology，AAD）推荐cSCC的分类采用国家癌症综合网络（National Comprehensive Cancer Network，NCCN）中的分类方法，分为低危和高危两大类。对于cSCC的分期，目前尚无普遍认可的cSCC分期系统，AAD推荐采用BWH（Brigham and Women's Hospital）分期系统。该分期将肿瘤分为T0期（原位鳞癌）、T1期（0个危险因素）、T2a期（有1个危险因素）、T2b期（有2～3个危险因素）及T3期（有4个危险因素或有骨侵犯）。危险因素包括：肿瘤直径20.0mm、组织学为低分化、周围神经浸润、肿瘤侵犯超过皮下脂肪层。

由于原发性cSCC出现淋巴结转移或远处转移的情况罕见，美国癌症联合委员会（American Joint Committee on Cancer，AJCC）在更新的第八版指南中也是仅限于N0和M0期的肿瘤对cSCC的AJCC淋巴结转移（N）和远处转移（M），分期系统的验证可能需要基于大量人群的队列研究。

（二）高频超声

1.灰阶超声

cSCC表面凹凸不平，常见角化过度形成的粗线状强回声，后方伴不同程度的声影，此为cSCC的重要特征。角化过度形成的声影可能严重干扰病灶内部的观察，此时可以改变探头方向。尽量从病灶的周边或者异常角化的缝隙进行检查，不推荐单纯为了超声检查而主动去除表面异常角化，该措施可能增加不必要的创伤及出血。此外，cSCC极易形成溃疡，溃疡周围呈火山口样隆起，此时灰阶超声上表现为凹陷型的形态特征，溃疡底部可能出现局部角质层缺失。

有时因为自然脱落或其他人为干预，角化过度区域可能已被剥除而直接显露病灶，此时病灶的超声特征表现最为充分，表现为突破表皮/真皮交界甚至浸润至皮下软组织的低回声结构，形态多不规则，基底部向深部显著延伸，边缘可呈分叶状，内部回声不均匀。总体而言，cSCC的病灶体积较其他皮肤恶性肿瘤大，并表现出显著的向深部侵犯趋势，经常累及皮下软组织，并同周围组织分界不清。周边软组织可表现为增厚、回声增高、分布紊乱等软组织炎性表现。

2.彩色多普勒超声

病灶内部可测出丰富血流信号，基底部可见较多粗大的滋养血管，但大部分病灶由于角化过度的影响，内部仅表现为稀疏血流信号，不能反映病灶内部真实的血供情况。

（三）诊断要点

1.肉眼观察，病灶早期多呈浸润性硬斑，随着病情进展，表面可呈结节状或菜花样改变，部分病灶中央可见溃疡形成，常伴有坏死组织和血性分泌物。

2.灰阶超声表现为累及表皮及真皮或皮肤全层的低回声结构，表面不规则隆起，因角化过度形成粗线状强回声，后方伴声影。病灶形态不规则，与周边组织分界不清晰，基底部表现出明显的向深层侵犯的趋势。

3.彩色多普勒超声检查多数病灶内部测出丰富血流信号。

四、恶性黑色素瘤

（一）临床与病理

恶性黑色素瘤（malignant melanoma，MM）是起源于黑色素细胞的高度恶性肿瘤，可发生于皮肤、黏膜（呼吸道、消化道等部位）。早期多表现为皮肤上出现的黑色病灶，或原有的黑痣短时间内增大，色素加深，随病情进展，病灶可呈斑块状或结节状，表面可伴有破溃、出血，部分病灶周围可以出现色素晕或色素脱失晕，若向周围或皮下生长，可以出现卫星灶或皮下结节。其发病机制与色素痣恶变、遗传、紫外线照射、外伤和刺激等很多因素相关。

依据MM的病因和遗传学背景将其分为四种类型：黏膜型、肢端型、慢性日光损伤型和非慢性日光损伤型。发生于皮肤的MM在病理组织学上可分为四型：①肢端雀斑样型黑色素瘤：我国最常见的皮肤MM类型，好发于无毛部位，如手掌、足底及甲床，组织学上以基底层异型性黑色素细胞雀斑样或团巢状增生为特点。此型预后较差。②表浅播散型黑色素瘤：常见于白种人，好发于间断接受光照的部位，如背部和小腿等。组织学上以明显的表皮内派杰样播散为特点。③恶性雀斑型黑色素瘤：常见于老年人，好发于长期日光照射的部位。组织学上以异型黑色素细胞雀斑样增生为特点。④结节型黑色素瘤：指垂直生长期的皮肤MM，周围伴或不伴水平期或原位MM成分。临床表现为快速生长的膨胀性丘疹或结节。组织学上以真皮内巢状、结节状或弥漫性异型黑色素细胞增生为特点。

肿瘤的分期及厚度影响MM患者的预后，文献报道MM的BRAF突变率为25.9%，其中87.3%为V600E突变；CKIT突变率为10.8%。因此多数研究认为CKIT基因和BRAF基因突变为皮肤MM的独立预后不良因素。

（二）高频超声

1.灰阶超声

本病早期，病灶体积较小，仅累及表皮层及真皮层，形态呈结节形或匍匐形，边界清晰。进展期，病灶体积增大并向深部浸润，累及皮肤全层甚至肌肉、骨骼，形态不规则，边界不清晰，可伴周边卫星灶，形成晚期可出现引流区淋巴结转移，甚至出现脏器转移。病灶内部回声均匀或不均匀。

2.彩色多普勒超声

病灶内部测出丰富血流信号。

（三）诊断要点

1. MM呈黑色，好发于肢端，特别是足趾或足底，早期与黑痣类似，易漏诊。本病进展迅速，病灶可进展为斑块状或结节状，表面可伴有破溃、出血。病灶周围可以出现色素晕或色素脱失晕。疾病晚期可出现淋巴结转移及脏器转移。

2.灰阶超声表现为皮下的低回声结构，表面隆起，无异常角化，形态不规则，边界不清晰，表现出强烈的深部侵犯趋势，可累及皮肤全层，甚至侵犯肌肉、骨骼，并可见卫星灶形成。彩色多普勒超声检查病灶内部测出丰富血流信号，疾病晚期出现淋巴结转移及脏器转移时可有相应的超声表现。

五、乳房外 Paget 病

（一）临床与病理

乳房外 Paget 病（extramammary Paget's disease，EMPD）又称湿疹样癌，是一种较少见的皮肤恶性肿瘤。其组织学来源尚有争议，主要为以下几种学说。①顶泌汗腺学说：主要依据为该病主要发生在顶泌汗腺部位，是目前该疾病发病的主流学说。②迁移学说：主要依据为 EMPD 可能会伴发其邻近部位的恶性肿瘤，如皮肤附属器癌、内脏肿瘤等。③多能胚芽细胞演化学说：主要依据为异位 EMPD 的出现，Jones 提出多能干细胞为 Paget 细胞起源的猜想。

西方人群中，女性会阴部是 EMPD 最好发的部位。而在东方人群中，EMPD 多发生于中老年男性，常见于会阴、阴囊、阴茎、腹股沟、阴阜等顶泌汗腺分布区域。少数为异位 EMPD，可见于腋下、胸部、眼睑、耳郭等部位。

EMPD 临床上表现为红色湿疹样斑片，表面可覆有鳞屑和结痂，伴有色素沉着或减退，边缘稍隆起。病灶中央可有渗出、糜烂，后期可发展为疣状或结节状病灶，本病发展缓慢，早期易误诊、漏诊而延误治疗。病灶侵犯层次、厚度，是否侵犯皮肤附属器和是否发生淋巴结转移是评估病情严重程度的重要因素。

EMPD 典型的组织病理表现为棘层增厚，表皮内出现单个或成巢的 Paget 细胞。Paget 细胞主要分为两型：①经典型（A 型）：细胞呈较大的圆形，胞质透亮，细胞核深染，呈圆形居中，较多核分裂现象。②印戒型（B 型）：胞质含有大鼠黏液，细胞核深染，呈半月形，被胞质挤向一边。呈印戒状免疫组化检查中，原发性 EMPD 肿瘤细胞中通常 CK7 为阳性，CK20 为阴性，GCDFP-15 的表达具有特异性；继发性 EMPD 肿瘤细胞中通常 CK7、CK20 均为阴性。

（二）高频超声

1.灰阶超声

一般表现为位于表皮层内的低回声结构，多数病灶表面平坦，有异常角化形成的强回声，后方伴不同程度的声影，形态多呈匍匐形。早期病灶，基底部大多平齐，随病程进展可突破表皮/真皮层交界至真皮层，侵犯皮肤附属器，甚至达皮下软组织层。晚期可出现引流区淋巴结转移。

由于该疾病范围往往大于超声视野，很难观察到疾病横向尺度上的全貌，须使用宽景成像等技术扩大显示范围。在超声检查过程中，须注意病灶基底部有无向深部组织发出

"伪足状"低回声，如有应提示皮肤附属器侵犯可能。

2.彩色多普勒超声

多数病灶内部可测出丰富的血流信号。

（三）诊断要点

1.发病人群多为中老年患者，发病部位多位于会阴部。

2.病灶肉眼观呈湿疹样红斑。

3.灰阶超声表现为可累及皮肤各层的低回声结构，呈匍匐形生长，部分病灶基底部可见"伪足状"低回声，提示侵犯皮肤附属器。

4.彩色多普勒超声检查病灶内部测出丰富血流信号。

六、隆突性皮肤纤维肉瘤

（一）临床与病理

隆突性皮肤纤维肉瘤（dermatoh brosarcoma protuberans，DFSP）起源于真皮中的间质细胞，属于纤维组织细胞来源的低度恶性肿瘤。DFSP好发于躯干，其次是四肢，头颈部较为少见。病灶生长缓慢，多表现为皮下无痛性结节，呈局限性浸润性生长，多累及真皮和皮下软组织，也可向上侵犯至表皮或向下累及更深层的组织结构。累及表皮时，病灶外观可表现为棕红色、淡红色的结节，表面轻度隆起，偶见溃疡和渗出。未累及表皮时，除了触及肿物，多数患者无临床症状，容易漏诊和误诊。DFSP病因不明，可先天发病，部分患者可有手术、外伤、局部注射药物或虫咬史。本病主要通过手术治疗，但容易复发，复发率为20%～50%，局部复发平均为32个月。如果手术切缘阴性，DFSP患者的预后良好，2年及5年生存率分别为97%和92%。本病转移率较低，小于5%，且发生在多次复发的基础上。

（二）高频超声

1.灰阶超声

病灶多表现为真皮和皮下软组织内的椭圆形或分叶状的高—低混合回声结构，呈水平方向生长，边界多不清晰。本病特异性侵犯脂肪组织，可见"伪足状"低回声伸入周边高回声的脂肪组织内，可形成特征性的"旋涡征"。病灶内部回声不均匀，内部可见条带状高回声与低回声相间隔，与肿瘤细胞发生黏液性、纤维组织玻璃样变性有关。病灶质地较硬，加压无显著变形。

2.彩色多普勒超声

病灶内可测出血流信号，血流信号不甚丰富，一般无滋养血管。

（三）诊断要点

1.肉眼观：DFSP不一定形成明显皮损，仅表现为可触及的无痛性皮下结节。当病灶累及表皮时，可表现呈棕红色、淡红色的结节，表面光滑，偶见溃疡和渗出。

2.灰阶超声：表现为真皮和皮下组织内的高低不等的混合回声结构，形态呈椭圆形或不规则形，病灶内部声不均匀，可见条带状高回声与低回声相间隔。

3.病灶周边：可见特征性的低回声"伪足"伸向脂肪组织，形成典型的"旋涡征"。

七、皮脂腺癌

（一）临床与病理

皮脂腺癌是一种罕见的皮肤恶性肿瘤，发病率占皮肤恶性肿瘤的0.2% ~ 4.6%。皮脂腺癌来源于眼睑、面部、头皮等处的皮脂腺，其病因尚不明确。研究发现皮脂腺癌与烟雾、接触有机化合物、局部炎症刺激、眼周的辐射史以及部分基因突变和缺失有关。

按病灶发生的部位分为眼周的皮脂腺癌和眼外的皮脂腺癌，眼周皮脂腺癌更多见，常见于上下眼睑及泪阜，尤以上眼睑多见。眼周皮脂腺癌约占皮脂腺癌的3/4，在我国是仅次于基底细胞癌的第二大常见眼睑恶性肿瘤，分化较差，而眼外的皮脂腺癌较少见，约占皮脂腺癌的1/4，最常发生在头颈部。本病好发于中老年人，眼周的皮脂腺癌常表现为眼睑弥漫性的增厚、僵硬或单个黄色、无痛的质硬结节。但多数患者临床表现无特异性，易误诊为眼部的囊肿、良性肿瘤或炎症性病变。皮脂腺癌易发生转移，手术切除后易复发，预后较差，致死率达5% ~ 29%。

组织病理学上，肿瘤呈分叶状或乳头状生长，基底细胞样的肿瘤细胞被周围的纤维间质分割呈巢状或索状，周围边界锐利，呈浸润性生长方式。

（二）高频超声

1.灰阶超声

皮脂腺癌的灰阶超声表现缺乏特异性，类似基底细胞癌。笔者总结了上海市皮肤病医院经病理证实为皮脂腺癌的病例的超声表现，认为皮脂腺癌超声主要表现为皮下中等偏低回声的结构，累及皮肤全层。形态不规则，边界清晰，内部回声均匀或不均匀。

2.彩色多普勒超声

病灶内部可测出丰富血流信号。

（三）诊断要点

若眼周出现单个黄色、无痛的质硬结节或眼睑弥漫性增厚、僵硬，应考虑皮脂腺癌的可能。及时对病灶进行组织病理活检有助于早期诊断。超声表现无特异性，主要为累及皮肤全层的实性、中等偏低回声结构，有助于了解病灶的范围及深度。

八、皮肤转移癌

（一）临床与病理

皮肤转移癌是恶性肿瘤通过血管、淋巴管、直接侵犯或手术种植等途径发生于皮肤的恶性病变。皮肤转移癌较其他器官的转移癌少见，占各类转移癌的2%～9%，预后较差。其原发肿瘤可以来源于内脏，也可以来源于皮肤。研究发现女性皮肤转移癌中最常见的原发肿瘤为乳腺癌，约23.9%的乳腺癌患者出现皮肤转移；男性皮肤转移癌中最常见的原发肿瘤为肺癌。

本病常为多发，成串分布，彼此之间可相连，常见于手术切口、引流管口周围、穿刺部位周围或者原发病灶体表投影部位。皮肤转移癌临床表现多样，病灶表面平坦或隆起，累及表皮时，可出现丘疹、红斑、溃疡、结节等外观改变，因此临床上常被误诊为带状疱疹、皮肤感染或血管瘤等疾病。皮肤转移癌的组织病理类型多为腺癌。

（二）高频超声

1.灰阶超声

超声表现为皮下软组织内的多发低回声结构，形态不规则，边界不清晰，常无包膜，后方回声可伴有衰减。病灶内部回声不均匀。病灶可累及皮肤各层结构甚至肌层。

2.彩色多普勒超声

病灶内部可测出血流信号。

（三）诊断要点

1.患者既往有恶性肿瘤病史。

2.皮肤无明显诱因下出现的丘疹、红斑、溃疡或结节。

3.超声表现为皮下软组织内的低回声结构，形态不规则，边界不清晰，内部回声不均匀，可见斑片状高回声。病灶可累及皮肤各层结构。

皮肤转移癌的超声表现无特异性，临床极易误诊。对于不明原因出现的病灶，既往有恶性肿瘤病史的患者，应考虑到皮肤转移癌的可能。超声可观察病灶的范围和累及层次，评估病灶的良恶性。定性诊断须进行组织病理活检。

第四节　血管瘤和先天性血管畸形

一、血管瘤

（一）临床与病理

血管瘤是由胚胎期间血管细胞增生而形成的先天性良性肿瘤或血管畸形，常见于皮肤和软组织，多见于婴儿出生时或出生后不久，皮肤表面可见红蓝色痣。残余的胚胎成血管细胞、活跃的内皮样胚芽向邻近组织侵入，形成内皮样条索，与遗留下的血管相连而形成血管瘤，瘤内血管自成系统，不与周围血管相连。血管瘤可发生于全身各处，好发于口腔颌面部（60%），其次是躯干（25%）和四肢（15%）。女性多见，男女比例为1：3 ~ 1：4。

（二）高频超声

1.灰阶超声

血管瘤超声表现多样，主要分为两种类型：

（1）结节型：表现为皮下软组织内的低回声结构，形态呈椭圆形或类圆形，边界清晰。病灶内部见无序堆积的管道样结构，可见裂隙样，无回声，呈筛网状或蜂窝状。有时病灶内部可见血栓机化形成的点、片状强回声。病灶无包膜。

（2）弥漫型：表现为皮下软组织内的稍高回声结构，整体无明显的包膜及结节感。病灶形态不规则，边界不清晰，但内部回声分布同结节型，后方回声增强。

2.彩色多普勒超声

彩色多普勒超声对血管瘤的诊断有着重要作用，由于血管瘤内部血管管腔细，血流流速慢，彩色多普勒超声常测不出丰富血流信号，部分病灶甚至无明显血流信号。此时可通过"挤压试验"进一步检测：探头快速挤压病灶，病灶内部可见一过性增强的血流信号，随后病灶内血流信号变稀少甚至消失；快速解除探头压力，可见血流信号一过性增多，随后表现出未加压时状态，该现象是血管瘤内血液在压力的施压与释压状态下快速出入瘤内而形成，是血管瘤的特征性表现。

（三）诊断要点

1.血管瘤多出生时就有，外观呈蓝紫色，临床病史有助于血管瘤的诊断。

2.灰阶超声多表现为皮下软组织内的低回声结构，部分病灶内部见管道样结构，呈筛网状或蜂窝状，后方回声增强。

3.彩色多普勒超声对血管瘤的诊断具有重要意义。通过"挤压试验"可明确诊断，即探头快速挤压病灶，病灶内部可见一过性增强的血流信号，随后病灶内血流信号变稀少甚至消失；快速解除探头压力，可见血流信号，过性增多，随后表现出未加压时状态。

二、鲜红斑痣

（一）临床与病理

鲜红斑痣（port wine stains，PWS）又称葡萄酒色斑，是最常见的毛细血管畸形。PWS为先天性疾病，发病率为0.3%～0.5%。本病大多发生于头、面、颈部，其次见于四肢及胸背部。病灶表现为出生时就有的红斑，红斑颜色会随气温、情绪波动等因素变化，压之褪色或部分褪色。病灶形态不规则，边界清晰，面积大小不等。本病难以自行消退，并且随着年龄的增长，红斑的面积也相应增大，颜色逐渐加深。病程较长者甚至形成结节，称为增厚结节状鲜红斑痣，临床少见。PWS在临床上可分三型：①粉红型：病灶区平坦，呈浅粉红至红色，指压完全褪色。②紫红型：病灶区平坦，呈浅紫红至深紫红，指压褪色至不完全褪色。③增厚型：病灶增厚或有结节增生，指压不完全褪色至不褪色。

PWS的发病机制尚不清楚，有研究表明PWS病灶区神经分布较正常侧明显减少，神经血管比降低可能导致血管扩张畸形，这可能是其发病机制中的一个重要因素。

PWS的病理改变为真皮乳头层和网状层的毛细血管和微静脉扩张。组织学研究发现其主要为毛细血管壁先天性薄弱引起的真皮浅层毛细血管扩张畸形，畸形血管的管壁仍为单层内皮细胞构成，而无增生，有别于以血管内皮细胞增生为主要特点的血管瘤。

（二）高频超声

1.灰阶超声

红斑区真皮层厚度整体大于健侧及红斑区周围的真皮层厚度，在不施压状态下，超声生物显微镜可在高回声的真皮层背景下，显示出低回声的"网状结构"，后者对应真皮乳头层和网状层的毛细血管和微静脉扩张，而超高频超声无法显示上述结构。但需要注意的是，"网状结构"常见于成年患者，可用于治疗后评估青少年及幼儿患者。病灶处的"网状结构"不清晰，可能与病变的微小程度超越了超声的分辨力有关。

2.彩色多普勒超声

红斑区的血流信号理论上应较为丰富，但由于扩张的血管较细，血流流速较慢。目前对于大多数患者，彩色多普勒超声尚无法反映相关血流的变化。仅部分成年患者的病灶内部可测出丰富的血流信号。

（三）诊断要点

1.PWS的诊断主要根据病史及临床表现，即出生时就有的红斑，红斑颜色会随气温、情绪波动等因素变化，压之褪色或部分褪色。必要时行组织学检查确诊。

2.灰阶超声上表现为红斑区真皮层厚度大于健侧及周围皮肤的真皮层厚度，在探头不施压的状态下，超声生物显微镜可见红斑区真皮层内平行体表走向的"网状结构"。

第八章　心瓣膜病的超声诊断应用

第一节　慢性风湿性心瓣膜病

一、二尖瓣狭窄

二尖瓣狭窄是慢性风湿性心瓣膜病中最常见者，女多于男，约为3：1～4：1。单纯二尖瓣狭窄较二尖瓣狭窄合并关闭不全多一倍，二尖瓣狭窄最重要、最特征性的临床表现是心尖部有隆隆样或雷鸣样舒张期杂音。

（一）病理概要

从初次链球菌感染至形成二尖瓣狭窄，需两年左右。病变之初为瓣膜交界处及其基底部水肿、炎性浸润及赘生物形成，以后瓣膜粘连、纤维化致瓣口狭窄。狭窄严重时瓣口为一裂隙样小孔。本病按病变轻重和形态可分为两大类型。

1.隔膜型

瓣膜主体没有病变或仅有轻度病变，活动尚好，又可分为三型：

① 瓣叶交界处相互粘连，瓣口狭窄，其边缘纤维样增厚或有钙质沉着。②除上述病变外，瓣膜本身有增厚，其活动受限并可伴轻度关闭不全。这是最常见的一型。③由于腱索及乳头肌粘连、缩短，将瓣叶向下牵拉，使之呈漏斗状。瓣叶本身亦有不同程度的病变，但瓣叶主体仍有相当的活动度，有的还伴较明显的关闭不全，此型称为隔膜漏斗型。

2.漏斗型

瓣膜、腱索及乳头肌病变程度比较严重，由于纤维化缩短，瓣膜变硬呈漏斗状，常伴较严重的关闭不全。

二尖瓣狭窄，按瓣口大小，又可定量分为轻、中、重三种。轻度狭窄，瓣口直径在1.2cm以上；中度狭窄，瓣口直径在0.8～1.0cm；重度狭窄，瓣口直径在0.8cm以下。正常二尖瓣口直径为3.0～3.5cm，面积4.0～6.0cm^2，瓣叶质地柔软。

由于二尖瓣口狭窄，左心房压升高，左心房扩张，肺静脉压和毛细血管压升高，肺静脉和肺毛细血管扩张、淤血。当肺循环血容量长期超过其代偿量时，肺动脉压逐渐升高，导致右心室肥厚及扩张，最终造成右心衰竭。

（二）M型超声表现

1.尖瓣前叶EF斜率减慢，呈"平台"样或"墙垛"样改变。此乃由于瓣口狭窄，舒张期左心室充盈受阻，房、室间压力差始终较高，使二尖瓣持续地处于开放状态所致。EF斜率常小于30mm/s，其减慢程度与狭窄程度有一定相关。

2.二尖瓣前后叶舒张期呈同向运动。这是由于瓣叶交界粘连、融合、钙化及纤维化，后叶受前叶牵拉，被动向前移动所致。

3.前后叶舒张期最大距离（E-E'间距）缩小。正常E-E'间距为21～39mm。二尖瓣狭窄时明显缩小，其缩小程度与狭窄程度有良好的相关性。

4.前叶活动幅度减低。正常DE幅度大于20mm，若小于15mm，且有瓣叶增厚、回声增强或呈多层回声，应考虑有瓣叶钙化。

5.二尖瓣前叶回声增强。此乃瓣叶增厚、钙化和纤维化所致，有钙化者常有多层回声。

6.左心房明显增大。左心房与主动脉内径比值增大。其大小可作为衡量狭窄程度及心功能状态的参考指标。正常LA/AO为0.9±0.13。由于左心房增大，可使心脏位置改变，而致右心室流出道变窄或左心室大小正常，而事实是右心室流出道可以增宽，左心室可以变小，肺动脉后瓣活动曲线上的a波变浅或消失，瓣叶提前开关。

（三）B型超声表现

1.左心室长轴切面，可见二尖瓣前叶及后叶增厚，回声增强尤其瓣尖多呈结节状，舒张期前叶呈弓状，形成圆隆状膨向左心室流出道内。瓣叶僵硬，活动度小，后叶被牵拉前移，并被拉长呈"直立"状。收缩期前后叶接合处回声增强、增粗，并可见增粗的腱索与瓣叶相连、融合，还可见增厚的乳头肌。

2.二尖瓣口水平短轴切面，见瓣膜增厚瓣口呈鱼嘴状，回声增强，有时并见钙化。由此处测得二尖瓣口面积。轻度狭窄为2.0～2.5cm²，中度狭窄为1.0～1.9cm²，重度狭窄小于1.0cm²。

3.在左心室长轴切面及心尖、剑突下和胸骨旁四腔切面，可见左心房扩大。这是二尖瓣狭窄致左心房排空受阻所致。正常时，从主动脉后壁至左心房后壁的垂直距离，即左心房的前后径不超过35mm。狭窄时常超过40mm。但若大于50mm，已不仅是单纯狭窄，常伴有二尖瓣关闭不全。

4.在心尖四腔切面，可见肺静脉明显扩张。

5.二尖瓣狭窄常继发肺动脉高压，因而常见肺动脉扩张，右心室扩大。

（四）频谱多普勒表现

1.将取样容积置于二尖瓣口，可录得充填的、正负双向的方块形血流频谱。其峰值流速明显加快，常见E峰大于1.5m/s。A峰亦见增快，超过正常的0.4m/s。

2.将取样容积置于二尖瓣口左心房侧，由于瓣口狭窄血流受阻，左心房内血流减慢，因而峰值血流速度E峰明显降低，常小于0.5m/s。

3.将取样容积置于二尖瓣口远端的左心室腔内，可录得湍流所产生的舒张期双向低频血流频谱。

4.合并肺动脉高压时，可分别于右心室流出道及右心房内，录得肺动脉瓣反流和三尖瓣反流血流频谱。

5.通过测量二尖瓣口血流频谱的峰值血流速度（V），利用伯努利方程，可计算出最大瞬时跨瓣压差（p）。如测得E峰血流速度为1.6m/s，代入公式$p=4V^2$，则得最大瞬时跨瓣压差为10.2mmHg。

6.通过测量舒张早期最大瞬时压差下降一半的时间，即半降时（PHT），利用Hatle的经验公式，可计算出二尖瓣口的面积（MVA）。例如，测量某二尖瓣狭窄患者的半降时为250ms，代入公式MVA=220/PHT（ms），得此患者的二尖瓣口的面积为0.88cm^2。需要说明的是，本公式是经验公式，仅适用于无合并二尖瓣反流及无主动脉瓣病变者，且以瓣口狭窄程度重者为好。

（五）彩色多普勒表现

1.心尖四腔切面，可见持续于整个舒张期的、以鲜亮的红色为主的、窄细的、五彩相间的射流束通过二尖瓣口，当其通过二尖瓣口后，迅速扩大，形成喷泉形或蘑菇形等多种形态。

2.于二尖瓣狭窄，左心房压力升高，血流缓慢，因而左心房血流显色暗淡或不显色。

3.合并肺动脉高压时，在肺动脉长轴切面或主动脉短轴切面，于右心室流出道内可见红色"烛火"样或"火苗"样肺动脉瓣反流血流束；在四腔切面，于右心房内可见以蓝色为主的多彩三尖瓣反流束。

二、二尖瓣关闭不全

二尖瓣关闭不全约占风湿性二尖瓣病变的1/3，单纯性关闭不全占其中一半，另一半合并于二尖瓣狭窄。单纯关闭不全患者，男多于女，约为3：2，它的最重要的临床表现是心尖区Ⅲ/Ⅵ级以上音质粗糙、音调高亢的吹风样全收缩期杂音并向腋下传导。

（一）病理概要

风湿性二尖瓣关闭不全的主要病理改变，是由风湿性心内膜炎所致的瓣膜瘢痕及其短缩，还有腱索及乳头肌的粘连。由此而造成瓣膜不能正常关闭。当心脏收缩时，左心室血液大部分经主动脉瓣口进入主动脉，另一部分则经闭合不完全的二尖瓣口反流入左心房，引起严重的血流动力学障碍。

由于左心室血液反流入左心房，左心房容量增加，压力增高，进而引起肺淤血、肺动脉压增高，右心负荷加重，引起右心室肥厚扩大，最终导致右心衰竭。左心室除接受正常的肺循环回流的血液外，还要额外地接受收缩期反流至左心房的血液，其容量负荷加重，久之可出现扩张。

（二）M 型超声表现

1.由于通过二尖瓣口的血流量增多，血流速度加快，至二尖瓣前叶曲线的 DE 上升速度及 EF 斜率加快。

2.由于瓣膜病变，二尖瓣波群的 CD 段呈多条增粗、增强的紊乱回声。

3.由于大量反流的血液冲击左心房后壁，因而在心底波群的左心房后壁出现病理性凹槽，其深度大于 4mm，同时并有左心房内径增大。

4.由于容量负荷过重，左心室内径增大，室间隔及左心室后壁搏动显著增强。

5.容易探及三尖瓣活动，并见右心室扩大。

（三）B 型超声表现

1.在室长轴切面，显示二尖瓣前后叶均增厚，开放正常或稍小。心室收缩时，二尖瓣关闭处呈多条紊乱回声。此切面尚可见左心房及左心室内径增大。

2.二尖瓣口水平短轴切面显示，二尖瓣开放时其前叶后叶均增厚，回声增强，在部分患者还可见结节状强回声。心脏收缩时，二尖瓣前后叶闭合部回声分离或显示不规则的暗区，这表明前后叶不能完全合拢。

Ⅰ型：二尖瓣前后叶的整个瓣叶均能完全对合，其间无裂隙，表示瓣膜功能尚好，无关闭不全现象，可能为正常瓣膜或单纯性二尖瓣狭窄。

Ⅱ型：除瓣口内侧或外侧缘处有小的瓣叶对合欠佳外，基本上能完全关闭，表示有轻度关闭不全，但无严重的血流动力学障碍，无重要临床意义。

Ⅲ型：瓣口中心处前后叶不能对合，有较大面积的孔隙，收缩期有大量血液经此返回左心房，表示有显著的二尖瓣关闭不全。

Ⅳ型：在收缩期，前后叶有多处对合不良，存在多个孔隙，血流动力学有严重障碍，是二尖瓣关闭不全的征象。

3.心尖、胸骨旁及剑突下四腔切面，显示左心室、左心房和右心室增大。

4.心底短轴切面显示左心房明显扩大，并可见左心耳扩张及肺动脉和右心室流出道增宽。

（四）频谱多普勒表现

1.多普勒取样容积置于二尖瓣环处，可录得负向、峰顶圆钝、充填、带宽、持续于整个收缩期的反流频谱，其加速肢和减速肢均陡直，最大峰值速度多数超过4m/s。反流较明显时，这频谱在瓣环的左心室侧可录得，且一直延伸至左心房侧。

2.在左心房内多点探测，可录得由于湍流所致的正负双向的低频湍流频谱。

3.由于通过二尖瓣口的血流量增多，二尖瓣舒张期前向血流频谱的E波明显增高。

4.在中度以上二尖瓣反流，由于收缩期主动脉血流量减少，主动脉血流频谱峰值前移，流速减低。重度反流时，只能录得收缩早中期主动脉血流信号，收缩晚期血流信号消失。

5.左心房收缩压的估测：二尖瓣反流时，左心房收缩期容量增大，压力升高，可用频谱多普勒进行估测：

$$LASP=SBP-\triangle PGMR$$

式中，LASP为左心房收缩压，SBP为从肱动脉测得的收缩期血压，APGMK为反流最大速度换算的压差。从左心房收缩压可以估测肺小动脉嵌顿压，如左心房升高，肺小动脉嵌顿压也高，心功能减退。

（五）彩色多普勒表现

1.于心尖四腔或二腔切面，收缩期于左心房内可见源自二尖瓣环的、以蓝色为主色彩斑斓的反流束。依二尖瓣反流口的形态，可见一股或多股反流束，依其大小反流束可窄可宽，依其部位，反流束进入左心房后，可沿左心房后壁走行，也可直指左心房中部甚至直达顶部，依反流量的大小，显色可鲜亮或暗淡。

2.尖瓣反流量较大时，舒张期通过二尖瓣口的血流量增多，因而二尖瓣口前向血流的亮度增加。

（六）反流量的估测

对于二尖瓣口的反流量，既往有多种方法可对其做半定量的估测。

1.依频谱多普勒所测得反流信号的区域定量，如反流信号仅在二尖瓣环周围探及为轻度反流，达于左心房中部为中度，至左心房顶部为重度。

2.依彩色多普勒出现二尖瓣反流信号的区域定量，如反流信号仅出现在二尖瓣环附近为轻度反流，至左心房中部为中度，达左心房顶部为重度。还可直接测量二尖瓣反流面积，依反流面积与左心房面积之比进行反流半定量，小于1/3为轻度，大于1/3为中度，大于2/3为重度。

3.依二尖瓣反流容量，算出反流分数而定量。

（1）在二维超声心动图上测得主动脉瓣环部直径D然后求出其面积$A(A=\pi \cdot D^2/4)$，脉冲多普勒测得主动脉环处的血流速度积分（TVI）；两者之积即为主动脉瓣环处的血流（QAo）。

（2）二维或M型超声心动图测得二尖瓣口面积（MVA），脉冲多普勒测得二尖瓣口血流速度积分（MVI），两者之积即为二尖瓣口流量（QMV）。

（3）二尖瓣反流量（MVRQ）等于二尖瓣口流量与主动脉瓣环部流量之差（MVRQ=QMV-QAo）。

（4）二尖瓣反流分数（MVRF）为反流量，除以二尖瓣口流量，即MVRF=MVRQ/QMV。

（5）定级：轻度MVRF＜30%，中度30%～38%，重度38%以上。

上述二尖瓣反流的定量方法中，第一、二各为半定量方法。第三种虽较全面，但受瓣口形态、合并狭窄或合并主动脉瓣病变、取样容积大小和深度、仪器灵敏等多种限制，计算也较烦琐；为克服这些不良因素，有人提出用血流汇聚（flow convergence）的方法来定量二尖瓣反流。

4.血流汇聚法定量。原理：在一定血流动力学范围内，当血流加速流向一窄孔时，在窄孔近端形成等速半圆形表面。根据彩色多普勒在反流口近端血流加速超过混叠极限时彩色显示发生倒返的原理，可以确定混叠界面并测量其至反流口的距离（R），进而根据公式$2\pi R^2$计算出半球表面积，然后再乘以等速表面流速，求出反流容积。

方法：在心尖四腔切面，彩色多普勒显示二尖瓣口血流，测量血流汇聚混叠界面（反流口近端加速血流区颜色由蓝转红的界面）至二尖瓣口的垂直距离（R）。根据半球血流汇聚公式，计算出每搏二尖瓣反流量。

$$MVRV = 2\pi R^2 \cdot NL \cdot Sys$$

式中，MVRV为每搏二尖瓣反流量（mL），R为混叠界面至反流口的距离（cm），NL为混叠极限（cm/s），Sys为收缩间期（S）。当脉冲重复频率为4MHz时，探头3.75MHz产生51cm/s混叠极限，5MHz时产生41cm/s混叠极限。

血流汇聚法定量二尖瓣反流，不受左心室几何形态、计算公式假设条件及联合瓣膜病损的影响，是目前应用简便有效的新方法。其受限因素少，适应证更广，准确性更好。

三、主动脉瓣关闭不全

主动脉瓣关闭不全是慢性风湿性心瓣膜病的一种。本病多见于男性，男女比约为2∶1。单纯主动脉病变少见，只占慢性风湿性心脏病的3%～5%。但主动脉瓣病变占慢性风湿性心膜病的20%～35%，因其常与二尖瓣病变合并存在，主动脉瓣关闭不全的特征性临床表现是胸骨左缘第三、四肋间闻及递减型叹息样舒张期杂音。

（一）病理概要

风湿性主动脉瓣关闭不全的主要病理改变是，主动脉瓣因发炎和肉芽组织形成而致的增厚、硬化、短缩和畸形，在主动脉瓣关闭线上可见细小的疣形赘生物。主动脉瓣关闭不全可同时伴有程度不同的狭窄，但严重关闭不全时常无明显狭窄。主动脉关闭不全造成舒张期主动脉瓣反流，并因此而造成左心室的扩张，反流越重，扩张越明显。

（二）M型超声表现

1.在心底波群见，瓣膜回声增粗、增强，舒张期关闭呈双线，间距在4mm以上。瓣膜的开放和关闭速度加快，开放幅度增大。收缩期瓣叶出现快速颤动。

2.在心底波群还可见，主动脉内径增宽；前壁主波搏幅增大超过15mm，重搏波消失或减低；后壁搏幅上升及下降速度增快。

3.二尖瓣波群见，二尖瓣前叶舒张期波幅增高，并有30～40次/秒高频率的细震颤。此为舒张期主动脉反流血液冲击所致。类似的震颤有时亦可见于室间隔左心室面。

4.由于血液反流妨碍二尖瓣开放及左心室压力增高，舒张期充盈速度减缓，可致二尖瓣EF斜率减慢。

5.由于左心室容量负荷加重，可见左心室增大，室间隔与左心室后壁搏幅增高。

（三）B型超声表现

1.在左心室长轴切面，见瓣膜回声增强、增粗，舒张期瓣叶不能闭合于主动脉根部中央，而呈二线、三线或多线杂乱回声。在此切面并见左心室扩大及左心房和升主动脉扩张。

2.在心底短轴切面，正常人的三叶主动脉瓣呈纤细、光滑的回声，并于舒张期闭合呈"Y"状，显示于主动脉腔中央。主动脉瓣关闭不全时，由于瓣叶闭合障碍而见裂隙，裂孔大于5mm。

3.在胸骨旁、心尖及剑突下四腔切面，可见左心室及左心房扩大。

4.在胸骨上窝主动脉弓长轴切面，可见升主动脉扩张。

（四）频谱多普勒表现

1.心尖五腔切面、取样容积置于左心室流出道内，可录得持续于整个舒张期的、正向充填、频带增宽、上升肢陡直、下降肢延缓的主动脉瓣反流频谱。其峰值流速多数超过4m/s。

2.中度以上的主动脉瓣反流，由于收缩期通过主动脉瓣口的血流增多，因而主动脉血流频谱的峰值流速增高，但一般不超过2m/s。

3.由于二尖瓣口血流速度增快，二尖瓣血流频谱的E峰和A峰均可增高，A峰更高可大于E峰。由于主动脉瓣反流束对二尖瓣的冲击，其血流频谱可出现毛刷样高频颤动，且持续于整个舒张期。

4.反流程度的估测。

（1）反流分数（RF）的计算：以主动脉瓣口血流量作为每搏总排血量，二尖瓣口血流量（MVF）或肺动脉瓣口血流量（PVF）作为每搏有效排血量，则：

RF=AVF-PVF/AVF=1-PVF/AVF 或 RF=AVF-MVF/AVF=1-MVF/AVF

RF＜20%为轻度反流，20%～40%为中度反流，40%～60%为中重度反流，＞60%为重度反流。

按这种方法计算的反流分数判定反流程度较准确，但计算较为复杂。

（2）反流信号的估测：用频谱多普勒探测反流信号出现的部位、半定量反流程度。

轻度：反流信号分布局限于主动脉瓣环附近区域。

中度：反流信号分布至二尖瓣前叶水平。

重度：反流信号分布至二尖瓣前叶水平以下。

5.左心室舒张末压的估测：LVEDP=DBP-△PAR。式中，LVEDP为左心室舒张末压，DBP为肱动脉测量的舒张压，△PAR为主动脉反流频谱上，舒张期峰速所换算成的最大跨瓣压差。

（五）彩色多普勒表现

1.于左心室流出道内见，起自主动脉瓣环、持续于整个舒张期的、以鲜亮的红色为主的五彩相间的反流束。反流束可沿室间隔下行，也可沿二尖瓣前叶走行。轻度反流时可呈细条状，仅占据左心室流出道的一部分；重度反流时呈喷泉状，充满整个左心室流出道。

2.由于通过主动脉瓣口的血流量增加，收缩期主动脉瓣口的前向血流着色鲜明。

3.反流程度估测：

（1）由于彩色反流射流信号距离瓣口最近端的宽度（JW）大致相当于反流口的大小，因而以该处左心室流出道的宽度（LVOTW）除JW即得反流分数（RF），在左心室长轴及心尖五腔切面可测得：

RF=JW/LVOTW

（2）在胸骨旁主动脉瓣短轴切面，通过测量反流信号的面积（JA）和该处主动脉的横截面积，亦可得到反流分数（RF）：

RF=JA/AOA

以上述的反流口宽度换算成面积，或以直接测得的反流口面积乘以反流血流的速度积分，可计算出每搏反流量。

四、主动脉瓣狭窄

主动脉瓣狭窄可以是先天性的，也可以是后天性的。后天性的又可分为风湿性和老年退行性。单纯性主动脉瓣狭窄，10%～20%是风湿所致。风湿性主动脉瓣狭窄多见于年轻人，且同时伴有二尖瓣病变。主动脉瓣狭窄最主要的临床表现是，胸骨右缘第二肋间粗糙、响亮的收缩期杂音，并向颈部传导。

（一）病理概要

风湿性主动脉瓣狭窄的主要病理改变是，慢性炎症和钙质沉着引起瓣膜粘连和增厚，使其开放受限而致瓣口面积减小。正常主动脉瓣口面积约3cm²，当其减小至正常的1/4或更小时出现严重症状。由于狭窄而致左心室阻力负荷加重，左心室后壁代偿肥厚，左心室亦可轻度扩大。

（二）M型超声表现

1.主动脉瓣回声增粗并见钙化所致的强回声，甚至可见斑块状强回声瓣膜厚度增加，可超过主动脉前壁的厚度。

2.瓣膜开放幅度减小，常小于14mm或主动脉内径的一半。

3.由于左心室排血受阻，主动脉充盈不足，在心底波群见V波低平，V'消失。

4.由于长期存在的左心室排血受阻，压力负荷加重，在心室波群可见室间隔及左心室后壁呈对称性增厚，左心室内径可轻度增大。

（三）B型超声表现图

1.左心室长轴切面，瓣叶增厚、回声增强、开放受限。若瓣叶开放的距离小于8mm，为重度狭窄；8～12mm为中度狭窄；12～14mm为轻度狭窄。在此切面还可见室间隔与左心室后壁呈对称性增厚。

2.心底短轴切面，可见主动脉瓣瓣叶增厚，回声增强、增多，开放明显受限，瓣口面积明显变小且极不规则，即失去正常的圆形或近似的等边三角形。在此切面，以机器提供的面积测量功能，可直接测得瓣口大小：若瓣口面积小于 $3cm^2$ 大于 $1cm^2$ 为轻度狭窄，$1 \sim 0.75cm^2$ 为中度狭窄，小于 $0.75cm^2$ 为重度狭窄。

3.在胸骨上窝主动脉弓长轴切面，可显示升主动脉呈窄后扩张。

（四）频谱多普勒表现

1.取样容积置于主动脉口可录得收缩期射流频谱。轻度狭窄时，频谱形态近似非对称的三角形，重度狭窄时呈对称的圆钝形曲线。射血时间延长，峰值后移，峰值显著增高，一般是狭窄越重流速越高，有高达7m/s者。

2.由于主动脉瓣狭窄，血流受阻，左心室流出道内前向血流速度减慢，因而血流频谱的峰值降低，后移，使频谱呈近似对称的圆钝形。

3.在狭窄远端的升主动脉内，可录得由湍流所致的双向充填的低频血流信号。

4.由于左心室舒张功能减损，二尖瓣血流频谱的A波增高，以致A波高过E波。

5.主动脉瓣口面积的估测。

（1）若无心内分流和瓣口反流，可按下式求得主动脉瓣口的面积（AVA）：

$$AVA = SV / Vm \cdot ET = SV / SVI$$

式中，Vm为主动脉瓣口的平均射流速度，ET为左心室射血时间，SVI为主动脉收缩期流速积分，SV为每搏量是采用右心导管和热稀释技术测得，因而这种方法是半创伤性的。

（2）张运等采用了一种完全无创的方法[1]，其公式是

$$AVA = CMA \cdot DVU / SVI$$

式中，CMA是从M型和B型超声心动图测得的舒张期二尖瓣口平均面积，DVU为二尖瓣口舒张期流速积分，SVI为收缩期主动脉瓣口流速积分。此法与心导管技术所测结果相关良好，其限制是不能有瓣口反流和心内分流。

（3）挪威学者Skjaerpe等设计了一个适合于兼有主动脉瓣狭窄和关闭不全双病变的主动脉瓣面积估测公式：

$$AVA \cdot SVI = AoA \cdot SVI'$$

式中，为利用连续式多普勒测得的狭窄的主动脉瓣口的流速积分；AoA为先从B型超

[1] 张运，张梅.无创性估测左室心肌松弛时间常数的新方法 [J]. 中华超声影像学杂志，2000（1）：10-12。

声心动图测得主动脉环直径，然后计算得来的该部的面积；SVI'为主动脉瓣环的收缩期流速积分。因此上式可写作：

$$AVA = AoA \cdot SVI'/SVI$$

考虑到SVI'/SVI应同主动脉瓣环处的峰值流速（Vp'）与主动脉瓣口的峰值流速（Vp）之比（Vp'/Vp）相似，代入上式，得

$$AVA = AoA \cdot Vp'/V_p$$

这一公式非常简便，而且与心导管技术利用格林公式所测得的主动脉口面积相关良好（r=0.87）。

（五）彩色多普勒表现

1.窄的主动脉瓣口出现窄细的射流束，狭窄越重流束越细，甚至难以显示。但当它进入升主动脉后便会明显增宽而呈喷泉状或蘑菇状或其他扩散的形状。这一射流束可持续出现于整个收缩期。射流束显色明亮，在心尖五腔切面以蓝色为主，而在胸骨上窝主动脉弓长轴切面则主要显红色。

2.血流受阻于主动脉口，左心室流出道内血流显色暗淡。

五、三尖瓣关闭不全

三尖瓣关闭不全多数为功能性，器质性者少见，但器质性中以风湿为多。据病理解剖资料，器质性三尖瓣病变的发病率占慢性风湿性心脏病总数的10%～15%。本病女多于男，且多发于青年。主要的临床表现是胸骨左缘第三至五肋间闻及响亮、高调的收缩期杂音，并于深吸气末加重。

（一）病理概要

风湿性三尖瓣关闭不全其瓣膜可由于慢性炎症过程而发生类似风湿性二尖瓣病变的变化。由于收缩期有部分血液反流至右心房，右心房容量增大、压力增高，可使右心房扩张与肥厚。当右心房压力超过10mmHg（1.33kPa）时，可致上下腔静脉压增高和扩张并导致全身静脉回流障碍，从而产生腹水和周围水肿。

（二）M型超声表现

1.三尖瓣前叶搏动幅度增大。DE上升速度和EF斜率均增大。由于三尖瓣收缩期不能完全合拢，CD段呈多条粗糙紊乱的回声。

2.右心房内径增大。

3.病变较重时可见右心室扩张，内径增大，并可见由于右心室容量负荷加重所致的室间隔与左心室后壁呈同向运动。

（三）B型超声表现

1.在右心室流出道长轴切面、心尖及剑突下四腔切面，可见三尖瓣叶回声增强、增粗，瓣尖呈结节状，收缩期瓣膜关闭不全，右心房及右心室增大。

2.在右心室流出道长轴切面及心尖四腔切面，当从外周静脉注入声学造影剂后，可见造影剂回声在三尖瓣口做往返穿梭运动。

3.在剑突下四腔切面及下腔静脉长轴切面，注射造影剂后可见收缩期有造影剂回声出现于下腔静脉内，有时并可见于肝静脉内。同时还可见到右心房、右心室和下腔静脉扩张，其内径增大。

（四）频谱多普勒表现

1.将取样容积置于三尖瓣环，可录得单峰、负向、充填的收缩期反流频谱，其加速肢和减速肢均陡直而呈对称的圆钝形，其最大流速超过4m/s。

2.在右心房内做多点探测，可录得收缩期双向低频湍流频谱，反流程度越重，湍流在右心房内的分布越广。

3.反流较重时，由于受右心房内反流血流的影响，腔静脉血流频谱中的S波消失，而代之以负向波，D波峰值则增大，故形成先负后正的频谱形态。

4.反流较重时，由于舒张期流经三尖瓣口的血流量增多，因而三尖瓣血流频谱的E峰增高。

5.反流程度的估测。应用连续式多普勒测得三尖瓣反流的最大流速，可用以下公式求得右心室收缩末压（RVSP）：

$$RVSP = \Delta PTR + RAP$$

式中，ΔPTR为三尖瓣反流最大流速值，按伯努利方程换算成的跨瓣压差，RAP为右心房压，一般为5mmHg。

若RVSP=5mmHg为轻度反流，10mmHg为中度，超过15mmHg为重度。

（五）彩色多普勒表现

1.右心房内可见，起源于三尖瓣环的、持续于整个收缩期的，以鲜亮的蓝色为主的、五彩相间的反流束。反流束可向右心房中部，也可沿房间隔走行，也可沿右心房侧壁形成环状。反流重时，在宽阔的右心房内可形成喷泉状，并在右心房内迅速散开。

2.反流较重时，舒张期三尖瓣口血流着色明亮，而肺动脉瓣口、二尖瓣口及主动脉瓣口血流着色暗淡。

3.反流程度的估测。利用彩色多普勒，可对三尖瓣反流进行半定量分级。即反流束占据部分右心房为Ⅰ级，抵达右心房后壁为Ⅱ级，进入腔静脉为Ⅲ级。

六、肺动脉瓣关闭不全

肺动脉瓣关闭不全绝大多数为功能性，多继发于肺动脉高压。器质性肺动脉瓣病变很少见。主要的临床表现是，胸骨左缘第二、三肋间及舒张早期或舒张期早中期高音调、吹风样杂音。

（一）病理概要

肺动脉瓣关闭不全时，右心室在舒张期除接受来自三尖瓣口的血流外，还要接受来自肺动脉口的反流血流，因而造成右心室容量负荷增加，引起右心室扩张和肥厚。肺动脉高压时造成肺动脉瓣反流，反流又可进一步造成肺动脉高压引起肺动脉显著扩张。

（二）M型超声表现

（1）肺动脉瓣曲线的a波变浅（＜2mm）或消失，EF斜率减慢，收缩中期部分关闭使成"W"形。

（2）右心室扩大，内径＞20mm；右肺动脉扩大，内径增宽，超过18mm；右心房亦扩大。

（3）bc幅度增大，斜率加速。

（三）B型超声表现

1.在肺动脉干长轴切面，可见肺动脉干及左右肺动脉均明显扩张。正常时较难显示或仅显示肺动脉，此时很容易显示。并常可显示两个瓣叶，其回声增强，活动增大。

2.左心室长轴切面显示右心室扩大，右心室前壁及室间隔增厚，室间隔与左心室后壁呈同向运动。

3.心尖四腔及右心室流入道长轴切面显示右心房扩大。

4.在右心室流出道或肺动脉干长轴切面，从周围静脉注入造影剂后，收缩期见造影剂回声经肺动脉瓣从右心室流出道进入肺动脉干，而舒张期可见其经肺动脉瓣反流入右心室流出道。

（四）频谱多普勒表现

1.将取样容积置于肺动脉瓣环下，可录得正向、单峰、窄带、充填、上升肢陡直、出现于舒张期的肺动脉瓣反流频谱。若合并重度肺动脉高压，其最大峰值流速可达4m/s以上。

2.若肺动脉压不过高，由于收缩期通过肺动脉瓣口的血流量增加，肺动脉血流频谱峰值增高，但一般不超过3m/s。

3.在右心室腔内，于舒张期可录得由于肺动脉瓣反流所致的双向低频湍流血流频谱。

4.反流程度的估测。利用脉冲多普勒测量收缩期主动脉瓣血流量（AVF）和收缩期肺动脉瓣血流量（PVF），此时肺动脉瓣血流量为右心室的全部心搏量，主动脉瓣血流代表右心室的有效心搏量，则反流分数（RF）可按下式得出：

$$RF = PVF - AVF / PVF$$

5.肺动脉舒张压的估测。通过测量肺动脉瓣反流频谱的峰值血流速度，利用伯努利方程，可按下式计算肺动脉瓣舒张压。

$$PADP = \Delta p + RVDP$$

式中，PADP为肺动脉舒张压；Δp为所测肺动脉瓣反流频谱峰值流速，并利用伯努利方程计算而得的瞬时跨瓣压差；RVDP为舒张早期的右心室压力，一般近似于零。

（五）彩色多普勒表现

1.室流出道内于舒张期，显示起源于肺动脉瓣环的明亮的红色反流束。轻度反流时，其呈窄细条状或烛火样，仅占部分流出道；重度反流时，呈喷泉状，可充满整个右心室流出道。

2.若肺动脉瓣反流而不伴有明显肺高压，主肺动脉内前向血流量增多，可显示出多色斑点状或红蓝双向的涡流。若肺高压明显，主肺动脉内前向血流受阻，流速减缓，显色暗淡。

第二节　非风湿性心瓣膜病

一、二尖瓣脱垂

二尖瓣脱垂（milral valve prolapse，MVP）是一组综合征，它继发于房间隔缺损、冠心病、特发性主动脉瓣下狭窄、胶原疾病、大量心包积液及心律失常等病症。原发性二尖瓣脱垂则与瓣膜黏液变性有关。其特征性的临床表现是心尖部闻及收缩期喀喇音。因而又称收缩中期喀喇音—收缩晚期杂音综合征。

（一）病理概要

正常二尖瓣的心房面层为含弹性纤维的结缔组织；中层是海绵组织，即松软的黏液样结缔组织；心室面层是纤维质层，由浓密的胶原形成。黏液变性时，中层海绵组织增多，并侵入纤维质层，使其间断，因而使瓣叶肥厚、凸出。此种改变多数发生在后叶的中1/3，前叶的后半部亦是易发处。由于这种病变，引致瓣叶增长变厚造成脱垂。这是原发性二尖瓣脱垂的学说之一。另一学说是，左心室心肌的代谢和收缩异常，使瓣叶失去心室的支持而造成脱垂。

（二）M型超声表现

1.室收缩时，二尖瓣波群的CD段向后移位，形成"吊床"样改变，以收缩中晚期为多见，也可全收缩期均出现。其后移幅度（即"吊床"最低点至C点与D点连线的垂直距离）多数大于2～3mm。

2.由于二尖瓣活动幅度增大，DE上升速度增快，E峰可与室间隔相撞。室间隔搏动幅度增大。

3.若合并二尖瓣反流，可见左心房内径增大，房壁搏动增强，后壁之C凹加深。

4.吸入亚硝酸异戊酯后，由于左心室舒张期容积减小，收缩加强，可使二尖瓣脱垂加重，使中晚期脱垂变为全收缩期脱垂。

（三）B型超声表现

1.在左心室长轴切面见，二尖瓣前叶及/或后叶的瓣体部或其对合点，由于过度运动而超越二尖瓣环脱入左心房。同时可见前瓣与主动脉根部后壁的夹角由钝角变为锐角。若瓣体呈弓形脱入左心房，而前后叶对合点仍位于二尖瓣环平面之下，为轻度脱垂；闭合点达瓣环，瓣体脱入左心房，为中度脱垂；闭合点及瓣体均脱入左心房者，为重度脱垂。

2.于二尖瓣环在心尖四腔切面呈水平位，且二尖瓣前后叶均能清晰显示，故该切面的阳性显示率较高。其脱垂表现及程度的判定标准与左心室长轴切面相同。

3.在二尖瓣口水平左心室短轴切面可见，脱垂的二尖瓣叶增厚、皱折、回声增强及瓣口收缩期不能闭合。

4.在实时观察中，可于多个切面见二尖瓣前叶活动幅度增大，室间隔及左心房壁搏动幅度增大。若合并反流，还可见左心房、左心室增大。

（四）频谱多普勒表现

当二尖瓣脱垂合并二尖瓣反流时，将多普勒取样容积置于二尖瓣口左心房侧，可录得收缩期二尖瓣血流反流频谱。其大小依反流程度而定，其程度的判定同二尖瓣关闭不全。

（五）彩色多普勒表现

以心尖四腔切面观察为最佳，在此切面于左心房内可见起自二尖瓣环的以蓝色为主的多彩反流束。

二、二尖瓣腱索断裂

二尖瓣腱索断裂极少见，国内侯传举等报道，在他们的经手术治疗的6016例各种心血管疾病中发现5例。本病虽罕见，但因其能造成严重的急性二尖瓣关闭不全，甚至危及患者生命，故不容忽视。

（一）病理概要

腱索是连接瓣叶与乳头肌的纤维组织束。腱索从乳头肌至瓣叶逐渐分级，直接与乳头肌相连的腱索称为一级腱索（每个乳头肌至少两条），一级腱索分出两条二级腱索，二级腱索再分出二至三条形成三级腱索。腱索断裂可分为外伤性和自发性，可见于心肌梗死、感染性心内膜炎、风湿性心脏炎、肥厚梗死型心肌病等病症。自发性腱索断裂多见于二尖瓣后叶，其他原因所致腱索断裂可见于前后二叶。腱索断裂可致中度以上二尖瓣关闭不全，因而可见左心房、左心室扩大，室壁运动增强，尤其是室间隔收缩亢进。

（二）M型超声表现

1.前叶腱索断裂时，前叶在舒张期呈高幅度、低频率、不规则的振动，使二尖瓣前叶曲线出现锯齿波，这种振动可持续至收缩期。后叶可与前叶呈同向运动。

2.后叶腱索断裂时，后叶在舒张期呈高幅度、低频率、不规则的振动，使二尖瓣后叶曲线出现粗大的锯齿波。

3.反流明显时，左心房、左心室可有扩大。

4.由于受到反流血流的冲击，房间隔可出现收缩期振动波。

（三）B型超声表现

1.在左心室长轴切面及心尖四腔切面，可于左心室内显示断裂腱索的回声，依断裂部位不同，有时也可在左心房内见到腱索回声。较为特征的改变是，随心室的收缩和舒张可见二尖瓣在左心房和左心室之间做来回的"连枷"样或"甩鞭"样运动。二尖瓣瓣尖部前后叶不能对合。

2.在二尖瓣口水平左心室短轴切面见，收缩期二尖瓣口不能闭合而出现裂隙。

3.由于腱索断裂，使二尖瓣失去支持，因而可出现脱垂的征象。

（四）多普勒超声表现

1.频谱多普勒于二尖瓣口左心房侧可探及收缩期反流频谱。

2.彩色多普勒一般均能显示二尖瓣口收缩期呈明亮的蓝色反流束。

三、二尖瓣环钙化

二尖瓣环钙化是一种老年退行性病变，多发生在60岁以上的老年人，为10% ~ 15%。病变开始于50岁以上，随年龄增长，发生率增高，女性多见，男女比约为1∶2。应予重视的是，本病也可见于青年人。

（一）病理概要

二尖瓣环、二尖瓣后叶及其与之相邻的左心室后壁之间钙盐沉着是本病的特征，钙化多发于二尖瓣环后部，前部少见，后部发生率约为前部的五倍，钙化广泛时，除上述部位外，还可波及主动脉瓣环甚至室间隔等处。由于钙化而使瓣环僵硬、缩小，由于瓣叶基底部钙化，可使瓣膜活动受限，腱索受牵拉，收缩期瓣环不能缩小，导致二尖瓣关闭不全。

（二）M型超声表现

在二尖瓣前后叶波群，于二尖瓣后叶之后，见一紊乱、增粗、浓密的回声带即为钙化增厚的二尖瓣环。

（三）B型超声表现

1.左心室长轴切面及二尖瓣口水平左心室短轴切面，二尖瓣环后缘及后叶基底部可见斑片状或团块状的浓密的强回声，此时瓣环与后叶的连接处已融合在一起，变得模糊不清。

2.钙化广泛时，于上述切面除见上述表现外，还可见瓣环前缘至主动脉根部亦有紊乱、增粗、浓密的回声。

3.严重钙化时，二尖瓣腱索及乳头肌受累，亦可表现为回声增粗、增强、浓密。

（四）多普勒超声表现

1.二尖瓣环钙化最易造成二尖瓣反流，因而在左心室长轴切面及四腔切面，可录得二尖瓣反流频谱，彩色多普勒则可显示二尖瓣反流的血流束。

2.二尖瓣环钙化也可造成二尖瓣狭窄，频谱多普勒和彩色多普勒可显示其相应的改变。

四、主动脉瓣钙化

主动脉瓣钙化也是一种老年退行性病变，较之二尖瓣环钙化更多见，在老年人中的发生率为15% ~ 30%。

（一）病理概要

本病的主要特征是主动脉瓣的三个瓣叶均可发生钙盐沉着。钙盐沉着于瓣膜的不同部位，包括瓣叶的接触缘和连合处，造成瓣膜活动受限，既可引起瓣口狭窄，也可导致瓣口关闭不全或两者同时存在。

（二）M型超声表现

在心底波群见，主动脉瓣典型的"盒样"曲线消失，代之以多条增粗、紊乱且增强的回声，舒张期关闭线呈多条回声。主动脉腔可变小。

（三）B型超声表现

在左心室长轴切面、大动脉短轴切面及心尖五腔切面等可见，主动脉瓣的回声明显增强、增粗而呈团块状。瓣膜开放和关闭均受限制，收缩期瓣口难以辨认，舒张期三个瓣叶亦很难靠拢关闭。

（四）多普勒超声表现

若钙化而造成瓣口关闭不全时，频谱多普勒和彩色多普勒均可显示出主动脉瓣反流。若造成瓣口狭窄，则可显示相应的射流频谱和射流彩色血流束。

第三节 感染性心瓣膜病

一、病理概要

细菌、真菌等病原体与血小板栓子、纤维蛋白及坏死的心瓣膜组织沉积在瓣膜和腱索上形成赘生物，并破坏瓣膜形成溃疡或穿孔，甚至造成腱索断裂。赘生物可呈绿色、黄色、粉红色或红色，愈合后可呈灰色。其形态呈蓬草或棉絮状，质地松脆易碎。镜检可见微生物、炎细胞、纤维化及钙化。好发于二尖瓣及主动脉瓣，也可发生于三尖瓣，肺动脉瓣很少见。

二、M型超声表现

若为二尖瓣赘生物，则：①在二尖瓣前后叶波群可见"蓬草"样或"棉絮"样或"绒毛球"样回声，于舒张期见于二尖瓣前叶曲线上或后叶曲线上；②在心底波群，收缩期于左心房前内侧可见"绒毛球"样赘生物回声；③当赘生物呈条状或二尖瓣撕裂时，在二尖瓣前后叶波群可见二尖瓣呈连枷样运动，即絮状或条状回声于舒张期进入左心室，而于收缩期返回左心房。

若为主动脉瓣赘生物，则：①依赘生物所在部位不同，而于右冠瓣或无冠瓣曲线上或瓣口见赘生物所形成的瓣膜回声的增粗增强和紊乱；②在左心室流出道内可见孤立的线状回声于舒张期出现，收缩期消失。这是赘生物随主动脉瓣开、闭而往返于主动脉和左心室流出道内所致。

赘生物造成二尖瓣或主动脉瓣关闭不全，可出现相应的超声心动图改变，如左心房增大、二尖瓣前叶细震颤及左心室扩张等。

若在原有心脏病上继发瓣膜赘生物，超声心动图上可有原发心脏病的改变。

三、B型超声表现

若为二尖瓣赘生物，则：①于左心室长轴切面及四腔切面见二尖瓣前叶或后叶回声增强，并见其上有"棉絮"状或"绒毛球"样或"蓬草"样回声。应注意观察赘生物在瓣叶上的附着点，附于左心房侧者易造成二尖瓣关闭不全，而附于左心室侧者则对瓣膜功能影响较小。②赘生物较长或瓣膜撕裂或腱索断裂时可见连枷样运动。

若为主动脉瓣赘生物，则：①在左室长轴切面、大动脉短轴切面等，于主动脉瓣上可见浓密的"蓬草"样或"绒毛球"样或"棉絮"样回声，舒张期和收缩期均显示并可见瓣膜回声增强。②若有连枷状主动脉瓣，可见上述异常回声来回往返于主动脉内及左室流出道内。③造成主动脉瓣关闭不全时，可出现左室增大等一系列相应的超声改变。

值得注意的是所谓连枷运动，它是指瓣膜赘生物随心动周期所做的漂移或过度运动。即房室瓣上的赘生物于舒张期进入心室，而于收缩期进入心房，三尖瓣赘生物于心尖四腔切面三尖瓣上可见浓密的"蓬草"样或"绒毛球"样或"棉絮"样回声。

动脉瓣上的赘生物，则于收缩期进入大动脉，而于舒张期脱入心室流出道。这种连枷运动，可以由附着在瓣膜上的赘生物本身所致，如条带状或杆棒状赘生物，以及有丝与瓣膜相连的赘生物。也可以是由于IE造成瓣膜和腱索损害，致瓣膜破裂和腱索断裂而引起的连枷状瓣膜。它极易引起赘生物部分或全部脱落，而致相应部位动脉栓塞。据我们的经验，超声检出连枷运动对IE的确诊很有意义。由于栓塞发生率很高，因而对预后和积极采取防治措施有指导意义。

四、多普勒超声表现

1.感染性心内膜炎所致瓣膜赘生物，由赘生物致瓣膜关闭不全时，频谱多普勒和彩色多普勒表现与风湿所致瓣膜关闭不全相似。

2.赘生物继发于原有心脏病时，频谱多普勒和彩色多普勒显示原有心脏病的相应表现。

第四节　人工瓣膜

一、球瓣

球瓣由瓣架（笼罩）、瓣座和瓣球三部分构成。

（一）M型超声表现

二尖瓣位球瓣：舒张期二尖瓣开放，瓣球向前活动，瓣球活动曲线向上，形成DE段及EA段，收缩期二尖瓣关闭，瓣球向后活动，瓣球活动曲线向下，形成AC段及CD段。其前方的粗大曲线为笼罩前缘，收缩期向前，舒张期向后；在瓣球活动曲线后，与笼罩前缘曲线平行的粗大曲线为球瓣瓣座。

据武汉协和医院资料，正常时AC幅度平均为11mm，下降速度为506mm/s；DE幅度平均为11.2mm，上升速度为318.2mm/s。

当人工球瓣发生血栓及粘连时，瓣球活动受限，AC及DE的幅度和速度均会发生改变，笼罩内径亦可变小。整个人工瓣的各活动曲线会增粗并变得模糊不清。

（二）B型超声表现

二尖瓣位球瓣，在左心室长轴切面及四腔切面，于左心房和左心室之间，其前座呈强回声带，而瓣球呈强回声团并位于左心室侧。收缩期瓣球的强回声团移向瓣座的强回声带，舒张期瓣球离开瓣座移向左心室。在二尖瓣口水平左心室短轴切面，可见瓣球的强回声团随心脏舒缩而时隐时现。

当人工瓣发生血栓及粘连时，瓣球活动受限，瓣座及笼罩回声增强并显得模糊不清。

二、碟瓣

碟瓣由瓣环、瓣架及一个倾斜的碟片三部分构成，是较多应用的一型。近时做成一种双瓣片碟瓣，既可置于二尖瓣位也可置于主动脉瓣位。

（一）M型超声表现

二尖瓣位碟瓣，从心尖部探查，收缩期二尖瓣关闭，碟片远离探头，其活动曲线下降形成AC波及CD段。舒张期二尖瓣开放，碟片靠近探头，其活动曲线上升形成DE波及EA段。此曲线的后方出现一随心脏舒、缩而活动的粗大曲线即为瓣环后缘（ct），其收缩期向前，舒张期向后。

据武汉协和医院报道，正常时DE开放幅度均值为11.4mm，开放速度均值为490mm/s，4C关闭幅度为10.6mm，关闭速度为596mm/s。

当人工碟瓣发生血栓或粘连时，瓣片活动受限，瓣片的开放和关闭的幅度与速度均会减慢，瓣片回声也会增粗增强，曲线模糊不清。

（二）B型超声表现

二尖瓣位碟瓣，在左心室长轴切面及心尖四腔切面，于左心房与左心室之间可见一组增强回声，即为碟瓣的支架和碟片的回声，并见此组回声随心脏的舒、缩活动而有规则地移动。在心尖四腔切面，由于声束与碟片活动方向一致，可看到呈一字形的强回声活动，舒张期向左心室侧开启，收缩期向左心房侧关闭，此时若使M型超声的取样线通过，则可显示碟片活动曲线。若有血栓及粘连等病损，除其回声异常增强外，还可见碟片活动明显受限。

三、生物瓣

用作生物瓣的材料有异种心包膜和心瓣膜、同种硬脑膜等。以牛心包制成的生物瓣并缝在钛钢支架上为多见。这种瓣膜既可置于二尖瓣位，也可置于主动脉瓣位。

（一）M 型超声表现

二尖瓣位人工生物瓣，在左心室内可见两条平行移动的、类似主动脉前后壁的粗黑曲线，此即为支架的前后缘（St）。在两曲线中间有一类似主动脉盒样曲线的淡色曲线（MV），舒张期瓣膜开放，曲线分离靠近支架，收缩期瓣膜关闭，合拢成一条较粗的曲线。生物瓣发生病损时，这种规律性的曲线活动会发生改变。

（二）B 型超声

二尖瓣位人工生物瓣位于瓣环部，靠近主动脉根部和左心房部的两条强回声为金属支架（St），其内的纤细回声为生物瓣膜（MV），它完全依照正常二尖瓣的功能，于舒张期开放，瓣膜靠近支架，收缩期关闭，于支架中心形成一条细线状回声。

据武汉协和医院提出的正常生物瓣的标准应为：

① 支架和缝线环轮廓清晰光滑，没有不规则的块状物附着在表面。

② 支架和周围心壁的运动协调一致，不大于周围心脏组织的运动。

③ 正常瓣叶厚度不大于3mm，若大于3mm应考虑块状物形成。

④ 正常瓣叶活动规则，不出现快速的颤动。

生物瓣植入日久有可能发生撕裂，医生又提出如下生物瓣撕裂的标准。

1.二尖瓣位生物瓣撕裂

（1）直接征象：M型曲线生物瓣活动幅度增大（超过19mm），并出现收缩期和舒张期扑动。在二维超声心动图上，收缩期可见生物瓣瓣叶回声向左心房凸出。

（2）间接征象：左心室增大，室间隔活动幅度增强等左心室容量负荷过重表现，并排除其他功能障碍者。由于大量二尖瓣反流，左心房亦明显增大。

2.主动脉瓣生物瓣撕裂

（1）直接征象：生物瓣活动幅度增大，出现高速扑动。

（2）间接征象：有左心室容量负荷过重表现，但左心房并无扩大。二尖瓣受主动脉反流血流冲击，可出现高速扑动。

此外，无论是人工机械瓣还是人工生物瓣在植入之后，都有可能发生血栓、感染及瓣周渗漏、瓣环松脱等症。因而在做超声检查时必须细致观察，一旦发现有过早的室间隔运动正常、瓣膜增厚、团块状回声、连枷状瓣膜、支架与心脏活动不协调、心脏明显扩大、瓣膜活动幅度过小及多普勒超声探及异常血流等情况，应予严密观察，以便及时确诊，正确处理。

第九章　眼部疾病的超声诊断应用

第一节　角膜及巩膜疾病

一、角膜疾病

（一）角膜水肿

角膜上皮、基质或两者中蓄积了过多的水分称为角膜水肿。角膜水肿发生于外伤、手术、炎症、变性及眼内压显著增高时，临床症状为虹视、眼痛、视物模糊，角膜混浊、厚度增加等，需要及时采取措施进行治疗。角膜水肿按照部位可分为上皮水肿、基质水肿、内皮水肿。

UBM主要表现：角膜上皮增厚、回声降低，上皮层与前弹力层之间低回声区加深。若病变累及基质层，则基质层增厚，回声增高，各层间界限模糊不清。UBM可对角膜大泡性病变定位，并可分辨是上皮层与前弹力层分离还是角膜基质层间分离。

（二）角膜炎

角膜炎多因个体抵抗力低或外伤后感染病原体所致，目前真菌性角膜炎在化脓性角膜炎中最常见，且呈现逐年递增的趋势。角膜炎发病较快，临床表现为畏光、流泪、异物感、视力下降等，若病情未及时得到控制，角膜组织变性坏死、组织脱落形成角膜溃疡甚至穿孔。

UBM主要表现：超声生物显微镜可准确显示角膜炎性混浊的程度与范围，为手术时机及方式的选择提供帮助。局限性浅表性混浊可表现为角膜前弹力膜光带消失，表面凹凸不平，呈均匀团状中强回声。炎症侵及角膜全层可表现为角膜层次结构消失，全层增厚，回声增高。

（三）圆锥角膜

圆锥角膜是一种以角膜扩张为特征，角膜中央变薄，向前圆锥形凸出的疾病，伴有高度不规则散光、视力显著减退。晚期会出现角膜水肿，形成瘢痕。

UBM主要表现：角膜弯曲度增加，中央角膜变薄，前房加深，出现角膜急性圆锥发作时，基质水肿显著，后弹力层断裂并与基质层分离，形成无回声裂隙。

（四）角膜移植

UBM术前用于了解眼前段结构是否正常，术后了解角膜各层厚度以判断术后反应。角膜混浊时，术前了解前房是否存在和前房深度、角膜和虹膜的关系、虹膜和晶状体的相对位置及房角的开放程度，是预后估计、手术设计和手术效果判断的基础，在一定程度上排除了手术的盲目性。在角膜移植术后，可用于观察有无植片与植床间阶梯，有无虹膜前粘连，还可观察角膜的厚度、角膜前后表面的变化有无术后移植排斥反应等情况。

二、巩膜疾病

巩膜是由致密交错的纤维组织构成，其外面被眼球筋膜所包绕，巩膜组织本身只有很少血管，代谢较低，因而病变发生较少，一旦发炎则病程缓慢，对治疗反应也迟钝。

（一）巩膜炎

巩膜炎是巩膜深部组织的炎症，具有持续时间长、易复发、与眼部附近组织和系统性疾病相关联的特点。巩膜炎依部位可分为前巩膜炎及后巩膜炎，前者多见。

1.前巩膜炎

在临床上由于病变累及浅层或深层巩膜组织，将前巩膜炎又分为浅层巩膜炎及深层巩膜炎两种类型，临床上以浅层巩膜炎多见，患者常有流泪、畏光、微痛等不适症状，具有自限性，病程较短，预后亦佳；深层巩膜炎是累及巩膜实质层的炎症，眼红眼痛较重，反复发作后巩膜形成瘢痕变薄，常伴发角膜和葡萄膜炎症。

UBM主要表现：表层巩膜炎可见表层巩膜组织呈局限性或弥漫性增厚，表面不整，呈蚕食状；深层巩膜炎表现为巩膜全层增厚，巩膜实质层见散在虫蚀样低回声区。结节性巩膜炎则表现为边界相对清晰的局限性巩膜增厚，回声降低，急性期过后，局部巩膜区轻度变薄，呈凹陷状。

2.后巩膜炎

后巩膜炎是临床上少见的一种巩膜炎症，常见于中年人，女性多于男性，多为单眼发病。主要症状为眼痛、头痛、眼红和视力减退，重症患者可出现眼睑水肿、球结膜水肿、眼球凸出或复视。

B型超声检查可见巩膜呈弥漫性增厚或结节性增厚，部分患者可见到"T"形征，即炎症刺激后发生Temon囊水肿，巩膜与眶内组织间见无回声暗区与视神经相连呈"T"形改变。

（二）巩膜葡萄肿

巩膜的先天缺陷或病理损害使其抵抗力降低，张力减弱所致巩膜向外凸出、扩张。如葡萄膜组织融于其中则称为巩膜葡萄肿，若不包含葡萄膜组织则称为巩膜扩张。巩膜葡萄肿在临床上分为前巩膜葡萄肿、赤道部葡萄肿及后巩膜葡萄肿。高度近视眼可在赤道部或视神经周围及后极部形成后巩膜葡萄肿，且后巩膜葡萄肿的发生与眼轴的长度密切相关。有研究统计发现，眼轴长为26.5～27.4mm时后巩膜葡萄肿发生率1.4%，而在眼轴长为33.5～36.6mm时后巩膜葡萄肿发生率高达71.4%。超声表现如下：

1.前巩膜葡萄肿可用UBM检查：病变部位的巩膜较正常组织明显变薄，巩膜形态呈"驼峰"样向眼球外凸出。

2.后巩膜葡萄肿可用B型超声检查：表现为后极部巩膜向后凸出，眼轴变长，常伴有玻璃体混浊或玻璃体后脱离改变。

第二节　葡萄膜疾病

葡萄膜从前到后由虹膜、睫状体、脉络膜组成，具有丰富的血管供应，又称为血管膜。葡萄膜的疾病较为复杂，本节主要对葡萄膜炎症、肿瘤、脉络膜脱离等常见疾病进行阐述。

一、虹膜睫状体疾病

（一）虹膜睫状体炎

前部葡萄膜由虹膜和睫状体组成，两者常同时发生炎性病变。多发于20～50岁的人群，男女比例大致相等，单眼或双眼发病，易反复，可发展为全葡萄膜炎，亦可产生严重的并发症、后遗症，为常见的致盲眼病之一。其临床特点为眼红眼痛、视物模糊、瞳孔缩小、房水混浊。UBM可以清楚地观察到虹膜睫状体炎的形态学变化，特别有助于虹膜睫状体炎病变部位的判断，为制订治疗方案提供依据，并可对病程发展变化进行观察。

UBM主要表现：前房及后房炎性渗出物引起的点状高回声；角膜内皮处可有片状、块状回声；睫状体水肿、体积增大，可出现睫状体上腔积液；虹膜膨隆与角膜前粘连，或虹膜瞳孔缘粘连，瞳孔闭锁，加重虹膜膨隆，前房变浅，房角关闭，导致临床眼压升高。

在急性虹膜睫状体炎时常伴有玻璃体混浊，B型超声可显示前部玻璃体内有点状弱回声，如波及后部葡萄膜，全玻璃体内可充满片状弱回声，后运动明显。

（二）虹膜囊肿

临床上虹膜囊肿按其病因分为原发性与继发性植入性囊肿两种。原发性虹膜囊肿按发生部位分为虹膜色素上皮囊肿和虹膜基质囊肿，继发性植入囊肿多继发于穿破性眼外伤或内眼手术时引起的结膜上皮、角膜上皮或毛囊上皮带入虹膜而形成。多无明显症状，当囊肿增大到一定程度，可占据前房，阻塞房角，引起眼压升高和继发性青光眼。

UBM主要表现：虹膜形态异常，局部见囊样隆起物，壁薄，边界清晰，内部呈无回声，部分囊肿内呈"蜂窝"状多囊样分隔改变。

（三）虹膜色素痣

虹膜色素痣为一种错构性病变，为具有良性细胞学形态的黑色素细胞组成的肿瘤性团块。一般位于虹膜浅基质层，无明显生长倾向。

UBM主要表现：病变可位于虹膜的各个位置，可在瞳孔缘、虹膜中部或虹膜根部，虹膜可探及局限性实性隆起，前界回声多，后界回声少，声衰减显著，大多数病例的边缘整齐，部分病例的前表面不规则，可伴有凹陷及不规则隆起，称为"火山口"样改变，因病变与周围组织间界限清晰，可准确地测量病变的大小。

二、脉络膜疾病

脉络膜位于视网膜与巩膜之间，含丰富的血管和色素，是眼内炎症和成年人肿瘤的好发部位。在眼屈光间质混浊时，超声对该病的诊断和鉴别有特殊意义。

（一）脉络膜恶性黑色素瘤

脉络膜恶性黑色素瘤是葡萄膜色素细胞的异常增殖，为成年人最常见的眼内恶性肿瘤，常侵犯单眼，很少累及双眼。

1.病理概要

脉络膜黑色素瘤的肿瘤组织，分梭形细胞A型、梭形细胞B型和上皮样细胞型三种。大多有明显色素，但黑色素的多少与预后无关。

2.临床表现

脉络膜黑色素瘤是常见的眼内肿瘤，发病率仅次于视网膜母细胞瘤，多见于中老年人，青年人发病者少见。根据肿块的生长形式有两种类型：一为局限性肿瘤，向玻璃体腔呈球形隆起；另一种为弥漫扁平型脉络膜黑色素瘤，沿着脉络膜平面发展，形成弥漫性扁平增殖。肿瘤发生于黄斑周围，早期出现视物变形，视力下降。随即有眼压增高、头痛、恶心和呕吐等青光眼症状，可血行转移至肝、肺和骨髓等处。

3.声像图特征

（1）二维超声

① 见由球壁向玻璃体中生长的半球形或蕈状实性物。

② 由于肿瘤周围部血管呈窦状扩张，因而实性物内有声衰减现象，即前部回声较强，向后回声减低，接近球壁区甚至呈暗区表现。

③ 由于肿瘤在视网膜下隆起，肿瘤与玻璃体间有完整的视网膜，故肿瘤的边缘光滑、锐利。

④ 肿瘤局部的眼球壁较周围正常的球壁回声低。似有一凹陷形成，故声像图上称之为脉络膜凹陷。这是因为受侵的脉络膜被肿瘤占据，肿瘤内部的声衰减导致此现象发生。

⑤ 由于肿瘤的回声衰减强，故在较大肿瘤后方的眼眶脂肪强回声中出现声影。

⑥ 继发性视网膜剥离。如肿瘤侵犯眶内，在眶内脂肪区中出现弱回声的团块。

（2）多普勒超声

脉络膜黑色素瘤的彩色血流显示率较高，见红色血流信号大多位于肿瘤基底部，血供丰富。其频谱呈高收缩期和较高的舒张末期流速，阻力指数较低，小于0.7。

（3）三维图像

能清晰地看到基底部宽，附着于球壁上的半球状肿瘤，同时可见它在眼球壁上具体位置，对肿瘤的组织来源诊断帮助较大，也可帮助鉴别诊断眼球内的其他疾病，如玻璃体出血和机化等。

（二）脉络膜脱离

睫状体和脉络膜与巩膜之间有一潜在间隙，此间隙在眼压突然降低等诱因作用下积存液体称脉络膜脱离。由于睫状体前端与巩膜紧密粘连，而眼球赤道部之后有进出眼球的重要结构，故脉络膜脱离多限于眼球赤道部之前。

超声表现为玻璃体暗区前部半环状强回声带，凸面向玻璃体，凹面向眼球壁。其后端位于眼球赤道部，前端可达睫状体前端（此点可与视网膜脱离相鉴别）。严重者绕巩膜内面一周，声像图上可见多个半环状强回声带。脉络膜脱离超声表现往往缺乏后运动现象。

（三）色素膜渗漏综合征

本病是一种自发性浆液性视网膜、脉络膜脱离，占视网膜脱离的4.5% ~ 10%。临床表现为视网膜脱离症状严重，常有眼痛、眼红、房水混浊和眼压甚低等症状。

由于该病易造成屈光间质混浊，故超声检查对诊断有较大的帮助。玻璃体暗区中出现两层强回声带：前一层为视网膜，后一层为脉络膜。从前向后依次是：脱离的视网膜回声带—视网膜下液性暗区—脱离的脉络膜回声带—脉络膜下液暗区—眼球壁。

（四）脉络膜炎

该类疾病包括弥漫性脉络膜炎和交感性眼炎等。超声没有特征性表现，并且需要高频的眼科专用机，才有可能观察到病变。

超声主要是见到脉络膜增厚和继发性视网膜脱离征象，以及视网膜下液内有弱回声点出现。

第三节　视网膜疾病

一、视网膜母细胞瘤

视网膜母细胞瘤是小儿视网膜恶性肿瘤，2/3的患者发生于5岁以前，5岁以后仍可发病。单侧多发，约1/4患者发生于双眼，视网膜母细胞瘤多起源于视网膜内颗粒层，少数起源于节细胞或外颗粒层，为胚胎来源的肿瘤。本病与家族遗传有关，是常染色体显性遗传疾病，目前认为与第13号染色体长臂缺失有关。

（一）病理概要

该病是由一些未成熟的视网膜母细胞增长而成，肉眼所见为白黄色软组织，有时较为坚硬，切开有出血点，或见钙质。显微镜下这些母细胞胞质少而核大，着色深浓，细胞分裂活跃。分化较好的瘤细胞围绕着血管腔聚集为血管周围套，呈玫瑰花环样或假菊花状，此花环越多，肿瘤恶性程度越低；坏死区常远离血管，并见钙化灶。

（二）分期

通常根据肿瘤的生长分为四期：安静期、青光眼期、眼外蔓延期和转移期。实际病情发展并不完全如此。

（三）临床表现

该病多由家长发现患儿瞳孔出现白瞳症，或呈"黑矇猫眼"及眼球斜视和震颤等症状来就诊，当病变进一步发展，肿瘤导致前房角阻塞，引起继发青光眼时，见结膜充血，测眼压增高。由于肿瘤可沿视神经向眶内和颅内蔓延，也可破坏球壁向眼外生长。最后死于颅内侵犯或血行转移。

（四）超声表现

1.二维超声

（1）眼轴正常或稍增长。

（2）玻璃体内出现实质性肿物回声，形态呈半圆形或类圆形，可单个病灶，也可多个病灶。肿瘤较大时可占据全玻璃体腔。由于瘤细胞聚合力差，常成块脱落，故肿瘤边界不整齐，呈凹凸状，不光滑。由于肿瘤内部常有坏死和钙质沉着，故内部回声强弱不等，分布不均匀，具体表现为出现液性暗区和钙斑反射。钙斑反射即呈现出强回声光斑后方伴随声影，超声检出率为70% ~ 80%，是诊断视网膜母细胞瘤的重要声学标志之一。

（2）常继发视网膜脱离，玻璃体内除实性肿块外，常伴有视网膜脱离的带状回声。另外，尚有一种少见的外生性视网膜母细胞瘤，病变侵犯脉络膜，早期即导致视网膜脱离和增厚，脱离的视网膜表现为漏斗样带状回声，有明显的增厚区。

2.彩色多普勒超声表现

视网膜母细胞瘤的彩色血流显示率很高，可见视网膜中央动脉进入肿瘤的红色血流信号及其在肿瘤内的分支。频谱呈高收缩期流速和低舒张末流速，阻力指数高，常大于0.70。

二、视网膜脱离

视网膜脱离是视网膜的神经上皮层与色素上皮层的分离，并非视网膜与脉络膜分离。分离后间隙内潴留含蛋白质丰富的液体（视网膜下液）。视网膜脱离分为原发性和继发性两种。

（一）病理概要

原发性视网膜脱离者，又称为孔源性视网膜脱离，视网膜裂孔是发生视网膜脱离的主要因素。视网膜周边呈黄斑区囊样变性，玻璃体液化、萎缩，多发生于高度近视性屈光不正。继发性视网膜脱离多无裂孔，根据病因又分为渗出性、牵引性和实体性视网膜脱离，多由于炎症渗出、出血、机化、牵引和肿瘤等原因引起。

（二）临床表现

一般脱离之前，患者常有先兆症状，如感到眼前有飞蚊、闪光感觉，似有云雾遮挡等。视网膜突然部分脱离，在脱离对侧的视野有缺损，并逐渐扩大；如脱离发生在黄斑区时，则中心视力大为下降；如果全脱离时，视力减至光感或完全丧失。继发性者除视网膜脱离症状和体征外，尚有原发病引起的症状。

（三）超声表现

1.二维超声

（1）原发性视网膜脱离

① 部分视网膜脱离：玻璃体暗区内出现强回声光带，后端与视乳头相连，前端可达周边部（锯齿缘）。该强回声带界面整齐、菲薄。凹面向前，有轻微的后运动现象，它与眼球壁之间为暗区。全方位扫查眼球，见强回声带出现的范围局限。

② 完全性视网膜脱离：指视网膜脱离是除视乳头和锯齿缘之外的全部视网膜层间分离。玻璃体见倒"八"字形强回声带，后运动现象明显，各方位扫查均见玻璃体中的菲薄回声带。凹面向前。回声带与球壁之间呈现无回声的暗区。

③ 陈旧性视网膜脱离：指视网膜长期脱离，发生机化和囊样变性。二维声像图尚见倒"八"字形或横状的回声带，厚薄不一，回声更强，有僵硬感。有囊性病变时，回声带上有小暗区出现。后运动现象减弱或消失，严重者可见眼球萎缩现象。

（2）继发性视网膜脱离

声像图上除了有不同程度的视网膜脱离外，尚见有原发病灶的图像。炎症引起的，视网膜下的暗区内有弱回声点浮现。后运动现象发生时，这些弱回声点也有飘动现象出现。如继发于肿瘤者，还见脱离的回声带与球壁之间有实质性回声的肿物。如机化物牵引所致的视网膜脱离时，见有不规则的短回声带和脱离的视网膜相连，该机化物的后运动现象不明显。寄生虫引起的视网膜脱离，往往能够显示虫体结构。

2.多普勒超声

视网膜脱离的强回声带上，彩色多普勒可观察到其内有由视乳头处延伸上来的动、静脉伴行血流信号。动脉频谱呈低阻波形，收缩期峰值速度下降明显，舒张期峰值速度相对增高，无舒张期血流缺如现象，阻力指数也较正常为低，一般小于0.6。陈旧性视网膜脱离，由于血管萎缩，网膜上的血流信号显示不清晰。二维图像结合彩色多普勒，使视网膜脱离的诊断准确性得到提高，正确率达97%。同时对玻璃体内其他病理膜的鉴别诊断，也具有很大应用价值。

3.三维超声

脱离的视网膜似薄纱样"悬挂"在透明的玻璃体中，透过旋转可见它和眼球之间的空隙，并见此"薄纱"较平坦。不完全性脱离时，仅见"薄纱"呈片样；当出现完全性脱离时，则见一倒置圆锥状的结构位于玻璃体中，宽口向前，窄口向后，水平旋转360°观察，脱离的视网膜有良好的直观感，能准确地反映视网膜脱离程度。

三、糖尿病视网膜病变

糖尿病视网膜病变（diabetic retinopathy，DR）是一种主要的致盲性眼病，分单纯型和增殖型共六期，其中Ⅰ～Ⅲ期为无新生血管形成的单纯型病变，Ⅳ～Ⅵ期为增殖型病变。一般而言，约1/4的糖尿病患者并发视网膜病变，约5%有增殖性糖尿病视网膜病变（proliferalive diabetic retinopathy，PDR）。增生型糖尿病视网膜病变包括视盘新生血管、视网膜新生血管、视网膜前和玻璃体内出血、纤维增生性改变和视网膜脱离（retinal detachment，RD）等糖尿病性眼部改变，严重威胁患者的视力。

（一）二维超声

一般Ⅰ～Ⅲ期的患者超声检查无异常发现，Ⅳ～Ⅵ可依病程出现相应的改变。

1. PDR眼常因增生组织牵引或收缩引起玻璃体积血，声像图上玻璃体内的点状、絮状等中等强度回声，并不与球壁回声相连；运动与后运动试验阳性。

2. 视网膜前玻璃体腔内的条带状回声是玻璃体后界膜和玻璃体机化膜的表现：脱离的玻璃体后界膜一般表现为飘带样弯曲的弱回声细光带，与球壁相连点不定，后运动活跃；机化膜在超声下表现为回声不均匀、厚度不均匀、连续性不佳或有分支的膜状回声，回声有时与视网膜出现点状或片状的粘连。

3. 视网膜病变：严重时机化膜牵引视网膜形成帐篷样隆起，导致牵拉性视网膜脱离，范围广泛时会有全部的视网膜脱离。

（二）彩色多普勒超声

1. 只有玻璃体中的机化膜，一般无异常血流信号，当机化膜上有新生血管存在时，可能发现异常血流信号，但与视网膜中央动、静脉不延续，频谱特征也不相同；而合并牵拉性视网膜脱离时，在脱离的视网膜回声条带上可以探查到与视网膜中央动、静脉相延续血流信号，频谱特征与视网膜中央动、静脉相同。

2. 糖尿病视网膜病变的严重程度与视网膜中央动脉间有显著的相关性：在各期的视网膜中央动脉血流速度均较正常下降，以增殖期视网膜中央动脉血流速度下降最明显，阻力指数进行性增高。随着病情的进展，视网膜中央静脉的血流速度进行性增高，频谱表现静脉动脉化了。

四、coats病

coats病又称外层渗出性视网膜病变，多见于青少年男性，单眼发病。病因及发病机制不明，以视网膜毛细血管和微血管的异常扩张、视网膜内黄白色渗出及渗出性视网膜脱离为病理特点。

（一）二维超声

coats病引发视网膜脱离后即有特征性表现。

1.视网膜脱离：玻璃体腔内见弧形带状强回声，后端与视盘相连。

2.视网膜下间隙见密集均匀点状回声，这是胆固醇结晶引起的反射，后运动明显，呈"落雪征"改变，即眼球停止运动较长时间后仍像雪花样不停地飘动，此特征可与原发性视网膜脱离鉴别。

3.高度视网膜脱离者可推动虹膜向前移动，阻塞房角，引起眼压增高，继发青光眼。

（二）彩色多普勒超声

弧形光带上可见与CRA相延续的血流信号，而玻璃体内均匀点状回声内无血流信号。

第四节　玻璃体疾病

玻璃体是透明的胶状体，由纤细的胶原结构、亲水的黏多糖和透明质酸组成。正常玻璃体内缺乏血管和神经。玻璃体疾患有先天异常、原发变性，也可继发于视网膜和色素膜等病变。超声检查常见如下玻璃体病变。

一、玻璃体积血

多因眼内疾病引起，因为玻璃体本身没有血管，当视网膜脉络膜的炎症、血管病、肿瘤和外伤等引起出血，血液流入玻璃体内，引起玻璃体积血。由于积血多引起屈光间质混浊，因而超声在诊断上有较大帮助。

玻璃体内少量积血，一般对视力影响不大，患者仅有飞蚊症感觉。大量玻璃体积血时，视力多突然减退甚至仅有光感。

少量的分散性出血，由于血细胞分散，各种血细胞的直径小于超声波长的1/2，故超声波在其表面发生绕射现象，所以难以形成回声界面，二维图像上不能发现。当出血量大，积血凝集成块状物时，可被超声显示。

玻璃体积血的回声物，回声较弱，形状各异，边缘不规整，有明显的后运动现象。当有视网膜脱离时，积血沉积在脱离的视网膜后界上，可随脱离视网膜一起运动。

超声随访可观察积血的吸收和复发情况，对临床治疗有指导意义。如出血一年后仍未见好转，提示有做玻璃体手术的必要。

二、玻璃体机化物

由于玻璃体积血量多及炎性渗出物在玻璃体内残留，最终它们被机化，形成玻璃体机化物并粘连于眼球壁上。这些机化物除造成视力减退外，还可继发视网膜脱离。

超声表现：玻璃体暗区内可见环形不规则、粗细不等的带状强回声。常见有条状回声带和丛状回声带，即为单一的强回声带或玻璃体内见多条相互联系的强回声带。由于这些回声带的收缩，可造成眼球形状改变。行后运动试验，均有明显后运动现象。但它的后运动不似视网膜脱离引起的表现，即后运动不和眼球壁垂直而呈无规则的振动。

三、玻璃体内猪囊尾蚴病

该病在我国北方常被发现，是一种寄生虫病。误食猪肉绦虫的虫卵后，绦虫钻入肠壁随血循环散布全身，在眼部经脉络膜或视网膜血管进入玻璃体中沉着，形成猪囊尾蚴而发病。故称玻璃体内猪囊尾蚴病。

临床上患者患眼见虫体变形的蠕动的阴影。专科光学仪器可直接观察到囊尾蚴。可继发视网膜脱离等症状。

超声表现：在玻璃体内或脱离的视网膜下，暗区内观察到薄壁样囊状物，内有强光斑回声，是尾蚴头节的回声，并见虫体的自发摆动。

四、玻璃体后脱离

玻璃体后脱离（posterior vitrous detachment，PVD）是指玻璃体的境界层与视网膜的内界膜之间的脱离。以玻璃体基底部为界，分为前部玻璃体脱离和后部玻璃体脱离，临床上以后部玻璃体脱离常见。超声检查可以准确地诊断玻璃体后脱离，为临床诊断和手术治疗提供客观依据。

超声表现：玻璃体后脱离的典型形态学改变表现为玻璃体内连续性弱回声光带，根据其是否与眼球后极部球壁相连分为完全性玻璃体后脱离和不完全性玻璃体后脱离。

完全性玻璃体后脱离不与眼球后极部球壁回声相连，运动时表现为自眼球壁一侧向另一侧的蛇形样的运动；不完全性玻璃体后脱离可与视盘或黄斑及后极部任意一点或多点相固着，运动试验及后运动试验均阳性。玻璃体后脱离在彩色多普勒血流成像检查均无异常血流信号发现。

五、玻璃体星状变性

玻璃体星状变性是一种良性玻璃体疾病，好发于中老年人。玻璃体虽有明显混浊，患者无明显视力障碍，多为体检或其他眼部检查时偶然发现。临床检查当患者眼球转动时，经眼底镜可见混浊物在原位抖动。本病不影响患者视力，一般不须治疗，超声检查主要应与一般的玻璃体混浊相鉴别。

超声表现：玻璃体内充满均匀一致的强回声，前界边界不规则，后界与玻璃体间有明显界限，不与眼底带状强回声相连，玻璃体内回声动度轻，后运动呈弱阳性。

六、永存增生原始玻璃体症

原始玻璃体是胚胎早期玻璃体内充满的透明样血管等中胚叶组织。胚胎6周至3个月，原始玻璃体萎缩，逐渐被透明的胶液状继发玻璃体所代替。患儿原始玻璃体保存下来，形成纤维血管组织，连于睫状体和晶状体，向后缩窄，起自视神经乳头，形状呈前宽后窄样。

超声表现：与对侧眼比较，患眼眼轴缩短，玻璃体内见底向前尖端向后的倒三角形弱回声团，倒三角的基底部与晶状体相贴近，尖端与视盘相连。病变的运动及后运动均不明显。彩色多普勒超声检查在此光带内可探查到与 CRA-CRV 相延续的血流信号。

第五节　晶状体疾病

一、白内障

晶状体由于内无血管，其营养主要来自房水。当各种原因引起房水成分和晶状体囊渗透性改变及代谢紊乱时，晶状体有蛋白变性，纤维间出现水裂、空泡、上皮细胞增殖等改变，这时透明的晶状体变混浊，称白内障，该病是常见眼病和主要致盲原因之一。

（一）临床表现

白内障的类型较多。按照病因分为老年性白内障、外伤性白内障和先天性白内障等。按照混浊程度又可分为完全性白内障和部分性白内障。

老年性白内障为最常见白内障，多见于50岁以后。它是全身老化，晶状体代谢功能减退的基础上合并其他因素形成的晶状体疾患。有研究发现遗传、紫外线、高血压、糖尿病、动脉硬化和营养状况等因素均与它的发病有关，老年性白内障的发病多为双侧性，但发病顺序可有先后，主要症状为进行性视力减退。它分为皮质性、核性和后囊下三大类，后囊下型常与核性及皮质性白内障同时存在。

1.皮质性白内障是最常见的类型，随着病程的发展可分为四期：初发期、膨胀期、成熟期和过熟期。一般至成熟期后，患者的视力会明显减退，而过熟期则因晶状体的悬韧带发生退行性变，易引起晶状体的脱位。

2.核性白内障的晶状体混浊多从胚胎核开始，渐向成年核发展。早期由于晶状体周边部仍保持透明，故视力影响不大。这种白内障的病程发展慢，虽然病情发展至相当程度，但仍然保持较好的近视力。

3.后囊下白内障是在晶状体后极部囊下的皮质浅层出现金黄色或白色颗粒，并夹杂着小空泡，整个晶状体后区呈盘状。该类型白内障病程进展较慢，由于视轴区出现混浊，从而视力的影响出现较早。

外伤性白内障是由于眼球的机械性、化学性、电击性核辐射伤引起的晶状体混浊。先天性白内障是在胎儿发育过程中，晶状体发育障碍所致，发病原因有两类：一是遗传因素造成，多属于常染色体显色遗传；二是妊娠期母体或胚胎的全身病变对胚胎晶体造成的损害。

（二）超声表现

1.晶状体的轮廓线清晰，回声增强，其完整的梭形显示充分。

2.晶状体内无回声区中出现斑点样、云雾样的回声。

3.眼轴正常，玻璃体内呈无回声区。

4.外伤性白内障除有上述征象外，尚见晶状体囊膜呈不规则的椭圆形或三角形，晶状体局部有回声增厚、增强表现，并可伴有玻璃体内异物及玻璃体内积血的声像图改变。

有人将老年性皮质性白内障的四个分期进行声像图分期，具体超声表现如下：

1.初发期：以晶状体的前层壁回声增强为主，晶状体的形态显示完整的梭形，晶状体内无回声或少许点状回声。

2.膨胀期：主要表现在晶状体厚度增宽，甚至最大厚度达10mm，其形态状似球形，晶状体内见点状回声。

3.成熟期：表现为晶状体的回声增多、增强，甚至以强回声斑充斥其内为主要声学特征。

4.过熟期：最少见。晶状体的厚度变小，内部回声斑明显，可合并晶状体的半脱位。

二维超声对白内障可获得直观性定性诊断，可为临床诊疗提供重要的信息。如临床选择晶状体囊外摘除及针吸术时，则需要事先了解晶状体有无外形异常、后囊膜有否破裂和晶状体周围是否有炎性反应等，否则会造成手术失败。另外，在是否选择植入人工晶体及判定植入晶体的疗效方面，超声检查白内障有着其他仪器无可比拟的优势，所以超声在临床诊断白内障时，可作为首选检查方法。

二、晶状体异位

由于外伤及先天性等因素导致晶状体悬韧带部分或全部断裂、发育不全或松弛无力等原因，造成晶状体脱位或半脱位，称晶状体异位。

（一）晶状体完全脱位可发生三种情况

其脱位入前房，脱位入玻璃体，脱位嵌顿于瞳孔中。超声表现如下：

1.眼轴大致正常，眼球形态无改变。

2.晶状体的梭形回声大多保持完整。

3.晶状体回声的位置改变。位于前房的无回声区消失，内见梭形的回声物；位于玻璃体内中则无回声区内有一梭形回声，并有活动度；嵌顿于瞳孔中则见梭形回声物和睫状体之间的连线不成水平，之间有角度形成。

（二）晶状体不全脱位

一般通过测量眼球各方向的晶状体赤道部到睫状突的距离进行判断，距离相等则无晶状体脱位，距离不等则有晶状体不全脱位，一般晶状体向距离缩短的一方移位。

三、眼内人工晶状体

近年来白内障囊外摘除联合人工晶状体植入手术的开展已经越来越普及，UBM可以对位于虹膜前后的人工晶状体进行检查，表现出重要的诊断价值。

（一）前房型人工晶状体

人工晶状体位于瞳孔区及虹膜表面，呈纺锤状边界清晰的强回声光环，内为无回声区，在房角周边部可见晶状体襻回声，在断面上呈斑点状强回声伴声影，利用UBM可以详尽地观察襻与房角及虹膜间的位置关系，了解其是否会阻塞房角而导致继发性青光眼。

（二）后房型人工晶状体

声学性质与前房型类似，但襻的形态不同，仅见襻的切面呈强回声点状结构，但可以据此判断襻在囊袋内或睫状沟内，以及晶状体位置是否异常。有研究报道囊袋内为后房型人工晶状体植入的理想位置，可保证人工晶状体的良好位置，避免人工晶状体襻对色素膜组织的干扰及对血—房水屏障的损伤，从而减少并发症的发生。

（三）有晶状体眼后房型人工晶状体

植入物位于晶状体前囊与虹膜之间，声学性质同前房型。祥位于睫状突前下方，与其并不接触。有研究表明，有晶状体眼后房型人工晶状体植入手术，术后患者视觉质量全面提高，是在高度近视患者中值得广泛推广的手术方式。

第六节　青光眼

青光眼是一组以特征性视神经萎缩和视野缺损为共同特征的眼病，病理性眼压升高是其主要危险因素之一，也是主要的致盲原因。

眼压是指眼内容物对眼球壁的压力。正常的房水循环途径为：房水由睫状突上皮细胞产生进入后房，经瞳孔流入前房，然后经前房角的小梁网抵达schlemm管、集合管和房水静脉，最后流入巩膜表层睫状前静脉。眼压的高低主要取决于房水循环中的三个因素：睫状突生成房水的速率、房水通过小梁网流出的阻力和上巩膜静脉压。如果房水生成量不变，房水循环途径中任何一个环节发生阻碍房水不能顺利流通，眼压即可升高。大多数青光眼眼压升高的原因多为房水外流的阻力增高所致。

青光眼有多种分类方法，根据病因学、发病机制及发病年龄等，临床上通常将青光眼分为原发性、继发性和先天性三大类。原发性青光眼是青光眼的主要类型，多为双眼患病，但两眼的发病先后及病理损害程度可以不同，根据眼压升高时前房角的状态是关闭或是开放，又分为闭角型青光眼和开角型青光眼。据统计，我国以闭角型青光眼居多，而欧美以开角型青光眼多见。

一、原发性闭角型青光眼

原发性闭角型青光眼是由于周边虹膜阻塞小梁网或与小梁网产生永久性粘连，造成前房角关闭、房水流出受阻，引起眼压升高的青光眼。

（一）急性闭角型青光眼

急性闭角型青光眼是一种以眼压急剧升高并伴有相应症状和眼前段组织改变为特征的眼病，是老年人常见致盲眼疾病之一，特别多见于50岁以上的妇女，男女发病率之比约为1：4。

病因与发病机制：病因尚未充分阐明。

1.解剖因素

目前认为是主要的发病因素。其表现为：前房浅、房角窄，晶状体较厚、位置相对靠前，使瞳孔缘与晶状体前表面接触紧密，房水通过瞳孔时阻力增加、后房压力相对高于前房，推挤虹膜向前膨隆，前房更浅，房角进一步变窄，形成了生理性瞳孔阻滞，导致虹膜向前膨隆，一旦周边虹膜与小梁网发生接触，房角即告关闭，眼压急剧升高，引起急性闭角型青光眼急性发作。

2.诱因

情绪激动、精神创伤、过度疲劳、气候突变、暗处停留时间过久、暴饮暴食、使用散瞳剂等为本病的诱因。

3.临床表现及分期

按临床过程可分六期：

（1）临床前期：多无明显自觉症状，但具有前房浅、前房角窄的解剖特点。

（2）先兆期：一过性或多次反复地小发作，常因劳累或不适后在晚间发病，休息后可自行缓解或消失，一般不留下永久性损害。

（3）急性发作期：在一定的诱因作用下急骤发病。症状有剧烈偏头痛、眼胀痛、视力迅速下降到眼前指数或光感，伴有恶心、呕吐等全身症状，体征有眼睑水肿，球结膜混合性充血；角膜水肿呈雾状混浊；前房极浅，如眼压持续增高，可致前房角大部分甚至全部关闭；房水浑浊，甚至出现絮状渗出物；眼底多因角膜水肿而看不清，眼压明显增高达 $50 \sim 80 mmHg$（$6.65 \sim 10.6 kPa$）；高眼压缓解后眼前段常留下永久性损伤。角膜色素沉着、虹膜扇形萎缩、晶状体前囊下有青光眼斑，诊断为急性闭角型青光眼急性发作期的三联征。

（4）间歇期：症状可缓解或消失，但具有前房浅、房角窄的特点。

（5）慢性期：房角产生广泛粘连，小梁网功能已遭受严重损害，眼底可见视盘呈杯状凹陷，称青光眼杯；视神经萎缩，并有相应视野缺损。

（6）绝对期：眼压持续性增高，造成眼组织，特别是视神经严重破坏，视力可完全丧失。

4.UBM表现

急性闭角型青光眼多因瞳孔阻滞因素所致，临床前期可发现与青光眼有关的参数异常，如晶状体位置靠前，虹膜晶状体接触距离增大，中央前房深度变浅，虹膜膨隆，小梁虹膜夹角变小，房角开放距离变短等。前驱期可见前房浅、房角明显狭窄或部分关闭，用缩瞳药或周边虹膜切除后，前房角尚能开放。急性发作期可见角膜上皮水肿，前房极浅，房角大部分或全部关闭，部分病例可合并睫状体脉络膜脱离。眼压控制后前房角可能恢复，但往往遗留部分粘连。

5.彩色多普勒超声

可探及患者眼动脉、睫状后动脉和视网膜中央动脉血流收缩期最大血流速度、舒张末期速度和平均流速均显著下降，阻力指数升高，说明眼局部血液循环障碍，视网膜微小血管的血流量减少，且这种病理改变与闭角型青光眼眼压的升高呈正相关。

（二）慢性闭角型青光眼

慢性闭角型青光眼房角闭塞是虹膜与小梁网接触后，逐渐发生粘连，使小梁功能渐进性受损，眼压逐渐升高，房角粘连的范围与眼压升高的程度成正比。

1.临床表现

为慢性过程，早期发作时仅有轻度眼胀、头痛、视物模糊。但因眼压逐渐升高，眼底及视野是进行性损害，病情隐匿，晚期可出现视盘凹陷、萎缩，视野损害，视力下降或完全丧失。根据虹膜状态分为虹膜隆起型和虹膜高褶型两种类型，前者多见。

2.UBM表现

虹膜隆起型慢性闭角型青光眼常为多种因素所致的房角关闭，可同时具有浅前房、晶状体虹膜隔前移及虹膜膨隆、虹膜肥厚及睫状体位置前移、房角关闭等特点；高褶型慢性闭角型青光眼的特点是虹膜平坦，而周边虹膜增厚向前隆起，呈拥挤状，周边前房浅，中央前房稍浅或接近正常，同时伴有睫状沟的近似关闭或完全关闭。

3.彩色多普勒超声

眼动脉和视网膜中央动脉收缩期血流最大速度和舒张末期血流速度均较正常眼明显降低，阻力指数明显增高，且这种改变与闭角型青光眼的病程密切相关，随病情进展，变化越显著。

（三）UBM在青光眼治疗中的作用

手术是原发性闭角型青光眼治疗的有效手段，超声生物显微镜检查可实现对房角等眼前段各种组织的形态学观察和定量测量，在手术前有利于明确闭角型青光眼的发病机制，如单纯性瞳孔阻滞型和非瞳孔阻滞型及多种机制并存型等，从而确定手术方案；手术后可通过UBM观察房角开放情况、虹膜周边切除孔、滤过通道及其内外口、巩膜瓣和滤过泡的形态及可能出现的睫状体脱离、脉络膜脱离、迟发性脉络膜上腔出血等术后并发症，从而指导治疗及随访。

二、原发性开角型青光眼

原发性开角型青光眼是由于眼压升高引起视盘凹陷萎缩、视野缺损，最后导致失明的疾病，其特点为：眼压虽高，房角始终开放。原发性开角型青光眼的眼压升高是由于房水排出通道的病变，使房水排出的阻力增加所致。病变部位主要在小梁网和schlemm管，其发病机制尚不明了，可能与遗传有关。

（一）临床表现

1.症状发病隐匿，大多患者无明显自觉症状，常到晚期，视功能遭严重损害时才发现。

2.眼压早期表现不稳定，随病程的进展，眼压逐渐增高。

3.眼底检查可见青光眼视盘凹陷。

4.典型视野缺损表现为：早期呈孤立的旁中心暗点、弓形暗点和鼻侧阶梯。随着病情进展形成典型的弓形暗点及鼻侧阶梯，晚期仅存管状视野和颞侧视野。

原发性开角型青光眼诊断的三项诊断指标为：①眼压升高；②青光眼性视盘损害；③青光眼性视野缺损。在这三项诊断指标中有两项为阳性，同时前房角检查为开角，则原发性开角型青光眼的诊断成立。

（二）UBM 表现

一般情况下多无阳性发现，房角开放，虹膜平坦。

（三）B 型超声

一般无异常，晚期视盘凹陷。

（四）彩色多普勒超声

文献报道开角型青光眼眼动脉、视网膜中央动脉、睫状后动脉血流速度减低，尤其以舒张末期减慢明显，阻力指数增高。

三、继发性青光眼

（一）眼外伤性青光眼

1.前房积血

眼球钝挫伤可引起前房大量积血，可发生溶血性青光眼或血影细胞性青光眼：①溶血性青光眼，是由于红细胞的破坏产物和吞噬血红蛋白的巨噬细胞阻塞小梁网而引起。②血影细胞性青光眼，是由于蜕变的红细胞阻塞小梁网而引起。

2.房角后退

眼球钝挫伤后，可发生房角后退性青光眼。表现与原发性开角型青光眼相似，其诊断要依靠外伤史,房角镜检查可见房角异常增宽。

3.眼异物伤

眼异物伤后异物存留,可由于炎症、铜锈、铁锈的沉积,使小梁网发生阻塞引起眼压升高。

UBM表现:血影细胞性青光眼时前房内许多高回声的血影细胞颗粒;房角后退性青光眼可见巩膜突至房角隐窝的距离加大,房角开放距离及开放度数增加;眼外伤后异物残留,可清晰显示异物位置及相应炎性改变。

(二)虹膜睫状体炎继发性青光眼

继发性青光眼是虹膜睫状体炎常见的并发症,产生的主要原因是虹膜后粘连引起的瞳孔闭锁及膜闭。由于瞳孔阻塞,后房压力高于前房,而发生虹膜膨隆,周边前粘连,以致眼压升高,引发继发性青光眼。

UBM表现:可见睫状体水肿,且其水肿增大的程度与炎症的严重程度密切相关;虹膜后粘连,虹膜膨隆,虹膜周边前粘连。

(三)晶状体相关性青光眼

1.晶状体膨胀继发青光眼

在白内障的病程中,晶状体膨胀,推挤虹膜前移可使前房变浅房角关闭,引起类似急性闭角型青光眼的眼压升高改变。UBM检查可见晶状体皮质水肿膨胀前移,内呈片状强反射回声,同时可见晶状体赤道部增厚;虹膜晶状体接触距离加大,前房变浅,房角关闭。

2.晶状体皮质溶解性青光眼

见于过熟期白内障,变性的皮质可经晶状体前囊扩散到前房内,引发巨噬细胞反应,大巨噬细胞颗粒及变性的皮质阻塞房水排出通道,引起眼压升高,UBM可见患眼前房加深,房角开放,前房角有大颗粒物存在,晶状体皮质呈不均匀强回声。

四、恶性青光眼

又称睫状环阻塞性青光眼,是一种严重的青光眼类型,较少见,多见于抗青光眼滤过性手术后。发病机制尚不明确,可能由于晶状体或玻璃体与水肿的睫状体相贴,后房房水不能流入前房而逆流至晶状体和玻璃体后方进入玻璃体腔,将晶状体—虹膜隔向前推,使前房变浅甚至消失,眼压升高。此类青光眼患者常具有小眼球、小角膜、前房浅、睫状环小、晶状体厚和眼轴短等解剖因素。大部分恶性青光眼可以通过玻璃体抽吸加前房重建术或白内障摘除术这样的常规手术恢复正常,个别病例须通过前部玻璃体切割等手术恢复前房和眼压。

UBM表现：晶状体虹膜隔前移，前房部分或完全消失，睫状突肿胀且向前转位，晶状体赤道部与睫状突间的距离缩短，后房基本消失，部分病例伴有睫状体上腔无回声区，睫状体上腔渗漏。

五、先天性青光眼

先天性青光眼是最主要的儿童致盲性眼病之一，多为胚胎时期房角组织发育异常，导致房水排出障碍引发的眼病，分为原发性婴幼儿型青光眼、青少年型青光眼和合并其他先天异常的青光眼三个类型，其中以原发性婴幼儿型青光眼最为多见。

（一）临床表现

症状畏光、流泪、眼睑痉挛是常见症状；角膜扩张水肿，呈雾状混浊；瞳孔散大，对光反应迟钝；眼压升高及青光眼性视盘凹陷，视力减退乃至失明。

（二）UBM表现

角膜前后面强光带边界模糊，呈水肿表现，前房深，巩膜薄，巩膜突解剖结构不清且相对位置发生变化，3/4患眼的巩膜突位于房角顶点外侧或后外方，1/4与虹膜相贴，虹膜薄而平坦，睫状突长度和厚度均大于同龄正常儿童，睫状突位置前移前旋向虹膜背侧，提示巩膜突发育不良或虹膜附着靠前是发病的病理基础。

（三）B型超声

眼球增大，当屈光间质不清时有助于发现视盘病理性凹陷。

第七节　眼外伤

一、眼内异物

眼内异物是眼外伤中危害视力较严重的一种损伤，高速的异物击中眼球，穿透眼球壁而进入眼内，甚至可通过眼球进入眼眶内。

当眼球发生穿通伤后，进行必要的临床处理后，应及早对眼内各种异物进行确诊和定位，以便更好地采取妥当、安全的手术方法，有效地防止并发症和后遗症，最大限度地恢复视力。

由于许多异物通过检眼镜和X线等技术手段，无法观察和显示出来，尤其是屈光介质混浊时。而超声则可利用异物与周围组织之间的声阻差而显示，特别在鉴别异物是位于眼球内，还是在眶内或镶在球壁上，传送探查有独到之处，并可同时发现并发症。此外超声通过磁性试验等辅助方法，能确定异物是否有磁性。因而超声诊断技术在眼内异物的早期发现方面，为临床提供了一种简便、迅速而又无创的检查手段。

（一）玻璃体内异物

异物的物理性质不同，在超声表现上各异。

1.金属或砂石等异物呈斑块或点状强回声，后方伴声影。

2.塑料、玻璃和竹木等异物，呈斑块或点状强或弱回声（回声低于金属、砂石），并多无声影存在。

上述异物，随眼球运动而移位。确定之后，用四体位法定位，具体过程如下：分别在患者仰卧位、左侧卧位和坐位、头低位时找到异物，测量异物与球壁间的距离判断异物有无磁性，在图像上确定异物后，固定探头，嘱患者眼球勿动，而后持磁铁在近距离指向眼球靠近磁性物。此时如有移动现象，则为试验阳性。

3.有些异物的强回声后方或两侧见强回声斑向外反射，称星状回声。当异物形状规则、表面整齐时，声束垂直入射到反射界面后，会在其后形成一层层距离相等的回声，越往后则回声越弱，直至消失，这种伪影称尾随回声。

（二）眼球壁异物

如异物在视网膜下，异物回声与球壁回声紧贴，其表面有菲薄的、光滑整齐的强回声带，为视网膜回声；若异物镶入巩膜层，由于周围早期就出现出血、水肿，故除见异物回声与球壁回声紧贴外，尚见异物回声周围有低回声区环绕。眼球壁异物的后运动试验通常呈阴性。

（三）眶内异物

因为眼眶内有神经、血管、肌肉及脂肪等组织，所以异物回声显示不如玻璃体内。随着仪器的不断更新进步，高分辨率的探头在这方面的应用会越来越多，对眶内异物的诊断水平会不断提高。

二、前房积血

见于眼球钝挫伤、眼前节手术或肿瘤性病变等，前者多见临床表现与出血量关系密切，小量出血患者多无明显症状，积血量大时可遮盖瞳孔，导致视力下降或丧失。前房积血多在1周内吸收，形成血凝块者需要更长时间。UBM不仅可以观察前房出血及吸收状况，还能查找伴同的眼外伤情况，如引起出血的虹膜断裂、睫状体分离、房角后退等情况。前房出血主要表现：①少量出血前房内可仅见数个漂浮的点状回声；②中量出血多形成带状液平面，悬浮于房水中段，光点充满前房角；③多量出血前房内充满均匀的中强点状回声。

三、虹膜根部离断

虹膜根部离断是指虹膜根部与睫状体连接处分离。正常虹膜厚薄不一，根部最薄，眼球顿挫伤时虹膜根部断裂比较多见。虹膜离断轻者可休息观察，重者可做虹膜缝合。

UBM 可观察到虹膜根部连续性中断，与睫状体分离，呈无回声暗区。离断的虹膜可保持在原位，亦可移位远离睫状体及晶状体表面，甚至贴附于角膜后壁。

四、房角后退

房角后退是以睫状体损伤为主的房角器质性改变，因虹膜根部和睫状体内侧环形肌撕裂向后移位导致房角加宽变形，是眼钝挫伤常见的并发症，文献报道其发病率达45%～94%，房角后退引起继发性青光眼占7%。

既往诊断房角后退的唯一方法是前房角镜检查，而 UBM 不受屈光介质影响，可以精确地测量房角后退的程度，在角膜混浊及前房积血的情况下尤为适用。UBM 主要表现为：睫状肌内部出现裂隙状无回声区，较严重者睫状体底部与巩膜突完全分离，巩膜突暴露，小梁虹膜夹角增大，房角后退呈圆钝状。

五、睫状体脱离

睫状体脱离正常睫状体后连脉络膜，与巩膜之间仅为疏松连接，在解剖上存在着脱离的潜在因素。临床上常因外伤或手术的冲击，导致睫状体与巩膜附着处分离，房水自分离处进入睫状体—脉络膜上腔，导致持续性低眼压。如不及时治疗，可对患者视功能造成严重损害。UBM 主要表现如下：

1.所有睫状体脱离患者均表现为360°全周脱离，而非某一象限的脱离。这是由于睫状体上腔内无瓣膜，一旦有液体存留即可遍布整个睫状体上腔。

2.巩膜与睫状体—脉络膜间存在无回声区，部分病例可扫查到虹膜、睫状体与巩膜突完全脱离，前房与睫状体上腔之间形成完全沟通的瘘口（即睫状体离断）。

3.前房不同程度变浅。

六、巩膜裂伤

为外力或锐器刺破巩膜所致。常导致葡萄膜、晶状体、玻璃体损伤，亦可致眼内组织脱出，最终眼球萎缩。因此，早期明确的诊断对挽救患者的视功能有极大的帮助。

声像图：巩膜连续性带状强回声消失，代之以不规则无回声区，延续至眶内软组织，部分病例伴有玻璃体积血、视网膜、脉络膜脱离。

第八节 视盘疾病

一、视盘隆起性病变

（一）视盘水肿

又称为视乳头水肿，它不是一个独立的疾病，而是一种典型的体征。由全身或局部的多种因素引起的视盘非炎症性、阻塞性水肿，临床上颅高压所致多见，多发生于双眼。

1.临床表现：视盘水肿早期视力不受影响，可伴发颅高压症状，如头痛、呕吐等；视盘水肿的晚期可继发视神经萎缩，出现周边视野向心性缩小的表现。

2.超声表现：视盘水肿的诊断主要依据检眼镜，而超声可准确测量视盘的隆起度，对于鉴别诊断有一定意义。

早期多表现为视盘前界面呈短线状强回声凸起，其后为一透声裂隙，随水肿加重，视盘隆起凸向玻璃体腔，两侧视网膜随之前移，但短距离后即逐渐平复。颅高压可引起视神经周围的蛛网膜下隙增宽，超声显示视神经轻度增粗。

3.彩色多普勒超声可见视网膜中央动、静脉进入向前隆起的视盘内。一般以视网膜中央动脉的收缩期、舒张期血流速度下降为主要特点。

（二）视盘炎

为邻近眼球的视神经的一种急性炎症，发病急，视力损害严重，多累及双眼，好发于年轻健康的青年人。

1.临床表现：多数患者双眼突发视物模糊，在1～2日内视力严重障碍，甚至无光感，可有眼球转动痛，少数人尚有头痛、头昏，但多无恶心、呕吐。视野改变主要是巨大的中心暗点，周边视野一般变化不大，炎症严重时也可有明显的向心性缩窄。视盘炎的病程，不论治疗与否，病后两周开始视力逐渐好转，1个月后常恢复到病前或略降低，但不论视力恢复多少，1～2个月后视盘必定会出现萎缩。

2.超声表现：多显示视盘稍隆起，边缘清晰。彩色多普勒检查视网膜的血供无明显增加。本病超声表现及眼底改变容易与早期视盘水肿混淆，多依靠临床表现及视力进行鉴别。

（三）前部缺血性视神经病变

前部缺血性视神经病变是以突发无痛性视力丧失、视乳头水肿、视野缺损为特征的综合症状的疾病，是中老年人群中常见的急性致盲性视神经病变，国内外诸多学者研究认为睫状后动脉低灌注是其重要发病机制。

超声表现：如合并视盘水肿，超声可见视盘回声隆起，隆起度与病变严重程度相关，彩色多普勒超声可提供有价值的诊断依据；视网膜中央动脉、睫状后短动脉收缩期峰值速度及舒张末期速度明显降低，阻力指数明显增加。

（四）假性视盘水肿

假性视盘水肿是一种常见的视盘先天异常，多见于眼球较小的远视眼。由于视神经纤维通过较小的巩膜孔，神经纤维较拥挤，因而表现视盘边界不清和生理凹陷缺如。视盘可有轻微隆起，但一般不超过2D。

假性视盘水肿的眼底表现终身不变，无出血、渗出。视力及视野正常患者多有远视及散光。眼底荧光血管造影无异常，这对与其他疾病鉴别有重要价值。

超声表现：视盘表面短带状回声轻度向前移位，其中间部分微微向前凸起。而早期视盘水肿的短带状回声中间断裂或凹陷，可与假性视盘水肿鉴别。

（五）埋藏性视盘玻璃膜疣

又称为视盘透明体，是由视神经纤维退变釉质凝聚形成的玻璃疣状物，病因不明，多无明显临床症状，如果引起供血障碍可出现视力减退。

超声表现：可见视盘处的不规则扁平隆起病灶，呈不规则的类圆形强回声。目前认为B超检查是本病检出率最高的诊断方法。伴有近视的青年人出现视盘周围脉络膜出血时，应高度怀疑本病，采用眼底荧光血管造影结合B超检查可大大提高本病的检出率。

二、视盘凹陷性病变

（一）青光眼性视乳头凹陷

长期高眼压导致视乳头生理性扩大，凹陷加深，当生理凹陷扩大时，视神经前端球壁局限性向后凹陷。

超声表现：凹陷区仅限于正常视盘范围，不超过视盘边缘，多位于视乳头颞下侧，凹陷程度较牵牛花综合征为浅。

（二）牵牛花综合征

牵牛花综合征是一种少见的先天性视盘异常，常单眼发病，视力不同程度减退，视乳头缺损合并视网膜血管异常。眼底镜检查可见特征性改变，视乳头增大有白色中心，漏斗形凹陷，其周围有脉络膜视网膜色素萎缩环，粗细不等的血管自边缘爬出，形似牵牛花。

超声表现：视乳头向后呈梯形凹陷，边界清，底部平坦，呈无回声暗区与玻璃体腔无回声区相连续，在视神经弱回声区的衬托下，底部光带回声强，后方光带渐短，回声弱，似"彗星征"。由于凹陷内有胶质组织的存在，与玻璃体相延续的暗区内可有不规则低回声，但不伸入玻璃体腔，这是本病与视盘其他先天异常的主要区别。有1/3的患者伴有视网膜脱离带状回声。

（三）先天性视盘缺损

为胚裂近端的原始结构发育不全，视力明显低下，生理盲点扩大，一般是包括脉络膜缺损在内的视乳头缺损，缺损区较正常视乳头大数倍，凹陷较深，不见筛板。

超声表现：眼环完整，向后凹陷呈锥形，边界清晰，与视神经相连处球壁向后局限性膨凸，底尖，且回声强，向后逐渐减弱，似彗星征。

上述视盘凹陷性疾病应与眼球后极部巩膜葡萄肿、先天性脉络膜缺损鉴别。

1.后极部巩膜葡萄肿：多见于高度近视，后巩膜扩张，声像图上表现为眼球前后径延长，后极部球壁向后膨出，视盘和视神经无异常。

2.先天性脉络膜缺损：为胚胎早期眼泡的胚裂闭合不全所致，缺损部位的巩膜较薄，在眼内压的作用下向后凸出。声像图上表现为视盘下缘向下的球壁局限性向后膨出，边缘陡峭，与视盘不相连，视盘正常。

第九节　眼眶肿瘤

眼眶肿瘤可原发于眶内，或继发于眶周围结构和转移性肿瘤。良性多于恶性，眼眶肿瘤与眶内脂肪相比属于低回声物。眶内病变超声显示非常清楚，显示符合率高达95%以上。

眼眶内肿瘤的超声定位，尤其要注意它和视神经的关系，因为这对于临床治疗方法和手术进路有着重要意义。超声定性诊断，应根据肿瘤的位置、形状、境界、声学特征和压缩性而定。

一、海绵状血管瘤

海绵状血管瘤是成人最常见的眶内肿瘤，多发于20 ~ 50岁，我国男性患者略多。因瘤体呈海绵状而得名。

（一）病理概要

海绵状血管瘤呈类圆形，具有厚薄不一的包膜，并由包膜向内伸展出分隔，将血管瘤分成许多不规则的腔。有的大腔内见部分或完全的血栓形成，海绵状血管瘤的供养通道很小，叫血管瘤门。

（二）临床表现

发病和进程缓慢，往往由他人先发现症状。主要是患眼轴性眼球凸出，通常无疼痛和视力减退现象。但肿瘤发生在眶尖或体积发展到较大时，可有视力减退、视乳头萎缩或水肿及眼球运动障碍等，如发生暴露性角膜炎或眶内神经受压迫时，有疼痛出现。

（三）超声表现

1.多发于肌肉圆锥内，视神经的外侧上下方处。

2.圆形或椭圆形占位病灶。

3.边界清晰、圆滑完整。

4.内部回声强（与其他眶内肿瘤比较），回声分布均匀。

5.有一定程度的声衰减现象，但后界回声可见。

6.压迫眼球会使肿瘤出现压迫现象。

7.彩色多普勒超声显示肿瘤内缺乏血流信号，常测不到频移。

二、泪腺混合瘤

泪腺混合瘤是泪腺腺泡和腺管细胞形成的良性肿瘤，因其含有中胚叶成分，和来自二层腺管上皮的组织结构，故称"混合瘤"。

本病多发生于成年人，病程长，发展慢。患眼眼球前突，向内下发移位。在眶外上方可触及硬性肿物，无压痛，不能推动。如肿块突然增长较快，提示可能发生恶变。超声扫描可有如下发现：

1.眼眶外上方椭圆形占位病变。

2.境界清楚，锐利而圆滑。

3.内部回声中等，回声分布尚均匀。

4.肿块组织声衰减少，后界回声清楚。

5.探头施加压力，肿瘤无压缩性。

6.可引起眼球明显压迫变形。

7.恶性混合瘤常显示边界不清晰、向周边侵犯等改变。

三、眶皮样囊肿

眶皮样囊肿为眶先天性肿瘤的一种，多见于出生后至十余岁间，偶可见于成人。它可发生于眶上缘，位于皮下可触及，也可发生于眶内，但是位于较深的骨膜之外。

（一）病理概要

皮样囊肿是面骨形成时，由于从外胚叶游离出一些表皮成分，在胚胎骨裂闭合时嵌入上皮残屑之故。镜下见囊壁有典型的马氏上皮皮脂腺和汗腺，囊液呈液浆样、脂汁或全为液体，混杂脱落的上皮残屑，也能发现脂肪酸结晶和钙化点。囊壁上如有致密的结缔组织形成，表示有严重的炎症发生。

（二）临床表现

以眼球凸出为主要病症之一。通常无疼痛和眼球运动障碍现象，视力长期保持正常，或可引起屈光改变。

（三）超声表现

见眶内有圆形、半圆形占位病灶，范围可超出眶内界限。境界清楚，但内部回声强弱不等。囊性结构的液性暗区中有实性物的回声，如囊液内有上皮脱离物和毛发等，则肿物回声呈多回声性，回声增强，这点须与海绵状血管瘤相鉴别，后者内部回声均匀，肿瘤位于肌肉圆锥内。皮样囊肿有明显的压缩性。

四、泪腺恶性肿瘤

该病多见于老年人，约占泪腺肿瘤的1/4。组织学上该肿瘤由未分化的瘤细胞构成，并被大小不等、含有黏液物质的囊样间隔分隔，故又称囊腺瘤。

（一）临床表现

病程发展迅速，很早出现复视和疼痛症状。眼球向内下方凸出，眼球运动障碍。肿瘤除向眶内浸润生长外，尚发生远处转移。

（二）超声表现

1.早期在眶的外上方出现病灶，病程晚期侵犯全眼眶，甚至超出眶壁界限。

2.肿瘤境界不规整，形态不规则。

3.内部回声弱，声衰减明显，后界往往显示不清楚。

4.加压探头时眼眶疼痛，肿瘤不变形。

五、眼横纹肌肉瘤

眼横纹肌肉瘤亦称横纹肌母细胞瘤，是儿童时期最常见的眶内恶性肿瘤，由将来分化为横纹肌的未成熟间叶细胞发生，在成人中极罕见。

（一）病理概要

眼横纹肌肉瘤组织学上分胚胎型、腺泡型和多形型三种。其中以胚胎型最多见，而腺泡型的恶性程度最高。

（二）临床表现

按肿瘤发生的部位可分为眶部、眶睑部和睑部横纹肌肉瘤三种，以眶部最为常见。

本病发病急，进程快，发病1～2周即见单侧眼球凸出，眼球向前下方凸出，伴有疼痛和流泪现象，严重者出现眼球运动障碍及视力减退现象。眶缘处可触及相当硬度的肿物，有时肿块突然增大，有波动感，可能因肿瘤组织坏死出血等所致。往往红、肿、疼痛，结膜充血、水肿，眼球运动明显受限，易误诊为眶蜂窝织炎。易出现颅内、口腔和鼻腔的转移，或很快死于肝、肺的早期转移。

（三）超声表现

1.肿瘤发生的部位较多，一般常见于眼眶的外上方。

2.由于肿瘤发展迅速，膨胀向外，常有不完整的假包膜形成，故肿瘤的境界清楚。

3.肿瘤内部呈弱回声，回声分布不均匀，可有坏死液化腔的暗区出现。

4.肿瘤内部声衰减弱。

5.肿瘤大多没有压缩性。

6.可见眼球筋膜囊积液现象，即在眼球外有一弧形的暗区。

六、神经鞘瘤

神经鞘瘤是周围神经鞘细胞形成的良性肿瘤，在眶内可发生于第三、四、六颅神经，眼神经和自主神经的神经干和分支。

早期为渐进性眼球凸出，类似海绵状血管瘤症状。眼神经分支受压迫者可有自发性疼痛和触痛。

超声见眼眶内有圆形或椭圆形占位病变，如神经干较粗者，尚见与之相连的神经干带状暗区。肿瘤边界清晰、光滑，可有压缩性。内呈低回声，此可与呈高回声的海绵状血管瘤相鉴别。

七、视神经鞘脑膜瘤

视神经鞘脑膜瘤起源于视神经的脑膜，分原发于眶内和继发于颅内两种。可发生在任何年龄，以中年女性为多发。

该病在眶内并不多见。早期临床表现为视力减退，视乳头水肿和眼球凸出。所谓视神经鞘脑膜瘤四联征，即为视力丧失、慢性视乳头水肿性萎缩、眼球凸出和视神经睫状静脉扩张。

超声见眶内肌肉圆锥中视神经回声增粗，并有块状占位病变。肿瘤边界清楚、整齐，内部回声弱，声衰减现象明显。

八、视神经胶质瘤

视神经胶质瘤是视神经胶质细胞（星形细胞）增生形成的良性肿瘤。临床上最常见于儿童，80%的患者年龄在10岁以下，视力减退、视乳头水肿和视神经萎缩等症状早期即可出现，之后会有眼球凸出症状，有向颅内蔓延倾向。

超声扫描见肿瘤位于肌肉圆锥中央处，边界清楚，内部回声随扫描平面的不同而异，这是由于视神经内反射界面与声束入射角不同的缘故。当轴位扫描时，因扫描声束和肿瘤界面平行，而肿瘤内回声较弱；横切肿瘤时，肿瘤内回声较强。肿瘤内部声衰减适中。

眶内肿瘤的彩色血流显示率偏低。有人曾将此类肿瘤的彩色多普勒图像分为内部供血丰富、供血不丰富、内部为静脉血流及内部无血流四种。恶性肿瘤大都显示其内有丰富血流信号，管径较粗，分支多，频谱呈现高流速的动脉血流。良性肿瘤则相反，瘤内血流信号稀疏，频谱上见血流速度低，并且大部分良性肿瘤均无血流，如脂肪瘤、良性泪腺瘤、视神经胶质瘤和皮样囊肿等。少数静脉性肿瘤内见瘤内呈静脉血流信号，频谱呈示低速静脉血流。

使用高频率探头，在二维图像上能清晰显示眶内的肿瘤，并可实时观察肿瘤和邻近重要结构的关系；随时改变声束扫描方向，确定肿瘤的空间位置，为临床治疗方案提供重要信息，同时又可结合X线、CT和M1R检查结果，了解眶内肿瘤和颅骨及颅内之间的关系，动静结合，取长补短，丰富了影像学对这方面疾病诊断的内容。另外，由于超声检查具有简捷、无创、经济和可重复性检查等优点，可帮助临床随诊进行治疗效果的观察。相信随着超声引导下介入技术的不断发展，该领域中的应用也会有很大的发展前途。

第十章　颈部疾病的超声诊断应用

第一节　解剖概要及正常超声表现

颈部上界为头部的下界，即下颌骨下缘、下颌角、乳突尖上项线和枕外隆凸的连线；下界为胸部和上肢的上界，即胸骨颈静脉切迹、胸锁关节、锁骨上缘和肩峰至第7颈椎棘突的连线。两侧以斜方肌前缘和脊柱颈段前方与颈部分界。

颈部重要结构包括甲状腺、颈部大血管、淋巴结、颈椎、食管、气管等。甲状腺位于颈前下方，颈部大血管走行于肌肉间，淋巴结多分布于肌肉间及皮下。高频超声可清晰显示颈前三角区结构，由浅至深为皮肤、皮下组织、肌肉、血管、甲状腺、甲状旁腺、淋巴结及神经等。

皮肤：分为表皮和真皮层，声像图表现为高回声带。

皮下组织：以脂肪组织为主，呈低回声，脂肪内可见条索状高回声的筋膜回声。

肌肉：呈低回声，周边有线状高回声肌外膜包裹。长轴切面肌肉回声内可见羽毛状高回声，短轴切面则呈星点状高回声。

颈总动脉与颈内静脉：横切面颈总动脉与颈内静脉呈圆形或卵圆形，无回声，内侧为颈总动脉、外侧为颈内静脉。平甲状软骨上缘颈总动脉分为颈内动脉和颈外动脉。颈动脉搏动感明显，管壁回声明亮，可见内中膜回声；颈内静脉易压扁，管壁较动脉薄，可见静脉瓣回声。

甲状腺：甲状腺横切面呈蝶形或马蹄形，纵切面呈前尖后钝的叶片形。周边可见清晰光滑的高回声包膜，实质为均匀中等回声（略低于正常肝脏回声）。峡部后方为气管，因其内含气体，故呈一弧形强回声带伴多重反射。甲状腺后外侧为颈动脉鞘，鞘内包含颈总动脉、颈内静脉和迷走神经。甲状腺左侧叶后方气管旁为颈段食管，呈典型的五层声像结构：正常甲状腺的上下径＜5cm，左右径＜2cm，前后径＜2cm。当前后径＞2cm时，可肯定诊断甲状腺肿大。甲状腺实质内血流较丰富，甲状腺上动脉起源于颈外动脉，位置表浅，走向较直，较甲状腺下动脉容易显示，脉冲多普勒呈单向搏动频谱，收缩期急速上升，舒张期缓慢下降。甲状腺上下动脉直径均＜2mm，收缩期峰值速度为20～55cm/s，平均速度12～30cm/s，阻力指数0.55～0.75。

甲状旁腺：紧贴于甲状腺背面，形状不一，其数目、位置变化较大，80%以上有四个，分上下两对，分别称为上甲状旁腺和下甲状旁腺。目前的超声技术无法显示正常的甲状旁腺，但增大的甲状旁腺可能被显示。

淋巴结：颈部淋巴结主要包括环形组淋巴结群和纵形组淋巴结群。环形组淋巴结群依次为枕区淋巴结、耳后淋巴结、腮腺区淋巴结、颌下区淋巴结、面颊部淋巴结和颏下区淋巴结。纵形组淋巴结群包括咽后淋巴结、颈浅区淋巴结、颈深区淋巴结。纵形组淋巴结群以胸锁乳突肌为界分为颈浅区和颈深区淋巴结。美国癌症联合委员会（AJCC）依据肿瘤转移范围和水平将颈部淋巴结分为7区。第Ⅰ区：包括颏下及下颌下淋巴结。第Ⅱ区：为颈内静脉上组淋巴结，相当于颅底至舌骨水平，前界为胸骨舌骨肌前缘，后界为胸锁乳突肌后缘，为该肌所覆盖。第Ⅲ区：为颈内静脉中组淋巴结，从舌骨水平至环状软骨上缘，前后界与Ⅱ区同。第Ⅳ区：为颈内静脉下组淋巴结，从环状软骨到锁骨之间，前后界分区上。第Ⅴ区：为颈后三角淋巴结，含副神经链淋巴结、颈横淋巴结及锁骨上淋巴结在内，后界为斜方肌前缘，前界为胸锁乳突肌后缘，下界为锁骨。第Ⅵ区：为颈前中央区淋巴结，上界为舌片，下界为胸骨上窝，两侧界为颈动脉鞘。第Ⅶ区：为胸片上切迹下方的上纵隔淋巴结。正常淋巴结在超声上表现为扁平状或椭圆形低回声结节（位于颌下区及腮腺区的淋巴结趋于圆形），周边为高回声包膜，内部回声均匀，中央可见高回声淋巴结门结构，多普勒超声显示树枝状或星点状的中央部淋巴结门供血。

第二节　甲状腺弥漫性病变

一、弥漫性非毒性甲状腺肿

弥漫性非毒性甲状腺肿是最常见的一类甲状腺增生性疾病，不伴有甲状腺功能亢进，可分为地方性和散发性两类。地方性甲状腺肿主要病因包括缺碘、食物含致甲状腺肿因子及先天性甲状腺激素合成酶缺乏等导致TSH分泌增多，从而使甲状腺滤泡上皮细胞增生引起甲状腺肿大。而散发性甲状腺肿以女性多见，病因复杂多样，除上述因素，部分与细菌感染、微量元素及遗传免疫因素有关。青年人以弥漫性甲状腺肿为主，老年人以结节性甲状腺肿多见。超声表现如下：

（一）弥漫性增生性甲状腺肿

甲状腺不同程度增大，呈弥漫性、对称性增大，内部回声可类似正常，随着病程发展，实质回声可较正常增粗、增高，甚至分布不均匀。多普勒超声显示内部血供无明显改变或轻度增加。由于甲状腺前后径与甲状腺体积相关性最佳，甲状腺前后径＞2cm则要怀疑甲状腺肿大。甲状腺明显增大时，颈部血管可向外移位。须注意的是，此时甲状腺大小测量值也可在正常范围内，可能其体积较发病前有所增大，但仍在人群正常值以内。

（二）弥漫性胶性甲状腺肿

甲状腺肿大情况与弥漫性增生性甲状腺肿类似，因滤泡内充满胶质而高度扩张，表现为甲状腺内可见多个薄壁的液性无回声区，部分可见点状强回声伴彗星尾征，呈胶质样囊肿改变。

（三）结节性甲状腺肿

甲状腺对称或不对称性增大，实质回声常增粗，分布均匀或不均匀，可见散在点状、条状回声。腺体内见结节，可单发，但多发结节占大多数，结节形状不定，多呈低回声，边界欠清，结节内回声不均匀，可出现不规则液性暗区、强回声斑后伴声影等改变。多普勒超声显示结节内部及周边见少量血流信号，呈点状、短条状。若结节纵横比＞1、呈极低回声或出现沙砾样钙化时应注意结节恶变可能。

（四）弥漫性非毒性甲状腺肿

甲状腺上动脉内径正常或稍增宽，频谱多普勒显示血流速度可增加，但与甲状腺增生程度无相关性。

二、毒性弥漫性甲状腺肿

毒性弥漫性甲状腺肿又称Graves病或甲状腺功能亢进，是一种伴甲状腺激素分泌增多的器官特异性自身免疫疾病，发病率仅次于单纯性结节性甲状腺肿，约31/10万。多数起病缓慢，亦有急性起病，好发于20～40岁女性，女性发病率约为男性的5倍，临床特点为甲状腺肿大伴有甲状腺激素分泌过多的症状，如心动过速、神经过敏、体重减轻、凸眼等症状，实验室检查T3、T4增高，TSH下降。超声表现如下：

（一）二维灰阶超声

甲状腺不同程度肿大，呈弥漫性、对称性肿大。边缘相对不规则，可呈分叶状，包膜欠光滑，边界欠清晰，与周围无粘连。与周围肌肉组织相比，65%～80%的甲状腺实质呈弥漫性低回声，70%～80%内部回声分布不均匀，可出现不规则斑片状回声减低区，或弥漫性细小减低回声，构成"筛孔状"结构。甲状腺功能亢进治愈后内部回声可逐渐减低或高低相间、分布不均。

约16%患者伴有实质性结节，因实质局部出血、囊变而出现低回声、无回声结节，结节边界模糊，回声不均匀，随访观察此类结节可逐渐吸收消失。部分患者可形成多发增生性结节，声像表现类似结节性甲状腺肿，部分结节可见钙化，甚至发生结节恶变，但非常少见，发病率为1.65%～3.5%。

（二）多普勒超声

多数未治疗过的患者甲状腺周边和实质内血流信号增多，表现为弥漫分布点状、分支状和斑片状血流信号，呈搏动性闪烁，称之"火海征"。"火海征"为Graves病的典型表现，但非其特有，也见于亚甲状腺功能减退症、桥本甲状腺炎甲状腺功能亢进期等。如血流信号增多，分布范围较局限，称之"海岛征"。部分患者血流信号增多，呈棒状或枝状，但未达到"火海征"。

甲状腺上下动脉扩张，流速加快，收缩期峰值流速＞70cm/s，血流可呈喷火样，治疗后可恢复正常。甲状腺下动脉频谱准确性较甲状腺上动脉高，有学者研究表明甲状腺下动脉收缩期峰值流速是预测甲状腺功能亢进症复发的最佳指标，其流速＞40cm/s往往预示复发。

三、亚急性甲状腺炎

亚急性甲状腺炎又称病毒性甲状腺炎、肉芽肿性甲状腺炎，为病毒感染后甲状腺发生变态反应所致。发病率为3%～5%，好发年龄为20～60岁，女性多见，病程可数周至数月不等。病变可局限于甲状腺一部分或累及一侧叶，较少同时累及两侧腺体。本病常继发于上呼吸道感染或腮腺炎后，临床可见呼吸道感染、发热等症状，伴甲状腺肿大和疼痛、局部压痛。超声表现如下：

（一）二维灰阶超声

甲状腺可轻度肿大，轮廓正常，包膜可增厚。甲状腺实质内可出现单发或多发、散在的异常回声区，回声明显低于正常甲状腺区域，部分可融合成片，大部分边缘不规则，呈地图样低回声。早期边界模糊，但和颈前肌肉无粘连，嘱患者吞咽动作时甲状腺与颈前肌存在相对运动。在病程发展过程中，炎症可突破甲状腺包膜累及颈前肌群，出现甲状腺与邻近的颈前肌两者间的间隙消失。随着病程发展，部分低回声区边界可较清晰；恢复期炎症逐步消退，病灶回声逐渐与周围组织一致；但也有部分患者甲状腺实质内回声增粗，分布不均，仍可见局灶性片状低回声区。

（二）多普勒超声

疾病急性期病变周边血流信号丰富，内部血流信号稀少，原因在于病灶区域的滤泡被破坏。频谱多普勒显示甲状腺上动脉血流速度接近正常。恢复期甲状腺功能减退时，因T3、T4降低，TSH持续升高而刺激甲状腺组织增生，引起甲状腺内血流信号增加。

四、桥本甲状腺炎

桥本甲状腺炎亦称慢性淋巴细胞性甲状腺炎、淋巴瘤样甲状腺肿，是以自身甲状腺组织为抗原的自身免疫性疾病。常见于30～50岁中年女性，起病隐匿，病程发展缓慢，主要表现为甲状腺肿大，大多数为弥漫性病变，少数为局限性。典型的桥本甲状腺炎为甲状腺双侧叶对称性肿大，质地逐渐变韧、变硬，可伴有结节或腺瘤等疾病。超声表现如下：

（一）二维灰阶超声

桥本甲状腺炎常累及整个甲状腺，腺体增大，以峡部明显，常呈弥漫性均匀性或非均匀性增大，可呈分叶状，病程后期可出现萎缩性改变。

桥本甲状腺炎结合内部回声特征可分为弥漫型、局限型和结节形成型三种类型。但病程发展过程中各型图像可互相转化。

1.弥漫型：弥漫型是桥本甲状腺炎最常见的类型，以腺体弥漫性肿大伴淋巴细胞浸润的低回声图像为主；病程中广泛的纤维组织增生致甲状腺实质内出现线状高回声，呈不规则网格状改变，是桥本甲状腺炎特征性表现。

2.局限型：甲状腺实质内见局限性不均匀低回声区，形态不规则，呈"地图样"。

3.结节形成型：双侧甲状腺实质内布满大小不等的结节样回声区，以低回声多见。结节形成型桥本甲状腺炎结节外甲状腺组织仍呈弥漫型或局限型改变，即甲状腺实质回声不均匀减低。

（二）多普勒超声

桥本甲状腺炎的腺体实质内血流信号表现各异，多不同程度增多，也可以表现正常，纤维化明显时则血供减少。局灶性病变血供模式也多变，可以是结节边缘和中央均可见血流信号，也可以边缘血流信号为正常表现为结节内部血流信号高度分布，即"回声越低，血流越多"。频谱多普勒显示甲状腺上动脉收缩期峰值流速明显低于甲状腺功能亢进症，但仍高于正常，通常不超过65cm/s。

第三节　甲状腺局灶性良性病变

甲状腺良性结节主要包括甲状腺结节性增生与甲状腺腺瘤。结节性甲状腺肿是弥漫性非毒性甲状腺肿的晚期阶段，滤泡间纤维组织增生，间隔包绕形成大小不等的结节状病灶。甲状腺腺瘤是一种常见的良性肿瘤，起源于甲状腺滤泡上皮组织。流行病学方面，结节性甲状腺肿发病率明显高于甲状腺腺瘤，两者之比为 3 : 1 ~ 20 : 1。甲状腺腺瘤好发于中老年人，女性多于男性，大部分为单发肿瘤，一般生长缓慢，如内部出血则突然增大、伴疼痛。鉴于结节性甲状腺肿和甲状腺腺瘤难以鉴别，所以本节主要探讨甲状腺良性结节的超声特征，不涉及两种疾病的鉴别。超声表现如下：

一、二维灰阶超声

结节性增生可分布于整个甲状腺区域，腺瘤也可发生于甲状腺各个部位，结节性甲状腺肿常为多发结节，而甲状腺腺瘤常为单发结节，但在临床上所见到的结节性甲状腺肿中单个结节较腺瘤更为多见。

良性结节通常呈椭圆形，其前后径和横径的比值（A/T）常＜1，仅7.5% ~ 18.5%的比值≥1；边界多清晰，仅14.5% ~ 25.7%边界模糊；结节边缘规则，仅4.5% ~ 59%边缘不规则。40% ~ 86%的结节可出现声晕，声晕指围绕在结节周围的厚度均匀、完整的低回声薄环。声晕常是甲状腺良性结节的特征。

结节内部结构方面，一般认为良性结节出现囊性变的可能大于恶性结节；比较有诊断意义的结构特征是海绵状结构，海绵状结构强烈提示良性非肿瘤病变，其诊断良性结节特异度达99.7%，但灵敏度仅10.4%。

良性结节内部回声可为高、中等或低回声，仅5.6% ~ 7.8%表现为极低同声（低于颈前肌回声）。良性结节倾向于回声均匀。良性结节内钙化发生率为8.0% ~ 38.7%，可出现不同类型的钙化，以粗钙化多见。

二、多普勒超声

甲状腺结节血流分布状况可分为两种：边缘血管（位于甲状腺结节边缘附近的血管）和中央血管（位于甲状腺结节中央部位的血管）。据此可将甲状腺结节的血管模式分为以下五种：①无血管型，结节内部无血流信号；②边缘血管型，结节内仅显示边缘血管，中央血管不显示；③边缘血管为主型，结节内主要显示边缘血管，中央血管稀少；④中央血管为主型，结节内主要显示中央血管，边缘血管稀少；⑤混合血管型，结节内中央血管与边缘血管丰富程度相当。

甲状腺良性结节内部血流分布多为混合血管型、边缘血管型及边缘血管为主型，少见无血管型及中央血管为主型。

频谱多普勒中，良性结节的RI较低，平均0.56 ~ 0.66。据上海交通大学医学院附属瑞金医院资料，良性结节的RI为0.64 ± 0.11，PI为1.07 ± 0.40。

第四节　甲状腺恶性肿瘤

一、甲状腺乳头状癌

甲状腺乳头状癌是甲状腺癌中最常见的一种，占75.5% ~ 87.3%，属于低度恶性肿瘤，发病年龄10 ~ 88岁，女性多于男性，30 ~ 40岁女性比例明显增高。WHO将直径≤1.0cm的乳头状癌称为乳头状微小癌。临床上大部分乳头状癌以体检或扪及甲状腺结节而被发现，也有部分患者因颈部淋巴结肿大而最终确诊。超声表现如下：

（一）典型甲状腺乳头状癌

癌灶多位于甲状腺一侧叶，以单发多见。超声上A/T ≥ 1是诊断典型乳头状癌较具特异的指标，特异度达92.5%，敏感度为15% ~ 74.1%。癌灶多边界模糊，边缘不规则，可见低回声晕，声晕常不完整、厚薄不均。癌灶多为实性结节，常呈低回声或极低回声，内部可见微小钙化；部分以囊性为主的乳头状癌表现为不规则实性成分突向囊腔，实性部分有点状钙化，即"囊内钙化结节"征，此征象是诊断囊性乳头状癌非常特异的指征。

边缘血管为主型为乳头状癌的主要血管模式。癌灶内血管阻力指数较高，据上海交通大学医学院附属瑞金医院资料，RI为0.74 ± 0.13，P1为1.67 ± 0.80。

（二）滤泡型甲状腺乳头状癌

癌灶多呈卵圆形，边缘清晰，部分出现微小分叶或不规则；大部分为实性，呈低回声或等回声，较少出现微钙化，癌灶内部以混合血管型常见。

（三）弥漫硬化型甲状腺乳头状癌

超声上表现为甲状腺弥漫性散在微小钙化，癌灶大多边界模糊，也有部分无肿块形成，仅见微小钙化。多数甲状腺实质呈不均匀低回声，可能由于合并甲状腺炎所致。由于弥漫硬化型甲状腺乳头状癌容易发生颈部淋巴结转移，故应特别注意颈部淋巴结情况。癌灶内部血供情况无特殊表现。

二、甲状腺滤泡状癌

甲状腺滤泡状癌较乳头状癌少见，约占甲状腺癌的20%，其恶性程度较乳头状癌高。好发年龄为40岁以上女性，一般肿块生长缓慢，多数为一侧叶单发，血行转移率相对高，主要转移至肺及骨，淋巴结转移相对较少。超声表现如下：

1.肿块多发生在甲状腺一侧叶，单发，呈扁平状，A/T＜1，边缘可呈微小分叶状，多有声晕，以实性为主，呈等或稍高回声，内部回声不均匀，钙化少见，未见微钙化。

2.多普勒超声显示癌肿内部血流以中央血管为主型多见。频谱多普勒方面，有研究表明PI＞1.35、RI＞0.78、PSV/EDV＞3.79有助于鉴别滤泡状癌及滤泡状腺瘤。

三、甲状腺髓样癌

甲状腺髓样癌又称滤泡旁细胞癌，约占甲状腺癌的5%，其来源于甲状腺C细胞，可分泌降钙素，从而造成患者严重腹泻等症状；此外，还可分泌异位激素导致合并Cushing综合征或类癌综合征。甲状腺髓样癌属于中度恶性肿瘤，较早发生淋巴结转移，并可血行转移至肺。该病好发年龄为40～60岁，一般发展较慢，大多为单发肿瘤，家族性髓样癌多为双侧发病，肿瘤可侵犯周围组织引起相应症状。超声表现如下：

1.甲状腺髓样癌多单发，常位于甲状腺上半部，呈卵圆形或不规则形，边缘不光滑，以实性为主，多为低回声或极低回声，内部回声不均匀，常可见粗大或微小钙化，声晕少见。

2.癌肿内部血流信号常较丰富，以混合血管型为主。

第五节　甲状旁腺病变

一、甲状旁腺增生

甲状腺旁腺增生根据病因可分为原发性和继发性两种。前者指无外界刺激下，病因不明的甲状旁腺增生，常伴有功能亢进；后者指在持续低钙血症等外界因素刺激下导致的腺体增生。超声表现如下：

（一）二维灰阶超声

腺体弥漫性增大，呈圆形、椭圆形、梭形或扁平状，以圆形多见。增生的腺体与甲状腺之间有高回声包膜形成的分界，这是判断病变来源于甲状旁腺的重要依据。

甲状旁腺增生可分为弥漫型和结节型。弥漫型增生表现为均质低回声；结节型增生则内部回声多变，早期可见增大的低回声腺体内部出现等回声结节，随着病情进展，结节内部可有无回声区、强回声斑等继发改变。

（二）多普勒超声

弥漫型增生及早期结节型增生腺体内部无血流信号，单个结节或结节状增生内部有程度不等的血流信号。

二、甲状旁腺腺瘤

甲状旁腺腺瘤是一种良性的神经内分泌肿瘤，原发甲状旁腺功能亢进症，80%以上是由甲状旁腺腺瘤过多分泌甲状旁腺素所致。甲状旁腺腺瘤以女性多见，好发年龄30～50岁，累及一个腺体者占90%。发生于下甲状旁腺者多于上甲状旁腺者。超声表现如下：

（一）二维灰阶超声

肿瘤通常呈卵圆形，肿大后常呈长椭圆形，其长轴与颈部长轴平行。瘤体大小不等，边界清楚，边缘规则，内部以实性低回声为主，较大者可伴出血、坏死、囊性变而出现无回声。

（二）多普勒超声

甲状旁腺腺瘤内部血流丰富，部分见起源于甲状腺下动脉的血管蒂位于甲状腺外，扩张的甲状腺外滋养动脉有助于定位甲状旁腺腺瘤。

三、甲状旁腺腺癌

甲状旁腺腺癌是临床少见的神经内分泌恶性肿瘤，占甲状旁腺肿瘤的1%～2%。90%的患者出现甲状旁腺功能亢进。发病年龄国内34岁左右，国外平均发病年龄45～55岁，无性别差异。

超声表现如下：

（一）二维灰阶超声

肿瘤通常累及一个腺体，多为下甲状旁腺，多数形态不规则呈分叶状，A/T ≥ 1，肿块边缘模糊、边界不清，内部以实性低回声为主，后可有回声衰减，内部回声不均，可发生囊性变而出现无回声及钙化强回声伴声影。1/3病例可出现淋巴结转移。

（二）多普勒超声

甲状旁腺腺癌内部血流丰富。

第六节 颈部淋巴结疾病

一、淋巴结炎

淋巴结炎是指细菌侵入感染病灶或损伤处并沿淋巴管进入淋巴结所致，淋巴结内淋巴细胞和网状细胞高度增生，滤泡生发中心增生扩张，淋巴窦扩张，内充以各种炎症细胞。多见于头颈部、腋窝及腹股沟淋巴结。轻者仅局部淋巴结增大，微痛，无全身症状，可自愈。较重者局部淋巴结增大明显，出现红肿热痛，若累及周围组织，多个淋巴结相互粘连，甚至出现脓肿，部分患者伴有畏寒发热、头痛等全身症状。超声表现如下：

1.淋巴结肿大，横径≥5mm，呈圆形或椭圆形，边界清楚，表面光滑，有包膜高回声带。

2.多呈串珠状分布，内部大多为低回声，皮质、髓质分界欠清，淋巴结门结构显示清晰。

3.多普勒超声显示淋巴结血流信号较丰富，以淋巴结门供血为主，呈火焰状或树枝状，脉冲多普勒可测得动脉频谱。

二、淋巴结结核

淋巴结结核是淋巴结感染结核杆菌所致。鼻咽部、口腔、喉部的结核多通过黏膜下淋巴管回流感染颈部淋巴结，肺部结核则可通过血行或淋巴途径感染颈部淋巴结。淋巴结结核病理演变过程由渗出性病变、增生性病变，转愈为纤维化或钙化。淋巴结结核儿童、青少年发病较多，女性多于男性，好发于中下颈及锁骨上窝。该病发展缓慢，初期仅扪及一个或多个肿大淋巴结，呈串珠状分布，可活动，无明显症状。随后淋巴结逐渐增大，彼此融合，形成较大团块，质地硬，推之不动，渐感疼痛，伴有低热、盗汗、厌食、烦躁、疲劳等。当淋巴结包膜破坏后与周围组织粘连，局部皮肤可破溃形成窦道，全身伴有潮热、盗汗、精神倦怠、消瘦等。超声表现如下：

（一）淋巴结结核的超声表现

呈椭圆形或圆形，多聚集成群，边界清楚，轮廓欠规整，包膜高回声存在或局部中断。相邻多个淋巴结内部回声可表现多样，既可表现为实质不均匀低回声，也可伴有无回声区，或强回声斑后方伴声影，发生干酪样坏死时可见不规则液性暗区。淋巴结门结构多显示不清。周围软组织通常有不同程度的增厚。多普勒超声显示内部血流信号减少，多无明显血流信号，仅见散在点状血流信号。

（二）组织结核的超声表现

呈一不规则形肿块，边界不清，无包膜高回声带，内部回声杂乱，呈实质性低回声，分布不均匀，常有钙化点或钙化斑后方伴声影，多普勒超声显示病变内部及周边可见少量血流信号。

三、淋巴瘤

淋巴瘤是原发于淋巴结和淋巴结以外淋巴组织的恶性肿瘤，我国淋巴瘤发病率在各种肿瘤中居第11位。根据瘤细胞特点及瘤组织结构成分淋巴瘤分为霍奇金病和非霍奇金淋巴瘤。霍奇金病是恶性淋巴瘤的一个独特类型，以淋巴结为原发病的一类疾病，约90%侵及浅表淋巴结，以颈部淋巴结和锁骨上淋巴结多见。非霍奇金淋巴瘤是一组疾病，分为T细胞型和B细胞型，85%以上的非霍奇金淋巴瘤是成熟B细胞肿瘤，其瘤组织成分单一，以一种细胞类型为主，常使淋巴结正常结构消失。淋巴瘤其主要特点是无痛性、进行性淋巴结组织增生，以颈部淋巴结最为好发。超声表现如下：

淋巴结多明显增大，呈类圆形或椭圆形，其前后径和横径的比值（A/T）常接近1或超过1；部分淋巴结融合，分界不清；内部呈极低回声（低于周围肌肉回声），分布不均匀，淋巴结门显示不清。多普勒超声显示内部血流信号丰富，可出现边缘供血。

四、淋巴结转移癌

口腔、颌面部、颈部恶性肿瘤淋巴结转移时首先转移至同侧颈深上区，胸腔或腹腔恶性肿瘤首先转移至左侧锁骨区。淋巴结转移癌可单发，也可多发呈串珠状，主要通过淋巴转移，早期发生于输入淋巴管和边缘窦，继而侵入髓窦淋巴组织。临床上颈部淋巴结转移癌常见的原发灶为甲状腺癌、鼻咽癌。超声表现如下：

1.单个或多个群集，椭圆形或不规则形，边界模糊，边缘不光滑，包膜断续显示，皮质、髓质分界不清，由于原发肿瘤的不同导致其回声多样，多普勒超声显示内部血流信号丰富，可出现边缘血管。

2.甲状腺癌淋巴结转移甲状腺癌通常累及同侧颈部淋巴结，少数可出现双侧颈部淋巴结转移，颈部Ⅵ区、Ⅲ区及Ⅳ区是甲状腺癌淋巴结转移发生率最高的部位。除了上述超声特征外，淋巴结内常可见点状强回声或囊性变。乳头状癌转移多呈高回声，髓样癌转移则倾向于低回声。与其他部位来源的颈部转移性淋巴结相比，甲状腺癌淋巴结转移癌RI及PI较低，常表现为RI<0.8、PI<1.6。

第七节　颈部其他常见疾病

一、甲状舌管囊肿

甲状舌管囊肿是胚胎时期甲状舌管未闭合消失，其残存上皮分泌物积聚而成的一种先天发育异常、颈前中线处最常见的良性肿物，多位于口底舌部盲孔至胸骨切迹的颈中线区域，以甲状腺上方最为多见。肿物生长缓慢，多呈圆形，边界清楚，表面光滑，与皮肤及周围组织无粘连，触之坚韧而有弹性。因通过条索状结构与舌骨体相连，可随吞咽或伸、缩舌而上下移动。超声表现如下：

甲状舌管囊肿常表现为圆形或椭圆形、边界清楚的囊性包块，囊壁较薄，后方回声增强。囊内可为无回声、均质低回声、类似实性或混合性回声。多普勒超声显示包块周边可见短条状血流信号，内部无血流信号。囊肿可随吞咽上下移动，其后方可见强回声表现的舌骨回声。

合并感染时，囊肿形态不规则，边界不清，囊壁厚薄不均，囊内透声差，内见散在小点状强回声，部分呈密集点状回声，似实性肿物，向两侧的活动度大于上下活动度，多普勒超声显示周边血流较丰富。若形成瘘道，局部可见条索状低回声，一端连于肿物，一端与皮肤相连。

不典型的甲状舌管囊肿须与异位甲状腺、甲状腺峡部肿瘤、淋巴结炎、皮样囊肿等鉴别。特别注意与异位甲状腺的鉴别：异位甲状腺组织往往质地较韧，位置不固定，可朝多个方向移动，超声表现为类似甲状腺回声结构，形态不规则，内部可见点条状血流信号。若正常甲状腺两侧叶均缺如，应注意异位孤立甲状腺可能，避免盲目切除后导致患者术后黏液性水肿的不良后果。

二、淋巴管瘤

淋巴管瘤是淋巴管先天性发育畸形所形成的一种良性肿瘤，常见于儿童及青少年，好发于舌、唇、颊及颈部，常表现为颈部上1/3或锁骨上区生长缓慢、边界不清、质地柔软的无痛性肿块。毛细管型淋巴管瘤又名单纯淋巴管瘤，由淋巴管扩张而成，扩张淋巴管内含有淋巴液，好发于皮肤及口腔黏膜；海绵状淋巴管瘤最常见，淋巴管极度扩张弯曲，呈多囊腔状，多房性囊肿彼此相通，结构如海绵；囊性淋巴管瘤是一种源自胚胎的迷走淋巴组织，由扩张更加严重的淋巴管构成，常常扩张呈多房性囊腔，囊腔内充满淋巴液，故又称囊性水瘤。超声表现如下：

（一）毛细管型淋巴管瘤

声像图表现不典型，表现为皮下软组织内边界欠清、内部呈网状或细带分隔的低回声区。

（二）海绵状淋巴管瘤

声像图表现为皮下、黏膜下或肌间边界不清的蜂窝状或实性回声肿块，内部见散在小片状液性暗区，有时见大量细管状结构。此外，少数海绵状淋巴管瘤因含有淋巴结结构或血管瘤组织成分，内部可见实质性回声。

（三）囊状淋巴管瘤

常位于颈后三角区，声像图表现为大小不等、形态多样、可压缩的薄壁囊性肿块，境界清楚，内部透声较好，其间有多发纤细带状分隔回声。若发生囊内血管破裂或感染导致淋巴管阻塞时，囊肿可短时间迅速增大，囊壁毛糙且不规则，内部出现密集点状回声，类似实性回声。多普勒超声显示肿块周边及部分分隔内可见少许短条状动静脉血流信号。

淋巴管瘤须与单纯性囊肿、静脉瘤、海绵状血管瘤、颈部异常肿大淋巴结相鉴别。血管瘤往往挤压探头后可出现红蓝交替的彩色血流信号是其特征性表现；虽然囊性淋巴管瘤也具有可压缩性，但较少出现红蓝彩色血流信号，有时出现也由于囊内液体流动或本身混有血管瘤成分所致。另外淋巴管瘤累及甲状舌管处需要与甲状舌管囊肿相鉴别，前者往往累及范围较为广泛，而后者相对较为局限。还需要与颈部多发淋巴结异常肿大、融合相鉴别，淋巴结周边包膜呈清晰高回声，内部回声常不均匀，中央淋巴结门可显示或显示不清，内部多见较丰富血流信号，而淋巴管瘤内部回声尚均匀，见密集点状回声及纤细分隔回声，内部多无明显血流信号。

三、颈动脉体瘤

颈动脉体位于颈动脉分叉处的外鞘内，为卵圆形或不规则形细小粉红色组织，平均体积为 $6 \times 4 \times 2mm$，其血供主要来自颈外动脉。颈动脉体瘤（carotid body tumor）又称颈动脉体副神经节瘤，是一种较少见的化学感受器肿瘤，可分为局限型与包裹型。前者肿瘤位于颈总动脉分叉的外鞘内；后者较多见，肿瘤位于颈动脉鞘分叉处，包绕颈总、颈内及颈外动脉生长。肿瘤多无包膜，质地中等，呈红褐色，滋养血管丰富，其恶变率为 5% ~ 10%。超声表现如下：

（一）二维灰阶超声

肿瘤位于下颌角下方、胸锁乳突肌内侧深面，颈总动脉分叉处。多为低回声，边界清楚，形态规则或呈分叶状，直径2～20cm。较小者位于颈总动脉分叉处外鞘内，仅使颈内动脉及颈外动脉间距增大。较大者包绕颈总动脉分叉或颈内、颈外动脉；有时颈动脉管腔可受压狭窄甚至闭塞，但仍可见管壁回声。

（二）多普勒超声

肿瘤内部血流信号丰富，可探及动脉及静脉频谱，可见颈外动脉分支直接进入肿瘤内部。多普勒超声可显示肿瘤与颈动脉的关系。

四、神经鞘瘤

颈部神经鞘瘤可来源于迷走神经或位于颈动脉窦周围的神经鞘膜的施万细胞，又称施万瘤。多见于青壮年，无性别差异，25%～45%发生于头颈部，多为单发，包膜完整。颈动脉三角区肿块、颈动脉移位及神经功能障碍（如来源于迷走神经者可出现声音嘶哑）是临床诊断颈部神经鞘瘤的经典标准。本病恶变罕见。超声表现如下：

神经鞘瘤多为单发，呈椭圆形、葫芦形或纺锤形，部分可呈分叶状，边界清晰，多数包膜回声带完整；偶有多发肿块，呈串珠状。肿块内部为实性低回声或中等回声，通常回声尚均匀。肿块内部出现液性无回声及点片状高回声是其较具特征性的表现。肿块两端相连的神经干纵切面可见肿块一侧呈渐行变细的锥形结构。多普勒超声显示肿块内部血流信号丰富。

当瘤体直径较大（平均6cm），内部回声不均，边界不清晰，无包膜回声带或包膜不完整，质地硬且不移动，伴有周围淋巴结肿大时注意神经鞘瘤恶变可能。

第十一章　腹部器官疾病的超声诊断应用

第一节　急腹症

一、X线论断

腹部包括腹腔及盆腔、腹膜后间隙以及消化、泌尿、生殖等系统。本节重点介绍急腹症X线检查及论断，以腹部平片为主。

正常情况下，腹内器官及其内容物和组织多为中等密度，彼此间缺乏自然对比。因此，腹部平片所提供的X线征象较少。但当发生病理改变时，使密度发生变化，则可能显出异常的X线征象，这种情况，在急腹症时尤为明显，因而腹部平片常用于急腹症的X线论断。

了解急腹症的X线检查方法、应用范围、限度和常见急腹症的X线表现，将有助于合理选择X线检查方法，并做出急腹症的X线论断。

急腹症X线检查的目的，在于明确疾病的病理、病因、病变部位以及并发症等，以便为及时、恰当地处理提供依据。

（一）X线检查方法

为了不改变腹部的病理状态，X线检查最好在胃肠减压、放置肛管、洗肠和给吗啡类药物以前进行。

1.普通检查包括腹部平片与透视

腹部平片：由于操作简便并能在较短时间内做出论断，因而是急腹症首选的检查方法。

常用摄影位置有：仰卧前后位，仰卧水平侧位，侧卧水平正位，站立正、侧位和倒立正、侧位等。

仰卧前后位，除少量腹内游离气体较难显示外，其余病理X线征象均可显示，所以是基本摄影位置。

其他各种位置，由于重力关系，器官及腹内液体均下坠，致使近地侧的投影有一定重叠，而腹内游离气体及含气较多的肠袢则上浮，因而显示在照片的上方。

上腹部病变，如膈下脓肿、肝脓肿等，多用仰卧前后位和仰卧水平侧位或站立正、侧位，以便对脓腔进行三维空间定位；胃肠道穿孔，梗阻、外伤、腹腔和腹内器官感染，则用仰卧前后位和侧卧水平正位，便于了解腹内气体及液体的游动情况。先天性直肠肛管闭锁，则用倒立位检查。

透视：腹后壁的脂线，如肾周及腰大肌脂线，较小的结石或钙斑，透视难于看清。因此，除X线表现明显，且有一定特征，如胃肠穿孔和肠梗阻外，诊断均要依靠平片或造影检查。

但透视可观察膈的运动和胃肠蠕动，通过扪诊可了解胃肠动度，除外有急腹症临床表现的胸部疾病等。因此，在照腹部平片的同时，应进行胸腹透视。

2.造影检查

钡剂或空气灌肠主要用于回盲肠套叠、乙状结肠扭转、结肠癌所致梗阻及先天性肠旋转不良等。对肠套叠和乙状结肠扭转，部分病例还可行灌肠整复。钡餐主要用于先天性幽门肥厚、十二指肠梗阻等。碘液常用胃影葡胺，主要用于上消化道出血、穿孔及肠梗阻等。

诊断性气腹有时用于鉴别肿块或脓肿是位于膈上或膈下（肝外或肝内）。

经皮经肝穿刺胆管造影在急腹症中主要用于诊断胆管梗阻并进行引流。

泌尿系统造影在急腹症中主要用于尿路外伤，多采用静脉性造影。

对急性消化道大出血，可行选择性或超选择性血管造影。在明确出血部位后，可行滴注加压素或栓塞止血。

（二）基本病变X线表现

1.腹腔积气

正常腹腔内，脏、壁腹膜之间无气体存留。若因某种病因导致腹内积气且随体位改变而游动，该气体则称游离气腹。立位透视，气体可上浮到膈与肝或胃之间，显示为透明新月形气影。侧卧水平位投照，气体则浮游到靠上方侧腹壁与腹内器官外壁之间。仰卧前后位时，气体浮聚于腹腔前方，也可使居前方的肝镰韧带和器官外壁得到显示。局限性气腹，其腹腔内气体则局限于某处，且不随体位改变而移动。

腹内游离气体常见于胃肠穿孔、腹腔术后或合并感染。

此外，某些实质器官内（如肝脓肿）、血管内（如门静脉积气）、胆管内（如胆肠瘘或吻合术后）以及胃肠壁内（如新生儿坏死性小肠结肠炎）均可有积气。

2.腹腔积液

炎症与外伤均可导致腹腔积液，简称腹液。腹液在腹腔内坠集于低处。仰卧位时，以盆腔和上腹腔为低，尤其是肝肾隐窝最低，其次为两侧结肠旁沟。因此，液体易聚集于这些区域。大量腹液时，胀气的肠曲浮游于腹中部。肠曲间也可有腹液，仰卧位片上，充气肠曲之间有一定距离，即肠间隙加宽。但改变为侧卧体位水平投照时，因肠曲之间的腹液流向近地侧，其肠间隙将相对变窄，且近地侧腹部密度显著增高。

3.实质器官增大

肝、脾、肾等实质器官增大，则在轮廓、形状、大小等方面发生改变。同时也可能压迫推移相邻脏器，尤其是含气的空腔脏器，致使出现一定程度的直接推压征象。

4.空腔器官积气、积液并管腔扩大

胃肠腔内积气、积液和管腔扩大表现最常见于梗阻性病变，也见于炎症和外伤。十二指肠降段梗阻，其近侧的胃和十二指肠球部明显胀气扩大，表现出"双泡征"。小肠和结肠充气扩大，在气体衬托下，可通过观察肠黏膜皱襞的形态而将它们区分。同时也可据以分析梗阻平面，观察肠曲位置、排列形式、活动度以及肠黏膜皱襞增粗、肠壁增厚等改变。

正常时，空肠居左上腹，回肠居右下腹及盆腔。小肠及其系膜扭转，如扭转度为180°的奇数倍（如180°、540°）时，则可出现易位情况，即空肠位于右下腹，回肠位于左上腹。回盲肠套叠，回肠套入较深时，对小肠系膜的牵引较明显，也可造成右下腹空虚，并使套叠近侧小肠移向右上腹。

肠曲排列形式及活动度的变化，对诊断有一定的意义。小肠系膜扭转，胀气的肠曲常因系膜紧缩、牵引而出现向周围伸展受限，即有向心性集中和对称性排列的倾向；粘连性肠梗阻常有肠曲活动度减小，甚至固定。

肠黏膜皱襞和肠壁增厚常发生于肠壁的循环障碍，如绞窄性肠梗阻或系膜血栓形成所致者、肠炎特别是坏死性肠炎或肠壁损伤等。腹腔感染，因肠外炎性物附着，也可使肠壁增厚。

5.腹内肿块影

肿块在相邻充气肠曲对比下可以显示，表现为均匀的软组织块影，有较清晰的边界。畸胎瘤于肿块内可见牙、骨及脂肪影。假性肿块又称"假肿瘤"征，是两端闭锁的绞窄肠段，即闭袢内充满大量液体的表现。密度较大，致使仰卧正位片上，呈肿块影像，而侧卧水平位照片上则在该块影的上部显示出一短小的液面，可与真正的实体性肿块区别。

6.腹内高密度影

主要为阳性结石、钙斑和异物。在急腹症中，阳性结石包括泌尿系结石、阑尾粪石和胆石。阑尾粪石常呈分层同心环状，居右下腹。

腹内钙斑与急腹症有关的主要为胎粪性腹膜炎、扭转的卵巢畸胎瘤等。钙斑的部位、形状及密度各有一定特点。

7.腹壁异常

包括腹脂线异常，腹壁软组织肿胀、组织间积气和腹壁肌张力异常等。

炎症或外伤使脂肪组织发生充血、水肿、坏死和出血等，致使腹脂线增宽、透明度下降，甚至消失。可发生于腹膜后间隙病变与腹脂线相邻的腹腔内病变。

炎症、外伤，可有腹壁软组织增厚、密度增加和向外凸出。腹壁软组织内还可显示组织间积气，来源于腹膜后或腹膜间空腔器官向腹膜外破裂。

炎症、外伤还可使同侧腹肌激惹收缩，导致腰椎侧弯。

8.下胸部异常

急腹症时，胸膜、肺底、膈及下胸壁软组织可发生改变。例如膈下脓肿，常有同侧胸腔积液、肺底炎症、膈上升、活动度减小和胸壁局部肿胀等。

（三）常见急腹症的 X 线表现与诊断

急腹症中，以穿孔、炎症、梗阻、外伤、结石和出血较常见，部分患者为复合性的。例如，外伤性小肠破裂就可能有外伤、炎症和梗阻等征象。

1.胃肠道穿孔与急性腹膜炎

胃肠道穿孔常发生于溃疡、外伤、炎症及肿瘤。以胃、十二指肠溃疡穿孔最常见，依穿孔穿入腹腔内或腹膜后间隙而有不同的X线表现。

穿孔穿入腹腔内时，主要出现气腹、腹液、腹脂线异常和麻痹性肠胀气等X线表现。它们的X线表现如前述。

在X线表现中，以游离气腹最重要。胃、十二指肠球部及结肠，正常时可以有气体，因此穿孔后大都有游离气腹征象。小肠及阑尾，正常时一般没有气体，穿孔后很少有气腹出现。胃后壁溃疡穿孔，胃内气体可进入网膜囊，如网膜孔不通畅，气体则局限于网膜囊内。立位照片则于上腹中部显示气液腔或气腔，即网膜囊上隐窝充气，气体并不进入腹腔。腹膜间或腹膜后空腔器官向腹膜后间隙穿孔，气体进入肾旁前间隙，并可进入腹膜后其他间隙，出现腹膜后间隙积气征象，而腹腔内并无游离气体。因此，没有游离气腹征象并不能排除胃肠穿孔。

胃肠穿孔后，胃肠内容物，包括食物及消化液进入腹腔引起化学性和细菌性腹膜炎，胃肠液及炎性渗液不仅产生腹液征象，同时也可使相邻的胁腹脂线变模糊，使相邻的肠曲产生反应性淤积，甚至肠麻痹。

原发性腹膜炎的X线表现与胃肠穿孔所致全腹膜炎的表现相同，但无气腹征象。

从发病到出现X线征象，需要一定时间。除游离气腹征象出现较早外，其他征象的显示一般需6小时以上。因此，诊断时应考虑这一因素。

局限性腹膜炎可形成腹腔脓肿，腹腔脓肿多位于腹腔的间隙或隐窝中，常以腹壁、器官及韧带作为脓腔壁。主要X线表现是：①脓腔内有气体时，可见含气、液的空腔或气泡征象；②脓腔内无气体时，表现为软组织块影，如与实质器官相邻，则因缺乏对比而不易显示；③脓肿相邻器官受压移位；④脓肿周围炎症浸润，使相邻脂线增宽、密度增高，甚至消失；⑤如炎症扩散，则有关的间隙、隐窝因引流而有新脓肿形成；⑥上腹腔炎性淋巴引流，可出现胸腔积液、肺底炎症及小叶性肺不张等。

依脓肿所在部位，还可有一定的特别表现。例如：膈下脓肿，脓腔壁为腹壁、肝、膈及韧带，脓肿总是位于上腹腔的解剖间隙内，并位于上腹腔的周围；结肠下区脓肿，位于结肠旁沟时，结肠旁沟增宽，相邻结肠受压、移位，肋腹脂线也有一定改变；盆腔脓肿常使相邻盆壁脂线发生改变，直肠受压移向对侧。

2.肠梗阻

肠梗阻一般分为机械性、动力性和血运性三类，以机械性肠梗阻最为常见。

机械性肠梗阻分为单纯性和绞窄性肠梗阻两种，前者只有肠道通畅障碍，而无血循环障碍，后者同时伴有血循环障碍。动力性肠梗阻分为麻痹性肠梗阻与痉挛性肠梗阻，肠道本身并无器质性病变；血运性肠梗阻见于肠系膜血栓形成或栓塞，有血循环障碍和肠肌运动功能失调。

X线检查的主要目的是明确肠阻的类型是机械性的还是动力性的。如果是动力性的，则应确定是痉挛性的还是麻痹性的；如果是机械性的，则应确定是单纯性的还是绞窄性的，是完全性的还是不完全性的，以及梗阻的位置和原因等。

不同类型肠梗阻的X线表现及诊断：

（1）单纯性小肠梗阻

梗阻发生后3～6小时可出现X线表现。梗阻近端肠曲胀气扩大。立位像可见肠内高低不等液面，胀气肠曲呈弓形，多发的液面呈梯状排列。早期蠕动亢进，透视可见肠内液面上下变化活跃。病情发展，肠曲胀气扩大逐渐加重，肠壁张力减低，蠕动明显减弱，液面增宽。肠壁和肠黏膜皱襞除非是慢性梗阻，一般无明显增厚。梗阻远侧肠曲无气或仅见少许气体，因而可根据胀气扩大肠曲所涉及的范围来估计肠梗阻的位置。

（2）绞窄性小肠梗阻

常见病因有扭转、内疝、套叠和粘连等。由于有小肠系膜受累，肠曲活动被牵制。伸展受限，因而有肠曲向某一固定部位聚集的表现。肠壁循环障碍而导致肠壁增厚，黏膜皱襞增粗，肠内积液、液面较高等改变。闭袢性肠梗阻，还可见"假肿瘤"征。绞窄性小肠梗阻后期，可合并腹腔积液，由于合并动力性因素，结肠和直肠可以充气。

不同病因所致绞窄性肠梗阻还具有一定的X线表现特点。例如，小肠系膜扭转、内疝及粘连性肠梗阻合并肠段扭转时，常合并"假肿瘤"征；粘连性肠梗阻在不同体位的X线照片上，如仰卧前后位和侧卧水平位，可见充气积液的小肠曲活动减低，部分病例可出现肠曲纠集征象和肠曲转角较急的表现；急性肠套叠以回肠（或同时合并盲肠）套入结肠这一类型最为常见。腹部平片主要表现为低位小肠梗阻，有时右腹或上腹部可见肠形肿块及套叠远端结肠和套鞘积气征。钡剂、空气灌肠可见包括套入部梗阻端所形成的杯口状或圆形充盈缺损和套鞘因钡剂或气体进入两层肠壁之间所形成的弹簧状影。

（3）结肠梗阻

结肠梗阻导致近侧结肠气扩大并积液。胀气扩大的结肠可显示出结肠袋借以与小肠区别，扩大的结肠位于腹部周围。平片诊断有困难时，可做钡剂灌肠检查以确定结肠梗阻病因。

乙状结肠扭转是乙状结肠袢沿其系膜长轴旋转而造成的梗阻。

闭袢梗阻型乙状结肠扭转较常见，即近端与远端各有一梗阻点。诊断大多可由平片做出，表现如下：①闭袢的乙状结肠曲明显扩大，横径可达20cm以上，自盆腔上升至中腹部甚至可达上腹和膈下；②扩大的乙状结肠曲常呈马蹄铁状，其圆顶向上，两肢向下并拢而达盆腔，内含大量气体和液体；③上述乙状结肠曲的肠壁显影如三条纵行致密线，向下方梗阻点集中。如平片不典型须做钡灌肠，可见直肠乙状结肠交界处阻塞，上端逐渐尖削如鸟嘴状，有时可见到旋转状黏膜皱襞，这是乙状结肠扭转的特征性表现。

（4）麻痹性梗阻

常见病因包括急性腹膜炎、脓毒败血症、腹部术后、低血钾症、严重外伤或外伤性休克以及腹膜后间隙感染或血肿等。

麻痹性肠梗阻，肠运动力减弱。透视下做短期间断观察，肠曲胀气程度及排列形式多无变化。肠曲胀气累及大肠与小肠，多呈中等度胀大，肠内气体多，液体少，致肠内液面较低，甚或肠内几乎全为气体。

3.腹部外伤

腹部外伤的影像学检查主要用于闭合性损伤。实质器官破裂腹部平片检查价值有限，仅有腹腔积液和脏器增大及周边界限不清等征象，诊断主要依靠超声和CT。空腔器官破裂，若累及腹腔内器官，例如胃、十二指肠第一段、空肠、回肠、横结肠等，胃肠内容物及出血进入腹腔，可出现腹腔积液及急性腹膜炎等征象。除空腔器官、回肠破裂外，一般均有游离气腹征象出现。若空腔器官破裂累及的是腹膜间器官并穿破入腹膜后间隙，例如升、降结肠和十二指肠降段的后侧面穿破，肠内气体、肠内容物、出血进入腹膜后间隙，则可能显示腹膜后间隙积气，腹后脂线模糊或消失。确切的诊断须借助于USG和CT等。

二、USG 与 CT 诊断

采用常规X线以外的影像学检查做急腹症影像诊断，尚处于发展中，使用较多的是USG及CT，MRI尚少用。

　　USG主要用于检查腹部实质外伤、腹腔积液与局限脓肿、胆系结石及胆道梗阻、急性炎症及积液和急性胰腺炎累及范围及并发症等。此外，对急性阑尾炎和肾结石以及肠套叠也有一定诊断价值。由于简便、经济，与腹部平片检查相结合，互补不足，可作为急腹症影像诊断学检查方法之一。

　　CT比腹部平片显示的征象丰富和精细，在显示质器官挫、裂伤，包膜下血肿及器官周围出血，腹腔积液，脓肿，腹膜后间隙炎症、外伤、出血，以及腹主动脉瘤破裂，肠套叠、内疝等所致机械性肠梗阻，急性胆囊炎，急性阑尾炎及阑尾周围脓肿等方面更有优势，诊断价值较高。

　　MRI用于急腹症诊断目前尚处于初期阶段。在腹主动脉瘤破裂、实质器官外伤、急性胰腺炎的诊断方面，有一定的帮助。

第二节　胃肠道

一、X线论断

（一）X线检查方法

普通检查对胃肠道疾病的诊断价值有限。

造影检查胃肠道所用的造影剂是硫酸钡。钡的原子量高，不易被X线穿透，在胃肠道内与周围组织形成鲜明对比。硫酸钡为白色粉末，不溶于水，不被胃肠道吸收，不引起中毒或过敏反应。应强调的是医用硫酸钡不得混有可溶性钡化物如硫化钡、氯化钡等。应用前依造影要求将钡剂加水调制成不同浓度的混悬液，有胃肠道穿孔时禁用。

胃肠道钡剂造影应注意以下三点：①透视与照片结合，透视可从各个角度观察胃肠道影像，摄影除用于记录透视所见外，更有利于微小病变的显示；②形态与功能并重，形态变化为诊断的主要依据，但功能变化有一定的参考意义；③触诊的使用，按摩及加压可造成胃肠道的不同充盈状态，触知胃肠道管壁是柔软或僵硬、有无肿块、压痛及移动性。

药物辅助造影检查，是利用某些药物改变胃肠道的功能或消除某些功能异常，达到详尽显示病变的目的。例如用抗胆碱药如盐酸山莨菪碱，降低胃肠道张力，有利于显示胃肠道黏膜面的细微结构及微小病变；用于消除胃肠道痉挛，使某些异常如溃疡龛影得以显示；帮助鉴别狭窄是痉挛性还是器质性。

肌肉注射新斯的明或口服甲氧氯普胺（灭吐灵）可以增强胃肠道紧张力，促进蠕动，在小肠检查时可缩短钡剂运行时间，能在较短的时间内（1～2h）观察全部小肠。将甘露醇混合在钡剂内服用，也能使钡剂较快地通过小肠，缩短检查时间。

1.钡剂造影检查

按检查范围可分为：①上胃肠道造影：包括食管、胃、十二指肠及上段空肠。②小肠系造影：可在上胃肠道造影后每隔1～2h检查一次，用于空、回肠及回盲部的检查。③结肠造影，分为钡剂灌肠造影及口服法钡剂造影，前者为检查结肠的基本方法。

按造影方法可分为传统的钡剂造影法和气钡双重造影法。传统的钡剂造影法包括：①黏膜法：应用少量钡剂以显示黏膜皱襞形态、结构，为黏膜像。②充盈法：应用较多钡剂使受检部位完全充盈，显示其轮廓、形状和蠕动等，为充盈像。③加压法：适当压迫受体检部位，推开较多的钡剂以显示病变的某些特征，为加压像。④气钡双重造影法：简称双重造影，是先后引入气体与钡剂，使受检部之黏膜面均匀涂布一层钡剂，气体则使管腔膨胀，以显示黏膜面的细微结构及微小异常。

为了检查小肠还可用小肠灌钡造影。将十二指肠导管置于十二指肠远端，在透视下于5~6min内灌注低浓度钡剂500～600mL，观察小肠情况。一般20～30min到达回盲部，多注入气体并用抗胆碱药行低张双对比造影。

2.血管造影动脉造影

主要用于钡剂检查无所发现的胃肠道出血和肿瘤。在急性大出血和腹部外伤出血时可立即确定出血部位，以便迅速行血管栓塞治疗或手术治疗。

造影方法是以经股动脉穿刺，在透视监视下，将特殊曲度的导管插入腹腔动脉、肠系膜上动脉或肠系膜下动脉，注入造影剂，快速连续摄影，可显示血管发育异常和肿瘤的异常血管，如有大出血可见造影剂自血管逸出。这种将导管放入主动脉一级分支的方法为选择性动脉造影（selective arteriography）。将导管放入第2～3级分支如胃十二指肠动脉、右结肠动脉等，为超选择性血管造影（superselective angiography）。造影剂量可以大为减少，显影更为清楚。

对于门静高压、食管或胃静脉曲张的患者，可做门静脉造影以及显示侧支循环的走向和程度，为治疗方案的选择提供资料，也可做疗效的追踪观察。

（二）基本病变 X 线检查

钡剂造影显示的是胃肠道内腔或内壁。当胃肠道病变引起黏膜和管腔改变时，可由造影检查显示。胃肠道肿瘤、溃疡、炎症可以造成形态和功能的改变。

1.轮廓的改变。胃肠道壁上的病变，可使其轮廓发生改变。

（1）龛影

龛影是由充钡的胃肠轮廓某局部向外凸出的含钡影像。来自胃肠道壁的局限性缺损，见于胃肠道溃疡，也是作为描述溃疡的钡剂造影表现。切线位易于显示，轴位投影则呈钡斑与胃肠道重叠。

（2）充盈缺损

充盈缺损是充钡胃肠轮廓某局部向内突入未被钡剂充盈的影像，来自胃肠道上局限性肿块，多见于胃肠瘤，也是肿瘤的直接征象。也见于胃肠炎性肉芽肿和异物。

2.黏膜与黏膜皱襞的改变

黏膜的异常表现对发现早期病变和鉴别诊断有重要意义。

（1）黏膜破坏

表现为黏膜皱襞影像消失，代之以杂乱不规则的钡影，大都由于恶性肿瘤侵蚀所致。黏膜破坏与正常皱襞常有明确的分界，造成黏膜皱襞中断的表现。

（2）黏膜皱襞平坦

表现为皱襞的条纹状影变得不明显，严重时可完全消失。造成这种表现的原因有二：一是黏膜和黏膜下层被恶性肿瘤浸润，其特点是形态较为固定而僵硬，与正常黏膜有明显分界，常出现在肿瘤破坏区的周围。另一类是由于黏膜和黏膜下层的炎性水肿引起，与正常黏膜皱襞无锐利的分界而逐渐移行，常见于溃疡龛影的周围。

（3）黏膜皱襞增宽和迂曲

是由黏膜和黏膜下层的炎性浸润、肿胀和结缔组织增生引起，表现为透明条纹影的增宽，也称为黏膜皱襞的肥厚和肥大，常伴有皱襞的迂曲和紊乱，多见于慢性胃炎。黏膜下静脉曲张也常表现为皱襞的增宽和迂曲。

（4）黏膜皱襞纠集

表现为皱襞从四周向病变区集中，呈放射状。常由慢性溃疡性病变产生纤维结缔组织增生（瘢痕收缩）而造成。有时硬癌（浸润型癌）的收缩作用也能造成类似的改变，但较硬而不均匀。

（5）胃小区及胃沟异常

胃小区及胃沟的异常在疾病的诊断中有较大价值。中度和重度萎缩性胃炎，胃小沟宽增宽、密度增高，胃小区增大，且大小不均。炎性糜烂使胃小沟和胃小区破坏消失，有小片不规则钡剂存其中。良性溃疡周围胃小区和胃小沟存在，但大小粗细不均。癌瘤局部胃小区和胃小沟完全破坏消失，其周围可见极不规则的沟纹。因胃小区和胃小沟完全破坏消失，其周围可见极不规则的沟纹。因胃小区和胃小沟并不是总能清晰显示，判断时要慎重。

3.管腔大小的改变

超正常范围的持久性管腔缩小为狭窄。炎症性纤维组织增生所造成的狭窄，范围较多广泛或具有分段性，边缘较整齐。癌瘤造成的狭窄范围多较局限，边缘多不整齐，且管壁僵硬，局部常触及包块。外在压迫引起的狭窄多在管腔一侧，可见整齐的压迹或伴有移位。先天性狭窄边缘多光滑而较局限。肠粘连引起的狭窄形状较不规则，肠管的移动度受限，甚或互相聚拢。痉挛造成的狭窄，形状可以改变，痉挛消除后即恢复正常。

超过正常限度的持久性管腔增大为扩张或扩大。胃肠扩张多由于远侧有狭窄或由于紧张力降低，常累及较长范围。由梗阻引起的管腔扩大常有液体和气体的积聚，并有蠕动增强，例如幽门梗阻和肠梗阻。由于紧张力降低引起的管腔扩大没有通过障碍，也有液体和气体积聚，但蠕动减弱。发现管腔扩张伴蠕动增强时，应注意显示狭窄的部位、程度、范围等，以明确诊断。

4.位置及可动性的改变

病变的压迫和推移可改变胃肠道的位置。

推移常使某处比较"拥挤"，而另外又比较空虚。压迫常使胃或肠管出现弧形压迹，多可拉及肿物。粘连与牵拉除造成位置改变以外，还常引起可动性受限。先天性异常可以使胃肠道改变，例如盲肠位过高或过低等。胃肠道可动性受限主要见于黏性病变。先天性固定不良或腹水，肠管可动性加大。

5.功能性改变

胃肠道器质性病变常有功能性改变，包括张力、蠕动、运动力和分泌功能等改变，但功能性改变也可以单独存在。

（1）张力的改变

胃肠道有一定的张力，维持管腔的正常大小，犹如一个弹性口袋具有一定的松紧度一样。张力由神经系统调节和平衡。迷走神经兴奋使张力增高，交感神经兴奋或迷走神经麻痹使张力降低。张力高使管腔缩窄、变小，而张力低则使管腔扩大。引起张力改变的原因可以是神经反射性的，也可以由于局部刺激（如溃疡）所致。

痉挛是局部张力增高，多为暂时性。食管痉挛表现为波浪状，明显时可呈螺旋状。胃大小弯的痉挛轮廓表现为一个或多个深浅不等的凹陷，其边缘光滑。胃窦痉挛表现为胃窦狭窄，但其形状可变，胃壁柔软，使用解痉药物可以消除。幽门痉挛使幽门持久收缩，钡通过幽门及胃排空延迟。十二指肠和回盲部痉挛使它们充盈不良，一旦充盈迅即排空。肠痉挛使肠管细小、袋形增多，肠壁出现多个凹陷切迹，使肠壁呈波浪状。

（2）蠕动的改变

可为蠕动波的多少、深浅、运行速度和方向的改变。蠕动增强表现为波增多、加深和运行加快，蠕动减弱表现为波减少、变浅和运行缓慢。与正常运行方向相反的蠕动为逆蠕动，可能出现在梗阻区的上方。胃肠的麻痹可使蠕动消失，肿瘤浸润使局部蠕动消失。

（3）运动力的改变

运动力为胃肠道输送食物的能力，具体表现在钡剂到达和离开某部的时间。例如，服钡后4h胃尚未排空可认为胃运动力减低或称胃排空延迟。服钡后少于2h即到达盲肠为小肠运动力增强或通过过快，超过6h为运动力减弱或通过缓慢，超过9h而小肠尚未排空为运动力减低或排空延迟。胃肠道内钡剂的排空同张力、蠕动和括约肌功能等有密切的关系。

（4）分泌功能的改变

某些病变可以引起分泌功能的改变。胃分泌增加造成空腹状态下胃液增多，在站立位可见胃内液面，为空腹潴留。服钡时可见钡剂不能均匀地涂布在胃壁上而呈絮片状下降和不均匀分布。小肠分泌增加使黏膜皱襞膜显示模糊或使钡剂分散在分泌液中，呈不定型的片状影。大肠分泌增多时，钡剂附着不良，肠管的轮廓显示不清或在黏液中呈现线条状钡影。

（三）胃肠道病症X线表现与诊断

1.食管静脉曲张

食管静脉曲张是门静脉高压的重要并发症，常见于肝硬化。

正常情况下，食管下半段的静脉网与门静脉系统的胃冠状静脉、胃短静脉之间存在着吻合。当门静脉血液受阻时，来自消化器官及脾等的回心血液不能进入肝，而被迫另找出路，大量血液通过胃冠状静脉和胃短静脉进入食管黏膜下静脉和食管周围静脉丛，经奇静脉进入上腔静脉，于是形成食管和胃底静脉曲张。

X线检查是发现食管静脉曲张的有效、简便而安全的一种方法。

早期食管静脉曲张发生于食管下段，表现为黏膜皱襞稍增宽或略为迂曲，有时因皱襞显示不连续而如虚线状，管壁边缘也稍不整齐。典型表现为食管中下段的黏膜皱襞明显增宽、迂曲，呈蚯蚓状或串珠状充盈缺损，管壁边缘呈锯齿状，病变加重。上述表现则更为明显，食管张力降低，管腔扩张，蠕动减弱，钡剂排空延迟，病变也逐渐向上发展。本病的食管壁柔软而伸缩自如，是与食管癌的重要鉴别点。

2.食管癌

食管癌好发于40～70岁的男性，主要症状是进行性吞咽困难。

食管癌的病理形态分为三型：①浸润型：管壁呈环状增厚、管腔狭窄；②增生型：肿瘤向腔内生长，形成肿块；③溃疡型：肿块形成一个局限性大溃疡，深达肌层。以上各个型可混合出现。有人将食管癌分为四型：①髓质型；②蕈伞型；③溃疡型；④缩窄型。

食管癌的X线表现可概括为以下几点：①黏膜皱襞消失、中断、破坏，代之以癌瘤表面杂乱不规则的影像；②管腔狭窄，在典型浸润型癌，肿瘤表现为环状狭窄，狭窄范围一般局限，为3～5cm，边缘较整齐，与正常区分界清楚。钡餐通过受阻，其上方食管扩大。管腔狭窄也见于各型食管癌的进展期，范围常较大，轮廓不规则、不对称，管壁僵硬；③腔内充盈缺损，癌瘤向腔内凸出，造成形状不规则、大小不等的充盈缺损，是增生型癌的主要表现；④不规则的龛影，见于溃疡型癌，可见一个较大、轮廓不规则的长形龛影，其长径与食管的纵轴一致，周围不规则地充盈缺损。向食管壁内或管外生长的肿瘤可形成纵隔内肿块影。

3.胃、十二指肠溃疡

胃、十二指肠溃疡是常见疾病，好发于20～50岁。十二指肠溃疡的发病率约为胃溃疡的五倍。

溃疡从黏膜开始并侵及黏膜下层，常深达肌层，其直径多为5～20mm，深为5～10mm。溃疡口部周围呈炎变水肿，慢性溃疡如深达浆膜层时，称穿透性溃疡。如浆膜层被穿破且穿入游离腹腔者为急性穿孔。后壁溃疡易致慢性穿孔，与网膜、胰等粘连甚至穿入其中。溃疡周围具有坚实的纤维结缔组织增生者，称为胼胝性溃疡。溃疡愈合后，常有不同程度的瘢痕形成，严重者可使胃和十二指肠变形或狭窄。溃疡常单发，少数为多发。胃和十二指肠同时发生溃疡称为胃合性溃疡。

本病的临床表现主要是上腹部疼痛，具有反复性、周期性和节律性的特点。严重者可继发大出血和幽门梗阻，胃溃疡可恶性变。

（1）胃溃疡

胃溃疡的直接征象，是龛影。多见于小弯，切线位呈乳头状、锥状或其他形状，边缘光滑整齐，密度均匀。底部平整或稍不平。龛影口部常有一圈黏膜水肿所造成的透明带。这种黏膜水肿带是良性溃疡的特征，依其范围而有不同的表现：①黏膜线，为龛影口部一条宽1～2mm的光滑整齐的透明线；②项圈征，龛影口部的透明带宽0.5～1cm，如一个圈；③狭颈征，龛影口部明显狭小，使龛影犹如具有一个狭长的颈。慢性溃疡周围的瘢痕收缩，造成黏膜皱襞均匀纠集。这种皱襞如车轮状向龛影口部集中且到达口部边缘并逐渐变窄，是良性溃疡又一特征。

显示龛影以双重造影及加压法较准确，双重造影尚可清晰显示线形溃疡，其龛影呈线状、哑铃状或蝌蚪状等。

胃溃疡引起的功能性改变包括：①痉挛性改变，表现为胃壁上的凹陷（又称切迹），小弯龛影，在大弯的相对处出现深的痉挛切迹，犹如一个手指指向龛影。胃窦痉挛或幽门痉挛也很常见；②分泌增加，使钡剂不易附着于胃壁，液体多时在胃内形成液面；③胃蠕动增强或减弱，张力增高或减低，排空加速或减慢。此外，龛影处常有不同程度的压痛。溃疡好转或愈合时，功能性改变也常随之减轻或消失。

胃溃疡引起的瘢痕性改变可造成胃的变形和狭窄。小弯溃疡可使小弯缩短，致幽门与贲门靠近，也可以使胃体呈环状狭窄而形成"葫芦胃"。幽门处溃疡可造成幽门狭窄和梗阻。

胃溃疡还有一些特殊表现：①穿透性溃疡，龛影深而大，深度和大小均超过1cm，龛影周围常有范围较大的水肿带；②穿孔性溃疡，龛影甚大，如囊袋状，其中常出现液面和分层象，即气液钡三层或气钡两层现象，但这种表现并非穿孔性溃疡所特有；③胼胝性溃疡，龛影较大，达1.5～2cm，深度一般不超过1cm。龛影口部有一圈较宽的透明带，其边界清楚而整齐，常伴有黏膜皱襞纠集。这种溃疡与恶性溃疡难于鉴别。

胃溃疡愈合的X线表现为龛影变浅变小，周围水肿减轻或消失，较大溃疡愈合后可遗留一些瘢痕，使局部胃壁平坦而蠕动呆滞，该处皱襞可平坦或纠集，但无龛影。较小溃疡愈合后可不留痕迹。

慢性胃溃疡发生恶变且发展到一定阶段，可在良性溃疡表现的基础上出现一些恶性表现：①龛影周围出现小结节状充盈缺损，犹如指压迹；②周围黏膜皱襞会呈杵状增粗或中断；③龛影变为不规则或边缘出现尖角征；④治疗过程中龛影增大。胃溃疡恶变发展到后期，与溃疡型癌的表现一样，统称为恶性溃疡。

（2）十二指肠溃疡

十二指肠溃疡绝大部分发生在球部，占90%以上。球部腔小壁薄，溃疡易造成球部变形，X线检查易于发现。球部溃疡常较胃溃疡小，直径多为4～12mm，大都在后壁或前壁，因此多显示为轴位象，表现为类圆形或米粒状密度增高影，其边缘大都光滑整齐，周围常有一圈透明带，或有放射状黏膜皱襞纠集，可以是单个或多个。龛影通常使用加压法或双重造影法才能显示。

此外，球部溃疡还可出现一些其他征象：①激惹征：表现为钡剂到达球部后易停留，迅速排出；②幽门痉挛，开放延迟；③胃分泌增多和胃张力及蠕动方面的改变等。也常伴有胃炎的一些表现如胃黏膜皱襞的粗乱、迂曲等；④球部有固定压痛。

4.胃癌

胃癌是胃肠道最常见的肿瘤，好发于40～60岁。可发生在胃的任何部位，但以胃窦、小弯和贲门区常见。

按胃癌的大体形态常将胃癌分为三型：①蕈伞型（息肉型、肿块型、增生型），癌瘤向胃腔内生长，表面大多高低不平，如菜花样，常有糜烂，与周围壁有明确的分界；②浸润型（硬癌），癌瘤沿胃壁浸润生长，常侵犯胃壁各层，使胃壁增厚、僵硬，弹性消失。黏膜表面平坦而粗糙，与正常区分界不清，病变可只侵犯胃的一部分，但也可侵及胃的全部，形成"革袋状胃"；③溃疡型，癌瘤常深达肌层，形成大而浅的盘状溃疡，其边缘有一圈堤状隆起称环堤，溃疡型癌又称恶性溃疡。

临床表现主要是上腹疼痛，不易缓解，吐咖啡渣样血液或有柏油便，可以摸到肿块或发生梗阻症状。

（1）胃癌X线表现

X线表现与大体形态有关，但不能截然划分。常见下列表现：①充盈缺损，形状不规则，多见于蕈伞型癌。②胃腔狭窄、胃壁僵硬，主要由浸润型癌引起，也可见蕈伞型癌。③龛影，见于溃疡型癌，龛影形状不规则，多呈半月形，外缘平直，内缘不整齐而有多个尖角；龛影位于胃轮廓之内；龛影周围绕以宽窄不等的透明带，即环堤，轮廓不规则而锐利，其中常见结节状或指压迹状充盈缺损。以上表现被称为半月综合征。④黏膜皱襞破坏、消失或中断，黏膜下肿瘤浸润常使皱襞异常粗大、僵直或如杵状和结节状，形态固定不变。⑤癌瘤区蠕动消失。

（2）早期胃癌

当前国内外多采用日本内镜学会提出的早期胃癌定义和分型。早期胃癌是指癌限于黏膜或黏膜下层，而不论其大小或有无转移。早期胃癌依肉眼形态分为三个基本型，尚有混合型。

胃双重造影可显示黏膜面的细微结构而对早期胃癌诊断具重要价值。①隆起型（Ⅰ型）：肿瘤呈类圆形突向胃腔，高度超过5mm，边界清楚。②表面型（Ⅱ型）：肿瘤表浅，平坦，沿黏膜及黏膜下层生长，形状不规则，边界清楚，少数病例境界不清。其三个亚型中的隆起及凹陷均不超出5mm。此型须在良好的双重造影及加压象上才能显示，可见胃小区及胃小沟破坏呈不规则的颗粒状杂乱影，有轻微的凹陷和僵直，多数病区界限清楚。③凹陷型（Ⅲ型）：肿瘤形成明显凹陷，超过5mm，形状不规则。双重造影及加压法可显示形态不整、边界明显的龛影，其周边的黏膜皱襞可出现截断、杵状或融合等，但有时难与溃疡的龛影鉴别。

早期胃癌要综合X线、胃镜、活检等材料才能诊断。

5.肠结核

肠结核多继发于肺结核。肠结核好发于青壮年，常与腹膜结核和肠系膜淋巴结结核同时存在。临床上常为慢性起病，长期低热，有腹痛、腹泻、消瘦、乏力等。

肠结核好发于回盲部，其次为空、回肠。病理上常将肠结核分为溃疡型和增殖型，但实际上不能截然区分。

溃疡型肠结核，首先是肠壁集合淋巴结和淋巴滤泡受侵，形成干酪样病灶，随后溃破而成为溃疡，病变可沿肠壁扩散或向深部发展，易侵及浆膜，导致粘连或瘘管形成。溃疡修复时可产生瘢痕组织，甚至造成肠狭窄。

增殖型肠结核，首先侵犯盲肠，再蔓延到升结肠和末段回肠。干酪样病变很少，而以大量肉芽组织增生为其特点。肠壁增厚、肠腔狭窄，局部可形成肿块。肠黏膜上可以有溃疡，但不严重。如有腹膜和肠系膜受累，可造成腹炎、肠粘连和腹水。

本病常首先口服钡餐检查，配合钡剂灌肠以全面了解肠道的形态与功能。

溃疡型肠结核的主要X线表现为患病肠管的痉挛收缩，黏膜皱襞紊乱。钡剂到达病变区时，如回盲肠结核，不能在该区正常停留，而迅即被驱向远侧肠管。因此常见到末段回肠、盲肠和升结肠的一部分充盈不良，或只有少量钡剂充盈，呈细线状，或者完全没有钡剂充盈，而其上下、肠管则充盈如常。这种征象称为"跳跃"征，是溃疡型肠结核较为典型的表现。钡剂灌肠检查，可发现回盲部并没有器质性狭窄，钡剂可以使肠管扩展而充盈，但黏膜皱襞紊乱或破坏或见到小点状或小刺状的龛影，肠道运动常加快。

增殖型肠结核主要表现为肠和升结肠的狭窄、缩短和僵直。黏膜皱襞紊乱、消失，常见多数小息肉样充盈缺损，代表肠壁的肉芽组织增生。回盲瓣常受侵犯，表现为增生肥厚，使盲肠内侧壁凹陷变形，末段回肠扩大以及小肠排空延迟。如末段回肠受累，也可造成短段的狭窄与僵直以及皱襞的紊乱和息肉样改变，钡剂灌肠时上述改变恒久不变。

6.结肠息肉

结肠息肉多数为腺瘤和炎性息肉，少数为错构瘤。腺瘤性息肉好发生于直肠、乙状结肠，为癌前期病变。

临床表现以反复性血便为主，或有黏液便、腹痛等。

钡灌肠是诊断息肉的重要方法，尤以双重造影重要。结肠充钡时，息肉表现为圆形充盈缺损，常光滑整齐，稍可活动，往往需要在加压时才能显出。如息肉带蒂，蒂显示为带状透明影，且可见息肉有一定的可动性，但与蒂始终相连。排钡后，息肉表面与肠黏膜上有钡剂残存，息肉显示为圆形影。双重造影上，息肉常显示更为清楚，在透明的气影中显示为边界锐利的肿块影，常有一圈钡影环绕。如表面有糜烂或溃疡可显示为不规则影像。

检查前清理肠道非常重要，否则肠内粪便将造成干扰或导致误诊。

下列情况应考虑息肉有恶变的可能：①息肉表面毛糙不规则，呈分叶状或菜花状；②息肉较大且基底较宽（大于3cm，70% ~ 80%有恶性变可能）；③息肉处肠壁内陷和僵直；④息肉迅速增大（1年内增大一倍）。

多发息肉广泛累及全部结肠甚至小肠，称为息肉病，有明显的家族遗传性，恶变机会也多，大多在儿童和青年期发病。钡灌肠可见肠腔内有很多弥漫分布的小充盈缺损，黏膜皱襞明显紊乱变形，肠管轮廓很不整齐。肠腔并无明显狭窄。

7.结肠癌

结肠癌好发生在直肠乙状结肠。可分为三型：①增生型：肿瘤向腔内生长，呈菜花状，表面可有浅溃疡。肿瘤基底宽，肠壁增厚。②浸润型：癌瘤主要沿肠壁浸润，使肠壁增厚，病变常绕肠壁呈环形生长，使肠腔形成环形狭窄。③溃疡型：肿瘤主要表现为深而不规则的溃疡。

临床表现为腹部肿块、便血和腹泻，或有顽固性便秘，也可有脓血便或黏液样便。直肠癌主要表现为便血、粪便变细和里急后重感。

钡灌肠表现如下：①肠腔内出现充盈缺损，轮廓不规则，黏膜皱襞破坏消失。病变多发生在肠壁的一侧，该处肠壁僵硬平直、结肠袋消失。如肿瘤较大，可使钡剂通过困难。

病变区可摸到肿块。②肠管狭窄，常只累及一小段肠管，狭窄可偏于一侧或环绕整个肠壁，形成环状狭窄，轮廓可以光滑整齐或不规则，肠壁僵硬。黏膜破坏消失，病变界限清楚，此型肿瘤易造成梗阻，甚至钡剂止于肿瘤下界，完全不能通过，狭窄区可摸到肿块。③较大的龛影，形状多不规则，边缘多不整齐，具有一些尖角，龛影周围常有不同程度的充盈缺损和狭窄，肠壁僵硬，结肠袋消失，黏膜破坏。

二、USG 与 CT 诊断

胃肠道疾病的影像诊断中，USG 和 CT 主要用于肿瘤诊断，但其目的不在于查出肿瘤，而是了解肿瘤向外侵犯的有无与程度、同周围脏器及组织间关系、有无淋巴结转移和远隔脏器的转移等。这有助于肿瘤的分期，为制订治疗方案和估计预后提供重要依据，也用于恶性肿瘤手术后、放射治疗或药物的随诊观察。因此，CT 检查多在胃肠道造影检查发现病变后进行。

一般认为淋巴结径线大于 1.5cm 时为增大，在恶性肿瘤患者，多为转移所致。恶性肿瘤的淋巴转移可有假阴性及假阳性，须结合其他检查资料综合分析。

第三节　肝、胆、胰

一、肝

（一）X 线诊断

1.X 线检查方法与正常表现

肝区平片和透视只能大致了解肝的大小、轮廓和密度，并显示钙斑。诊断价值有限。

选择动脉造影：对诊断肝内占位性病变特别是肝癌有较大价值。原发性或转移性肝癌及肝血管瘤，主要由肝动脉供血，肝动脉造影可显示肿瘤的血管结构，从而做出定位和定性诊断。

通常采用经皮股动脉穿刺插管造影法，将导管插入腹腔动脉。快速射造影剂并做系列摄影，称为选择性腹腔动脉造影。常用 76% 泛影葡胺 60mL。观察肝的动脉期、毛细血管期和实质期。由于脾动脉同时显影，故可观察脾的情况，而且还可使脾、门静脉显影，称为间接性脾门静脉造影。如将导管送入肝动脉，虽用较少的造影剂，肝血管显影也好，且避免其他管干扰，称为超选择性肝动脉造影。

肝动脉造影能显示肝内动脉分支。正常动脉边缘整齐，走行自然，并有一定规律，管径由粗变细。毛细血管期显示多数细小毛细小血管，实质期使肝密度普遍均匀增高。

2.肝疾病X线表现与诊断

仅叙述肝肿瘤、肝脓肿。

（1）肝肿瘤

肝良性肿瘤种类很多，如血管瘤、错构瘤等。肿瘤多较小且有包膜，不引起临床症状，常因其他原因做肝检查时偶然发现。肿瘤较大或出血可造成肝区胀痛。平片可能发现肝轮廓的改变如膈隆凸和升高。

① 原发性肝癌：常见，多在慢性肝炎和肝硬化的基础上发生，分为巨块型、结节型及弥漫型。多见于40岁以上的人。早期无症状或只有肝区疼痛、腹胀、不适等。待出现肿块时病情常已进入中、晚期。及时发现肝癌是提高疗效的主要途径。如果化验检查甲胎蛋白测定阳性，应进行影像学检查确诊。

选择性肝动脉影是诊断肝癌的有效方法，它能查出直径小至2cm的肝癌，并确定其范围与数目，供血是否丰富，还可了解有无肝硬化和附近有无肿瘤转移。肝癌的动脉造影可有以下表现：显示肿瘤血管，表现为肿瘤区内大小不均、形状不规则的血管影或呈"湖样"充盈，其供血动脉增粗；动脉拉直和移位，动脉边缘不规则且僵硬，系因肿瘤包绕所致；毛细血管期可见肿瘤染色，呈高密度的结节影；肝实质期显示为充盈缺损区；有时可形成动静脉瘘，使相邻的门静脉分支早期显影。

② 海绵状血管瘤：常见，多无症状，常在体检时发现。动脉造影表现为早期显示"血湖"，相当于病理解剖上的血窦。这种"血湖"的典型表现呈爆米花状或结节状，边界清楚而毛糙，常呈丛状或半弧状分布，其显影时间可持续数十秒之久。

原发性肝癌应与肝血管瘤鉴别，其主要区别是：血管瘤显影早而排空迟，显影持续时间明显长于肝癌；血管瘤显影的典型表现呈爆米花状的"血湖"，肝癌的肿瘤血管呈形态不规则，粗细不均，僵直包绕，并常有小的动静脉瘘；肝癌的动脉常有受侵、僵直表现，供血动脉扩大，而血管瘤没有。

③ 肝转移性肿瘤：肝转移性肿瘤较常见。在多血管转移瘤，如绒毛膜上皮癌、肾癌，表现为多数染色结节，常呈环形。而在少血管性转移瘤，如肺癌、胰腺癌，动脉期表现不明显，肝实质显示为多个充盈缺损区。

（2）肝脓肿

可以是阿米巴性或细菌性，以前者较多见。脓肿可单发或多发，多见于肝右叶。病变发展可穿破膈而波及胸膜和肺，引起胸膜炎和肺脓肿。临床上，主要表现为寒战、高热或弛张热，右季肋部钝痛，肝增大并有明显压痛。

肝脓肿的X线检查主要为透视和平片。可见膈升高、运动减弱，有时可造成局限性隆凸，与脓肿的部位相应。肝向下增大，可致十二指肠和结肠肝曲向下移位。由于脓肿的影响，可有轻微胸膜反应使肋膈角变钝或有少量胸腔积液。右肺下部可出现一些反应性炎症或盘状肺不张。如伴有产气杆菌感染，脓腔内可出现气体并形成液面。采取正、侧位或侧卧位水平投照，可确定脓肿的位置和大小。脓腔穿刺后注入气体可以看到同样的表现。肝脓肿向胸腔或肺穿破可引起右下肺大片实变影，其边界多较清楚。动脉造影可见血管压迫和移位，在实质期可显示低密度区，边较清楚，其四周有环状染色，为肉芽组织所致。

（二）USG诊断

USG根据肝特有的图像可测知其大小与结构，并判断有无病变及病变性质。

1.USG检查方法

多采用仰卧位，用右前斜位以检查右叶后段。一般用连续纵断面和横断面探查或用右肋间和右肋缘下途径。为显示左叶常做剑突下纵断面探查。USG检查肝一般不须特殊准备，事先禁食12小时有助于肝、胆、胰的联合检查。

2.正常肝的USG表现

肝实质由分布均匀细小光点组成，这是由肝细胞和其纤维组织支架、胆管、小血管等无数小界面形成的。肝周围为被膜形成的界面，表现为线状回声。在肝横断面图像，常可在左内叶与左外叶之间，见到圆韧带的横断面，呈圆形强回声，直径为数毫米。肝左叶与尾叶之间，可发现由静脉韧带所致的线状强回声。

正常肝断面的轮廓规则而光滑。在沿肋下做斜形探查时，在肝图像的中间部位可见门静脉，呈圆形或椭圆形无声结构，并可追溯至左右分支。门静脉及其分支的管壁回声较强。

正常肝右叶厚度为12～14cm，左叶厚度通常小于5cm，在锁骨中线，肝下缘不超过肋下1cm。肝下缘剑突下不超过5cm。胆囊在右叶下方，锁骨中线部位。肝右叶后段与右肾前方相邻，肝左叶后方与腹主动脉相接，肝右叶后部与肝左叶相交处为下腔静脉。

3.肝病症USG表现与诊断

（1）肝脓肿

USG检查是诊断肝脓肿的首选方法。脓肿的声像图表现为液性暗区，移动探头可显示脓肿呈球形。脓腔内的坏死组织等有形成分，可造成点状或线状回声。脓肿边缘较厚而不甚规则，内有散在细小光点。肝脓肿尚未充分液化时，可表现为大片边界不清的低回声区，难与实质性病变区别。有时肝脓肿内无声区不典型，则易与肝肿瘤坏死混淆，须结合病史及化验，以便和其他疾病鉴别。肝脓肿可为单发、多发或多房，检查时应注意。

（2）肝囊肿及包囊虫病肝囊肿

呈现一个或多个无回声暗区，直径自数毫米至几十毫米，断面接近圆形，其中可有不全分隔。囊肿壁薄而光滑，边界清晰，与肝实质有清楚分界。囊肿后壁及后方常有明显的回声增强效应。大的囊肿可使邻近肝内管道受压移位。

肝包囊虫病的声像图与肝囊肿类似，肝近膈面处是好发部位。有时病灶可有多房样结构，囊壁钙化形成壳状强回声，诊断须结合病史。

（3）肝肿瘤

肝肿瘤在声像图上呈局限性强回声或低回声区，常难以确定肿瘤性质。因此，对肝肿瘤或占位性病变的性质常须结合其他检查加以判断。

原发性肝癌：USG是影像学诊断中的首选方法。声像图上肝癌表现为聚集成团的强回声区，光团强弱分布不均，边缘不规则。光点常粗糙明亮，与正常肝组织有明显差别。肿瘤区下方的正常肝组织回声强度降低，系因肝癌引起的超声衰减所致。

另一种表现是病变区以低声为主，该区光点稀疏。肿瘤区后方边缘无增强效应，可与囊肿鉴别。在弥漫型肝癌可见到弥漫分布的点片状、粗细不规则光点或光斑，诊断较难。

（4）肝硬化

在我国以门静脉性肝硬化及血吸虫病性肝硬化较多见。USG表现在早期为肝增大，其后出现肝内纤维组织增生、硬化，肝回声增强、增多、变粗，形成弥漫不均的光点图像。浅层回声常增强而深层常减弱，肝内部各种管腔结构失去正常排列，显示不清。病变进一步发展，肝边缘因纤维组织收缩而不规则，肝内可出现异常回声的结节。后期则肝缩小，轮廓凹凸不平，肝内回声不均，可出现脾增大腹水，腹水表现为肝表面与腹壁软组织之间的液性暗区。

（三）CT 与 MRI 诊断

肝的CT检查安全、可靠，有广泛的适应证，主要的适应证是肝占位病变。凡是临床或其他检查方法疑有肝占位病变尤其是肿瘤，都是CT检查的适应证。CT能确定病变的部位、范围、大小和性质，还能了解肿瘤有无转移、门静脉或腔静脉有无瘤栓等。对手术治疗或经导管栓塞化疗后的复查也较好。CT还能对上腹部情况包括胆囊、脾、腹膜后腔、有无腹水等做全面了解。CT与USG是肝检查的首选检查法，对病变的典型表现可以确诊。对一些不典型病例，两者应配合使用，互相补充和印证，可使病变的诊断更为正确。

1.CT检查方法

检查前5 ~ 6h禁食。扫描前30min口服1% ~ 2%泛影葡胺400 ~ 500mL，其目的是使胃和肠管显影，避免将胃或肠管误认为异常。取仰卧位，层厚10mm，自膈顶向足侧对全部肝做连续横断面扫描。先做平扫，多须做增强扫描，以便更好地明确病变、病变性质并了解血管的情况。

2.正常CT表现

CT上，肝呈密度均匀的实质性软组织影，CT值为50 ~ 60Hu，高于脾、胰、肾等脏器。

肝内门静脉和肝静脉显示为低密度的管道状或圆形影。增强扫描后则明显增强，显示为高密度影。下腔静脉平扫时为圆形低密度影，增强后呈高密度。肝内动脉分支和正常胆管分支细小，通常平扫和增强都不能见到。

正常肝轮廓光滑，其形状及胸部结构依断面位置而不同。肝门区常有较多脂肪组织，呈不规则形或类似多角形低密度影。其中有肝动脉、门静脉和胆管进出。门静脉较大而居后，肝动脉位于其前内，胆管（主要是肝总管）位于其前外方。增强后门静脉较易识别，呈圆形高密度影，位于下腔静脉之前。CT上易于区分肝的各叶，即左叶、方叶、右叶和尾叶。左叶和方叶以圆韧带裂（又称纵裂）为界；方叶与右叶以右切迹和胆囊窝为界；横行的静脉韧带裂更明显，将左叶与尾叶分开；尾叶与右叶相连，突向内侧，位于下腔静脉的前方，易于识别。

MRI用于上腹部实质脏器，并非首选方法。与CT相比，其主要缺点是成像时间长（需数分钟）和空间分辨力低。心和腹主动脉的搏动、呼吸运动和肠蠕动都造成明显的伪影，妨碍诊断。然而MRI也有其优点，即可以通过成像参数的改变来了解病变的信号特点，从而对病变做出鉴别诊断；MRI还可以三维成像以及不用造影剂即可了解大血管的情况。随着MRI功能和成像方法的开发和改善，例如心电门控、呼吸门控、梯度回波快速成像技术等，MRI对腹部脏器尤其是肝脏疾病的诊断价值逐渐被认可。对于肝内占位病变，如USG和CT定性或判断有困难时，可使用MRI。

3.MRI检查方法

常规使用自旋回波成像技术T1WI和T2WI做横断面和冠状面成像。必要时可加用：①梯度回波快速成像；②冠状面和（或）矢状面成像，用于确定病变的位置及其与邻近器官的关系；③静脉注射造影剂Gd-DTPA做增强成像。在有条件的情况下，可辅以心电门控、呼吸门控等技术以减少伪影。

4.正常MRI表现

在横断面图像上肝的解剖形态与CT图像相似。正常肝的结构均匀，其信号强度中等，在自旋回波图像上略低于脾而高于背部肌肉。对肝左叶和肝右叶的近膈部分，MRI显示比CT为优，因为CT在该处常由于胃内气体、膈的部分容积效应及胃肠道内造影剂而产生伪影。肝外与肝内血管，主要是静脉呈低信号，显示良好，明显优于CT平扫。腹内脂肪组织显示为甚高信号，气体显示为极低信号。

5.肝疾病CT、MRI表现与诊断

（1）原发性肝癌

CT平扫绝大多数是低密度病灶，少数可以是低密度、等密度与高密度混合的病灶。肿瘤可以是单个或多个结节，也可呈巨块状。较大肿瘤因出血、坏死和囊变而致密度不均匀，中心部常出现更低密度区，其边缘部呈结节状。肿瘤边界多不清，少数边界清楚并有包膜。增强扫描肝癌区略有增强或不增强，而正常肝增强，因而使肿瘤境界更为清楚。癌变区可出现密度稍高的结节或隔，但其增强程度多不如正常肝。动态扫描时，即快速静脉注射造影剂并于开始注射后15 ～ 25s内即行扫描，由于肝癌由肝动脉供血且供血丰富而迅速，而造影剂尚未到达肝内门静脉形成实质期，故肝癌结节可成为高密度，甚或显出高密度的异常肿瘤血管。但肝癌增强的时间较短暂，2 ～ 3min内即恢复为原来的低密度状态。

（2）海绵状血管瘤

CT平扫表现为类圆形低密度区，境界较清楚，密度较均匀。较大的血管瘤，其中心部分呈更低密度区，平扫所见难于肝癌鉴别。增强扫描尤其是动态扫描是鉴别诊断的必要手段，而以且注射和扫描技术起决定性作用。以60% ～ 70%泛影葡胺60mL于30s内注入静脉，注射完毕立即对病区层面进行扫描，然后在1、3、5min后再对病区层面扫描，必要时最后一次扫描可延迟到注射后10 ～ 15min。在注射造影剂60s内的扫描片上，血管瘤边缘出现结节状，高密度的增强灶，代表瘤中的"血窦"，其密度与主动脉的密度相近，明显高于正常肝。在其后的扫描片上，可见增强的范围逐渐向中心扩展，而增强灶的密度则逐渐减低，最后整个血管瘤被造影剂"填满"，即整个血管瘤与肝的密度相等。这个过程为几分钟到1420min。造影剂在血管瘤内持续时间长，是与肝癌鉴别的重要征象。较大的血管瘤，其中心可始终保持低密度。

（3）肝脓肿

CT显示为境界清楚的圆形低密度区，CT值20 ～ 30Hu，轮廓多整齐。脓肿壁表现为一圈"晕"，其密度高于脓腔而低于正常肝。增强扫描脓腔不强化，脓肿壁呈环形增强，轮廓光滑整齐，厚度均匀。若腔内有气体和（或）液面则可确诊。

肝脓肿在MRI上呈液体病变的信号特征，即长的T1和T2。T2WI上呈圆形、境界清楚的低信号区，其周围有一圈低信号晕围绕。注射Gd ～ DTPA后这一圈晕呈高信号环。

（4）肝囊肿

典型CT表现为单发或多发边界锐利光滑的圆形低密度区，CT值与水接近。增强扫描囊肿不增强。

肝囊肿的MRI特点是T1和T2时间极长，在T1WI上其信号极低，低于血管瘤和肿瘤的信号，在T2WI上则其信号强度高于血管瘤和肿瘤。注射Gd-DTPA后，肝囊肿信号不增强。有时在T2WI上囊肿和血管瘤的信号强度相似，难以区别，则应利用T1WI加以区别，此时囊肿的信号强度明显低于血管瘤的信号。

（5）肝硬化

CT有助于了解肝硬化的程度及腹部其他情况。平扫表现为肝密度普遍减低，CT值接近或低于脾。早期肝增大，晚期肝缩小。肝轮廓凹凸不平呈结节状。肝各叶大小比例失常，常是尾叶与左叶较大而右叶较小。肝门和肝裂增宽。脾增大是诊断肝硬化的重要根据，其外缘前后径超过5个单元（一个肋骨或肋间隙称为一个肋单元）。病情进展者或伴有腹水，表现为肝轮廓外的新月形水样低密度区。有些硬化患者没有CT变化。

二、胆

（一）X线诊断

1.X线检查方法

分普通和造影检查。

（1）普通检查

右上腹平片或可显示含钙结石、胆囊壁钙化、钙胆汁（胆汁中含有高浓度碳酸钙，胆汁成乳状）和胆道积气等。有时胆囊扩大，在周围肠充气衬托下，可以显示胆囊轮廓，平片诊断价值有限。

（2）造影检查

① 口服法胆囊造影：口服法胆囊造影主要用于观察胆囊的形态和功能，口服胆囊造影剂后，造影剂被小肠吸收进入血液，然后经肝随胆汁排入胆管到胆囊。此时造影剂的浓度不够高，不足以使胆管或胆囊显影。必须经过胆囊浓缩后（胆汁在胆囊内被浓缩10～20倍），才能使胆囊显影。因此，口服法胆囊造影是测知胆囊浓缩功能的方法，也是利用本法诊断胆囊疾病，特别是胆囊炎的理论根据。常用的造影剂是碘番酸。

造影的具体步骤如下：造影前一天晚8时服造影剂3g，之后至第二天摄影前禁食。服造影剂后12～14h摄胆囊造影片。如胆囊显影良好，即服脂肪餐（鸡蛋两个），30～60min后再摄一片，观察胆囊收缩功能。有些病变如小的结石在胆囊收缩后的照片上显示更为清楚。正常60min后胆囊约收缩为原来大小的一半。本法受胃肠道吸收功能影响较大，幽门梗阻、严重腹泻或呕吐患者均可使造影失败。明显的黄疸患者胆囊多不显影。

② 静脉法胆系造影：静脉法胆系造影是静脉注射胆影葡胺，使胆管和胆囊显影。本法能在2～3h内使胆管胆囊显影。口服法胆囊不显影的患者，静脉法可能显影，但血胆红素较高患者仍可能不显影。

口服法胆囊造影与静脉法胆系造影各有特长，临床上常相互配合。由于USG的广泛应用，胆囊造影已退居次要地位。

③ 术后经引流管（T形管）造影：手术后经T形管做胆管造影，对观察胆管内残留结石或其他疾病，以及了解胆管与十二指肠的通畅情况，有较大帮助。造影应在透视监视下进行，有明显感染时不宜施行。

④ 内镜逆行性胰胆管造影（endoscopic retrograde cholangio pancreaticography,

ERCP）是将十二指肠纤维镜送至十二指肠降段，经过乳头插入导管注入造影剂，以显示胆管或胰管的方法。此方法除用于胰腺疾病的诊断外，对诊断胆管病变如结石、肿瘤也有很大价值。特别是当静脉法胆系造影尚难肯定诊断而胆管又无明显阻塞时，本法更为必要。检查应在透视监视下进行，以保证安全，并使摄影满意。

⑤ 经皮肝穿刺胆管造影：以皮肝穿刺胆管造影（percutaneous transhepatic cholangiography，PTC）主要用于鉴别阻塞性黄疸的原因并确定阻塞部位，通常于CT或USG确定有胆管阻塞后，才施行本检查。多使用细针穿刺，在透视监视下进行。细针穿刺使并发症，如出血和胆汁性腹膜炎大为减少，但仍应严格掌握适应证。在本法的基础上发展了胆管引流术，可降低胆管内压力，对减轻黄疸有良好的作用。

2.胆系疾病X线表现与诊断

（1）胆石症

胆石位于胆囊或胆管内，常引起右上腹疼痛和黄疸等症状。胆石主要成分为胆色素和胆固醇，有的含有钙盐。根据含钙盐多少而分为不透X线结石与可透X线结石两类。前者常称为阳性结石，后者称为阴性结石。

① 阳性结石：10% ~ 20%胆石是含钙的混合结石，平片可以显示，这种结石大多在胆囊内，常多个堆积在一起。其大小自砂粒至蚕豆大，呈圆形、多面形或菱形，犹如一串葡萄或一堆石榴子，个别结石很大。胆石是边缘致密而中间透明，但中心常有一个致密斑点。

有的结石呈层状，有的显示为薄壳环形影，要仔细观察才不致遗漏。胆囊结石X线表现不典型者诊断较难，须辅以造影检查，胆囊结石应位于胆囊影内。胆石须与肾结石和肠系膜淋巴结钙化相鉴别。肾结石大多较为均匀致密，具有肾盂或肾盂盏的形状。侧位摄影，胆石位于腹前中部，而肾结石位于后方与脊椎相重，肠系膜淋巴结钙化多为颗粒状密度不均匀影，且移动性较大。

② 阴性结石：胆石中的80% ~ 90%为阴性结石，平片不能见到，须造影才能显示。胆囊造影常显示为多数成堆充盈缺损，呈圆形或多面形，如石榴子样。有时结石过小或胆囊显影密度过高，卧位影常显示不清，须摄立位片或加压点片。在立位，由于其比重不同，胆石或浮于造影剂之上或位于造影剂中间，呈水平排列的一层低密度影，或沉于胆囊底部，呈一堆低密度影像，均易于发现。肠气与胆囊重叠易造成误诊，应变换体位摄影或多次摄影观察，也可做体层摄影以避免肠气的重叠。服脂肪餐后胆囊收缩，结石常显示更为清楚。胆石伴发胆囊炎胆囊不显影，则结石无法看到。此时，静脉法胆系造影显示结石的概率要比口服法高。

（2）胆囊炎

胆囊炎可单独存在或与胆石并存。急性胆囊炎一般不须做X线检查，对于小典型者，

X线摄影可能有助于同其他急腹症做鉴别。急性胆囊炎可引起附近肠管肠郁张，有时可将增大的胆囊衬托出来。慢性胆囊炎的病理变化主要是黏膜破坏、囊壁增厚并有纤维化，以致胆囊浓缩和收缩功能受损、平片偶见胆囊壁钙化。X线诊断一般须造影检查确定。口服法胆囊造影可见：①胆囊不显影（20%正常人也可因其他原因而不显影）；②胆囊显影浅淡、延迟，胆囊缩小或增大，是诊断慢性胆囊炎较为可靠的征象；③胆囊收缩功能不良，对诊断价值有限。静脉法胆系造影如胆管显影良好而胆囊不显影或胆囊显影延迟、密度浅淡而轮廓模糊，可诊断有胆囊疾病存在。

口服法胆囊造影，根据胆囊不显影而做胆囊炎的诊断时，必须排除引起胆囊不显影的其他因素，包括造影剂剂量不足（过分肥胖或体重超过80kg）；服造影剂后呕吐、腹泻；幽门梗阻；造影剂崩解不良或停留于食管或十二指肠憩室内；肝功能明显受损；小肠吸收不良；妊娠期或哺乳期的妇女；胆管与肠管间有异常通道或Oddi括约肌松弛，使含碘胆汁不进入胆囊；严重的糖尿病；胆囊位置异常、胆囊先天性缺如；照片太小未能将胆囊包括在内；胆囊已切除等。

（二）USG诊断

胆的USG检查具有安全、简便、可靠、无损伤等优点，可作为检查胆系疾病的首选方法。由于胆汁是均匀的液体介质，所以胆囊内部呈液性暗区，胆囊周围的结缔组织与肝和胆囊壁间的声阻抗差，形成良好的声学界面，使胆囊轮廓线得以亮显示。因此，胆囊是进行USG检查的理想器官。

1.USG检查方法

使用实时线阵型超声设备，易获得清晰的胆囊图像。

检查前须禁食12小时，最好在清晨空腹时检查，这样可使胆囊充盈胆汁，显示其真实大小和形态。也可避免胃内容物产生干扰，取仰卧位；必要时取右前斜位或左侧位以显露胆囊底部。常自中线开始向右做连续矢状断面探查，找到胆囊后再延胆囊纵断面或横断面探查，也常做肋缘或肋间的探查。

如发现胆囊占位病变，应改变患者体位探查，如为结石则其影像随体位的改变而移动。

2.胆道疾病USG表现与诊断

① 胆囊结石的声阻抗大，与胆汁形成明显界面，因而形成强回声反射。胆囊结石典型表现如下：胆囊内一个或多个强回声光团；回声光团可随患者体位的改变而移动；在强回声光团的后方有清晰的声影，声影是由于超声被结石反射和吸收，其能量高度衰减所致。结石直径大于0.3cm即可形成声影，但需要排除肠腔内气体的强回声和探头接触不良形成的假声影。

由于胆囊结石结构、成分和位置不同，可出现一些不典型表现。如胆囊内充满结石，由于缺乏胆汁衬托，其声像图可不明显而只见声影；疏松的结石可不出现典型的声影；胆囊萎缩合并结石可造成实质性回声而后方声影不清晰等。

一般认为USG对胆囊结石的检出率达95%以上，特别是对于可透X线结石及在胆囊造影不显影时，USG可做出正确的诊断。在USG表现不典型时，仍应与X线检查和CT扫描互相验证，做出诊断。

② 胆囊炎急性发作时胆囊黏膜充血水肿，胆囊肿大，胆囊壁增厚。声像图上可见胆囊增大，由于张力增高而呈椭圆形。胆囊壁轮廓模糊、增厚，呈现低回声，有时出现"双边影"。胆囊内炎性渗出物使胆囊透声性降低，出现云絮状或点状微弱光点。慢性胆囊炎时，胆囊萎缩，胆囊壁增厚，粗糙不平。其声像图表现为胆囊缩小，边缘毛糙，甚至难以显示。胆囊透声度明显降低，并可见一些线状回声或呈现实体样回声。

USG对肝内外胆管扩张亦可清晰显示，并可判断其病因，是胆管结石或是肿瘤。

（三）CT 与 MRI 诊断

CT有助于胆道疾病的诊断，尤其对梗性黄疸的诊断和鉴别诊断。当USG难以确定诊断时，可做CT检查。常同时进行肝、胆、胰的CT扫描。

1.CT检查方法

患者应在检查前禁食以使胆囊处于充盈状态。平扫足以显示胆囊和含钙胆石。增强扫描有如下效果：①更好显示血管，借此可区分胆管与血管；②胆囊壁得以增强，显示更好；③肝增强可更好地显示扩大的胆管；④更好地显示肝和（或）胰的病变。静脉注射胆影葡胺或口服碘番酸后做CT扫描（胆囊/胆道造影CT），可使胆囊和胆管显影为高密度而更易识别，有利于显示阴性结石和胆囊息肉等。

2.正常CT表现

胆囊通常位于右叶和方叶之间，在肝门和稍下方的层面上。正常胆囊为低密度、卵形影像，约4×5cm，胆汁密度均匀，CT值略高于水，但有时或达25Hu。胆囊壁厚度为1～2mm，均匀一致。

胆总管约在1/3的人显示，其直径多在6mm以下，正常肝内胆管和左右肝管不显示。

胆囊含钙结石即使含钙较少也可由CT显示，表现为单个或成堆的高密度影，常呈环状或多层状，其位置可随患者体位而改变。少数结石与胆汁呈等密度，须做胆囊造影CT才能显示，表现为低密度影。CT显示胆囊病变优于平片而不如USG。

急性胆囊炎的主要CT征象是胆囊壁增厚，常超过3mm，厚薄不均。胆囊常增大，胆汁密度可增高，超过25Hu。慢性胆囊炎除见胆囊壁增厚外，有时可见壁的钙化。胆囊可以萎缩变小。

肝内胆管扩张表现为肝内树枝状低密度影，其横断面表现为多个小圆形低密度区。造影增强后肝实质和血强化，胆管显示更加清楚。胆总管大于10mm可认为肯定扩张。根据胆管扩张的范围可推测梗阻的部位，例如，肝内胆管扩张而胆总管和胆囊不扩张，则梗阻部位应在胆囊管的上方。

总的说来，MRI对胆道病变的诊断价值不如USG和CT。胆囊在T1WI上呈低于肝的信号强度，在T2WI上其信号强度高于肝。肝内外胆管在T1WI上大多不显示，在T2WI上显示为高信号。胆石质子密度低，信号弱，通常难以识别，有时在T2WI上高信号的胆汁显示为低信号。胆囊壁增厚在T1WI上显示较好，有助于胆囊炎的诊断。胆囊肿物在T1WI上显示为高于胆汁的肿块状信号强度，在T2W1上其信号强度较胆汁为低。若邻近的肝受侵，可出现相应的信号改变。

三、胰

由于胰腺小、位置深，以前认为是一个"隐蔽"的器官。过去主要用间接显影的方法，即观察胰腺周围器官的形态和位置改变以间接推断有无胰占位性病变，如胃肠钡餐造影、腹膜后和胃内注气造影、尿路造影等，但都不能达到较早诊断的目的。内镜逆行性胆胰管造影和动脉造影，使胰的诊断得到改善。USG、CT可以在无损伤的情况下显示胰，并对其疾病做出诊断，是目前首选的方法。

1.X线检查方法与正常X线表现

（1）普通检查

平片可看到胰腺钙化和胰管结石，有助于诊断慢性胰腺炎，但价值有限。

（2）造影检查

① 胃肠钡餐造影：胰腺增大可引起胃与十二指肠位置和形态的改变。低张十二指肠造影可使十二指肠与胰头部接触更为紧密，能较好地显示胰腺肿瘤或胰腺炎对十二指肠造成的压迫或浸润，但如病变不够大则无发现，所以不能做出早期诊断。

② ERCP：本法对诊断慢性胰腺炎、胰头癌和壶腹癌有一定帮助。由于胆管可同时显影，因而有助于了解胆管病变如炎症、结石与胰腺病变的关系。

正常胰管大多自胰头部向尾部斜行向左上走行，管径逐渐变细，一般最大径不超过3～5mm，边缘光滑整齐。自主胰管有一些分支分出。有时可见较细的副胰管，其位置多高于主胰管。

③ 选择性腹腔动脉造影：主要用于胰岛细胞瘤的诊断，但多在USG或CT难于确诊之后应用。胰岛细胞瘤常是临床症状明显而肿瘤较小，但它是富血管肿瘤，动脉造影可以明显染色而做出诊断。胰腺癌多为少血管性肿瘤，动脉造影对其诊断帮助不大。

④ PTC：主要用于阻塞性黄疸的患者。阻塞性黄疸的原因很多，胰头癌是常见原因之

一，PTC有助于确定胆道阻塞的部位和性质。

2.胰腺疾病X线表现与诊断

（1）胰腺炎

急性胰腺炎如临床表现不典型且病情允许时，可行X线检查。平片可见下列表现：胰腺增大，密度增高，十二指肠充气郁张，衬托出增大的胰腺；邻近的肠管尤其是升、横结肠出现肠郁张而降结肠萎陷，使结肠呈横截中断状；膈升高，左胸腔有少量积液，左下肺出现盘状肺不张，甚至炎性浸润。病情缓解后，做钡餐检查，可出现十二指肠曲增大和胃十二指肠受压征象。

慢性胰腺炎时胰腺常增大，可有钙化或结石形成。平片如发现胰腺钙化则支持慢性胰腺炎的诊断。钙化常表现为胰腺区较小、较多而形状不定的致密影。

PCT可确定慢性胰腺炎的程度，有助于治疗方案的选择。胰管及其分支可出现扭曲、变形、扩大、轮廓不规则和狭窄乃至完全闭塞。少数慢性胰腺炎可因纤维瘢痕改变而使胰腺缩小。

（2）胰腺囊肿

胰腺囊肿大多由胰腺炎、外伤等引起，由炎性渗出液、胰液或血液等引起组织反应而逐渐形成，常称为假性囊肿。影像学检查的目的，主要在于鉴别胰腺囊肿与胰腺肿瘤，以及与胰腺外肿物如肠系膜囊肿等鉴别。

平片价值不大。胃肠钡餐造影，较大的胰腺囊肿引起胃肠道的压迫和移位，其特点是弧形压迹边缘光滑，黏膜皱襞完整而无破坏，与胰腺癌的浸润、破坏不同。根据囊肿部位的不同可以引起不同的压迫表现。胰腺体部假性囊肿较常见。

（3）胰腺癌

胰腺癌多位于胰头部。胰头癌与壶腹癌在临床上不易区分。

胰腺癌起源于胰管或腺泡，生长迅速，形成坚硬的肿块，并直接侵蚀邻近的组织，引起胆管梗阻。多见于40～50岁的男性，主要表现为进行性阻塞性黄疸、疼痛和上腹部肿块等。早期不易诊断，常须采用多种成像技术检查。

低张十二指肠造影可见十二指肠内侧壁的黏膜皱襞平坦、消失、肠壁僵硬。癌瘤发展，则引起黏膜皱襞破坏，十二指肠曲扩大，其内缘出现压迹，可呈双重边缘。由于乳头较固定，压迹常呈ζ形，称为"反3"征。胃窦大弯可受压移位，后壁受压即呈"垫压"征。由于胆总管下端梗阻，可使胆囊和胆总管扩大，在十二指肠相应部位造成弧形或带状压迹。胃肠造影查出的胰腺癌多属晚期。ERCP可显示胰管狭窄和阻塞。如已有阻塞性黄疸，PTC可显示胆总管的胰腺段梗阻，梗阻端可圆钝、尖削、削平或呈不规则性狭窄。胰腺癌如有上述表现，大多已属进展期。

四、USG 修新

1.检查方法

为了满意显示胰腺的声像图,晨间空腹时探查最好。多采用仰卧位,并辅以左侧抬高仰卧位。以腹中正中线为起点向左右两侧做纵断面探查,再做横断面探查,以了解胰腺全貌。如果胃肠内气体妨碍探查,可饮水约500mL,并注射低张药物,使胃内充满液体,作为"透声窗"有助于胰腺的显示。

USG对胰腺的显示率可高达95%。与其他影像诊断技术相比,USG是安全可靠的方法,值得作为首选方法。

2.正常胰腺识别

正常胰腺主要根据其解剖关系。在正中纵断面上,胰体位于肝左叶后方,腹主动脉、下腔静脉的前方,其断面略呈三角形。从剑突下做横断面探查,较大的胰头易于查出,整个胰腺呈带状结构,轮廓光滑整齐。正常胰头厚度(前后径)为20~30mm,体部、尾部厚度略小于头部。

胰腺内部回声多细小均匀而规则,略高或等于正常肝实质的回声。胰腺界波不太锐利,有时因脂肪组织伸入胰体小叶之间可使胰腺边界不清。

3.胰腺疾病USG表现与诊断

（1）急性胰腺炎

胰腺增大、增厚,多为弥漫性也可为局限性,边界常不清楚。内部回声稀少,回声强度减低,病情好转时上述改变也迅速消失。

（2）慢性胰腺炎

声像图可见胰腺增大,但不如急性胰腺炎明显。有时胰腺可因纤维组织增生而变小,轮廓多不规则,与周围组织缺乏清楚的边界。内部回声多呈不均匀性增强。主胰管常扩大,明显可见,其中如有小结石可出现回声区和声影。

（3）胰腺囊肿

囊肿在声像图上呈典型无回声区,内壁光滑,外壁较模糊,后回声增强。囊肿外形呈分叶状,可为多房性的,其中有不规则的房隔光带,有时可见囊肿与胰腺相连接。

（4）胰腺癌

USG可见胰腺肿瘤区增大,轮廓不规则,常呈分叶状。癌区内部多呈低回声区,由于超声通过癌瘤时衰减较大,后主的界波强度很低。少数癌瘤的回声较强,呈不规则的较强光点。此外,尚可见到一些间接征象,如胆管系统因受压而扩张、门静脉或腔静脉受压等。

五、CT 与 MRI 诊断

CT可显示胰腺的大小、形状、密度和结构，易于区分实体性与囊性病变，是检查胰腺病变首选方法之一。

1.CT检查方法

检查前口服1.5%泛影葡胺300～500mL，以显示肠管，可避免将肠管影误认为胰腺增大或肿瘤，而十二指肠显影有助于勾画出胰头的轮廓，确定胰头是否增大。通常先做平扫，然后做增强扫描，可更好地显示胰及其病变。邻近的脾静脉和其他血管显影也对判断胰腺有帮助。

2.正常CT表现

在横断面上，胰腺呈凸向腹侧的带状影，自胰头至胰尾逐渐细小。胰腺实质密度均匀，略低于脾。随年龄的增长，腺组织脂肪变性趋于明显，则密度低且不均匀，常呈羽毛状。钩突是胰头部最低部分，表现为胰头部向肠系膜上静脉后方的楔形凸出。脾形脉沿胰腺后缘走行，是识别胰腺的重要指标。胰管位于胰腺的前半部，常不显示或显示为2～4mm大小的低密度影，增强扫描胰腺密度均匀增高。由于胰尾位置高于胰头，常须连续几个层面才能观察全部胰腺。

第四节　泌尿系统

一、X 线诊断

（一）X 线检查方法

1.普通检查

腹部平片是泌尿系统X线检查的初步检查。平片可观察肾的大小、形状和位置，并可显示泌尿系统结石和钙化。摄影前应清洁肠道以免粪便和气体干扰。

2.造影检查

造影检查可显示泌尿器官的解剖结构，不少疾病可借此确诊。

（1）排泄性尿路造影

排泄性尿路造影又称静脉肾盂造影（intravenouspyelography，IVP），是泌尿系统常用的造影检查方法。本法是根据有机碘液如泛影葡胺在静脉注射后，几乎全部经肾小球滤过排入肾盏肾盂而使之显影，不但可以显示肾盏肾盂、输尿管及膀胱内腔的解剖形态，而且可以了解两肾的排泄功能。严重的肝、肾和心血管疾病为本法的禁忌证，甲状腺功能亢进、过敏体质、妊娠、多发性骨髓瘤及糖尿病（特别是合并尿中毒者）为相对禁忌证，应慎用。

检查前应清除肠道粪便和气体，限制饮水，做造影剂过敏试验。备好急救药物并在注射过程中注意患者情况，直至检查结束为止。摄影时应注意X线防护。本法有常规法和各种不同剂量法，包括双剂量法、大剂量静脉滴注法和肾实质造影法等。可视病情需要选用。

常规法尿路造影：成人用60%泛影葡胺20mL，约2min内注完。注后于下腹加压，暂时阻断输尿管以使肾盂充盈，注后15~30min摄取两肾区片，如显影良好可除去腹压迅即摄影全腹照片，此片输尿管和膀胱迹充盈。如有肾盂积水而显影不清，可延长摄影时间2 ~ 4h，乃至6 ~ 8h后摄片（在此期间患者可除去腹压，离开检查台）。

儿童由于肾浓缩功能不如成人，可用76%泛影葡胺，剂量按每公斤体重1 ~ 1.5mL计算。

（2）逆行肾盂造影

逆行肾盂造影是膀胱镜检查时，以导管插入输尿管，注入造影剂而使肾盂显影。一般每侧用12.5%碘化钠或10% ~ 25%泛影葡胺5 ~ 10mL，对肾盂积水患者酌情增加，用于排泄性尿路造影显影不良或不适于做排泄性尿路造影患者。

（3）膀胱及尿道造影

膀胱造影及尿道造影是将导管插入膀胱，注入3% ~ 6%碘化钠溶液100 ~ 200mL，以使膀胱显影的方法。主要用于诊断膀胱瘤、膀胱憩室、外在压迫，如前列腺肥大等疾病。气体对显示膀胱肿瘤、前列腺肥大等有良好效果。也可同时使用碘剂和气体，形成双重对比。

将导尿管插入前尿道，或将注射器直接抵住尿道口，注入12.5%碘化钠或15% ~ 25%泛影葡胺，可显示男性尿道的病变。在排泄性尿路造影终了，也可进行排尿期尿道摄影，为排泄法尿道造影。对于尿道狭窄，导尿管不能通过的患者更为必要。

（4）腹主动脉造影与选择性肾动脉造影

腹主动脉造影与选择性肾动脉造影可经皮做股动脉穿刺，置导管于腹主动脉，导管尖端到达肾动脉开口上方，快速注射60% ~ 76%泛影葡胺30 ~ 40mL，连续摄影，可显示腹主动脉和两侧肾动脉。主要用于诊断大动脉炎和肾血管疾病如肾动脉狭窄，也用于观察肾肿瘤和肾上腺肿瘤尤其是嗜铬细胞瘤。将导管插入一侧肾动脉做选择性肾动脉造影，能避免其他腹部血管的干扰，更好地观察一侧肾血管的情况，使肾实质显影更浓，以更好地显示肾肿瘤的异常血管，对肾脏病变的诊断和鉴别有重要价值。同时可行介入治疗，如肾癌的化疗、栓塞等。

（二）泌尿系统疾病 X 线表现与论断

1.泌尿道结石

泌尿道结石可位于肾至尿道的任何部位。结石的成分不同，形状、密度也不同。多数结石含钙，密度较高，能在 X 线平片上显影称为阳性结石。少数结石如尿酸盐类结石含钙少，X 线照片上不能显影，称为阴性结石，须经造影诊断。结石的主要临床表现是肾绞痛、血尿、排尿困难与继发感染的症状。90%以上的结石可由 X 线平片显示，故平片是检查结石的首选方法。尿路造影可诊断阴性结石，了解有无泌尿道梗阻。

（1）肾结石

肾结石可为单个或多个、单侧或双侧。绝大多数的肾结石位于肾盂或肾盏内，极少数可位于肾实质内。肾结石的平片表现为肾区圆形、卵圆形或表面带刺的桑葚状致密影。密度可以高而均匀，或浓淡不等或分层。边缘光滑或不光滑。具有肾盂或肾盏形状为肾石的特征，常呈鹿角状或珊瑚状。桑葚、分层和鹿角形状结石为三种典型的结石。

侧位观察，肾结石与脊柱重叠。肾结石须与淋巴结钙化、胆石、肠容物等鉴别。淋巴结钙化常呈成团的斑点状影，移动度大。胆石除形状与肾结石不同外，侧位摄影可见其位置远在脊柱之前。肠内容物的形状和结构无定形，灌肠后再次摄影即消失。

（2）输尿管结石

输尿管结石多由肾结石下移而来，易停留在生理狭窄处。结石常为黄豆大或米粒大的致密影。密度大多不均匀，边缘光滑或毛糙如桑葚状。其长轴与输尿管走向一致。腹段输尿管结石位于腰椎旁，骶髂输尿管结石位于骶髂关节内侧，盆腔段输尿管结石与骨盆内缘大致平行，输尿管下端近膀胱处的结石则多为横行。输尿管结石可逐渐下移，小时可自行排出。结石须与淋巴结钙化和静脉石鉴别。静脉石为盆腔静脉丛内的钙化，位于盆腔的外围，多较小而呈圆形或环形高密度影，边缘光滑整齐，常为多发性和两侧性，无临床意义。

输尿管结石与横突或骶椎重叠时容易忽略，对诊断困难的输尿结石，须做造影协助论断。排泄性尿路造影可确定致密影是否在输尿管内，其上方的输尿管扩大。通过膀胱镜将导管插入输尿管也可鉴别是否为输尿管结石。如果导管与致密影重叠或贴紧，证明致密影在输尿管内。如果导管止于输尿管的下方，则注射少量造影剂可以证明此影在输尿管内。

（3）膀胱结石

膀胱结石大多为单发，亦可多发，常横置于耻骨联合的上方，居盆腔中线部位。结石可为圆形或卵圆形，边缘可以光滑或毛糙，密度可能均匀、不均或呈分层状。小者仅数毫米，大者可达10cm以上。结石可随体位而改变位置，总是在膀胱最低处。憩室内结石可居一侧且不改变位置，膀胱造影能确定诊断。

（4）尿道结石

尿道结石多来自膀胱，见于男性后尿道，特别常发生于男孩，结石多呈长形黄豆大的致密影，正位片上与耻骨联合重叠，与后尿道的走向一致。斜位摄影时结石位于耻骨联合稍后方。

二、USG 论断

USG对显示肾脏病变的部位、范围、内部结构、向邻近延伸、性质及肾癌的分期等，都优于X线检查。行USG导向穿刺还可达到诊断和治疗的目的。USG也适于肾上腺肿瘤的诊断。

（一）肾

肾的USG检查取俯卧位，沿肾长轴做纵断面探查，根据需要也可行斜断面或横断面探查，检查无须特殊准备。

正常肾有鲜明的轮廓线，径线测量与解剖学结果一致，肾实质为低回声暗区，肾中心呈密集的光点区，为肾盂、肾盏及血管的回声影。

1.泌尿系统结石

不论X线阳性或阴性结石，USG皆显示为密集、点状强回声光团，并带有声影，颇具特征，膀胱结石尚可随体位变化而移动。小于0.5cm的结石难于显示，血块为低回声暗区，有利于阴性结石与血块、肾盂肿瘤的鉴别。

2.肾肿瘤与肾囊肿

USG对发现肾肿瘤敏感性高，对实质性肿物与囊肿的鉴别准确率可达到95%，因此，可疑肾肿瘤时应首选USG检查。

（1）肾癌

USG可见肾增大、形态异常，肿瘤呈实质性暗区，其内可有细小、散在、分布均匀的光点，肿瘤侧壁出现边界不清的低回声带，肿瘤内出血、坏死、液化则出现液性暗区。肾盂、肾盏因受肿块推压，致其光点移位，甚至消失。血管内瘤栓形成散在或稀疏的血管内回声；肾门淋巴结增大则呈类圆实质性低回声区，环绕肾蒂及主动脉与肾动脉的连接部；主动脉旁淋巴结增大，使大血管轮廓不清，或于腹膜后中线部出现实质性肿块，这些对肾癌的分期十分重要，肾癌术后USG检查是肿瘤复发及局部淋巴结转移的有效诊断方法。

（2）肾盂肿瘤

USG可见肾盂、肾盏光点分离，其间出现低回声区，与肾实质回声强度相似，诊断价值不如IVP。

（3）肾囊肿

① 单纯性肾囊肿，USG表现为单侧性、轮廓鲜明的液性暗区，远侧壁回声增强表现典型，诊断可靠，并可在超声引导下对较大囊肿进行穿刺，为首选治疗方法。②多囊肾，USG示两肾增大，形态异常，并见多个大小不等的圆形液性暗区，边界鲜明，因许多微小囊肿反射，紧实质暗区内回声增多，呈明暗不一的大小光点，与单纯性肾囊肿不同，并可发现肝、胰、脾囊肿。

3.肾盂积水

肾盂积水量达到20 ～ 30mL时方可由USG显示，肾盂光点分离，中间出现液性暗区，其形态随断面角度而变化，横断面探查呈圆形，纵断面探查呈椭圆形，周围为肾实质低回声区；严重者，肾明显增大，肾实变薄，肾呈一巨大液性暗区。

4.肾先天性异常

肾先天性异常多见，本节仅讲述肾盂重复畸形及肾位置异常。

（1）肾盂重复畸形

USG可见两个肾盂、肾盏的回声。

（2）异位肾及游走肾

肾窝内不能测出肾脏的回声。异位肾，经手法推压不能纳入本侧肾窝内；游走肾，经手法推压可纳入本侧肾窝之内。

5.肾炎性疾病

肾炎性疾病须发展到一定程度时方有USG异常表现，且不具特征。

（1）肾结核

USG表现随病理变化不同而异，不具特征性。肾仅有轻度形态变化时，USG多不能分辨；脓肿形成时，显示为肾实质内低回声暗区；钙化表现为带有声影的强回声。

（2）慢性肾盂肾炎

USG可表现为肾盏扩张、变形、实质变薄，肾影变小、形态异常等。

（二）肾上腺

正常肾上腺被肺及肋骨遮盖，USG较难显示，但肾上腺肿瘤时，可由USG探出，表现为境界鲜明的实质性低回声区。如有液化、坏死则回声不均或呈液性暗区，如有浸润则境界不清。疑嗜铬细胞却未发现肾上腺肿瘤者，应探查腹主动脉旁及膀胱等，以发现异位肿瘤。

（三）膀胱与前列腺

USG不能显示空虚的膀胱，因此，检查前应大量饮水，使之充盈。取仰卧位，经耻骨上行纵断或横断探查，探查应包括整个盆腔。

正常膀胱，呈一液性暗区，部分充盈时为圆形，充盈时呈卵圆形，内壁光滑。

正常前列腺，表现为对称的细长形、三角形或半月形，包膜声光滑、连续呈细线状，内部回声细致而均匀。

1.膀胱癌

USG表现为膀胱的液性暗区内出现边缘不整的实质性回声，并可显示肿瘤的大小及形态。非手术治疗时，USG随诊可明确肿瘤对治疗的反应。

2.前列腺肥大与前列腺癌

前列腺肥大早期呈半月形，晚期为圆形或椭圆形；包膜回声光滑、连续，内部回声增强。

3.前列腺癌

USG显示为前列腺非均匀性增大。未发生浸润时包膜回声连续，但厚度不均；发生浸润时则回声断续而不规则，内部回声不均。

第五节　女性生殖系统

一、X 线诊断

（一）X 线检查方法与正常表现

1.骨盆平片

除能了解骨盆的形状、大小、有无畸形及骨质病变外，还能发现生殖器官病变的异常钙化，如结核、卵巢肿瘤和子宫肌瘤的钙化。

2.子宫输卵管造影

子宫输卵管造影是经宫颈口注入40%碘化油、碘苯酯或有机碘水剂以显示子宫和输卵管内腔的一种检查方法。主要用于观察输卵管是否通畅、子宫有无畸形等。个别患者造影后可变为通畅。对于多次刮宫后引起的宫腔内粘连，造影还有分离粘连作用。临床上主要是寻找不孕症的原因，也用于各种绝育措施后观察输卵管情况。

如需要将输卵管再接通，术前须做造影。在有生殖器官急炎症，月经期、子宫出血和妊娠期禁用。

正常造影子宫腔呈倒置三角形，底边在上，为子宫底，下端与子宫颈管相连。宫腔上部两侧为子宫角，与输卵管相通。两侧壁和宫底光滑整齐。子宫颈管呈长柱形，边缘呈羽毛状。两侧输卵管自子宫角向外并稍向下走行，呈迂曲柔软的线条状影。输卵管近子宫的一段细而直，为峡部。其远端较粗大，为壶腹部；壶腹部末端呈漏斗状扩大，为输卵管的伞端。如果输卵管通畅，造影剂可进入腹腔，分布于肠管之间以及子宫直肠窝和子宫膀胱窝内，呈多数弧形和波浪形条纹影。

3.盆腔动脉造影

经皮穿刺股动脉插管，将导管端置于腹主动脉分叉处或髂内动脉进行造影，可显示髂内动脉及子宫动脉。置于肾动脉稍下方进行造影，可显示卵巢动脉。本法主要用于：①生殖器官的血管性疾病如动脉瘤和血管畸形等；②经导管做局部治疗，如注血管收缩药止血、注抗癌药和（或）栓塞治疗肿瘤等；③确定盆腔肿块的血供、来源和性质。

（二）产科疾病 X 线表现与诊断

关于妊娠、胎儿异常、死胎以及前置胎前等诊断，USG明显优于X线检查，是首选的方法。

1.妊娠与胎儿

X线检查对妊娠和胎儿的诊断虽有一定帮助，但由于射线影响，应避免使用。

X线检查可以了解胎式与胎位、是否多胎以及胎儿是否死亡。

死胎的X线表现为：①颅盖骨重叠嵌合，甚至完全塌陷变形；②脊柱明显屈曲，整个胎儿可蜷成球形；③胎儿体内出现气体；④由于头皮下脂肪层与颅骨分离，在颅骨周围出现一圈透明晕环；⑤胎儿明显小于妊娠月份应有的大小。

石胎是由于腹腔内妊娠胎儿死亡，长期存留后胎儿和胎盘发生钙盐沉着所致。X线平片表现为大块高密度的类似结石的影像，并保留死胎的某些征象。

胎儿畸形造成骨骼改变者，可由X线检查发现。无脑儿X线表现为颅盖骨缺如，只见一堆致密的颅底骨和颜面骨。脑积水的X线表现为胎儿头颅过大、颅缝过宽、颅壁薄，而颜面骨相对小。

2.前置胎盘

前置胎盘X线检查用腹部站侧位软组织摄影，如胎头已入盆，可排除前置胎盘。正常时，胎头与骶骨岬和胎头与耻骨联合的距离基本相等，如有不对称，应怀疑有前置胎盘。

二、USG 诊断

（一）妇科疾病 USG 诊断

USG在妇科领域，尤其对盆腔肿块的诊断，应用广泛。子宫、卵巢均有良好的声学界面，在病变增殖、肿大时，多含有液体或有包膜，界面清晰。易从声像图上分辨，借以判断盆腔肿块的有无、肿物来自子宫抑或附件以及有无恶变。

从盆骨肿块的声像图可以获得以下信息：

1.确定肿块的物理性质：液性肿块：边缘轮廓清晰，透声良好，内部呈无回声暗区，有时可见条状分隔光带，肿块后方回声增强，侧边声影内收。实质性肿块：边缘轮廓清楚或不规则。内部光点散在、稀疏、分布均匀时，为实质均质性肿块；光点强弱不一、形态多样、大小不等，混有光团，分布较密而不均匀时，为实质非均质性肿块。混合性肿块：肿块轮廓不规则，内部呈液性暗区和实质性成分，在肿块的不同部位透声性能不一。

2.测量肿块的大小，了解其部位，对较大的肿块可用手推动，以观察肿块与周围组织的关系、有无粘连或浸润固定。

3.从切面上观察肿块的形状、边缘是否规则和清楚。

4.肿块的透声是否良好、有无衰减和声影。

5.如为囊性肿块，可观察囊壁的厚度、边界光滑整齐或凹凸不平、内部有无囊壁分隔、囊液内有无漂浮的细弱光点，对较大的囊性肿块亦可采用加压方法，了解其张力、有无变形。

6.了解肿块与子宫的毗邻关系、有无融合连续，以鉴别肿块来自子宫或附件。子宫直肠窝为卵巢癌和盆腔脓肿、积液的好发部位。子宫前方为卵巢良性畸胎瘤、囊肿好发部位。两侧附件区、宫底上方为卵巢良性肿瘤、囊性畸胎瘤好发部位。

7.有时直肠粪块可与输卵管肿块、子宫直肠窝炎性包块混淆，必要时可在清洁灌肠、排便后复查，粪块局部无触痛，移动度大，实时超声可看到肠蠕动。

（二）产科疾病 USG 诊断

1.早期妊娠

妊娠早期，声像图上可见子宫增大，于子宫底部附近显示一圆形光环，即孕囊回声，囊壁完整，厚度均匀，回声强度一致，囊内呈液性无回声区。以后，孕囊迅速增大。

在孕囊的无回声区中可见犹如豆芽状的光带，即为胚芽。第6周末，在孕囊内胚芽的部分光点可见有节律的跳动，为原始心管的搏动。第12~13周时，羊膜囊充满整个子宫腔而与子宫壁重合，逐渐缺少清晰的孕囊边界。

妊娠早期的胎盘为半月形光点区，附着在孕囊的侧壁上，最早在妊娠第9周显示，其光点的亮度强于子宫肌层。胎头光环在妊娠12周显示。

定期连续测量孕囊的大小以及胎儿的有关结构，如头臀长度、胎头双顶径、股骨长度等，可了解胎儿的生长发育情况和估计孕龄。

2.流产和死胎

流产的声像图表现为：①孕囊皱缩，边缘不规则或不完整；②孕囊下移至子宫下端或宫颈部；③随访中，子宫或孕囊不增大。USG检查相隔1周未见孕囊增大，头臀长度增长或逐渐显示孕囊的凹陷，胎心胎动消失则为宫内死胎。孕14周以后，如胎儿死于宫内，除胎心搏动与胎动消失外，还可以观察到胎头、胎儿胸腹部皮肤、皮下组织呈双线状回声，或同心圆改变。胎儿颅骨可见重叠、变形，脊柱弯曲过度可呈直角。

3. 葡萄胎

声像图表现为：①子宫增大；②宫腔内充满密集不均匀性光点及蜂窝状暗区或间有弥漫、明亮的粗大光斑，形如落雪状；③宫腔内无胎儿结构、无胎心搏动、无胎动；④子宫两侧可见圆形或椭圆形无回声区，其内可有间隔状光带，壁薄且光滑。此为合并卵巢黄素囊肿图像，葡萄胎患者中25%～60%有黄素囊肿。

4. 异位妊娠

USG对异位妊娠的诊断主要依据是有闭经史的早孕妇女，宫内无孕囊回声；子宫周围有边界模糊的混合型肿块；子宫直肠窝内显示无回声区。

5. 多胎妊娠

多胎妊娠中，以双胎最多见，其声像图表现为：①子宫大于同期妊娠周数；②妊娠早期，宫腔内见到两个妊娠囊，一般可诊断为双胎，但也有可能仅其中一个发育成长，故不能过早依据孕囊数确定胎儿数，须随访观察；③中期妊娠时，常可在同一帧声像图上显示两个胎头或两胎儿躯干，连续扫查可观察到两个完整的胎儿图像，并可见各自的胎心，两个胎心的搏动频率不同；④多数可见两羊膜囊间的中隔呈一漂浮的条状光带回声；⑤单卵双胎常有一个大的胎盘，双卵双胎可显示有两个胎盘附着子宫壁上。

6. 胎儿畸形

USG对胎儿畸形的诊断有重要价值。

羊水过多伴发的胎儿畸形：中枢神经系统畸形最为多见，约占45%，其中以无脑儿及脊柱裂最常见。在孕12周时USG如不能见到完整胎头光环或即使看到胎儿眼眶、颞骨和枕骨，但其头端无正常骨结构时，可提示为无脑儿。

正常胎儿脊柱在16～17周时USG便能清晰显示，脊柱裂时，两排串珠样脊柱强回声于某处排列失常，间距增大及缺失，局部皮肤光带断离；脊回声中断处可见囊性膨出物，其壁光滑而薄，内呈液性暗区，为脊膜膨出。脑膜膨出USG所见主要是在胎头的枕或额部，自颅向外凸出一囊状物，内充满液体或脑组织。

胃肠畸形：约占30%，胃肠道高位闭锁，USG可见肠腔明显充液，且其外形很少改变。十二指肠闭锁时，可见胎儿上腹部并列有两个液性无回声区，胃泡一般较大，且处于左侧一边。回、空肠闭锁时，腹部可见较多的充液肠段。

羊水过少伴发的胎儿畸形：肾缺如，孕17～22周时90%胎儿在脊柱两侧可发现胎肾，在孕20周后大多数胎儿在骨盆内可见到膀胱无回声区，持续观察1～1.5h膀胱区可见充盈和排空现象，说明胎肾的功能正常。若系肾缺如则二者均不显示。

多囊肾：在胎儿肾区可见多个大小不等的无回声区，代替了正常肾实质。

尿道闭锁：USG可见一膨胀的膀胱、肾及输尿管积水。

7.胎盘异常

胎盘形态的观察及对胎盘成熟度的分级：胎盘声像图随胎龄的增长而有变化，妊娠第8周前，子宫断面上可见孕囊部分增厚凸起，妊娠第12周即可清晰显示具有特征性的光点状回声，约在妊娠第18周，由绒毛膜变成显而易见的胎盘，而出现一种特殊的回声结构。

根据图像上胎盘的回声结构，可对其成熟程度进行分级。

前置胎盘：由于胎盘具有特有的回声结构，故易于识别并确定其附着的部位。正常胎盘附着在子宫前壁、后壁或侧壁，其下缘离子宫内口尚有一段距离。在确定有无前置胎盘时须适度充盈膀胱，观察胎盘缘与子宫内口之间的关系，当胎盘下缘达子宫颈内口边缘处时，为边缘性前置胎盘；子宫颈内口有部分胎盘覆盖时，为部分性前置胎盘；子宫颈内口完全被胎盘所覆盖时为中央性或完全性前置胎盘。

胎盘早期剥离：胎盘的正常位置，在胎儿未娩出时，部分或全部与子宫发生分离，为胎盘早期剥离，是妊娠晚期阴道出血主要原因之一。其声像图表现为：①胎盘与子宫壁之间出现不规则的液性无回声区，其内亦可有少许光点回声，是为胎盘后血肿；②剥离处的胎盘增厚，向羊膜腔内膨出。严重胎盘早剥，多伴有胎儿死亡、胎动与胎心搏动消失。没有形成血肿的胎盘早剥，其胎盘声像图可无明显变化。

第十二章 中枢神经系统 CT 诊断

第一节 颅内肿瘤

一、颅内肿瘤的定位和定性诊断

（一）定位诊断

因肿瘤发生的部位常与肿瘤的类型有较密切的关系，而发生在临界部位的肿瘤的定位常易引起混淆，所以确定肿瘤的准确部位对CT诊断和临床治疗都十分重要。

1.区分脑内、脑外

病灶位于脑实质内者称为脑内病变，反之称为脑外病变。脑外肿瘤一般起源于硬脑膜、脑神经、颅骨、胚胎残留组织和血管。

2.区分幕上和幕下

天幕（小脑幕）在不同横断面上呈现不同的形态，尤其是在增强扫描时显示得更加清晰。

① 天幕切迹呈"V"形——高于窦汇层面。

② "Y"形——天幕与大脑镰相连。

③ "M"形——窦汇层面。

④ "八"字形——低于窦汇层面。

位于两侧外方的病灶为天幕上病变，其内侧的病灶为天幕下病变。需注意：有时天幕双侧强化不对称、病变恰与天幕切迹重叠的情况及扫描角度对天幕形态有较大的影响。

3.区分脑室内外

①脑室外肿瘤多压迫脑室使之变小，常向对侧移位。

②脑室内肿瘤所在脑室扩大，无明显移位。

③当肿瘤骑跨脑室内外时，肿瘤邻近脑室呈"杯口"状扩张，多提示为脑室内病变。

④脑室内肿瘤大多密度较均匀、边缘清楚、强化较明显。

（二）定性诊断

颅内肿瘤的CT定性诊断主要根据CT表现和特征、好发部位、发病年龄等结合临床症状、体征进行综合分析。颅内肿瘤的术前定性诊断的准确率一般在85%～90%。

二、颅内肿瘤的基本CT征象

（一）直接征象：

1.密度

①钙化：CT值多＞100 HU，密度极高，边缘锐利。不同类型的肿瘤其钙化各异，如颅咽管瘤囊壁的钙化呈"蛋壳"样，少突胶质瘤的钙化多为弯曲条带状或斑块状。

②新鲜出血：CT值多在60～80 HU，呈高密度，边缘稍模糊。肿瘤出血最常见于胶质母细胞瘤，其次为转移瘤和垂体腺瘤。

③富血供组织：富血供肿瘤CT平扫多为稍高密度，增强扫描后多明显强化。常见的有脑膜瘤、海绵状血管瘤和髓母细胞瘤等。

④液化坏死：CT值多在0～20 HU，肿瘤生长速度越快、体积越大，越易发生液化坏死，表现为肿瘤感内部出现不规则低密度区。

⑤囊液：囊性肿瘤因其囊液成分的不同而致密度不同，一般CT值在0～10 HU，与脑脊液密度相仿。常见的有蛛网膜囊肿和血管母细胞瘤等。

⑥胆固醇物质：CT值可在-40-10 HU，多见于颅咽管瘤和表皮样囊肿，增强时无强化。

⑦脂肪：CT值一般在-100—40 HU，常见于畸胎瘤、皮样囊肿和脂肪瘤。

2.部位：不同解剖部位所发生肿瘤的类型有所不同。

①鞍区：最常见的肿瘤为垂体腺瘤和颅咽管，其次为脑膜瘤和动脉瘤。

②松果体区：以生殖细胞瘤多见，其次为胶质瘤、脑膜瘤和松果体细胞瘤。

③桥小脑角区：肿瘤依次为听神经瘤、表皮样囊肿和脑膜瘤。

④脑室内：最常见的肿瘤为室管膜瘤，其次为脑膜瘤和脉络丛乳头状瘤。

⑤血管母细胞瘤和髓母细胞瘤：多位于小脑。

3.肿瘤的数目、形态和边缘

①一般认为原发性肿瘤多为单发，多发肿瘤多为经血循环转移而来，多分布在大脑皮质髓质交界处，特别是大脑中动脉分布区。

②良性肿瘤因膨胀性生长，常呈类圆形，境界清晰，边缘光滑。

③恶性肿瘤因浸润性生长，形态多不规则，边缘模糊。

4.增强扫描

①均匀强化多见于脑外肿瘤，如脑膜瘤。

②不规则强化最常见于胶质瘤。

③环形强化常见于转移瘤和胶质母细胞瘤。

④少数肿瘤可无强化，如1级星形细胞瘤。

（二）间接征象

1.瘤周水肿

肿瘤旁水肿CT的表现为肿瘤周围有大小不一的低密度区，多位于白质内。脑水肿的程度与肿瘤的恶性程度、生长速度呈正相关；此外，肿瘤压迫静脉窦时脑水肿也较明显。生长缓慢的良性肿瘤水肿多不明显。现多将瘤周水肿分为3级，Ⅰ级：瘤周水肿宽度等于或＜2 cm；Ⅱ级：瘤周水肿＞2 cm，但小于一侧大脑半球宽径；Ⅲ级：瘤周水肿＞一侧半球宽径。

2.占位效应

是指肿瘤本身和/或瘤周水肿造成邻近解剖结构受压变形、闭塞或移位等，在CT图像上可观察脑室系统的变化，客观地反映占位效应的程度。此外，蛛网膜下隙、脑池和血管结构等，亦可作为占位效应的观察对象。

3.颅骨改变

邻近颅骨的肿瘤常可引起不同程度的局部骨质发生改变，特别是在脑外肿瘤时明显。脑膜瘤常伴附着处的骨质增生，垂体腺瘤可引起蝶鞍扩大、鞍底下陷和鞍背骨质破坏，听神经瘤常造成内听道扩大或骨质破坏，脊索瘤表现为斜坡骨质破坏。

三、神经胶质瘤

神经胶质瘤是颅内最常见的肿瘤，占脑肿瘤的35% ～ 40%，男性多于女性，由成胶质细胞衍化而来，可发生在中枢神经系统的任何部位，一般成人多见于大脑，儿童多见于幕下。

（一）星形细胞瘤

星形细胞瘤为最常见的胶质瘤，占颅内肿瘤的13% ～ 26%，占胶质瘤的50%左右，发病高峰在31 ～ 40岁，男性多于女性，男女之比为1.89∶1。肿瘤发生部位以幕上多见，占77.8%，幕下占22.2%；成人多位于额叶和颞叶，儿童多见于小脑和第四脑室。

1.诊断要点

（1）星形细胞瘤（相当于Kernohan星形细胞分类的Ⅰ～Ⅱ级）

①主要症状为癫痫：肿瘤位于大脑半球者有60%发生癫痫，肿瘤接近脑表面者易出现癫痫，约1/3患者以癫痫为首发症状。

②若干年后出现颅内压增高及局灶症状：如位于大脑半球可出现精神改变、感觉障碍、对侧肢体偏瘫和同向偏盲；位于小脑半球者多表现为单侧肢体共济失调；位于蚓部或中线者可出现静止性共济失调、小脑步态和平衡失调。

（2）间变性（恶性）星形细胞瘤（Kemohan分类法的Ⅲ级）

①肿瘤各部位分化为程度不同的星形细胞瘤的恶性类型。

②主要症状为癫痫和局部神经损害和功能丧失，依所在部位产生相应症状。

③肿瘤生长快，可沿脑脊液、室管膜种植转移。

（3）胶质母细胞瘤（Kemohan分类法的Ⅳ级）

①多位于幕上，最多见于额叶和额叶，呈浸润性生长，常侵犯数个脑叶，并可累及对侧大脑半球。

②好发年龄为40～65岁，男女之比为2：1～3：1。

③肿瘤为高度恶性，生长快，易发生颅内种植转移，多数患者自出现症状后3个月之内就诊。

④发病急，脑水肿广泛，头痛、呕吐等颅内压增高症状明显。

⑤因肿瘤出血而出现脑膜刺激征，约33%的患者有癫痫发作。术后极易复发，预后差。

（4）胶质肉瘤（2016年WHO将其归类为胶质母细胞瘤的一种亚型）

①好发于40～60岁，以中年男性多见，是一种具有向胶质和间叶组织双向分化的恶性肿瘤，其肉瘤成分主要为恶性纤维肉瘤或恶性纤维组织细胞瘤。

②临床主要表现为渐进性颅内压增高所致的头痛、呕吐、视神经乳头水肿等。

③多发于幕上，好发于颞叶顶区，大脑半球凸面多见，其次为额顶区。

（5）其他检查

①腰椎穿刺：脑脊液蛋白含量增高，对已有明显颅内压增高患者，应将腰椎穿刺视为禁忌。

②脑电图检查：癫痫为首发症状者主要表现为局灶性低幅慢波，部分表现为广泛的中度或重度异常。

③X线平片：仅可显示颅内压增高和钙化灶。长期颅内压增高可见蝶鞍扩大、鞍背变薄等征象。

④MRI检查：良性胶质瘤表现为T1WI呈低信号，T2WI呈高信号，信号强度均匀，

瘤周水肿轻微，增强扫描时强化不明显。恶性胶质瘤1WI和T2WI信号不均匀或呈混杂信号，瘤周水肿明显，增强扫描肿瘤强化越明显表示恶性程度越高，肿瘤内可有坏死、出血和囊变。

2.CT表现

（1）星形细胞瘤

①CT平扫为边缘不规整的均匀低密度区。

②约1/4的病例可见钙化，肿瘤与周围水肿不易区分。占位效应与病变范围的大小有关。

③增强扫描一般无强化或强化不明显。

④囊性星形细胞瘤平扫为境界清楚的囊性低密度区伴软组织密度的实性部分或壁结节，瘤周常见水肿，占位效应较明显，肿瘤实性部分中度强化。

（2）间变性星形细胞瘤

①CT平扫为边缘欠清楚的不规则形混杂密度区。

②可见占位效应、瘤周水肿和钙化。

③增强扫描可见环形或非完整的环形强化灶，壁较薄但尚均匀。

（3）胶质母细胞瘤

①CT平扫肿瘤因囊变、坏死和出血，多呈边缘模糊的混杂密度肿块。

②瘤周水肿明显，占位效应较显著，钙化少见。

③增强时肿瘤多呈不规则花环样强化，环壁厚薄不均，或呈外形不规则、不均匀强化肿块。

④肿瘤可沿胼胝体浸润至对侧大脑半球。

（4）胶质肉瘤

①平扫表现为低、等混杂密度区，部分病灶内可见略高密度结节影，边界不清，囊变坏死常见，钙化少见，瘤周水肿明显。

②增强后实性成分明显强化，囊性成分无强化，部分病变呈环形强化，环壁可见明显强化的瘤结节。

③少数病变累及邻近脑膜处并侵犯硬脑膜或大脑镰，可见"脑膜尾征"。

（二）大脑胶质瘤病与多发性胶质瘤

1.大脑胶质瘤病

以往又称弥漫性胶质瘤病和弥漫性星形细胞瘤，是一种罕见的胶质瘤类型，是指胶质瘤细胞弥漫分布于神经组织之间，脑组织单侧或双侧大部或全部被星形细胞瘤或少突胶质细胞瘤广泛浸润，无明确边界，多侵犯两个脑叶以上，或累及两侧大脑半球。任何年龄均可发病，30～40岁常见。病理示病变区脑体积增大、变硬，但脑基本轮廓仍保持，多累及脑白质。以邻近中线结构对称性、弥漫性、浸润性生长为特点，最常见的位置是白质通道和视神经，可累及胼胝体和脑穹窿，肿瘤沿软脑膜扩展也较常见。

（1）诊断要点

①临床呈亚急性起病，进行性发展，病程长短不一，平均生存6～9个月，临床表现无特异性。

②早期临床表现轻微，与影像学所见脑组织弥漫性受累表现不一致。

③MRI检查：病变累及两个以上脑叶，呈长T1长T2信号，境界不清，增强后无强化或轻度强化。

（2）CT表现

①病变呈弥漫性、浸润性生长，一侧半球全部或半球的大部或双侧半球普遍性肿大，胼胝体受累弥漫性肿大常见，额颞叶侵犯较多见。

②平扫可见等密度或稍低密度病变，境界不清，邻近脑沟、裂变浅，但没有明显脑结构的破坏，病变区无明显坏死、囊变。

③增强扫描可见肿瘤区常不强化，在疾病晚期也可出现灶状强化。

④病变早期占位效应不明显或较轻，但晚期可出现占位效应。

2.多发性胶质瘤

是指脑内不同部位出现两个或以上的胶质瘤，可分为：①多中心胶质瘤，即不同起源多中心发生，显微镜下各个病灶间没有联系。②多灶性胶质瘤，即多个胶质瘤起源和组织学类型相同。临床常见于中老年人。病理上以星形细胞肿瘤为主，且多属低分化肿瘤，额叶好发，病灶可以分布在同侧大脑半球的不同脑叶，也可分别见于双侧大脑半球，或者同时分布于幕上和幕下。

（1）诊断要点

①临床表现多为头痛、癫痫等非特异性表现。

②MRI检查：脑内多发病灶，额叶多见，因囊变、坏死及钙化多呈不均匀信号，灶周水肿较轻，不同病灶信号可不相同。

（2）CT表现

①平扫多表现为多发斑片状低密度影，部分可呈等、低混杂密度影，极少数可表现等、高混杂密度影。

②一般表现为中度占位效应和瘤周水肿；

③增强扫描表现为明显不均匀强化，可呈团块样、花环样，少部分可呈斑片样或哑铃样，部分病灶可见胼胝体、中线结构、硬脑膜强化。

④病灶大多可见囊变、坏死。

（三）少突胶质细胞瘤

少突胶质细胞瘤占颅内肿瘤的1.3% ~ 3.8%，占胶质细胞瘤的6%，是颅内最易发生钙化的脑肿瘤之一。发病高峰年龄为30 ~ 40岁，男女之比为2 ：：1。分为少突胶质细胞瘤和间变性（恶性）少突胶质细胞瘤，肿瘤多位于大脑半球脑白质内（绝大多数位于幕上，占95.91%，额叶最多见，其次为顶叶和额叶），浸润范围较广泛，恶性者核分裂现象常见，个别可见肿瘤细胞随脑脊液播散：

1.诊断要点

（1）少突胶质细胞瘤

①肿瘤生长缓慢，发病至就诊时间平均为2 ~ 3年。

②癫痫为最常见的症状，占52% ~ 79%，常以癫痫为首发症状，部分患者因此而被误诊，以致出现颅内压增高才被发现肿瘤存在。

③精神症状常见于额叶肿瘤，尤其是广泛浸润者，以情感异常和痴呆为主。

④肿瘤侵犯大脑皮质运动和感觉区可出现相应的表现

⑤X线平片示肿瘤钙化斑多呈条带状或点片状，钙化占34% ~ 70%。

（2）间变性少突胶质细胞瘤

①肿瘤各部分为分化程度不同的恶性类型。

②病程进展缓慢，常以局灶性癫痫为首发症状。

③3X线平片可显示肿瘤的钙化呈条带状或团絮状。

④MRI检查：肿瘤多位于额叶，常累及皮质，T1WI及T2WI信号不均匀，间变性者可见中度至明显强化。

2.CT表现

（1）少突胶质细胞瘤

①CT平扫多为混杂密度灶，边缘不甚清楚。

②特征性表现为瘤内有弯曲条带状、斑块状或不规则状高密度钙化灶，钙化发生率为70%左右。

③瘤内可见低密度囊变区，有时可见高密度出血区。

④增强扫描肿瘤实性部分呈轻到中度强化。无或轻度瘤周水肿，占位效应轻。

⑤恶性者强化和瘤周水肿均明显，而钙化较少见：

（2）间变性少突胶质细胞瘤

①肿瘤多位于额叶，颞叶次之，单发多见，呈浸润性生长并侵犯大脑皮质。

②CT平扫表现与少突胶质细胞瘤相似，表现为质地不均匀的肿块，呈稍低、等或稍高密度，可见不规则、条带状和棒状钙化，瘤内囊变、坏死和出血常见。

③占位效应和瘤周水肿较少突胶质细胞瘤明显，近脑表面者可以引起邻近的骨质膨胀性改变。

④增强扫描见肿瘤呈较明显强化，囊变坏死区无强化。

（四）室管膜瘤

室管膜瘤多属良性肿瘤，占颅内肿瘤的2%～9%，占胶质瘤的12.21%。本病多见于儿童，占儿童颅内肿瘤的6.1%～12.7%，发病高峰10～15岁，男女之比为1.9:"肿瘤多位于脑室内，少数可位于脑组织内。肿瘤的发病部位：3/4位于幕下，1/4位于幕上，在儿童幕下占绝大多数，易随脑脊液循环发生种植性转移。

间变性室管膜瘤可由室管膜瘤恶变而来，也可直接由室管膜细胞演变而成。临床上多见于小儿及青少年，最常见于幕上脑实质内，其次为第四脑室。较室管膜瘤更易发生脑脊液播散，预后更差。

1.诊断要点

（1）第四脑室室管膜瘤

①颅内压增高症：其特点是间歇性，与头位变化有关，晚期常呈强迫头位，头多前屈或前侧屈：

②脑干与脑神经损害症状：后者包括第Ⅴ、Ⅵ、Ⅶ、Ⅷ、Ⅸ、Ⅹ、Ⅺ和Ⅻ脑神经。

③小脑症状：走路不稳、眼球震颤、共济失调及肌张力减低口

（2）侧脑室室管膜瘤

①颅内压增高症：肿瘤较小时可随头位变化产生发作性头痛伴呕吐，时轻时重，患者常有强迫头位；肿瘤较大引起脑脊液循环受阻时，才出现持续性颅内压增高症状一

②肿瘤的局部症状：可表现为对侧轻偏瘫、偏身感觉障碍和中枢性面瘫。

（3）第三脑室室管膜瘤

发生于此部位少见，但肿瘤易阻塞脑脊液循环，故早期即可出现颅内压增高，并呈进行性加重。

（4）间变性室管膜瘤

常以癫痫为首发症状，因肿瘤生长部位不同而出现不同神经损害，发生在第四脑室者可引起明显的梗阻性脑积水而出现高颅压症状。

（5）MRI检查

多呈等或长T1、混杂T2信号，信号不均，囊变、钙化常见，强化明显且不均匀；边界不清，可侵犯周围结构，中重度瘤周水肿，并可沿脑脊液种植转移。

（6）腰椎穿刺

半数患者脑脊液蛋白增高，近1/5的患者有细胞数增高。脑脊液中常有肿瘤细胞脱落。

（7）X线平片

约74%的患者有颅内压增高，引起颅骨异常，15%可见钙化灶。

2.CT表现

（1）室管膜瘤

①CT平扫多见位于第四脑室内的等密度或稍高密度肿块，边缘不光整，呈分叶状。

②瘤内常见散在分布的小斑点状钙化和低密度囊变区。

③位于第四脑室、侧脑室及第三脑室内的肿瘤均可引起脑积水。

④增强扫描肿瘤多呈不均匀性中度强化。

⑤位于脑实质内瘤体多见于顶枕叶，较大的实性肿瘤常伴较大范围的囊变区。

（2）间变性室管膜瘤

①幕上常见，肿瘤多位于颞顶枕叶交界处及额叶。

②平扫与室管膜瘤相似，多呈等密度或稍高密度，但病灶常较大。

③瘤内囊变可见，但常较室管膜瘤囊变少而小，出血、坏死相对常见，钙化相对少见。

④增强扫描肿瘤呈明显不均匀强化或环形强化，瘤周水肿一般较重，占位效应更明显。

（五）室管膜下瘤

室管膜下瘤是一种罕见的生长缓慢的良性肿瘤，2016年WHO神经系统肿瘤分级为Ⅰ级，室管膜下瘤占颅内肿瘤的0.2%～0.7%，约占室管膜肿瘤的8%，该病好发于中年男性，平均发病年龄42～49岁，男女比例2∶1～4∶3。可发生于脑室通路的任何部位，主要见于侧脑室（靠近孟氏孔或透明隔）及四脑室内，其次是三脑室、导水管和脊髓中央管，发生在脑实质的罕见。室管膜下瘤血运不丰富，与周围组织粘连不紧密，易于手术切除，不易复发，预后良好，其Ki-67标记指数低，多＜1.4%。

1.诊断要点

①室管膜下瘤生长缓慢，大多无明显症状。

②肿瘤阻塞脑脊液循环通路，如孟氏孔、导水管等可引起梗阻性脑积水及颅内压增高，从而出现头痛、头晕、眼花、恶心或喷射性呕吐等。

③位于脑实质和位于脑室系统的室管膜下瘤的临床表现不同，与所在脑的功能区有关。

④少数室管膜下瘤可发生脑室内出血，表现为急性严重头痛及意识障碍。

⑤室管膜下瘤的典型病理特征为显微镜下形态一致的簇状细胞核埋入致密的胶质纤维基质中，常伴微囊形成。

⑥MRI检查：肿瘤边界清楚，可为浅分叶状，呈长T1、长T2信号为主，瘤体内的囊变、出血、钙化使病灶信号不均匀，瘤体内微囊结构最具特征，瘤周无水肿，室管膜下瘤增强扫描无强化或仅有轻度强化。

2.CT表现

①病灶多位于侧脑室靠近孟氏孔或透明隔处，主要表现为边界清楚的类圆形、椭圆形结节或团块，部分病灶呈分叶状。

②CT平扫：以等或稍低密度为主，合并多发小囊变呈更低密度，瘤内出血时局部呈高密度，可伴有颗粒或小结节样钙化，钙化出现率较低有时合并幕上脑积水。

③增强扫描：室管膜下瘤血供较差，血脑屏障相对完整，含有丰富的胶质纤维且伴有多发小囊状结构，因此肿瘤实性部分大多数呈轻度强化。

四、脑膜瘤

脑膜瘤90% ~ 95%为良性，占颅内肿瘤的13.4%，发生率仅次于胶质瘤，居第二位，发病的高峰年龄在45岁。女性发病多于男性，男女之比为1：2。脑膜瘤起源于脑膜及脑膜间隙的衍生物，大部分来自蛛网膜帽状细胞，其好发部位与蛛网膜纤毛分布情况一致，多见于矢状窦旁、大脑凸面、蝶骨嵴、鞍结节、嗅沟、桥小脑角和小脑幕等部位；恶性脑膜瘤的生长特性、细胞形态具有恶性肿瘤的特点，且可以发生转移。

（一）诊断要点

①脑膜瘤生长缓慢，病程长，颅内压增高症状多不明显，常因肿瘤生长缓慢、瘤体长得很大而临床症状轻微，出现早期症状平均要2.5年

②局灶性症状，常以头痛和癫痫为首发症状根据肿瘤部位不同还可出现视力、视野、嗅觉或听觉障碍及肢体运动障碍等。

③常引起邻近的颅骨增生、受压变薄或破坏，甚至穿破骨板，使头皮局部隆起。

④脑电图检查：多为局限性异常Q波、懒波，背景脑电图的改变较轻微。脑膜瘤的血管越丰富，δ波出现越明显。

⑤X线平片：

a.脑膜瘤易引起颅骨的各种改变，头颅平片的定位征出现率可达30% ~ 60%。

b.颅骨内板增厚，骨板弥漫性增生，外板骨质增生呈针状放射。

c.局部骨板变薄和破坏的发生率为10%左右。

d.颅板的血管压迹增多。

⑥脑血管造影：

a.脑膜血管多为粗细均匀、排列整齐的小动脉网，动脉管腔纤细，轮廓清楚，呈包

绕状。

b.肿瘤同时接受来自颈外、颈内动脉或椎动脉系统的双重供血。

c.可见对比剂在肿瘤中滞留和肿瘤染色。

d.肿瘤周围脑血管呈包绕状移位。

⑦MRI检查：

①肿瘤内可见流空血管影。

②T1WI肿瘤周边可见假包膜形成的低信号环

③增强时瘤体常呈均匀强化，并可见"脑膜尾征"（"Dural tail征"），即与瘤体相连的硬脑膜呈窄带状强化。

（二）CT 表现

①CT平扫见类圆形稍高密度、边缘清楚、具有脑外病变特征的肿块。

②"广基征"：肿瘤以广基底与骨板、大脑镰或天幕密切相连。骨窗见骨板骨质增生或受压变薄，偶见骨破坏。

③瘤内可见沙粒样或不规则钙化（10%～20%），亦可发生坏死、出血和囊变，其中少数病灶呈完全钙化型或完全囊变型。

④增强扫描肿瘤多呈均匀一致性中度增强，瘤周水肿程度不一，占位效应明显。

⑤板障型脑膜瘤：

a.表现为成骨性或者溶骨性骨质破坏，以成骨性较为多见，也可表现为混合性

b.成骨性破坏CT平扫表现为骨质浓密增高或呈磨玻璃状改变，内外板界限不清，可呈不规则锯齿状或花边状；增强扫描多无强化。

c.溶骨性破坏CT表现为骨质破坏呈溶骨样，可伴有软组织肿块，颅骨内、外板可破坏消失或部分残存；增强后呈较均匀强化。

⑥恶性脑膜瘤少见，肿瘤生长迅速，具有明显的侵袭性，瘤周水肿较明显。

五、蝶鞍区病变

（一）垂体腺瘤

垂体腺瘤是常见的良性肿瘤，约占颅内肿瘤的10%，居第三位。成年人男女发病率相等，但分泌泌乳素的微腺瘤多为女性。垂体腺瘤近年来发病有增多趋势，特别是多见于育龄期妇女。肿瘤对人体的危害主要包括：①垂体激素过量分泌引起一系列的代谢紊乱和脏器损害。②肿瘤压迫使其他垂体激素分泌低下，引起相应靶腺的功能低下；③压迫蝶鞍区结构引起相应的功能障碍。

垂体腺瘤在大体形态上可分为：微腺瘤（直径＜1.0 cm）、大腺瘤（直径＞1.0 cm）和巨大腺瘤（直径＞3.0 cm）。根据垂体腺瘤分泌激素的功能不同分为：①泌乳素细胞腺瘤；②生长激素细胞腺瘤；③促肾上腺皮质激素细胞腺瘤；④促甲状腺素细胞腺瘤；⑤促性腺激素细胞腺瘤；⑥多分泌功能细胞腺瘤；⑦无内分泌功能细胞腺瘤。根据垂体腺瘤生物学特性不同分为：①侵袭性腺瘤；②非侵袭性腺瘤。

1.诊断要点

（1）不同垂体腺瘤的临床表现

①泌乳素（prolactin，PRL）腺瘤：约占垂体腺瘤的31%，主要以泌乳素增高、雌激素减少所致的闭经、溢乳、不育、男性乳房发育和性功能减退为临床特征。

②生长激素（human growth hormone，HGH）腺瘤：约占垂体腺瘤的15%，由于生长激素持续分泌过多，在青春期前表现为巨人症，成人表现为肢端肥大症。

③促肾上腺皮质激素（adrenocortictropic hormone，ACTH）腺瘤：占垂体腺瘤的5%～10%，过多的ACTH引起皮质醇增多症（Cushing综合征），出现向心性肥胖、皮肤黑色素沉着等。

④无功能性腺瘤：占垂体腺瘤的20%～35%，多见于中年男性和绝经后女性。当肿瘤生长较大时，压迫视交叉和垂体组织可出现头痛、视力障碍和垂体功能低下。

（2）头痛

早期约2/3的患者出现头痛，呈间歇性发作。当肿瘤突破鞍膈时，疼痛可减轻或消失，出现高颅压时头痛剧烈。

（3）视力视野障碍

肿瘤较大时，60%～80%的患者会出现不同程度视功能障碍，典型者多为双颞侧偏盲。随着肿瘤的增大，依次出现颞下、鼻下、鼻上象限受累，以致全盲。

（4）其他神经和脑损害

尿崩症、精神症状和颅内压增高等。

（5）其他检查

①内分泌检查：应用内分泌放射免疫超微测量法，发现泌乳素、生长激素和促肾上腺皮质激素等水平升高。

②X线平片：对诊断垂体腺瘤十分重要，可见蝶鞍扩大，鞍底下移或呈双底，后床突骨质吸收和破坏。

③MRI检查：对垂体微腺瘤的诊断优于CT，垂体内常见低信号区，并见垂体上缘饱满、垂体柄和神经垂体的移位。

2. CT表现

（1）垂体大腺瘤

①CT平扫见鞍内及鞍上池处圆形或类圆形等密度（63%）或稍高密度（26%）肿块。

②肿瘤密度多较均匀，少数因坏死、囊变和钙化而致密度不均，钙化少见，发生率为1% ~ 14%。

③增强扫描示肿瘤呈均匀性或环形中度强化。

④肿瘤向上生长突破鞍膈，在冠状位上为哑铃状称之为"束腰征"。肿瘤大时向上侵犯鞍上池和视交叉；向下侵犯蝶窦；向两侧侵犯海绵窦。

（2）垂体微腺瘤

①直接征象：增强早期在垂体腺中出现类圆形、边界较清、局限性低密度区。延迟扫描微腺瘤呈等密度或高密度，所以扫描时间要早。

②间接征象：

a.垂体高度异常：垂体腺瘤40% ~ 82%有垂体高度增加（垂体正常高度：男性＜7 mm，女性＜9 mm）。但正常高度的垂体内发现微腺瘤也并不少见。

b.垂体上缘膨隆：78% ~ 84%的病例可见此征象。膨隆可以居中，但偏侧更有意义（注意青年女性正常垂体上缘可轻度隆起，垂体高度可达10 ~ 12 mm）。

c.垂体柄偏移：18% ~ 32%的病例可见此征象。

d.一侧鞍底局限性下陷或骨质改变：58% ~ 63%的病例可见此征象。

e."血管丛征"（"Tuft征"）：动态CT增强扫描时，肿瘤使垂体内毛细血管床受压、移位称血管丛征。垂体毛细血管床表现为圆形血管丛，位于中线，垂体柄前，直径3 ~ 4mm，有的分散在垂体上方，表现为一平行的带状影。

（二）Rathke囊肿

Rathke囊肿是起源于垂体Rathke囊的先天性发育异常，又称垂体囊肿、上皮黏液囊肿、上皮样囊肿和垂体胶样囊肿等胚胎期的垂体Rathke囊大多数退化消失，只有个别的没有退化，形成Rathke囊肿。在13% ~ 22%的尸检中，垂体远部和中间部可发现Rathke囊肿。多见于中年女性，男女发病比例为1 ∶ 2。

1.诊断要点

①大部分患者无症状，有症状者仅占颅内肿瘤患者的1%，以头痛、视力障碍、闭经、性欲减退等为主要表现。

②临床上垂体Rathke囊肿术后很少复发，预后良好；而囊性颅咽管瘤容易复发，预后不良。

③MRI信号多样，通常在T1WI表现为低信号，少数为高信号或等信号；T2WI常为高信号，其信号变化主要取决于囊液中的蛋白质浓度和继发出血的时间。

2. CT表现

①Rathke囊肿形状多为圆形、卵圆形，边缘清晰，无分叶。

②大多数病例中蝶鞍是不扩大的。

③CT平扫多见鞍内及鞍上圆形囊性低密度区，多为均匀低密度，有时接近脑脊液，少数为等密度或高密度，多为囊液内蛋白含量较高或继发出血引起囊壁边缘清楚，可出现钙化：

④增强后囊肿一般不强化，当合并感染时，囊壁增厚并可强化。

⑤少数患者出现强化可能是由于垂体组织或周围组织受压引起的炎性反应，导致反应性血管增生。

（三）空泡蝶鞍综合征 |

空泡蝶鞍综合征（empty sella syndrome，ESS）简称"空鞍征"，是指蝶鞍被脑脊液所占据，致蝶鞍扩大，垂体受压缩小，临床出现占位症状及内分泌改变的一组综合征。鞍膈的唯一开口有垂体柄通过，通常可防止脑脊液进入鞍内，当出现鞍膈先天性缺陷、脑脊液压力升高、鞍区蛛网膜粘连、垂体病变及某些内分泌因素作用时，垂体回缩而致空蝶鞍。原发性空泡蝶鞍综合征的发病率男性略高于女性，年龄在15～63岁，以35岁以上者居多。

1. 诊断要点

①临床表现：多有头痛、肥胖、视力减退和视野缺损，伴颅内压增高。少数患者有内分泌失调，以性功能减退为主，也可出现下丘脑综合征；女性可出现月经紊乱、泌乳等。儿童多见生长激素缺乏所致的身材矮小、骨骼发育不良和甲状腺功能低下等表现。

②X线平片：显示蝶鞍扩大，呈球形或卵圆形。蝶鞍骨质多有吸收，蝶鞍背、后床突可近乎消失，颅骨食其他结构可有轻度骨质吸收，此与慢性颅内压增高有关。

③MRI检查：垂体组织受压、变扁，紧贴于鞍底，鞍内充满水样信号的物质，垂体柄居中，鞍底明显下陷。

2. CT表现

①CT平扫见鞍内水样低密度区，增强后无强化。

②横断面图像可显示扩大的垂体窝，窝内垂体萎缩，充满低密度的脑脊液。

③冠状位图像见扩大的蛛网膜下隙占据蝶鞍上方，垂体受压，可伴蝶鞍扩大。

（四）垂体发育不良

垂体发育不良分为前叶发育不良及后叶发育不良。胚胎第4个月时，垂体各个组成部分已基本分化，至胎儿娩出前垂体已分化完全。因此，在胎儿出生前，任何影响垂体发育的因素及产伤均可导致出生后垂体发育不良。垂体发育不良多由于宫内不良因素及出生后窒息所致低氧血症或低灌注等而导致垂体激素释放不足或缺乏，常有生长激素缺乏、性激素不足等。以男性患儿多见，通常因身材矮小而就诊。目前垂体组织不能通过治疗再生或移植，对确诊患者激素替代治疗越早越好。

1.诊断要点

①临床表现：以男性患儿多见，生长发育迟缓，青春发育期延迟，身材矮小，面容幼稚，生殖器幼稚。

②实验室检查：以垂体前叶激素缺乏为主，生长激素缺乏明显者多见，伴有性激素不足。

③MRI检查：小蝶鞍，垂体腺小，垂体腺高度小于2 mm，漏斗部不见，T1WI矢状位垂体后叶高信号阙如或者高信号出现在漏斗上部或下丘脑

2.CT表现

①垂体窝浅：失去正常形态，垂体窝的改变有诊断意义。

②垂体低矮：以垂体前叶体积缩小为主，垂体高度低于同年龄组。

③垂体柄纤细或阙如及垂体后叶异位：以MRI显示佳。

（五）双重垂体和异位神经垂体

双重垂体是一种罕见的垂体腺发育异常患者伴有面部和脑内的X发育畸形，如腭裂、器官距离过远、颅咽管永久存在、脑中线连接结构缺失等。正中颅面畸形的患者常伴A有双垂体畸形，有人把双垂体归为正中颅面畸形的表现。

异位神经垂体是指神经垂体位置异常，不位于蝶鞍内，时同时伴有身材矮小和生长激素缺乏。病因及发病机制尚无定论，有学者认为与围生期异常或外伤引起垂体柄损伤有关。还有学者认为垂体柄及垂体先天发育异常也是病因之一，因为患者可合并脑内及其他器官畸形。异位神经垂体常合并垂体柄阙如或变细及垂体前叶发育不良，称垂体柄阻断综合征（pituitary stalk interruption syndrome, PSIS）。

1.诊断要点

（1）临床表现

患者常合并有中线颅面部发育异常，少数可表现生长激素缺乏；异位神经垂体多为一种或多种腺垂体激素缺乏，患儿常表现为身材矮小。

（2）MRI检查

①双重垂体：可见两个垂体腺由一层薄的隔膜分开，每个垂体通过各自的垂体柄与下丘相连，异位的垂体后叶组织可附于第三脑室底，表现为略高信号的长条状组织，并使第三脑室底增厚。蝶鞍通常不扩大。

②异位神经垂体：表现为垂体后部高信号的神经垂体消失，近段垂体柄阙如或明显变细，漏斗近侧或灰结节部位可见高信号的异位神经垂体。

2.CT表现

①双重垂体：垂体窝浅，蝶鞍的两侧见垂体组织及双垂体柄连接到双侧的下丘脑。

②异位神经垂体：CT显示神经垂体欠佳，增强扫描垂体呈明显强化，较平扫显示清晰，可较好观察鞍区骨质的改变，但较难分辨神经垂体。

（六）垂体良性增生

垂体良性增生的含义为垂体可逆性增大，是一种或多种激素分泌细胞增生，而非肿瘤形成。垂体增生分为生理性和病理性两种。生理性增生常为垂体对生理刺激的正常反应，如幼儿期、青春发育期、妊娠和哺乳期等。病理性增生常发生于垂体腺靶腺长期功能低下的患者，因为靶腺功能低下反馈性刺激垂体腺而发生代偿性增生，如甲状腺功能减退、肾上腺功能减退、性腺功能低下、性早熟及长期大量使用外源性雌激素、下丘脑肿瘤和异位分泌下丘脑释放激素的非垂体肿瘤等。甲状腺功能减退症是继发性垂体增生最常见的病因，其发病机制是甲状腺激素长期缺乏通过负反馈机制导致下丘脑促甲状腺释放激素升高，进而刺激垂体分泌，导致垂体细胞增生。组织学上可分为弥漫性增生和结节性增生。前者常为生理性增生，后者常为病理性增生。多数只需采用内科保守治疗即可。

1.诊断要点

①临床表现：成人患者可有垂体靶腺功能低下，以甲状腺功能减低症状及泌乳多见；儿童患者以生长发育迟滞、身材矮小为突出表现，也有表现为性早熟和高泌乳素血症。

②MRI检查：表现为垂体前叶均匀增大，呈等T1、等T2信号，其垂体后叶高信号清晰可见，垂体柄居中。动态增强表现为增强曲线与垂体实质一致，无异常强化或延迟强化区域。

2.CT表现

①垂体增生多为膨胀性改变，形态较为规则，当垂体过度增生突破鞍膈呈"钟形"或"球形"，可压迫视交叉及鞍上池，但不会有颅底骨质和双侧海绵窦受侵犯征象。

②由于腺垂体增生，垂体柄可增粗。

③增强扫描：垂体组织均匀一致强化。

第二节 脑血管病变

一、脑出血

脑出血是指脑实质内的出血。按病因分为外伤性和非外伤性两类，后者又称为原发性或自发性脑出血，为脑内的血管坏死、破裂而引起的出血，如高血压、动脉瘤、血管畸形、血液病和脑肿瘤等G其中以高血压性脑出血最为常见，本节做重点叙述。

高血压性脑出血，其发生率约占脑出血的40%，发病率在脑血管疾病中仅次于脑梗死，占第二位，但死亡率却占脑血管病的首位。多见于50岁以上成人，男女发病率相似。一般认为是在原发性高血压和脑动脉硬化的基础上，在血压骤升时引起的脑小动脉破裂所致。出血部位多见于基底节，约占2/3，其次为丘脑、脑干、小脑，也可见于大脑半球脑叶。脑出血一般分为急性期、亚急性期和慢性期。血肿及周围脑组织在不同时期的CT表现与血肿形成、吸收与囊变三个阶段的病理过程基本一致。血肿破入脑室可使血液流入脑室系统和蛛网膜下隙。

（一）诊断要点

①多有高血压病史，常在情绪激动或过度体力活动时发病。

②起病急骤，多为突然发病，常有剧烈头痛、频繁呕吐、血压升高、语言不清等，病情发展迅速，很快就出现偏瘫、失语及不同程度的意识障碍，甚至昏迷。

③除以上表现外，各部位出血还可出现相应的症状和体征，常见的出血部位有：

基底节：常累及内囊，可见典型的偏瘫、偏身感觉障碍和偏盲"三偏征"。

脑干：多见于脑桥出血，常有持续性高热、针尖样瞳孔、面部和四肢瘫痪或交叉性瘫痪，严重的可，在数分钟内进入深度昏迷。影响脑干呼吸中枢可出现呼吸不规则，早期就可出现呼吸困难。

小脑：可引起病侧肢体共济失调，但瘫痪不明显。若大量出血压迫脑干，甚至会发生枕大孔疝。

脑室：脑内血肿破入脑室，往往在起病后1～2小时进入深度昏迷，出现四肢抽搐或四肢瘫痪；可有脑膜刺激症状，双侧病理反射阳性；呼吸深沉、带鼾声，脉搏快速、微弱且不规则，血压不稳定，体温升高等。

④MRI检查：脑出血的MRI信号改变可分为五期：

a.超急性期：MRI观察不如CT，但对于出血3天后病程演变的观察则优于CT。

b.急性期（＜3天）：血肿在T1WI为等信号，在T?WI为低信号。

c.亚急性期：在较早阶段，T1WI血肿边缘出现环状高信号，由周边开始逐渐向内发展；血肿出现后6～8天，T1WI亦呈高信号，从周边向中央扩散。

d.慢性期（≥15天）：血肿在T1WI，T2WI均为高信号，在T2WI上血肿与水肿之间出现低信号环。增强扫描亦呈环形强化。

e.残腔期（＞2个月）：形成一类似脑脊液的囊腔，T1WI为低信号，T2WI为高信号。

⑤腰椎穿刺：如脑出血破入脑室或蛛网膜下隙，脑脊液为血性。

（二）CT表现

1.CT平扫

（1）血肿及周围脑实质密度根据病期不同而表现各异

①新鲜血肿表现为脑内边界清楚的高密度区，呈肾形、椭圆形或不规则形，密度均匀，CT值为50～80 HU，血肿周围常有一低密度水肿带。

②发病后3～7天，高密度血肿边缘模糊变淡，溶解与吸收逐渐向中心扩展，周围低密度环影增宽，高密度灶向心性缩小，血肿CT值下降，1个月以后形成等密度或低密度灶。

③2个月后，血肿完全吸收液化形成囊腔，密度与脑脊液相似。

（2）血肿及周围水肿引起占位效应

①占位效应与血肿大小、水肿轻重、位置深浅有关。血肿越大，占位效应越明显，可并发脑疝。

②血肿及周围水肿引起占位效应，多在出血后2周水肿最明显，占位效应最重。

③2周后，随着血肿吸收和水肿减轻，占位效应逐渐缓解。

④2个月后，占位效应消失，囊腔缩小，可有邻近脑组织萎缩改变。

（3）急性期脑出血可破入脑室或蛛网膜下隙

①进入脑室的血液可累及一侧、两侧侧脑室或全部脑室系统。

②少量积血仅见于侧脑室后角或三角区，与上方脑室的脑脊液形成液-血平面，大量出血则可形成脑室铸型。大量蛛网膜下隙出血可显示积血部位的脑池铸型。

③CT往往可发现血肿破入脑室的途径，以基底节内囊区血肿破入侧脑室最为多见。

④脑室内积血较脑内血肿吸收快，1～3周可完全吸收。

2.增强扫描

①新鲜血肿无强化。出血后1周表现为血肿周围环形强化，环影可将环外低密度水肿与环内低密度血肿周边吸收带分开，中心高密度灶不强化。环形强化可持续2～3个月，以4～6周时为最明显。

②一般在急性期和慢性期因 CT 表现较为典型，不需要增强扫描只有在血肿呈等密度时，增强意义较大。

二、脑梗死

脑梗死是指因脑血管阻塞而造成的脑组织缺血性坏死或软化。在急性脑血管疾病中脑梗死占 50%以上，40 岁以上者发病较多，最多见于 55～65 岁。其原因有：①脑血栓形成：继发于脑动脉粥样硬化、动脉瘤、血管畸形、感染或非感染性动脉炎等，以脑动脉粥样硬化引起血栓形成最常见。②脑栓塞：如血栓、气体和脂肪栓塞。③低血压和凝血状态，根据脑梗死的病理改变，可将其分为三期，即缺血期、梗死期和液化期，CT 能很好地反映各期病理变化

脑梗死临床类型主要包括动脉粥样硬化血栓性脑梗死、栓塞性脑梗死和腔隙性脑梗死，另有 30%～40%在临床上不易分清为哪一型。脑梗死可发生在脑内任何部位，但以大脑中动脉供血区为多，梗死的晚范围与阻塞血管大小、血流量多少及侧支循环建立状况等有关。脑的穿支动脉闭塞后，可引起大脑深部，尤其是基底节、内囊、丘脑、半卵圆中心、皮质下白质等部位较小的梗死，直径为 5～15 mm，称为腔隙性脑梗死。在脑梗死的基础上，原梗死区内又发生的脑出血称为出血性脑梗死。

（一）诊断要点

1.脑梗死的临床表现

脑梗死的临床表现较为复杂，取决于脑损害的部位和大小，常见的临床表现如下：

①神经系统功能障碍：主要表现有头晕、头痛，部分患者有呕吐及精神症状，一般在最初 24 小时发展至高峰，可有不同程度昏迷。

②受累血管分布区脑部损害症状：如"三偏征"、失语、抽搐、共济失调等，较重的可表现为意识丧失、两便失禁、呼吸不规则。

2.不同类型脑梗死的临床特点

（1）动脉粥样硬化性脑梗死

①发病年龄较高，常伴有动脉粥样硬化或高血压、糖尿病

②常于安静状态下发病，尤其是晨间睡醒后，发病前可能有短暂脑缺血发作史

③症状常在几小时后逐渐加重：

④意识常保持清晰，但局部脑损害症状比较明显。

（2）栓塞性脑梗死

①发病年龄不一，以中青年居多。

②起病急骤，大多无前驱症状，起病后在很短的时间内症状可发展至高峰，也可因反

复多支血管栓塞，在数天内呈阶梯式进行性恶化。

③多数患者表现为失语、上肢单瘫、偏瘫、局灶性抽搐等。偏瘫以面部和上肢为重，少数患者表现为共济失调、交叉性瘫痪

④栓子来源分为心源性和非心源性，如同时伴有其他脏器栓塞存在，则有助于脑栓塞的诊断。

（3）腔隙性脑梗死

①发病年龄大多在50岁以上，患者常有高血压动脉粥样硬化、糖尿病、高脂血症。

②呈急性或亚急性起病，多无意识障碍。

③临床表现大多较轻，但颇为复杂，常见的有纯运动性卒中、伴有运动性失语的运动性卒中、纯感觉性卒中及感觉运动性卒中等。

（4）出血性脑梗死

临床表现差别较大，部分患者可在脑梗死发生后，症状再次加重，有的患者仅表现有脑梗死症状，以后的病程无明显波动。

3.MRI检查

应用MRI弥散成像和灌注成像可于梗死后数小时就发现病灶。在梗死区主要表现为T1WI低信号、T2WI高信号。对于腔隙性梗死灶，MRI比CT可更早期显示出较小病灶，明显优于CT检查：

4.脑血管造影

可直接显示血管闭塞，但不能显示脑梗死

（二）CT 表现

1.缺血性脑梗死

（1）CT平扫

①仅少数患者于发病24小时内出现边界不清的稍低密度灶，而大部分患者于24小时后才可见边界较清楚的低密度灶，密度可不均匀；其部位及范围与闭塞血管供血区一致，可同时累及皮质与髓质，多呈三角形或楔形，发生在分水岭区域的脑梗死多呈线条形

②发病1 ~ 2周，梗死区的密度进一步降低，且逐渐均匀一致，边界更加清晰。

③发病2 ~ 3周，梗死区密度较前升高，病灶范围可缩小，变得不清楚，较小的病灶可完全变为等密度，称为"模糊效应"。

④发病4 ~ 8周，梗死灶的密度逐渐下降，与脑脊液密度相近，最后可形成囊腔。

（2）增强扫描

①一般梗死后3 ~ 7天即可出现强化，2 ~ 3周发生率最高，且强化最明显，可持续4 ~ 6周。

②梗死灶强化形态可多种多样，多数表现为脑回状或斑点状变化：

（3）占位效应

①梗死灶由于并发脑水肿而出现占位效应，其程度根据梗死区大小不同可造成局灶性或广泛性脑室系统变形、推移和中线结构移位。

②占位效应在发病当天即可出现，发病后1～2周表现最显著。

③发病2周后占位效应由重转轻，逐渐消失；最后囊腔形成，可出现负占位效应，邻近脑实质萎缩，脑沟、脑池增宽，脑室扩大，中线结构可向患侧移位。

2.腔隙性脑梗死

（1）CT平扫

①一般在发病后48～72小时可表现为圆形、卵圆形低密度灶，边界不清。4周左右形成脑脊液样低密度软化灶。

②多位于基底节内囊区、丘脑、脑室旁深部白质、脑桥等，罕见累及皮质

③病灶大小一般为5～15 mm，＞15 mm为巨大腔隙灶。

（2）增强扫描

在发病后2～3周可以出现强化现象。

（3）占位效应

无明显占位效应。

3.出血性脑梗死

（1）CT平扫

常于发病后1周至数周，在三角形或楔形低密度梗死区内出现不规则斑片状高密度出血灶，边界不规则。

（2）增强扫描

在梗死的低密度区中仍可显示脑回状、斑片状强化。

三、中枢神经系统血管炎

中枢神经系统血管炎（central nervous system vasculitis, CNSV）是一种由多种病因引起的血管壁炎症性病变，多累及脑实质及脑膜的小血管，引起相应供血区脑组织的缺血或梗死性病变。发病年龄为15～96岁，以40～50岁为发病高峰，男性发病率较女性略高或相同。病因除极少数和微生物的直接感染有关外，多数血管炎可能为微生物感染所诱发的自身免疫异常所致，表现为血管壁的炎性细胞浸润，血管壁坏死、渗出和血栓形成，在炎症后期出现血管壁的纤维化和动脉瘤形成。

（一）诊断要点

大脑为最常受累及的部位，其次为脑桥、延髓、小脑和脊髓C血管炎主要累及软脑膜及皮质的中小动脉血管壁，较少累及静脉和微静脉。

1.临床表现：

①具有高度可变性，可急性或隐匿起病，但通常潜伏期6个月或更长，病程呈现进展性或波动性。

②神经系统症状和体征呈局限性或弥漫性，但基本具有三个主要表现：头痛、多灶性神经功能缺陷和弥漫性脑损害症状。

③典型者有非定位体征（头痛、精神错乱、认知功能降低）和大范围的神经功能缺陷（TIA、脑卒中、肢体瘫痪、脑神经障碍、共济失调、癫痫发作、脊髓病）。

④全身症状如发热、消瘦、关节或肌肉酸痛少见，并且没有炎症的血清学证据或自身抗体存在。

⑤临床常用检查方法包括脑脊液检查、MRI、脑血管造影、软脑膜和皮质活检。

2.原发性血管炎的诊断标准

①临床症状主要为头痛和多灶性神经系统障碍，症状至少持续6个月或首发症状非常严重。

②血管造影发现多发的动脉节段性狭窄。

③系统性炎症或感染性疾病除外。

④软脑膜或脑实质活检证实为炎症，无微生物感染、动脉粥样硬化和肿瘤的证据。

3.脑血管造影

约60%的患者出现异常改变，主要表现为动脉狭窄、扩张和阻塞，也可以表现为动脉的串珠样改变和动脉瘤形成，但这些征象均非特异性表现，也可出现在肿瘤、感染、动脉硬化和痉挛性血管病变中。

4.MRI检查

①常见两种类型：一是双侧病灶，侵犯了灰白质，但以白质为主，MRA无血管异常发现；二是单侧病灶，主要位于额顶叶深部白质内，信号与梗死类似。

②磁共振血管成像可见相应供血血管狭窄或闭塞。

③病灶T1WI呈略低信号，T2WI呈略高信号，FLAIR呈高信号。

④增强扫描可见斑点或斑片状强化。

（二）CT表现

①皮质和皮质下单发或多发病灶，可双侧发病，伴有大小不等的出血灶

②病灶可类似脱髓鞘和脑白质营养不良的表现。病程后期深部的灰质核团可被累及，也可同时累及幕上及幕下，表现为大脑、脑干和小脑白质内多发大小不等低密度梗死灶，增强扫描示小斑点状强化灶。

③较少见表现为皮质或皮质下的占位病灶并伴有水肿，类似肿瘤。

四、皮质下动脉硬化性脑病

皮质下动脉硬化性脑病（subcortical arteriosclerotic encephalopathy, SAE）又称Binswanger病、进行性皮质下血管性脑病，为老年人在脑动脉硬化基础上，大脑半球白质弥漫性脱髓鞘性脑病。大多发生在50岁以上，在老年人中发病率为1% ~ 5%，男女发病率相等。主要累及侧脑室周围、半卵圆中心等皮质下脑深部白质，多为双侧性，常伴有腔隙性脑梗死、脑萎缩。临床主要表现为进行性痴呆。

（一）诊断要点

①2/3为慢性发病，1/3为急性发病。病情可缓解，并反复加重。

②临床主要表现：缓慢进行性痴呆，记忆力、认知功能障碍，情感和人格改变，表情淡漠，妄想，轻度精神错乱。

③反复发生神经系统局灶性症状，可出现偏瘫、肢体无力、失语等。

④MRI检查：双侧脑室旁深部白质及半卵圆中心有大小不等的异常信号，呈长T1和长T2信号，形状不规则，边缘不清，无占位效应。

（二）CT 表现

①CT平扫侧脑室周围及半卵圆中心脑白质可见斑片状低密度影，以侧脑室前角、后角周围最为明显，严重者大脑各叶白质可全部明显累及，往往双侧对称分布。

②增强扫描白质强化不明显，灰白质密度差增大。

③可伴有不同程度弥漫性脑萎缩改变，脑室系统扩大，脑沟、脑池增宽。

④常合并有基底节区、丘脑、脑室旁白质单发或多发性腔隙性梗死灶。

五、蛛网膜下隙出血

蛛网膜下隙出血是指颅内血管破裂后血液流入蛛网膜下隙。按病因分为外伤性和自发性两大类，前者有颅脑外伤病史；后者可因颅内动脉瘤、高血压、动脉硬化和颅内血管畸形等所致血管破裂而引起，其中颅内动脉瘤是引起蛛网膜下隙出血最常见的原因，约占50%。本节主要叙述自发性蛛网膜下隙出血，发病率占急性脑血管疾病的7% ~ 15%。发病年龄不等，成人多见，以30 ~ 40岁年龄组发病率最高，男性稍多于女性。

（一）诊断要点

①发病急，往往都是突然起病，之前常有过度劳累、情绪激动、咳嗽、用力排便等明显诱发因素

②临床主要表现：突发性剧烈头痛、呕吐、意识障碍、抽搐、偏瘫、脑膜刺激征阳性等。

③腰椎穿刺：血性脑脊液为本病确诊依据。

④脑血管造影：可以显示蛛网膜下隙出血所造成的脑血管痉挛等征象，可帮助明确蛛网膜下隙出血的原因。

⑤MRI检查：急性期MR1显示不如CT，但对于亚急性或慢性期的诊断MRI则优于CT。如出血1周后，在CT图像上的高密度影像已消失，而MRI图像上亚急性期可在蛛网膜下隙内出现局灶性短L信号；慢性期则在T2像上出现低信号，较具特征性。

（二）CT表现

①直接征象：表现为基底池、侧裂池及脑沟内较为广泛的高密度区，出血量大时呈铸型。

②蛛网膜下隙出血在1周内易显示，CT的发现率可达80% ~ 100%，CT扫描往往能确定出血部位和明确病因。

③随着出血后时间的延长，血液密度逐渐减低，一般在出血1周后可与脑组织呈等密度，此时可依据基底池和脑沟消失来做出推测。

④蛛网膜下隙出血后，往往伴有脑血管痉挛，常可并发脑缺血、脑梗死、脑水肿等。

⑤常可并发脑积水。

第三节　颅脑外伤

一、颅骨损伤

颅骨损伤包括骨折和颅缝分离。颅骨骨折的分类按部位可分为颅盖骨骨折及颅底骨折；根据骨折处是否与外界相通，分为闭合性骨折及开放性骨折；按骨折的形态不同，又可以分为线形骨折、凹陷骨折、粉碎骨折等。颅缝分离是颅骨损伤的另一种形式，较为少见，常发生于儿童和青年，且常与I线形骨折合并发生。

（一）诊断要点

①有明确外伤史。

②颅盖骨骨折主要有三种形态，即线形骨折、凹陷骨折和粉碎骨折，其发生率以顶、额骨为多，其次为枕骨和额骨。

③颅底骨折常合并于颅盖骨骨折，多以线形骨折为主，可以仅限于某一颅窝，亦可横行穿过两侧颅底或纵行贯穿前、中、后颅窝，并常累及鼻窦或乳突气房，可引起以下临床表现：

a.前颅窝骨折：常可引起脑脊液鼻漏或气颅，眼眶周围呈紫色淤斑（俗称"熊猫眼"），有的还可引起嗅觉障碍、眼球突出、不同程度视力障碍。

b.中颅窝骨折：往往可以造成脑脊液耳漏、听力障碍和面神经周围瘫痪、耳后迟发性淤斑，若骨折伤及海绵窦可出现伴随脑神经损伤征象，有的可引起颈内动脉假性动脉瘤或海绵窦动静脉瘘。

c.后颅窝骨折：可以表现为颈部肌肉肿胀，乳突区皮下迟发性淤斑及咽后壁黏膜淤血、水肿等征象。

④明确有无颅骨骨折可依靠X线头颅摄片检查，X线片还能显示枕骨骨折或者颅颈交界处脱位、骨折。

⑤对凹陷性骨折、粉碎性骨折的观察及发现并发的颅内外血肿，CT优于平片。CT、MRI检查对后颅窝骨折，尤其是颅颈交界处损伤有重要意义。

（二）CT 表现

1.直接征象

①CT在骨窗像上能清晰显示较深的凹陷性骨折、粉碎性骨折及穿透性骨折，可以了解碎骨片部位、范围、数目、大小，测量出凹陷性骨折的深度。但是对于无分离的线形骨折或较轻的凹陷性骨折，CT观察有时有一定的难度，要特别注意和血管沟、颅缝及神经血管孔等结构区别。

②可以发现并发的颅内外血肿。

③CT检查易发现颅底骨折。

④观察颅缝分离往往需要双侧对比，一般标准为双侧颅缝相差1 mm以上，单侧缝间距成人＞1.5 mm、儿童＞2 mm即可诊断。颅缝分离可发生于各缝，以人字缝为多，常合并线形骨折。

2.间接征象

①外伤后颅内积气是骨折的一个间接征象，特别是颅底部位的骨折。

②外伤后鼻窦或者乳突气房内可见气-液平面或充满液体，这也是颅底骨折的一个间接征象，并常可根据积液部位推测骨折部位。额窦、筛窦积液常见于前颅窝骨折，蝶窦积液可能为中颅窝骨折，乳突气房积液则可能为后颅窝骨折。

二、骨膜下血肿

颅骨骨膜下血肿少见，是指发生于颅骨外板与骨外膜之间的潜在腔隙的局限性积血。多见于婴儿产伤，偶可见于儿童及成人外伤。以顶骨最常见，其次为枕骨，多可自行吸收，不超过颅缝是其特点。

（一）诊断要点

①临床表现：婴儿多有头皮外伤和产伤。

②X线平片：局部头皮软组织肿胀增厚，密度增高，脂肪间隙不清。慢性机化与骨化期较容易显示。

（二）CT表现

①急性期表现为附于颅骨外板的扁平新月形包块，密度高于软组织，边缘清楚，不跨越颅缝，随时间延长血肿密度逐渐减低。

②邻近颅骨存在骨膜下血肿时，两者互不相通，表现为"3"字形或反"3"字形改变。

③颅骨外板可因血供减少出现坏死，表现为骨质吸收变薄，侵及板障，呈不规则骨质密度减低区：

④后期未吸收者可由包膜开始出现钙化，表现血肿表面不连续弧线形高密度影。

⑤血肿骨化时，可出现"双层"结构，可伴颅骨增厚，后期亦可形成致密骨块附于颅骨外板上。

三、硬膜外血肿

硬膜外血肿是指外伤后积聚在硬膜外腔的血肿。硬膜外血肿占全部颅脑损伤的2%～3%，占全部颅内血肿的30%，成人多见，小儿较少发生。绝大多数是由于颅骨骨折引起脑膜中动脉撕裂，形成急性硬膜外血肿；少数为静脉源性，血肿形成晚，可呈亚急性或慢性病程。硬膜外血肿大多位于颞部，其次是额部、顶部。由于颅板与硬脑膜紧密相贴，故血肿范围较局限。

（一）诊断要点

①硬膜外血肿多发生于头颅直接损伤部位，常为加速性头颅外伤所致。

②硬膜外血肿可继发于各种类型的颅脑损伤，由于原发性脑损伤程度不一，血肿部位又有不同，意识变化也有以下不同表现：

a.伤后出现昏迷—中间意识清醒（好转）—继发再昏迷，为硬膜外血肿典型的意识表现。

b.伤后无昏迷，至颅内血肿形成后，逐渐出现颅内压增高及意识障碍。

c.伤后持续昏迷，且进行性加深。

③出现头痛、呕吐、躁动不安等颅内压增高表现，并可以出现血压升高、呼吸和心率减慢、体温上升的典型变化

④单纯的硬膜外血肿，早期较少出现神经系统体征；当血肿增大压迫脑功能区时，可表现出相应的阳性体征；当血肿继续增大出现瞳孔散大、偏瘫等征象，往往提示有脑疝形成。

⑤X线平片：可见骨折线通过脑血管沟或静脉窦。

⑥MRI检查：硬膜外血肿于颅骨内板下呈梭形，边界锐利，血肿信号特点及变化与脑出血相似。在急性期，T1WI图像上血肿呈等信号，血肿内缘可见一个低信号的硬膜，T2WI血肿则呈低信号；在亚急性期和慢性期，T1WI和T2WI图像上血肿均呈高信号。

（二）CT 表现

①急性硬膜外血肿典型CT表现为颅骨内板下梭形高密度区，边缘光滑锐利，密度多较均匀，CT值为50 ~ 90 HU。

②约85%的急性硬膜外血肿伴有颅骨骨折，有时可见硬膜外积气。

③血肿范围较局限，一般不超过颅缝。如骨折跨越颅缝，硬膜外血肿也可超越颅缝。

④中线结构移位较轻。

⑤局部脑组织受压比较明显，血肿压迫邻近血管可出现脑水肿或脑梗死，表现为脑实质局限性低密度区。

⑥亚急性期或慢性期硬膜外血肿，可呈稍高、相等或混杂密度，最后变为低密度。血肿包膜的钙化较

四、硬膜下血肿

硬膜下血肿是发生在硬脑膜与蛛网膜之间的血肿，是颅脑损伤常见的继发损害，占颅脑损伤的5% ~ 6%，占全部颅内血肿的50% ~ 60%。根据血肿形成时间和临床表现可分为急性、亚急性和慢性三型。①急性硬膜下血肿：指发生于3天以内者，最为常见。其中复合型常为脑挫裂伤直接造成皮质血管破裂引起出血，发展迅速，预后较差；单纯型常为脑底静脉窦破裂，而脑原发损伤不明显，此型虽然出血量较大，常为双侧，但手术治疗预

后较好。②亚急性硬膜下血肿：形成于伤后4天至3周，原发脑损伤常较轻，常为皮质小血管撕裂，出血较缓慢。③慢性硬膜下血肿：形成于伤后3周以上者，多见于中老年人。常为桥静脉断裂出血，一般不伴有脑挫裂伤，出血量少而慢，缓慢扩散。硬膜下血肿好发于额颞部，由于蛛网膜几乎无张力，所以血肿范围较广。

（一）诊断要点

①硬膜下血肿：一般无颅骨骨折或骨折仅位于暴力部位，常为减速性颅脑损伤所致。

②急性硬膜下血肿：病情大多较重，且发展迅速，常表现为持续性昏迷，并呈进行性恶化，较少出现中间清醒期，生命体征变化明显，常缺乏局部定位症状，较早出现颅内压增高、脑受压和脑疝症状。

③亚急性硬膜下血肿：往往表现为头痛、呕吐加剧、躁动不安及意识进行性恶化。常有中间清醒期，至脑疝形成即转入昏迷。

④慢性硬膜下血肿：患者年龄常较大，只有轻微的外伤史，主要表现为慢性颅内压增高、神经功能障碍及精神症状。

⑤MRI检查：血肿呈新月状凹面向颅腔，信号变化随时间而异，与硬膜外血肿相仿。

（二）CT表现

1.急性硬膜下血肿

①颅骨内板下方新月形高密度区，CT值为50～70 HU。少数患者可因蛛网膜破裂，脑脊液进入血肿而呈等密度或低密度。

②血肿范围常较广，可超越颅缝，甚至覆盖整个大脑半球。

③复合型急性硬膜下血肿常伴有脑挫裂伤，占位效应明显，中线结构移位。

④额底和颞底的硬膜下血肿冠状面扫描或冠状、矢状面重建有助于诊断。

2.亚急性硬膜下血肿

①CT上形态和密度均呈多样表现，形态可为新月形、半月形或过渡形（即血肿的内缘部分凹陷、部分平直或突出），血肿的密度可呈高密度、等密度、上部为低密度下部为高密度或等密度的混杂密度，少数为低密度。

②亚急性硬膜下血肿在伤后1～2周约70%可变为等密度，由于等密度血肿的密度与脑组织相似，CT上不易显示，主要表现有以下占位征象：

a.患侧脑白质"推挤征"（脑白质的内移及被推挤）。

b.患侧脑沟、脑裂变窄，甚至消失，侧脑室变形。

c.中线结构向对侧移位。

d.脑灰白质界面远离颅骨内板。

e.增强扫描由于脑表面血管增强或血肿包膜强化，将等密度血肿衬托得更为清楚。

f.双侧等密度血肿不仅与脑实质的密度相似，且中线结构移位不明显，更需注意观察。

以下征象可以提示有双侧等密度血肿的存在：①两侧颅骨内板下方见无脑沟、脑回结构的新月形或半月形等密度区。②两侧脑沟、脑回受压向内移位。③两侧脑室前角内聚，夹角变小，呈"兔耳征"。④两侧脑室对称性变小，其体部呈长条状。⑤脑白质变窄塌陷。

3.慢性硬膜下血肿

①血肿形状多呈梭形，也可为新月形或"3"字形。

②血肿的密度可因时间变化而改变，由等密度、混杂密度逐渐到低密度，但也可因再次出血或脑脊液渗入而发生变化。

五、硬膜下积液

硬膜下积液又称硬膜下水瘤，是外伤后硬膜下腔出现的脑脊液积聚，占颅脑外伤的 0.5% ~ 1%，常发生于一侧或两侧额部、额部，以双侧额部为多见。硬膜下积液系颅脑外伤引起蛛网膜撕裂，形成单向活瓣，脑脊液只能进入硬膜下腔而不能回流，或液体进入硬膜下腔后，蛛网膜破裂处被血块或水肿阻塞，使脑脊液积聚在硬膜下腔硬膜下积液可以分为急性和慢性，一般急性少见，可在数小时内形成，慢性者可有包膜。

（一）诊断要点

①原发性脑损伤一般较轻。

②可引起局部脑受压和进行性颅内压增高的表现。伤后有逐渐加重的头痛、呕吐和视神经乳头水肿等表现。临床表现类似于硬膜下血肿。

③MRI检查：可以确诊，于颅骨内板下方见新月形长 T1、长 T2 信号。

（二）CT 表现

①颅骨内板下方新月形低密度区，发生于双侧额部多见，常深入到纵裂前部，近于脑脊液密度，密度均匀。

②无或只有轻微占位效应，周围无脑水肿。

③硬膜下积液有时可因并发出血而发展成为硬膜下血肿，复查时密度有所增高。

六、脑内损伤

（一）外伤性脑内血肿

外伤性脑内血肿是指脑实质内出血形成的血肿，多数为对冲性脑挫裂伤出血所致，也可为着力部位直接受到冲击伤所致，好发于额叶、颞叶，其次是顶叶、枕叶。血肿多较表浅，少数于脑深部、脑干及小脑等处。血肿位于深部或靠近脑室者可破入脑室，形成脑室内积血。外伤性脑内血肿大多属于急性，少数患者血肿形成较晚，在伤后24～72小时发生迟发性血肿。

1.诊断要点

①外伤性脑内血肿常为多发性，且大多伴有脑挫裂伤、硬膜下血肿和蛛网膜下隙出血，伤后随即可出现进行性颅内压增高及血肿附近脑组织受压征象，严重的可引起脑疝。

②根据血肿部位、脑挫裂伤程度、出血量多少的不同，可表现出不同程度的意识障碍和神经系统的定位体征。

③颅脑外伤患者CT检查阴性，如果病情进行性加重或突然变化，应密切随访，以尽早发现迟发血肿。

④MRI检查：能明确外伤性脑内单发或多发血肿，信号强度改变规律与高血压性脑出血基本一致，MRI显示血肿的吸收情况较CT为好。

2.CT表现

①外伤性脑内血肿表现为圆形或不规则形均匀高密度区，一侧或双侧，常为多发，CT值在50～80 HU，周围可有低密度水肿带环绕，伴有占位效应，占位效应的轻重与血肿大小及血肿发生部位有关。

②血肿吸收一般自外周向中心逐渐变小，通常在伤后2～4周血肿变为等密度，4周以上则变为低密度。血肿吸收的速度以小血肿较大血肿吸收为快，深部血肿较周边血肿吸收为快，小儿较成人吸收为快。

③CT可显示伴发脑挫裂伤、蛛网膜下隙出血及硬膜下血肿等。

④外伤性脑内血肿如破入脑室，可见脑室内密度增高的液-血平面；如出血充满脑室，则可见脑室铸型。靠近脑表面的血肿亦可破入蛛网膜下隙，造成脑裂、脑池、脑沟的填塞或密度增高。

⑤有的外伤性脑内血肿可在48小时后延迟出现，应注意CT随访复查。

（二）脑挫裂伤

脑挫裂伤为脑挫伤和脑裂伤的统称，是指颅脑外伤所致的脑组织器质性损伤。常发生于暴力打击的部位和对冲部位，尤其是后者。脑挫伤可引起脑组织静脉淤血、脑水肿、脑肿胀、液化、坏死及散在小出血灶；脑裂伤有脑组织、软脑膜和血管撕裂，造成散在多发小出血灶。两者常同时合并存在，脑挫裂伤如出血较多，可发展成为脑内血肿。脑挫裂伤多见于额极、额极和颞叶底部，常伴发不同程度蛛网膜下隙出血，是最常见的颅脑损伤之一。

1.诊断要点

①常有头痛、恶心、呕吐，产生颅内压增高征象，临床表现与致伤因素、受伤部位、损伤范围和程度有关。

②轻者可无原发性意识障碍，重者可昏迷。伤情不同，昏迷程度、时间长短各异。

③一般都有生命体征改变。早期都有呼吸、脉搏浅弱，节律紊乱，血压下降，常于伤后不久逐渐恢复。若持续低血压或已恢复正常随后又发生变化者，要注意有无复合损伤、颅内血肿（包括脑内血肿和脑外血肿）等继发改变。

④脑皮质功能受损时，可出现相应的定位体征，如瘫痪、感觉障碍、局灶性癫痫等征象。

⑤如合并有蛛网膜下隙出血，常有脑膜刺激征象。

⑥MRI检查：急性脑挫伤后引起脑水肿，T1WI呈等或稍低信号，T2WI呈高信号。脑挫裂伤的出血部分，CT显示较MRI为佳；对于亚急性和慢性脑挫裂伤的显示，MRI优于CT。

2.CT表现

①急性脑挫裂伤的典型CT表现：低密度脑水肿区中呈现多发、散在点状高密度出血灶，有些可融合为较大血肿。低密度水肿区的范围可从数厘米至整个大脑半球或小脑半球，白质和灰质常都可累及，形态不一、边缘模糊，以白质区明显。

②占位效应：挫伤范围越大，占位效应越明显，病变部位脑池、脑沟变小、消失。如病变范围广泛，病侧脑室受压变小、闭塞，并向对侧移位。重者出现脑疝征象。

③病程变化：随着时间变化，轻度脑挫裂伤上述CT表现可逐渐消失。重者后期出现局限性或广泛性脑萎缩征象；病灶坏死液化形成囊肿时，边界光滑清楚，CT值近似脑脊液密度。

④蛛网膜下隙出血：较重的脑挫裂伤常合并有蛛网膜下隙出血，表现为纵裂及脑池、脑沟密度增高。

⑤合并其他征象：如脑内血肿、脑外血肿、颅骨骨折、颅内积气等。

（三）脑水肿、脑肿胀与白质损伤

脑水肿为细胞外水肿，脑肿胀为细胞内水肿。外伤后引起的脑水肿、脑肿胀是颅脑损伤时最常见的继发性脑损害，常可合并发生，两者在CT检查时无法区别。

弥漫性脑损伤包括弥漫性脑水肿、弥漫性脑肿胀和弥漫性脑白质损伤。弥漫性脑白质损伤是由于颅脑外伤时受到旋转力的作用，导致脑白质、脑灰白质交界处和中心结构等部位的撕裂，造成神经轴突的剪切伤，常并发小灶性出血。

1.诊断要点

①轻微脑水肿和脑肿胀多数只表现头痛、头晕、恶心、呕吐等症状，临床上可诊断为脑震荡。

②严重脑组织损伤造成的弥漫性脑水肿、脑肿胀可引起进行性颅高压征象，易导致脑疝形成。

③弥漫性脑白质损伤临床表现危重，伤后即刻意识丧失，部分患者立即死亡，有的患者可长期昏迷，甚至呈植物人状态。即使存活，也常有严重后遗症。

④弥漫性脑白质损伤MRI检查明显优于CT，而T2WI又优于T1WI。典型的T2WI呈脑灰质与白质交界处和胼胝体散在、分布不对称的圆形或椭圆形异常高信号，以颞叶、额叶最为常见，在T1WI图像上呈低信号或等信号。急性期小灶性出血在T2WI呈低信号，周围见高信号水肿，在T1WI呈等信号，常无占位效应；亚急性期和慢性期，小灶性出血在T1WI呈高信号。

2.CT表现

（1）脑实质密度变化：

①脑水肿与脑肿胀CT表现相同，均显示为片状低密度区，CT值可低于20 HU，可呈局限性或弥漫性，单侧或双侧。

②双侧性弥漫性脑水肿，表现为大脑半球广泛密度减低，灰白质分界不清，测CT值可确定脑组织密度下降。

③部分儿童弥漫性脑肿胀，脑实质密度反而可轻度增高

（2）占位效应

①局限性脑水肿有局部占位效应，脑沟变浅。

②一侧性脑水肿，表现为一侧脑沟、脑池、脑室变小，中线结构移位。

③两侧严重的弥漫性脑水肿可见两侧脑室普遍受压、变小，甚至脑沟、脑裂、脑池、脑室闭塞。

（3）弥漫性脑白质损伤

CT表现甚少，在伤后24小时内患者病情与CT所见不成比例。CT上常表现为弥漫性脑肿胀而使脑室、脑池受压变小，有时在脑灰白质交界处、胼胝体、大脑脚处见散在、多发、少量高密度小出血灶，无局部占位效应。

（四）脑疝

脑疝是在颅内压增高的情况下，脑组织通过某些孔隙向压力相对较低的部位移位的结果。这种移位对颅腔提供了一定的空间代偿。根据脑疝发生的部位与疝出组织的不同，可分为小脑幕切迹或天幕疝（额叶疝）、枕骨大孔疝（小脑扁桃体疝）、小脑幕切迹上疝或

倒疝（小脑蚓部疝）、大脑镰疝或胼胝体疝（扣带回疝）、蝶骨嵴疝或侧裂池疝。此外，脑干沿纵轴向下移位，称为脑干轴性移位。这些脑疝的共同特点是裂孔不大，而在裂孔中通过的结构是有关生命的极为重要的脑干或脑组织，一旦发生脑疝，裂孔中的组织很容易被挤压而受伤。其中危害最严重的是小脑幕切迹疝与枕骨大孔疝，这主要是地由于脑干受压、扭曲与供血受到影响，加之脑脊液的循环通路亦受到阻碍，使颅内压进一步增高，颅内压幽增高又使脑疝加重，形成恶性循环，病情急剧恶化，从而发生颅内压增高危象，在同一患者，两三种不同类型的脑疝可同时存在。

1.诊断要点

（1）症状与体征

不同类型的脑疝，临床表现不同。主要有颅内压增高引起剧烈头痛，进行性加重，伴躁动不安，频繁呕吐；进行性意识障碍；瞳孔改变；运动障碍；颈项强直；生命体征紊乱等，

（2）MRI检查

MRI可显示各种不同类型的脑疝，并确定脑疝程度。

①大脑镰疝：压力高的一侧额叶被挤至蝶骨大翼后方，侧裂池、大脑中动脉水平段及颞叶向后移位。压力低的一侧可见侧裂池、大脑中动脉水平段及额叶向前移位，超过蝶骨嵴。侧脑室前角及体部超越中线，向对侧移位。

②天幕裂孔下疝：矢状面图像可见中脑向下移位，冠状面图像可见海马回及钩回天幕裂孔下疝。严重的天幕裂孔疝患者，其脉络膜前动脉、后交通动脉及大脑后动脉向下移位，天幕压迫大脑后动脉。可并发枕叶缺血、梗死。

③天幕裂孔上疝：矢状面图像可见小脑蚓部及部分小脑自天幕裂孔向上移位，同时四脑室向前移位，小脑上池模糊，四叠体池变形，中脑向前移位。严重时可导致阻塞性脑积水。

④枕骨大孔疝：矢状面图像上可清晰显示小脑扁桃体疝出枕骨大孔水平。

2.CT表现

①大脑镰疝：是一侧扣带回从大脑镰下疝至对侧，并从上方隔着胼胝体压迫向对侧移位至侧脑室的前角和体部。CT可见侧脑室前角及体越过中线向对侧移位，顶缘低于对侧，轮廓平直或轻微凹陷，侧脑室三角区内侧部分移向对侧，在中线大脑镰下出现明显压迹，侧脑室后角移位不明显，中线结构明显移位。

②天幕裂孔下疝：是钩回、海马回下疝使中脑受压移位，引起脑干变形，中脑导水管、第四脑室和第三脑室亦发生相应改变OCT可见双侧钩回海马回疝，可见中脑受压变窄，环池内可见下疝的钩回及海马回，单侧钩回海马回疝时，脑干向对侧移位。由于对侧大脑脚受到天幕裂孔缘的抵挡，使脑干呈不对称变形。第三、四脑室受压可变扁，环池翼部和四叠体池均可移向后下方。

③天幕裂孔上疝：是小脑蚓部及脑干上疝，CT可见脑干上升，可在胼胝体压部层面见到小脑蚓部，第三脑室及侧脑室上升并可见轻度扩大。

④枕骨大孔疝：是小脑及小脑蚓部下疝。CT可见小脑延髓池均匀缩小，池前缘之切凹变浅消失或池完全闭塞，枕骨大孔下出现圆形或扁长舌状软组织影。

（五）创伤性脑梗死

创伤性脑梗死是颅脑损伤较为常见的并发症。外伤后由于脑血管本身遭受机械性损伤或血管受压、血管痉挛加上因脑外伤引起的血流动力学改变等因素，导致血栓形成、脑血管闭塞，从而使其供血部位的脑组织发生梗死

1.诊断要点

①临床表现：大都在伤后10～24小时出现，少数患者可延至数日或数周。

②轻型脑损伤，如果在伤后1～2天病情突然加重，临床表现与脑损伤不符，可疑及此症。

③重型脑损伤伴有梗死的患者若明确诊断有困难时，需要密切观察，及时采用影像学检查

④MRI检查：弥散成像和灌注成像在脑缺血后数小时就可发现信号变化，1天后在T1WI上呈低信号，在T2WI上呈高信号。

2.CT表现

①24小时后可见边界不清的低密度区，其部位和范围与闭塞的动脉分布一致，CT表现及其演变过程与一般缺血性脑梗死相仿：

②1～2周病灶密度更低，且有不同程度的水肿和占位效应。

③2～3周病灶密度相对增高，边缘反而模糊。

④4～8周病灶密度又进一步减低，与脑脊液相似。

⑤增强扫描在发病后的3～7天可出现强化，2～3周可见明显线状、脑回状强化灶

第四节　颅内感染和炎性病变

一、化脓性感染

颅内化脓性感染是化脓性细菌所致的一种疾病。本病常见于儿童、青少年，男性多于女性病理改变：致病菌通过血液循环或其他途径播散到中枢神经系统，引起感染性血管炎，表现为急性脑梗死或脑出血，进而导致感染性脑炎或脑脓肿，最后形成包膜将致病菌

局限于脓腔内。其累及范围包括脑膜、室管膜及脑实质。

脑化脓性感染可分为早期脑炎期、晚期脑炎期、脓肿形成早期和脓肿形成期。引起脑脓肿的病原体主要为化脓性细菌。感染源来源可为耳源性、鼻源性、损伤性和血源性等。脑脓肿多数位于幕上，常为单发，少数也可有多发小脓肿。脑脓肿多发生在皮质与髓质交界处。

（一）诊断要点

①急性感染全身中毒症状和体征：发热、寒战、全身乏力、肌肉酸痛、纳差、头痛、嗜睡等；脑膜刺激征：如颈部抵抗、克氏征和布氏征阳性。

②常伴有其他部位化脓性感染病灶。

③颅高压表现：头痛、呕吐、视神经乳头水肿及精神意识障碍。座

④局灶定位体征：感觉障碍、运动障碍、共济失调等，还可出现癫痫发作。

⑤实验室检查：血白细胞计数增高，以中性粒细胞为主。

⑥腰椎穿刺：脑脊液（CSF）压力可增高，白细胞数增高明显，以中性粒细胞为主；脓肿形成后白细胞数仅轻度增高，以淋巴、单核细胞为主；蛋白常增高，糖、氯化物多无明显改变。

⑦MRI检查：

a.早期为急性脑炎表现，呈不规则边缘模糊的长 T1、长 T2 信号；

b.脓肿形成期，中央呈囊状长 T1、长 T2 信号，周边为环状等 T1、稍短 T2 信号，病灶周围见脑水肿，DWI 上呈高信号；

c.增强扫描可见脑膜有不同程度的强化，脓肿的壁厚薄均匀环形强化等改变。

（二）CT 表现

1.化脓性脑膜炎

早期CT平扫表现正常，增强后可见脑膜异常强化，可有程度不一的脑水肿；晚期由于脑膜粘连可导致交通性脑积水改变和脑软化及脑萎缩。

2.硬膜下或硬膜外积脓

CT可见脑凸面或大脑镰旁的新月形或梭形的低密度阴影，增强后脑膜呈均匀一致的明显强化，有占位效应。

3.脑脓肿

①早期为急性脑炎表现，发病 4 d 以内表现为片状、边缘模糊的低密度阴影，占位不明显，增强后呈斑片状或脑回状强化。

②4 ~ 10d病灶仍呈低密度，可见占位效应，延迟扫描病灶中心有强化。

③10 ~ 14 d可见大片状低密度区内夹杂着等密度的环状阴影，可见完整的壁，增强扫描呈明显环状强化。

④14 d后可见脓肿形成，周围脑水肿明显，有程度不一的占位效应，增强后脓肿壁明显强化，其厚薄均匀是其特征。

⑤小脓肿常呈结节状或小环形强化。

⑥产气杆菌感染所致的脑脓肿，脓腔内可见气泡或气-液平面。少数患者可形成多房脓肿，CT表现为多环相连，较具特征性。

二、颅内结核性感染

颅内结核性感染为继发性结核感染。多见于儿童和青年，可导致结核性脑膜炎和脑结核瘤形成结核性脑膜炎常发生于脑基底池并引起脑膜增厚或粘连。

（一）诊断要点

①急性或亚急性起病。结核中毒症状表现为发热、盗汗、纳差、消瘦、乏力等。

②部分患者可有颅高压表现，如头痛、呕吐等。有的患者有精神障碍，癫痫发作，瘫痪，失语，外展和动眼神经麻痹。

③主要的病征是脑膜刺激征，颈项强直、克氏征和布氏征阳性。

④患者可同时伴有其他部位结核，如肺、肾、脊柱、盆腔及腹膜等部位。

⑤实验室检查：

a.血沉加快：

b.脑脊液压力多数增高；白细胞数多增高，以淋巴和单核细胞为主；生化检查典型者糖、氯化物降低，以氯化物降低更为明显；蛋白含量绝大多数升高；脑脊液涂片镜检如发现结核菌可确诊；免疫学检测脑脊液结核抗体阳性率和特异性均较高，对该病诊断有非常重要的临床价值。

⑥MRI检查：表现为不同程度的脑积水和脑膜强化，有时伴有钙化。脑实质内可见结节样或环形强化病灶：

（二）CT表现

1.结核性脑膜炎

①鞍上池、大脑外侧裂密度增高，增强后可见鞍上池强化，大脑半球凸面的脑膜部分亦可见异常强化。

②脑实质内弥漫分布的粟粒样结核灶可呈高密度，增强后明显强化，灶周可见水肿。

③脑膜和脑内结核病灶可以出现斑点状和结节样钙化，部分患者可以出现脑梗死

灶，以腔隙性脑梗死为主，最常见于大脑中动脉分布区和基底节区，主要为感染性动脉炎所致。

④晚期由于脑膜粘连，CT 检查呈脑积水表现。

⑤MRI 对上述的脑膜改变的显示明显优于 CT，但对钙化的显示较 CT 差。

2.脑结核瘤

①平扫呈等密度或混杂密度的圆形或不规则形的病灶，可见钙化，病灶周围有程度不一的脑水肿。

②增强扫描病灶呈小结节状强化，少数呈环形强化或多环样强化表现。

三、颅内真菌性感染

颅内真菌性感染是致病真菌所致的一种疾病。常见致病真菌包括两类：一类感染有免疫缺陷患者，包括曲霉菌、念珠菌和毛霉菌；另一类可感染正常人群，包括隐球菌、孢子菌、组织胞浆菌和芽生菌。中枢神经系统原发真菌感染较少见，继发性感染由肺、内脏、皮肤黏膜的原发真菌病变经血播散至颅内，也可由鼻咽、眼部及颅底骨等邻近组织器官病变直接蔓延至颅内；由于广谱抗生素、免疫抑制剂、激素的广泛应用，器官移植、导管置入、获得性免疫缺陷综合征等原因导致真菌感染发生率呈上升趋势。当机体抵抗力下降时，致病真菌进入颅内导致感染。

（一）诊断要点

①多呈慢性或亚急性发病，发病隐匿。

②早期全身反应不明显，可出现发热、头痛及喷射性呕吐、视乳头水肿等颅内高压症状，并进行性加重，晚期可出现脑神经损害、脑梗死、脑出血、肉芽肿或脑脓肿、脑积水等相应症状和体征。

③实验室检查：

a.外周血淋巴细胞明显升高。

b.脑脊液检查：颅内压增高；脑脊液内白细胞数轻中度增高，以淋巴细胞为主；生化检查脑脊液内蛋白质轻度增高，糖含量显著降低；脑脊液涂片查找真菌和真菌培养为特异性检查。

④MRI 检查：T1WI，T2WI 脑池、脑沟内有等信号出现；增强后脑池、脑沟明显强化，或脑膜有小结节状强化；可出现脑脓肿、脑水肿、出血性脑梗死。

（二）CT 表现

1.真菌性脑膜炎

①早期 CT 表现可无异常，也可出现鞍上池、外侧裂密度增高，增强后明显强化。

②脑血管受累时可见脑梗死表现。

③晚期由于脑膜粘连，可出现交通性或梗阻性脑积水表现，脑室普遍或局限性扩大。

2.真菌性肉芽肿或脓肿

①平扫病灶呈等、低或稍高密度，以低密度为主，钙化少见，无颅骨破坏。

②"开环征"：单发病灶增强后呈不规则、不连续性厚壁环状强化，内外壁均不光滑，有不同程度的灶周水肿。

③多发病灶脓肿体积可较小，位置较深，周围可见"晕征"，呈小结节状、环状强化。

四、急性病毒性脑炎

急性病毒性脑炎为各种病毒侵犯神经系统而引起的脑部急性炎症性病变，包括单纯疱疹性脑炎、腺病毒性脑炎、带状疱疹病毒性脑炎等，可发生于任何年龄。在中枢神经系统病毒感染中，除了带状疱疹病毒感染引起的脑炎较为局限以外，其他类型的病毒性脑炎均可弥漫性、对称性、累及两侧的脑实质，而不是引起局灶性的脑组织病变和脑膜病变。

（一）诊断要点

①病毒感染症状：如发热、头痛、全身不适、咽喉痛、肌痛等。

②脑实质受损病征：精神异常、意识障碍、抽搐、瘫痪、脑神经麻痹、共济失调、颅高压和脑膜刺激征等。

③脑电图检查：多呈弥漫性异常改变，与病变严重程度平行一致。

④免疫学检查：血清和脑脊液各种特异性抗体滴度明显增高。

⑤腰椎穿刺：脑脊液有或无炎症改变，但均查不到细菌感染的证据。

⑥MRI检查：病灶常表现为长T1和长T2信号，增强扫描可有不同程度的强化。

（二）CT表现

①累及单侧或两侧大脑半球。

②CT平扫为低密度区，边缘模糊，增强扫描可出现病变边缘线样或环形强化，可伴有占位征象。

③部分患者可表现为脑皮质呈脑回样高密度，为皮质出血所致；有的呈脑弥漫性损害，造成广泛脑软化、脑萎缩及皮质钙化。

五、急性播散性脑脊髓炎

急性播散性脑脊髓炎（acute disseminated encephalomyelitis，ADEM）是一种广泛累及中枢神经系统白质的急性炎症性脱髓鞘病。发病率为（0.2 ~ 0.8）/10万，80%的患者是

10岁以下的儿童，成人发病罕见。男女发病率无明显差异。多发生于麻疹、风疹、水痘等感染后或疫苗（如牛痘疫苗、狂犬病疫苗等）接种后。

（一）诊断要点

①好发于儿童和青少年，散发，感染后或疫苗接种后1～2周急性起病。

②临床表现：发热、呕吐、头痛、嗜睡和昏迷。有脑实质损害的症状和体征，常伴有不同程度的精神症状和意识障碍。

③实验室检查：外周血白细胞增多，血沉增快，脑脊液压力增高或正常，细胞数正常或轻度增加。

④脑电图检查：多为广泛性中度以上异常，常见6和8波，亦可见棘波和棘慢复合波。

⑤MRI检查：脑内多发病灶，多位于皮质下脑白质，T1WI呈低信号，T2WI呈高信号，水肿轻微，增强后轻度强化。

（二）CT 表现

①CT平扫见脑及脊髓内弥散性、多灶性大片状或斑片状低密度区，以白质受累为主，灰质亦可受累，边界不清，一般无占位效应。

②急性期病灶增强可见环状、斑点状强化，周围见水肿带。

六、假瘤型病毒性脑炎

假瘤型病毒性脑炎是病毒性脑炎中极为少见的一种类型。由病毒直接侵入中枢神经系统所致，也可以是病毒感染诱发机体免疫功能异常引起变态反应的结果。常见病原包括单纯疱疹病毒、虫媒病毒、肠道病毒等。当病毒性脑炎表现为感染后局灶性脑炎，多个散发病灶融合，局部脑组织坏死、水肿，出现占位效应时，称假瘤型病毒性脑炎，主要病理改变为局部毛细血管增生修复和变态反应性血管炎。

（一）诊断要点

①前驱感染症状缺乏或不明显，临床表现以颅内压增高、癫痫发作、局灶性脑损害为主。

②确诊有赖于脑组织活检病毒分离或血清病毒抗体测定。

③MRI检查：皮质或皮质下局灶性长T1、长T2信号，增强后多呈结节状或环状强化，灶周见轻度水肿带。

（二）CT表现

①CT平扫示皮质或皮质下局灶性低密度改变，为脑组织坏死、水肿所致。

②增强扫描呈环状或结节状强化，有占位效应。

七、脑囊虫病

脑囊虫病占囊虫病的80%以上，是由于口服了猪肉绦虫虫卵，虫卵发育成囊尾蚴，经消化道穿出肠壁进入肠系膜小静脉，再经体循环而到达脑膜、脑实质或脑室内所致。脑囊虫病可分为脑实质型、脑室型、脑膜型及混合型。

（一）诊断要点

①癫痫发作：为常见症状。

②颅内高压表现：头痛、呕吐等。

③补体结合试验：血清及脑脊液补体结合试验阳性。

④X线平片：可见多发小钙化点。

⑤MRI检查：可以显示不同时期的囊虫病灶，脑实质内脑囊虫可表现为结节形、环形或囊形，有时可显示头节，增强扫描可强化，有不同程度的脑水肿。脑室内活囊虫T1加权像上囊虫呈低信号，比脑脊液信号略高，其囊壁呈高信号，头节也呈高信号。MRI对钙化的显示不如CT。

（二）CT表现

1.活动期

①脑实质内脑囊虫大多呈圆形囊性病变，其内头节呈偏心的小点状，附在囊壁上，周围无水肿或轻度水肿，增强扫描囊壁和囊内头节可轻度强化或不强化。

②脑室内活囊虫以第四脑室多见，呈囊状，表现为脑室扩大积水，其内可见小结节样等密度或高密度头节，CT脑池造影显示脑室内充盈缺损。

③脑沟、脑池、脑裂活囊虫及头节表现与脑实质内活囊虫相似。

2.蜕变死亡期

①脑实质内囊虫死亡，头节消失，虫体肿大变形。由于虫体死亡释放大量异体蛋白，在脑实质内引起广泛的低密度脑水肿，有占位效应。增强扫描囊壁明显强化，可呈环状强化或结节状强化，强化环的厚度较囊虫活动期明显增宽。囊内低密度代表囊虫向机化过渡。

②脑室系统内囊虫死亡后，除头节消失、虫体胀大外，囊体增大可引起占位效应。

③囊腔破裂引起反应性脑膜炎、蛛网膜炎及脑积水

3.非活动期

囊虫死亡后发生钙化，CT呈点状高密度钙化灶。位于蛛网膜下隙者引起蛛网膜肥厚、粘连，可伴有脑积水。

4.混杂期

活动期、蜕变死亡期、非活动期的囊虫混杂存在

第十三章　五官与颈部 CT 诊断

第一节　眼部

一、正常眼部解剖和 CT 影像

（一）眼眶

骨性眼眶由额骨、上颌骨等7块颅面骨组成，形似四边椎体，由4个壁、2个裂和1个视神经管组成。内壁由上颌骨额突、泪骨、筛骨板和蝶骨体组成，骨质菲薄，易发生爆裂性骨折，同时也是感染和肿瘤易累及的部位。外壁由额骨、颧骨和蝶骨大翼组成。上壁由额骨水平板、蝶骨小翼构成。下壁由颧骨和上颌骨的眶面和腭骨眶突组成。2个裂为眶上裂和眶下裂。视神经管由蝶骨体和蝶骨小翼围成，是视神经和眼动脉通过的骨性管道。

（二）眼球

位于眼眶前部，由眼球壁和球内容物组成。眼球壁为厚度均匀的环形结构，称为眼环，共有三层结构，由内层向外层依次为视网膜（内膜）、色素膜（中膜）和纤维膜（外膜）。眼球内容物包括晶状体、玻璃体和房水。CT上眼环和晶状体分别表现为环状和梭形高密度影，而玻璃体和房水表现为低密度。

（三）眼的附属结构

由眼外肌、视神经、泪器以及眶内的脂肪、血管、神经和淋巴等组成。眼外肌包括4条直肌和2条斜肌。眼肌在CT横断位和冠状位上可清晰显示。视神经在CT上呈带状软组织影，宽3～4 mm，全长35～50 mm，从球后的视乳头至视交叉，分为眶内、神经管和颅内三段。眶内脂肪由肌锥分为锥内和锥外两个部分，CT上为均匀的低密度区，CT值在-80～20 HU，可使眶内产生良好的自然对比。泪器包括泪腺和鼻泪管，泪腺位于眼眶外上方的泪腺窝内，CT上为均匀的软组织密度，鼻泪管位于泪腺下方，沿上颌骨的骨性管道开口于下鼻道。

二、肿瘤性病变

（一）泪腺癌

泪腺癌是泪腺最常见的恶性上皮源性肿瘤，肿瘤起源于泪腺腺泡的分泌细胞或导管肌上皮，以40岁以上的中老年人多见。起病迅速，为高度恶性，肿瘤向周围呈浸润性生长。病理上泪腺恶性上皮样肿瘤分为恶性混合瘤、腺样囊性癌、腺癌、黏液表皮样癌和多形性低度恶性腺癌，其中以腺样囊性癌最多见，占泪腺原发上皮源性肿瘤的8.1%～15.4%。

1.诊断要点

①泪腺窝内触及迅速增大的肿块，肿瘤沿眼眶外侧壁生长，较易引起眼眶的骨质破坏。

②眼睑肿胀、突眼并伴有疼痛。

③肿瘤可侵犯视神经，引起视力下降，并可通过眶壁向颅内蔓延。

④X线平片：泪腺窝扩大，密度增高，有时周围可见骨质破坏。

⑤MRI检查：T1WI呈不均匀等低混杂信号；T2WI呈高信号，增强扫描病灶呈不均匀强化。

2.CT表现

①CT扫描可见泪腺区形态不规则、边界不清楚、密度不均匀的软组织肿块，有时可见不规则钙化。

②肿瘤位于眼眶的外上方，故压迫眼球向内向下移位。

③增强扫描示病灶不均匀强化，强化程度较显著，非强化部分多为液化坏死区。

④眶壁骨质破坏，有时肿瘤可侵犯颅内，形成眶颅交通。

⑤鉴别诊断：泪腺良性混合瘤为泪腺区圆形或卵圆形肿块，密度均匀，边界清晰，增强后表现为轻至中度强化，眼眶骨质可发生受压性改变，但无骨质破坏。

（二）视网膜母细胞瘤

视网膜母细胞瘤是婴幼儿最常见的眼球内原发恶性肿瘤，98%的患儿为5岁以下儿童，95%的患儿为3岁以下儿童，偶见于成人。单侧发病多见，双侧发病约占1/3，后者与遗传因素有关，6%为常染色体显性遗传。肿瘤起源于视网膜内颗粒层，特点是多中心起源，每只眼内可有3～5个小肿瘤生长，可在眼内扩张、种植。瘤组织内常有广泛的坏死及钙盐沉着，临床主要表现为"白瞳症"。特征性病理改变为瘤细胞菊形团的形成：病理以混合生长型最常见。

1.诊断要点

（1）症状和体征

①出现瞳孔黄光反射，表现为"白瞳症"的特点，这是由于白色肿块在晶状体后部发生光反射的结果。

②可出现斜视，视力逐渐减退，甚至丧失。

③继发性青光眼：由于玻璃体受肿块挤压、晶状体 - 虹膜隔前移、房水流出受阻等因素引起眼压升高所致。此外，虹膜新生血管也可引起闭角型青光眼。

④晚期可向颅内蔓延，也可发生骨髓、肝脏和淋巴结等远处转移。

⑤视网膜母细胞瘤属偶可自愈的少数恶性肿瘤之一，其表现为肿瘤坏死、机化、缩小，并可见钙化灶。

（2）X线平片

眼眶内可见沙粒状或斑片状钙化，并可见视神经孔扩大。

（3）超声检查

显示玻璃体边缘或腔内圆形、类圆形或不规则形光团，其内回声强弱不等、大小不一，有钙化处可出现强回声光团并伴有声影。彩色多普勒血流频谱成像（color doppler blood flow spectrum imaging，CDFI）可见瘤体丰富的红色血流，主要来自视网膜中央动脉，有搏动性。

（4）MRI检查

T1WI为中低信号，高于正常玻璃体信号；T2WI为中等信号，低于正常玻璃体信号。

2.CT表现

①CT平扫：常见眼球内有多个圆形或不规则形、边界清楚的高密度肿块。

②钙化是本病的特征性表现，瘤体内常有团块状、片状或斑点状不规则钙化，CT显示钙化率为90%～95%。

③增强扫描：病灶未钙化部分有强化，边缘较平扫更显清楚—

④肿瘤增大可引起眼球突出、视神经增粗、视神经管扩大，并可沿视神经累及肌锥和颅内。

（三）脉络膜黑色素瘤

脉络膜黑色素瘤是成人最常见的眼球内恶性肿瘤。发病率仅次于儿童的视网膜母细胞瘤，约占黑色素瘤中的85%，平均发病年龄在45岁左右，很少发生于儿童或70岁以上老年人。男女发病比例相近，主要发生于眼球后极部，单侧发病多见。典型者呈蘑菇状，少数呈扁平生长。

1.诊断要点

①肿瘤位于球后部，早期出现视力减退和视野缺损等症状，后期可出现视网膜脱离甚至失明。位于黄斑处或视乳头附近者，早期即出现视力障碍。

②肿瘤增大或因新生血管破裂而致瘤体内或周围出血，可出现眼压增高而引起眼痛、头痛等症状。

③眼底照相与眼底荧光血管造影：对判断肿瘤是否增大具有重要价值，可显示瘤体内脉络膜粗大的血管影，且晚期荧光不消退。

④超声检查：可显示眼球内肿块，可见到脉络膜"挖空现象"与"凹陷征"，还可显示伴发的视网膜脱离及球外扩展情况。彩色多普勒血流频谱可显示瘤体与动脉血流相同的波形。

⑤MRI检查：具有特征性表现，在T1WI呈高信号，在T2WI呈低信号。这是由于瘤内含有顺磁性的黑色素物质，具有缩短T1、T2弛豫时间的作用。

2.CT表现

①早期肿瘤较小时，多在眼球后极可见眼环局限性增厚，呈扁盘状。CT可发现厚度超过3 mm的肿瘤。

②当肿瘤继续生长侵入玻璃体时，侵入部分生长迅速，而颈部仍受裂口影响而形成头圆、底大、颈部狭窄的蘑菇云状；晚期可以穿破眼环向眶内生长。

③CT平扫：呈高密度，常合并有视网膜下积液。

④增强扫描：瘤体呈中度强化。

（四）脉络膜血管瘤

脉络膜血管瘤是一种先天性良性肿瘤，属于良性血管错构瘤性病变，由多层扩张的静脉血管或毛细血管组成，大多数为海绵状血管瘤。临床病理上，脉络膜血管瘤分为孤立性和弥漫性两类。对于屈光介质清晰的患者，荧光素眼底血管造影是确诊的主要手段，但对合并有白内障、玻璃

体混浊等患者而言，CT及MR1检查具有其独特的优势，并有助于与其他眼底肿瘤相鉴别。

1.诊断要点

①孤立性脉络膜血管瘤早期一般无临床症状，好发于20～50岁，常伴发视网膜脱离。

②弥漫性脉络膜血管瘤比较少见，多见于10岁以下儿童，易引起广泛的视网膜脱离，也可以导致青光眼，此型通常伴有颜面部血管瘤病（Sturge-Weber综合征）。

③目前对于脉络膜血管瘤的治疗主要是通过光凝术、放射治疗、经瞳孔温热疗法、光动力学疗法等。

④本病影像学诊断首选超声和MRI MRI结合眼底检查、超声、CT、荧光素眼底血管造影将有效提高脉络膜血管瘤诊断的特异性和灵敏度，并更好地与其他眼内占位病变进行鉴别诊断。

2.CT表现

①CT平扫：眼球后壁视神经附近见局限性或弥漫性眼环增厚，较大肿瘤表现为局限性扁平隆起肿块，边界清晰，CT值约40 HU，视神经及眼眶壁未见浸润及骨质破坏。

②增强扫描：瘤体强化明显，动态延迟扫描病变呈延迟强化。

（五）视神经胶质瘤

视神经胶质瘤是发生于视神经胶质细胞的生长缓慢的偏良性的肿瘤。占眶内肿瘤的1%～6%，为儿童常见肿瘤，约75%发生于10岁以下的儿童，约50%的患儿发病年龄小于5岁，偶见于成年人。成人视神经胶质瘤与儿童相比，恶性程度较高。由于受硬脑膜的限制，其生长特征为沿着视神经纵轴生长，一般视神经呈梭形或梨形粗大

1.诊断要点

①视力减退和斜视：由于肿瘤压迫视神经纤维所致，长期的视力下降会引起斜视。

②眼球突出：随着肿瘤的长大，瘤体压迫眼球引起眼球突出。发生于视神经眶内段的肿瘤，眼球突出多为轴性。

③眼底检查：可见视乳头水肿和视神经萎缩。

④X线平片：53°后前斜位片可见视神经孔均匀扩大，边缘整齐，无骨质破坏。

2.CT表现

①本病重要的CT征象是肿瘤与视神经不可区分。

②CT平扫：视神经呈局限性梭形或梨形增粗，也可表现为整条视神经增粗或结节状隆起，密度均匀，边界清楚，少数可见囊变，钙化非常罕见。

③增强扫描：瘤体呈均匀或不均匀轻或中度强化。

④肿瘤可沿视神经管向颅内生长，利用薄层扫描（层厚＜2 mm），扫描基线与听眦线呈-15°角。部分患者可见视神经管扩大，若肿瘤向前生长可蔓延至眼球。

（六）视神经脑膜瘤

视神经脑膜瘤是起源于视神经鞘蛛网膜纤维母细胞或硬脑膜内皮细胞的良性肿瘤：占眶内肿瘤的4%～8%、眶内脑膜瘤的75%和视神经原发肿瘤的33%。多发生于中年女性，平均发病年龄41岁，男女比例为1：2～2：3，也可见于儿童。发病年龄越小，肿瘤的浸润性越强，预后越差。

双侧视神经脑膜瘤占眶内脑膜瘤的4%，常伴有神经纤维瘤病。肿瘤沿视神经向眼球

和颅内两个方向蔓延，外形呈管状增粗，也可呈梭形或块状。

1.诊断要点

①眼球突出：最常见和较早出现的体征。

②视力下降：早期可出现一过性黑矇，多数视力下降明显，50%的初诊患者视力在0.1以下。部分患者视功能正常，但常有视野缺损。发生于视神经管内的，视力减退和视野缺失可能是其早期的唯一症状。

③眼底检查：早期见视乳头水肿，长期可发生继发性视神经萎缩。30%的患者视乳头表面可见视神经睫状静脉。

④X线平片：眼眶扩大，眶区密度增高，部分患者见视神经孔扩大，管壁骨质硬化。

2.CT表现

①CT平扫：脑膜瘤包绕视神经呈管状或梭形增粗，也可偏心性生长，视神经受压偏于一侧。肿瘤呈等密度或略高密度，部分瘤内有斑片状或线条状钙化，冠状面扫描或重组可显示稍高密度的瘤体或环形钙化包绕视神经，称为"袖管征"。

②增强扫描：肿瘤明显较均匀强化，而包埋于其内的视神经不强化，轴位像或斜矢状位重组像见视神经周围两条平行的线状高密度影，称为"双轨征"。

③发生于视神经管内的脑膜瘤常导致视神经管扩大、骨质增生或破坏；累及视交叉或颅内的脑膜瘤表现为视交叉增粗及颅内肿块。

三、血管样病变

（一）血管瘤

血管瘤是眼眶最常见的原发良性肿瘤，多为先天性发育异常，病程进展缓慢，一般分为海

绵状血管瘤、毛细血管瘤、淋巴血管瘤和纤维血管瘤四型。其中以海绵状血管瘤最常见，好发于20～40岁的青壮年，女性患者多见。肿瘤起源于内皮细胞，常有包膜，瘤体内以血管成分为主。毛细血管瘤多见于3个月以内婴儿，瘤体内以细胞成分为主。

1.诊断要点

（1）海绵状血管瘤

①早期无明显症状，随着瘤体的缓慢增大可出现眼球缓慢渐进性突出和眼球运动困难，晚期出现视力障碍。

②超声检查：具有特征性诊断价值。病变呈圆形或椭圆形，边界清楚，肿瘤内回声多而强且分布均匀，这是由于肿瘤内有大小不等的血窦所致。由于瘤体内血流缓慢，因此彩色多普勒血流频谱显示肿瘤内缺乏彩色血流。

③MRI检查：T1WI肿瘤呈低或等信号，T2WI呈高信号。

（2）毛细血管瘤

①儿童最常见的血管性肿瘤，最常发生于眼眶内上1/4象限。

②多在出生后6个月内生长，2岁内达到高峰，6～7岁肿瘤可消散。

③主要症状为突眼、眼睑和结膜水肿，小儿尤以哭闹时突眼加剧。

④可合并皮肤病变，出现草莓样血管痣。

⑤超声检查：病变形态不规则，边界不清楚，其内可见强弱不均的回声。彩色多普勒血流频谱可显示丰富的彩色血流。

2.CT表现

（1）CT平扫

①海绵状血管瘤：

a.眼眶内见圆形或卵圆形边界清楚的稍高密度肿块。

b.密度多均匀，少数瘤体内可见静脉石或钙化。

c.肿瘤多发生于眼肌圆锥内，但也可累及锥外。

d.当血管瘤与眼球相邻时，常不会使眼球发生变形，这个特征有助于与其他肿瘤鉴别。

e.部分肿瘤有分叶，边界清楚。

②毛细血管瘤：

a.表现为边缘不甚清楚的等密度肿块。

b.肿瘤密度均匀，很少有钙化。

c.若肿瘤边缘不规则，生长迅速，常提示恶变。

d.肿块最常见于眼眶内上1/4象限。

（2）增强扫描

肿瘤强化的程度取决于肿瘤内血管成分的多少，如海绵状血管瘤因血管成分丰富，故强化显著，毛细血管瘤也明显强化。

（3）动态扫描

由于瘤体内血供不同，因此瘤体强化的时间有差异。一般海绵状血管瘤的延迟时间较长，延迟扫描时肿瘤持续强化，甚至密度会更高，而毛细血管瘤的延迟时间较短。

（4）海绵状血管瘤

眼眶骨质可呈膨胀性改变，一般无骨质破坏，如发现骨质破坏，多提示肿瘤恶变。

（二）眼眶静脉血管曲张

眼眶静脉血管曲张通常指原发性静脉曲张，是一种常见的眶内先天性静脉血管畸形。

本病散发，为非遗传性，偶有家族性。出生时这些畸形静脉管道已经存在，但缺乏临床症状。在生长过程中，由于某种原因，这些潜在静脉床与体循环沟通，灌注增多、压力增高而产生临床症状。病理上，镜下可见高度扩张、迂曲的静脉管道，管壁缺乏内弹力层及弹力纤维组织，管腔内常伴有较多的血栓形成。

1.诊断要点

①常在青少年时期出现症状，多累及一侧眼眶，以左眼多见，可能因左侧颈静脉孔较窄的解剖因素。

②典型表现为体位性眼球突出，在低头、弯腰、咳嗽或憋气（Valsalva法）时，因颈内静脉压力增高，引起患侧眼球突出。

③病灶导入血管粗大者，当颈内静脉压力增高时，可在短时间内引起明显眼球突出，当颈内静脉压力降低时眼球突出立即消失。导入血管较细者，随颈内静脉压力变化，眼球突出和消失均较慢

④眼球突出后可伴有眶区胀痛、视力减退、复视、眼球运动障碍等症状，在眼球突出消失后这些症状也随之消失。

⑤可有眼球内陷、眼球搏动、反复眶内出血等表现。

2.CT表现

①CT平扫：眶内不规则软组织肿块，边缘较清楚，密度不均匀，部分病例可见静脉石。少数静脉曲张可引起眼外肌增粗。

②增强扫描：病变明显强化，可有延迟强化，伴有血栓形成时，强化不均匀。

③在颈内静脉压力正常的情况下，病变较小，甚至不能显示；当采用头过伸仰卧位冠状面扫描或采用血压表臂带加压颈内静脉等使颈内静脉压力增高时，病变明显增大，边界清楚，此征象为其特征性表现，但不具有特异性。

四、感染性病变

（一）眼眶感染性急性炎症

眼眶感染性急性炎症是指细菌、真菌或寄生虫等病原体侵犯眼眶组织所引起的急性感染性炎症，其中以细菌性感染最为常见，真菌感染少见。最常见的细菌感染为眼眶蜂窝织炎及眼眶脓肿，多因溶血性链球菌和金黄色葡萄球菌感染所致，是发生于眶内软组织或骨膜下的急性化脓性炎症，可引起永久性视力丧失及颅内蔓延，常被视为危症。感染可通过3种途径进入眶内：①邻近组织感染的直接扩散；②细菌通过血液循环进入眶内；③外伤或手术将细菌带入眶内。

1.诊断要点

①眼睑红肿，有明显压痛，结膜水肿和充血。

②眼球突出、眼运动受限和视力下降，多由于眼外肌麻痹引起。

③眼底改变：视乳头水肿、视网膜充血、静脉扩张等。

④病变若蔓延至眶尖或海绵窦，可引起眶尖综合征或海绵窦血栓，有发热、全身不适、食欲不振等症状。

⑤超声检查：眶脂肪回声区增宽，其内呈海绵状或斑驳状；眼眶脓肿形成时，可见边界清楚的低回声区或无回声区。

2.CT表现

①蜂窝织炎使视神经、眶内脂肪和眼外肌之间的界面消失。脂肪的炎性水肿和炎症细胞浸润区密度增高，边界不清楚，增强扫描病变中度或明显强化，且强化不均匀。

②眼睑与眼环增厚，眼外肌肥大。

③脓肿形成表现为圆形或不规则的局限性低密度区，如位于骨膜下则显示为梭形病变，眼外肌移位；增强扫描可见脓肿壁强化；骨膜下间隙感染，表现为强化的骨膜移位，远离眶壁。

④眶周结构改变：如眶周骨质破坏、鼻窦炎等。

（二）眼眶炎性假瘤

眼眶炎性假瘤又称为原发性眼眶炎症，是一种原因不明的非特异性炎症，常为单侧发病，是单侧眼球突出的最常见的原因之一。多见于40～50岁的中年人，无性别差异，可发生于眼眶的任何部位。其病理改变为眶内组织肿胀和成熟淋巴细胞浸润，常伴有纤维结缔组织及血管增生。病变可累及包括眼外肌、泪腺、视神经及眶内脂肪等眼眶内所有组织。根据病变累及范围可分为肿块型、泪腺型、眼外肌型及弥漫型。

1.诊断要点

①发病早期出现眼痛、眼球突出和结膜水肿。

②后期症状加重，出现眼球运动障碍，视力下降，有时眼眶内可触及包块，常伴有全身不适

③经激素治疗有明显效果，但易复发，此可与肿瘤鉴别。

④实验室检查：可出现血沉加快。

⑤超声检查：B超显示弥漫型为眼眶脂肪内有斑点状中等或低回声区，肌外肌型可见眼外肌肥厚。CDFI可见病变内有丰富的血流。

⑥X线平片：眼眶扩大，但无骨质破坏。

2.CT表现

①弥漫型：可为双侧性，病变范围广，可出现眼外肌增粗、泪腺增大和视神经受累，眶内脂肪密度增高、模糊，如被硬纤维组织代替，形成所谓"冰冻眼眶"。

②肿块型：除上述弥漫型表现外，还可见到密度均匀的软组织肿块，增强扫描肿块呈轻至中度强化。

③泪腺型：表现为泪腺增大，与泪腺肿瘤相似，可超出眼眶之外，眼球向内下轻度移位。

④眼外肌型：表现为眼外肌增粗，一条或数条眼外肌弥漫性肥大，眼外肌受累频率以内、外、上、下之顺序排列。本病肌腱与肌腹都肿大，眼肌附着处眼环增厚、模糊并有强化，这些都是假瘤的特征性表现。

（三）渗出性视网膜炎（外层渗出性视网膜病变）

渗出性视网膜炎又称Coats病，本病是由于视网膜血管异常，血管内皮细胞屏障作用丧失，以致血浆大量渗出于视网膜神经上皮层下，导致视网膜广泛脱离的视网膜病变，但视网膜血管异常成因不明。视网膜动静脉均有明显损害，表现为一、二级分支充盈扩张，二或三级以后小分支管径变细，周围有白鞘，管腔呈梭形或球形扩张，或作纽结状，并可有新生血管和血管相互间吻合等，血管异常是视网膜下大量渗出及出血等的基础。本病多见于青少年，发病年龄在8～16岁，男性多见，亦可发生于成年人及高龄人。通常侵犯单眼，偶为双侧。其病程缓慢，呈进行性。早期不易察觉，当出现白瞳症或视力减退致失用性外斜视时才被注意。

1.诊断要点

①临床主要表现为白瞳症、斜视和痛性青光眼。

②早期病变在黄斑部未受损害之前，视力不受影响；进展期视网膜大片渗出斑块多见于眼底后极部，亦可发生于任何其他部位，可发展致整个视网膜脱离。

③视网膜下可大量出血，出血进入玻璃体，机化后形成增殖性玻璃体视网膜病变。

④荧光素眼底血管造影：典型表现为血管改变，病变区小动脉和小静脉扩张迂曲，尤以小动脉为重，管壁呈现囊样扩张或呈串珠状动脉瘤，表现为圆点状强荧光。

⑤MR1表现：病变位于视网膜区，呈线样T2WI低信号，同视网膜紧密相连，外观亦可呈扁平状"V"形贴于视网膜区。眼球玻璃体内见异常信号，可呈大片状，充满玻璃体，前与晶状体、后与视网膜区相连。视神经、肌锥内外间隙、眶周软组织均无明显异常信号。

⑥超声检查：玻璃体内点状低回声；球壁隆起；球壁回声明显增强，提示球壁骨化；视网膜脱离；视网膜层间渗出；视网膜下机化增殖；视网膜囊肿

2.CT 表现

①早期渗出局限在视网膜内，仅表现眼环增厚。

②病变进展渗出物较多时，形成视网膜下线样或新月形积液，当渗出物中蛋白、细胞含量较多时呈高密度。

③玻璃体内密度增高，密度较均匀，边界清晰。部分病例玻璃体、晶状体内多发点状钙化灶。

④前房深度可变浅，晶状体增厚可脱离正常位置。

⑤患侧眼球体积增大或缩小，病变无眶外侵犯。

第二节 鼻部

一、正常鼻、鼻窦及鼻咽部解剖和 CT 影像

（一）外鼻及鼻腔

外鼻由鼻骨、鼻软骨和表面的皮肤、肌肉等组成，呈三棱锥形。CT常规以轴位扫描为主，鼻骨呈高密度向前突出于面部中央，皮肤、肌肉和软骨等为中等密度。鼻腔呈梨形，分为鼻前庭和固有鼻腔。鼻前庭位于鼻腔前段，较宽，位于前鼻孔和固有鼻腔之间；固有鼻腔为鼻腔的主要部分，由鼻中隔一分为二，前方与鼻前庭相连续，后方为鼻咽腔，顶达筛板，底壁为硬腭，侧壁有鼻甲和鼻道。鼻甲与鼻道的关系以CT冠状位扫描显示最为清楚。

（二）鼻窦

1.上颌窦

位于鼻腔两侧的上颌骨内，呈三角锥形。顶壁为眶底壁，其后缘为眶上裂；内侧壁为鼻腔外侧壁，其上后方为窦腔开口通入中鼻道；前壁骨质较厚，其上方眶下缘下方有一小孔即眶下孔后壁较薄，与颞下窝和翼腭窝相邻；底壁为上颌骨的齿槽骨。

2.筛窦

位于眼眶内侧，气化良好，壁薄，由基板将气房分为前、后两组，分别开口于中、上鼻道。CT横断位可显示筛小房同蝶窦的关系，薄层扫描可显示基板，而冠状位扫描能较好显示与上颌窦及鼻道的关系。

3.蝶窦与额窦

分别位于蝶骨和额骨内，发育程度差异很大，气化差者CT图像上可见不到气化。蝶窦由前上壁开口通蝶窦隐窝，前接后组筛窦，上方为鞍底，向前上方与视神经管相邻，底与鼻咽部相邻，后壁为枕骨斜坡，额窦前壁较厚，后壁较薄，其后方为前颅窝。

（三）咽部

由鼻咽部、口咽部、喉咽部组成。起于颅底，向后下于第6颈椎水平。

1.鼻咽部

是鼻腔向后的延续，后方为椎前软组织，两侧壁前方为翼突内外板，中部突出的结节状软组织影为咽鼓管隆突，其前方为咽鼓管咽开口，后方为咽隐窝。

2.口咽部

经舌骨根横断扫描的层面可显示口咽腔，呈横置的椭圆形，前方为舌根、口底部肌肉及弓形下颌骨，两侧壁为肌组织，外方为透亮的咽旁间隙。

3.喉咽部

前方为倒"U"形甲状软骨，其后方为会厌壁，两侧均见类圆形空隙为梨状窝。

4.咽部间隙

①咽旁间隙：位于腭帆肌外侧和翼内肌的内侧，为低密度脂肪间隙。

②咀嚼肌间隙：位于翼内、外肌之间。

③颈动脉间隙：在咽旁间隙后，其内由CT上不能显示的颈动脉鞘所包绕颈动脉、颈内静脉和神经、淋巴结的潜在筋膜间隙，此间隙内颈动脉和颈内静脉的移位方向对判断肿瘤来源和性质有重要意义。

④咽后间隙：在咽腔后方。

⑤椎前间隙：在咽后间隙后方，内有头长肌，两间隙的筋膜显示不清。

（四）颞下窝

是上颌骨体和颧骨后方的不规则的凹窝。其上方为蝶骨大翼和岩骨尖，前方为上颌窦后外侧壁，后方为茎突与颈动脉鞘筋膜，外侧为下颌支，内侧为翼突外板。颞下窝内由多条咀嚼肌和脂肪组织组成，CT轴位扫描可清晰显示。

（五）翼腭窝

位于颞下窝的内侧，由蝶骨翼突、上颌骨体、腭骨及颞下窝围成的倒三角形间隙，位于翼上颌裂上部，内有蝶腭神经节、三叉神经上颌支。其前壁为上颌窦后壁，后壁为蝶骨翼突，上壁为蝶骨体、蝶骨大翼及翼突基底部，内壁为腭骨垂直板，外壁及下壁开放。翼腭窝有8个自然通道与颅中窝、眼眶、鼻腔、口腔、咽部、破裂孔及颞下窝相通，是感染和肿瘤扩散的重要通道。

（六）海绵窦

海绵窦位于蝶鞍两侧，为双层硬脑膜结构，其前缘达眶上裂的内侧部，后至颞骨岩尖，为一对重要的硬脑膜静脉窦，长约20 mm，宽约10 mm。海绵窦内有许多结缔组织小梁，将窦腔分隔成许多小的腔隙，窦中血流缓慢，感染时易形成栓塞。窦的前端与眼静脉、翼丛、面静脉和鼻腔的静脉相通，面部的化脓性感染可借上述通道扩散至海绵窦，引起海绵窦炎与血栓形成。窦腔内有颈内动脉和外展n神经通行，颈内动脉经破裂孔出颈动脉管，向上行于蝶鞍的后下，相当于后床突的外侧，转折向前进蟹入海绵窦，在窦腔最内侧水平前行约20 mm，达前床突内侧，再转向上穿出海绵窦。颈内动脉在海绵窦内呈"S"形弯曲，称颈内动脉虹吸部，在海绵窦内被纤维小梁固定于窦壁，故颅底骨折时易引起颈内动脉及分支的破裂，形成海绵窦动静脉瘘。海绵窦外侧壁有动眼神经、滑车神经、三叉神经眼支和上颌支通过。

二、鼻窦炎

鼻窦炎是鼻窦最常见的疾病，以上颌窦发病率最高，其次是筛窦。可单发于某一鼻窦，但多数为两个以上的鼻窦先后或同时出现炎症，少数患者可出现全鼻窦炎。按病程可分为急性鼻窦炎和慢性鼻窦炎。急性鼻窦炎以黏膜充血和炎性渗出为主；慢性鼻窦炎大多是急性鼻窦炎治疗不当或未彻底治愈所致，多表现为黏膜肥厚或息肉样变等。根据病因可分为细菌性、病毒性、真菌性、变态反应性等。临床治疗若不及时，可导致许多并发症的发生，严重影响患者的生存质量，甚至危及生命。不同部位、不同类型的炎症的影像学表现有一定特征，充分认识其影像学表现，对病变的定位、定性诊断和治疗方案的选择及预后评估有重要价值：

（一）化脓性鼻窦炎

1.诊断要点

（1）全身症状

多为头晕、食欲不振、记忆力下降或畏寒、发热等症状。

（2）局部症状

主要表现为鼻塞、脓涕、嗅觉障碍、头痛等局部症状。患侧鼻塞多因鼻甲或鼻腔内黏膜肿胀出血，或因鼻息肉形成之故。鼻涕多为脓性，炎性充血或鼻涕阻塞嗅裂可引起嗅觉障碍。

（3）鼻镜检查

可发现鼻黏膜充血、肿胀，鼻甲红肿、肥大或鼻内息肉样变。

（4）X线平片

①鼻腔黏膜增厚或息肉样变多见，少数患者也可出现黏膜菲薄。

②窦腔内分泌物存在时，立位片可见气液平面，且窦腔混浊。

③慢性期可出现骨壁增厚。

2.CT表现

①鼻窦黏膜肥厚：在较大窦腔黏膜可呈环状增厚或呈息肉样结节影，窦内含气腔隙变小或消失。

②窦内气液平面：分泌物潴留可出现气液平面，以上颌窦多见，液平面可随体位改变而移动。

③窦壁骨质改变：窦周骨壁正常或增厚，少数化脓性炎症可出现骨壁的吸收破坏，以上颌窦为多见，应与鼻窦恶性肿瘤鉴别。

④窦壁外脂肪间隙消失：当感染向窦腔外蔓延时，脂肪间隙消失，软组织肿胀。

⑤鼻甲肥大：以下鼻甲最为多见，做薄层扫描时可显示窦口有异常。

（二）真菌性鼻窦炎

1.诊断要点

①根据真菌侵袭以及宿主的免疫状态，分为侵袭性和非侵袭性两类。前者包括慢性无痛性和急性暴发性两种，后者包括真菌球性和变应性两种。急性暴发性主要发生于免疫功能缺陷的患者，常伴有糖尿病、严重营养不良或恶性肿瘤等基础病变；慢性无痛性发生于免疫功能正常的患者；真菌球性发生于有免疫能力的非特异性患者，单侧多见；变应性发生于有免疫能力的特异性患者，以中青年为主，常伴有家族过敏史。

②真菌性鼻窦炎的致病真菌种类以曲霉为主，尤以烟曲霉和黄曲霉常见，其次为毛霉，且多见于侵袭性真菌性鼻窦炎。

③光镜下见黏膜组织中有较多的炎性渗出物、坏死组织、淋巴细胞和多形核白细胞浸润。

④各型真菌性鼻窦炎共同的临床特点有鼻塞、涕多或涕中带血，可伴有头痛。侵袭性真菌性鼻窦炎常伴有邻近眼眶、颅内脑膜和脑组织受累症状，如眼球突出、眼球固定、视力下降、头痛等。变应性真菌性鼻窦炎鼻腔分泌物多伴有异味，实验室检查血清IgE升高。

2.CT表现

①真菌球性鼻窦炎以单侧上颌窦受累为多见，表现为上颌窦内气体消失，窦腔内被软组织密度影填充，局部见簇状分布的高密度钙化，窦腔扩大，钩突骨质吸收，上颌窦壁骨质增生肥厚。

②变应性真菌性鼻窦炎以筛窦最常受累，常见窦腔扩大、窦腔散在磨玻璃样高密度影，窦壁变薄或重塑，眶纸板骨质吸收常见。

三、鼻息肉

鼻息肉多由变态反应、慢性鼻炎和慢性鼻窦炎引起。长期的炎性刺激使鼻腔或鼻窦黏膜肥厚形成，好发于中年人，男性略高于女性。好发于鼻腔外侧壁及鼻顶部，其次为筛窦、上颌窦。单侧或双侧发病，双侧多见。根据病因及发病部位，一般分为三种类型：①炎症性息肉：单侧或单个息肉形成，多由局部感染引起，切除后不易复发。②过敏性息肉：常为双侧、多发，如不去除过敏原因，息肉切除后容易复发。③后鼻孔息肉：因息肉有一长蒂从鼻腔经后鼻孔伸入鼻咽部而得名。

（一）诊断要点

①多表现为鼻塞、嗅觉减退、闭塞性鼻音、打鼾、头痛、分泌物增多等症状。

②若阻塞鼻窦可引起鼻窦炎；阻塞咽鼓管咽口，可引起耳鸣和听力下降。

③X线平片：鼻腔或鼻窦内可见结节状软组织密度影，如继发感染，则显示为鼻窦炎的征象。

④穿刺活检：可做出病理学诊断

（二）CT表现

①CT平扫：见鼻腔或鼻窦内类圆形结节状软组织影，有时表现为软组织广泛充填于鼻腔或鼻窦。

②位于鼻腔者多见于中鼻道，引起鼻中隔偏移及梨状孔膨大，鼻腔息肉多伴有鼻窦炎症。

③增强扫描：病灶无明显强化。

④息肉内伴有出血坏死时表现为混杂密度。

⑤窦壁可出现骨质吸收、变薄、塑形，无骨质破坏。

四、鼻腔和鼻窦淋巴瘤

原发于鼻腔和鼻窦的淋巴瘤属于结外淋巴瘤，90%以上为非霍奇金淋巴瘤（non-

Hodgkins lymphoma, NHL）。发病率居结外淋巴瘤的第三位，位于咽淋巴环和肠道淋巴瘤之后。本病从儿童到老年人均可发生，年龄40～50岁，男女发病比例2：1～4：1。鼻腔和鼻窦的淋巴瘤包括NK/T细胞型、外周T细胞型和B细胞型，原发于鼻腔的淋巴瘤多为NK/T细胞型和外周T细胞型，原发于鼻窦的多为B细胞型。其中，NK/T细胞淋巴瘤是鼻腔中最常见的淋巴瘤，好发于面部中线附近。

（一）诊断要点

①好发于40岁以上中老年人。

②出现鼻塞、涕血、涕中排出小块坏死组织、鼻面部肿痛、头痛、低热。

③好发于鼻翼、鼻前庭区、中下鼻道、下鼻甲周围、鼻中隔、鼻腔侧壁，或见于上颌窦和筛窦。

④以弥漫性生长为主，边界模糊不清。

⑤可有骨质吸收破坏，或鼻中隔、硬腭穿孔、鼻甲脱落。

⑥易侵犯周围结构，

⑦MRI检查：T1WI呈稍低或等信号，T2WI呈等或稍高信号，信号较均匀ONK/T细胞型易出现液化坏死，T2WI可见斑片状更高信号。增强后肿块呈轻到中等强化，强化程度低于鼻腔黏膜，部分肿块强化不均匀，可伴有斑片状低信号未强化区。

（二）CT 表现

1.鼻腔淋巴瘤

①好发于一侧或双侧鼻腔前下部，包括鼻翼背部皮下、鼻前庭区、中下鼻道、下鼻甲周围、鼻中隔两侧面、鼻腔侧壁等，大多呈弥漫性生长，也可呈结节状或肿块样，形态不规则，边缘不清晰。

②CT平扫病灶与肌肉比较呈等密度，密度均匀或不均匀。

③增强扫描大多数肿块呈轻至中度强化，少数强化明显。一般局限性肿块强化均匀，当累及范围广泛时，强化常不均匀，NK/T细胞淋巴瘤内可见低密度液化坏死区。

④进展期肿块周围的骨质可出现虫蚀样或虚线样吸收，但骨质吸收破坏范围通常小于肿瘤侵犯范围。

2.鼻窦淋巴瘤

①大多由鼻腔淋巴瘤侵犯而来，也可以原发于鼻窦，主要见于上颌窦和筛窦。

②表现为窦腔内充满软组织密度影，或形态不规则软组织影突出，也可表现为弥漫性黏膜增厚样软组织影沿窦壁蔓延。

③平扫密度可均匀或不均匀，增强后可见轻至中度强化，少数明显强化。

④窦壁骨质吸收破坏。

五、鼻窦黏液囊肿

鼻窦黏液囊肿是鼻窦最常见的囊肿。以中青年居多，男女比例约为2.5：1。多因窦口阻塞后，分泌物在窦腔内大量潴留，或因黏膜分泌物中的蛋白含量过多而引起的一系列生化和免疫反应所致。本病多发生于筛窦和额窦，蝶窦和上颌窦少见，一般为单侧发病。

（一）诊断要点

①早期多无症状，随着病变的增大可引起头痛。因病变位置、扩展方向和程度不同，临床表现也各不相同。

a.发生于筛窦者：常侵入眼眶，出现复视、眼痛、流泪等眼部症状，眼球向外移位。

b.发生于额窦者：常出现额部隆起，眼球向外下方移位。

c.发生于蝶窦者：症状比较复杂，若向前发展可致眼球突出，压迫眶尖出现眶尖综合征；向两侧压迫颈动脉或海绵窦，可致血栓形成；向上可压迫垂体，引起相关内分泌失调症状。

②脓囊肿：由继发化脓性感染而形成，易引起窦壁骨质的吸收破坏，并可向颅内扩展，并发颅内感染。

③X线平片：可见鼻窦内圆形阴影，密度均匀，边缘光滑，周围骨壁吸收变薄或隆起。

④MRI检查：T1WI呈低、等或高信号，主要取决于囊肿内黏蛋白的含量和水的含量。若黏蛋白含量高，T1WI呈相对高信号；若水相对含量高，则T1WI呈相对低信号，T1WI呈高信号。

（二）CT表现

①CT平扫：窦腔膨大，窦腔内呈均匀一致的低密度，囊内如有上皮屑或血块，密度可以不均匀，病灶轮廓规则锐利。

②增强扫描：病灶无强化，若为脓囊肿，可见囊壁呈环状强化。

③窦壁骨质改变：囊腔扩大，窦壁均匀变薄，呈气球样改变是其典型的CT表现。较大的囊肿可侵占多个窦腔，并压迫邻近组织器官，如向眼眶扩展可引起眼外肌和眼球移位等征象。

六、鼻窦黏膜下囊肿

鼻窦黏膜下囊肿是由于窦壁黏膜下的黏液腺受到炎性刺激或变态反应导致黏液腺腺体导管开口受阻，引起浆液性或黏液性分泌物潴留于黏膜下，形成囊性膨出，无真正包膜，以上颌窦内最为常见。

（一）诊断要点

①以单侧多见，偶见双侧上颌窦受累：

②临床多无症状，偶因囊肿破裂，鼻腔内流黄色液体。

③X线平片：上颌窦华氏位片可见上颌窦腔密度增高，其底部见圆形或半圆形的囊性阴影。

（二）CT表现

①CT平扫：上颌窦内圆形或半圆形、密度均匀，边界光整，呈水样或软组织密度病灶，基底部多位于窦底或外侧壁。

②囊肿常只累及窦腔的一部分，在腔内气体的对比下，典型表现为圆形外凸的囊肿外缘。

③增强扫描：囊腔无明显强化。

④窦壁骨质无破坏。

第三节　耳部

一、正常耳部解剖和CT影像

（一）冠状层面

1.耳蜗层面

在外耳孔前壁后1 mm层面，耳蜗为螺旋形结构，其外上方可见两个小亮点的面神经管前膝横断面（内侧为迷路段，外侧为鼓室段起始部）；外侧的斜行透亮区为鼓室，可见鼓室盖、骨膜嵴、鼓岬等结构，其内的听小骨显示清楚。

2.前庭层面

在耳蜗层面后4 mm处，前庭为类圆形透亮区；上方、外方连上、外半规管；内侧为外耳道。外半规管下方有一圆形骨管为面神经管水平部；外半规管外上方为乳突窦口，外半规管开口部与鼓岬上部之间有卵圆窗。

3.乳突层面

可见乳突窦呈倒三角形，上壁为一薄骨板与颅后窝相隔，后上角有Komer隔突入乳突窦，中耳炎或胆脂瘤时，此隔常遭破坏；前下角通乳突窦口。

（二）轴位层面

1.上鼓室层面

鼓室内偏前方可见两个点状骨影，分别为锤骨和砧骨。鼓室向后与乳突窦相通；鼓室前方为环形透亮的耳蜗。耳蜗与鼓室内壁之间有线状裂隙的面神经迷路段和前膝部；耳蜗后方可见前庭及外半规管。岩锥后缘可见内耳道；内耳道后的弧线形透亮影为后半规管。

2.中鼓室层面

外耳道与内耳道大致平行相对，鼓膜因较薄而不能被显示，其内侧有前外侧的锤骨柄和后内侧的砧骨长脚。鼓室内侧壁与耳蜗底之间形成鼓岬。耳蜗后方的圆形透亮区为前庭，前庭后外方的线形透亮影为后半规管；此后的线状透亮影为内淋巴管。

3.下鼓室层面

鼓室内仍见锤骨柄下端的点状骨影。鼓室后壁的三角形骨隆起称锥隆起，其外侧的较小的凹窝为面隐窝，其后方的小圆点透亮区为面神经管乳突段断面；其内侧较大的凹窝为鼓窦。鼓窦内侧壁为耳蜗及鼓岬，在鼓窦前内方，鼓岬有一开口为圆窗。自耳蜗底部向岩锥后缘，有一裂隙透亮影为前庭水管。

二、先天性外耳和中耳畸形

先天性外耳和中耳畸形为最常见的耳畸形，是指源于胚胎期第一、二鳃弓发育受阻或发育异常导致的外耳、中耳发育不良或未发育。尽管外、中耳先天性畸形的发病率不高，但其可能引发各类严重后果，如听力语言障碍、外貌毁损、先天性胆脂瘤、心理障碍等。两者常同时发生。由于外耳、中耳、内耳是独立发育，因此一种畸形并非必然伴随另一种畸形，如最常见的外耳、中耳联合畸形，其内耳结构基本正常。发生于外耳者可有耳廓变形或缺失，外耳道狭窄、变短，直至完全闭锁。发生于中耳时，主要为鼓室倾斜、狭窄和听骨链畸形。外耳道狭窄及闭锁为最常见的外中耳畸形，可分为骨性闭锁和膜性闭锁。

（一）诊断要点

①临床症状：耳廓变小和/或残缺，外耳门闭锁。

②可有轻重不同的传导性耳聋，少数伴内耳畸形的患者可表现为混合性耳聋或感音神经性耳聋。

③部分伴有颌面发育不全，表现为眼、额、上颌、下颌、口、鼻等畸形，称为下颌面骨发育不全。

④X线平片：颅底位像和正位体层摄影见病侧外耳道气腔消失，鼓室狭小，纵轴向外侧倾斜及颞颌关节向后、上移位等改变。

（二）CT 表现

①外耳道骨性闭锁表现为无骨性外耳道显示，在骨性外耳道区可见骨性闭锁板，骨性闭锁板的厚度不一。厚度的测量方法是在外耳道层面测量骨性闭锁板外缘至鼓室外缘的距离。

②中耳畸形表现为鼓室腔小，听小骨畸形。

③面神经管走行异常，常见于外耳道闭锁患者，包括面神经管乳突段前位和面神经管鼓室段低位，前者多见。

④部分外耳道骨性闭锁患者可见垂直外耳道，表现为鼓室外下壁有骨性管道，下行达颞骨下缘，管道内充以软组织。

三、慢性中耳乳突炎

慢性中耳乳突炎为临床最常见的中耳乳突疾病，是由多种因素引起的耳部炎症，多由急性化脓性中耳炎治疗不彻底所致，少数无急性感染病史者，可由低毒性感染而成。病理学上分为单纯型、肉芽型和胆脂瘤型三型。病变多呈隐匿性进展，可局限于中耳，但多伴有乳突炎症。CT 薄层扫描不仅能清楚显示乳突的细微结构，还有助于发现小的胆脂瘤。

（一）诊断要点

①症状和体征：外耳流脓、耳聋、头痛、眩晕、呕吐及面神经麻痹等症状，并经常出现鼓膜穿孔、鼓室硬化等并发症。

②耳镜检查：清除外耳道和骨膜表面的耵聍和分泌物后，可使整个外耳道和鼓膜清晰可见，可观察鼓膜穿孔的大小、部位以及鼓室黏膜和听小骨的病变。

③X 线平片：气化良好的乳突透光度减低，鼓窦周围可有肉芽组织增生、骨质破坏或死骨；胆脂瘤型可出现鼓室上隐窝及鼓窦区的圆形或椭圆形骨质缺损区，有光滑锐利的硬化边。

④MRI 检查：与脑灰质相比，炎性肉芽组织在 T1WI 多数为等信号或稍高信号，T2WI 多为高信号，增强扫描有强化。

（二）CT 表现

①单纯型：CT 平扫可见鼓室、乳突气房黏膜增厚，气房骨壁增厚、硬化。听小骨部分破坏及粘连。

②肉芽型：CT 平扫可见以肉芽增生和骨质破坏为主要表现，大多发生于气化差、板障或硬化型乳突。中耳腔内肉芽组织在 CT 上表现为密度增高。增强扫描可见中耳和鼓窦

区软组织密度增高，系肉芽组织血供丰富所致。

③胆脂瘤型：见下文"胆脂瘤"。

④并发症：常见有耳源性脑脓肿、乙状窦血栓性静脉炎、耳后骨膜下脓肿、岩尖炎、面神经管破坏性给面神经麻痹等。

四、胆脂瘤

胆脂瘤是由角化鳞状上皮不断堆积而成，其内衬充满角质碎片的囊。可分为先天性和后天性两种类型，以后天性多见，约占98%，多由慢性中耳乳突炎鼓膜松弛部或紧张部边缘性穿孔所致，为慢性中耳炎的类型之一。松弛部胆脂瘤起源于Prussak间隙，可引起此间隙的扩大，听小骨向两侧移位，紧张部胆脂瘤常侵蚀听小骨并引起传导性耳聋。

（一）诊断要点

①临床症状：外耳长期流脓，分泌物增多，听力下降，甚至有传导性耳聋。

②出现中耳乳突炎的并发症。

3，鼓膜松弛部或紧张部边缘性穿孔，穿孔处可见鼓室内有红色碎屑状或豆渣样物质，有特殊恶臭。

④X线平片：乳突许氏、梅氏位片可显示乳突窦和鼓室扩大，并在外耳道与乳突入口处形成肾形透亮区，且边缘可见硬化缘，但较小的胆脂瘤多不能显示。

⑤MRI检查：T1WI呈略低于或近似脑组织信号，T2WI呈较高信号，信号多不均匀，增强扫描示病灶不强化。

（二）CT表现

①CT平扫示中耳内胆脂瘤的软组织肿块和骨质破坏，增强扫描示病灶不强化，其周围的肉芽组织可强化

②特征性表现：鼓棘或外耳道棘骨质破坏，听小骨破坏消失。

③合并中耳乳突炎：CT可见鼓室及乳突气房透亮度减低，炎症性渗出可见气-液平面。

④可引起脑脓肿和侧窦脓肿等颅内并发症。

五、中耳癌

中耳癌是发生在中耳和乳突区的少见恶性肿瘤，较外耳道癌多见。多数患者有慢性化脓性中耳炎病史，故长期慢性炎症可能为其病因。好发年龄为40～60岁。病理上以鳞状细胞癌最常见多为原发，也可继发于外耳道、耳廓或鼻咽癌。

（一）诊断要点

①临床症状：耳深部跳痛或刺痛，耳流脓性或脓血性分泌物，耳闷、耳鸣、听力减退，眩晕和面神经麻痹等。

②晚期出现第Ⅸ～Ⅻ对脑神经受累的症状。

③耳镜检查：见外耳道深部或鼓室内有肉芽或息肉样新生物，触之易出血，切除后易复发。

④X 线平片：除慢性中耳炎改变外，鼓室骨壁、听小骨、乳突气房骨质有破坏。破坏边缘典型者呈不规则鼠咬状，大多数较清晰，亦可模糊

（二）CT 表现

①鼓室、外耳道、听小骨、乳突气房骨质被破坏，边缘不整，伴软组织肿块形成。

②骨质破坏可侵及周围其他组织结构，可向颅中窝、颅后窝、乙状窦、颈静脉窝、面神经管及颞颌关节侵犯。

③增强扫描示肿瘤强化较明显。

六、外耳道胚胎性横纹肌肉瘤

横纹肌肉瘤是儿童及婴幼儿最常见的软组织肉瘤。其发病率位于儿童颅外肿瘤第 3 位。好发于 15 岁以下儿童，尤其是婴幼儿，男性略多于女性。发生于头颈部者占 47%，其中发生在颞骨部较少，约占 7%。绝大多数的颞骨病变发生于中耳，延伸至外耳道肿瘤具有循解剖毗邻途径扩散的特性，易广泛破坏颞骨、颅底骨质，并向深部结构浸润生长

（一）诊断要点

①好发于婴幼儿及儿童。

②典型临床特征：外耳道腥臭味脓血性溢物、外耳道内息肉或肉芽肿样新生物、面神经麻痹、颞部皮肤局部隆起、耳痛、听力下降等。

③晚期可因颞骨、颅底骨质弥漫性破坏出现脑神经功能障碍，Horner 综合征等。

④MRI 检查：肿块 LWI 呈等信号，T?WI 呈等、稍高信号，其内常见坏死信号灶，增强扫描肿瘤实质明显强化。

（二）CT 表现

①常见于儿童的中耳及颞骨岩部，CT 平扫肿块呈等、低密度，均匀或不均匀，边界清晰或模糊。

②肿块易侵犯周围软组织，可沿邻近间隙或孔道生长，发生于中耳鼓室者可侵入中颅凹。

③易广泛破坏周围骨质，表现为虫蚀状溶骨性破坏，骨质增生及压迫改变不明显。

④增强后肿块呈明显强化，强化程度高于肌肉而低于邻近血管，较大肿块内可见无强化的液化坏死区。

七、副神经节瘤

副神经节瘤亦称血管球瘤，是起源于副神经节化学感受器细胞的肿瘤。根据肿瘤的发生部位，颞骨副神经节瘤分为颈静脉球瘤、鼓室球瘤和颈静脉鼓室球瘤三种。正常的血管球体甚小，影像上不能显示。发生肿瘤则成为富含血管的肿块，并对周围骨质产生压迫性吸收，可引起多对脑神经受损。肿瘤可单发，也可多发。该瘤生长缓慢，呈侵袭性，易通过神经血管间隙侵入邻近软组织或结构，常伴骨质吸收破坏；肿瘤呈球形或结节样生长，可见血管基质内形成上皮样细胞巢，70%以上皮样细胞巢为主，17%以扩张的血管和梭形细胞为主，13%为混合型。肿瘤为富血供性，供血动脉来源于咽升动脉、耳后动脉等，少数可恶变和转移。

（一）诊断要点

①多见于中年以上女性，可有家族史。

②传导性、神经性或混合性耳聋，搏动性耳鸣，眩晕或有外耳道流血、流脓、耳痛及受损脑神经麻痹等症状。

③耳镜检查：典型表现为鼓膜内可见紫红色肿物。

④X线平片：鼓室及岩部破坏，颈静脉窝增大及不规则的骨质破坏；晚期可有岩骨乃至颅底的广泛破坏。

⑤MRI检查：肿瘤呈T1WI低信号和T2WI高信号，信号多不均匀，可见多数迂曲的管状或斑点状流空信号的血管影，称为"椒盐征"，较具特征性。Gd-DTPA增强扫描示肿瘤明显强化。

⑥颈动脉造影：可见肿瘤血管及染色，可进行血管栓塞治疗和评估治疗效果。

（二）CT表现

①颈静脉球瘤：颈静脉孔不规则扩大，骨质边缘模糊不整，颈静脉孔区软组织肿块形成。

②鼓室球瘤：早期可在下鼓室或鼓岬处发现软组织小肿块，骨壁此时无破坏。较大的肿瘤可致听小骨和骨壁破坏，显示以鼓室为中心的不同范围的骨质破坏，为软组织块影所

代替，边缘多不规则。

③颈静脉鼓室球瘤：鼓室和颈静脉孔区软组织肿块，并向周围结构蔓延，较大肿瘤可广泛破坏中耳、外耳、内耳和内听道骨质，并可向颅内侵犯。

④增强扫描：病灶明显强化。

八、大前庭导水管综合征

大前庭导水管综合征（large vestibular aqueduct syndrome, LVAS），又称大内淋巴囊畸形（LESA），为前庭导水管（vestibular aqueduct, VA）扩大，且伴有感音神经性听力损失等症状，是目前最常见的内耳先天性畸形。患者多于婴儿期出现渐进性和波动性听力下降，少数出现在青春期或成年后女性发病率较高，男女比例约为1：2。病因可能为胚胎发育第5周（前庭导水管延伸、变细之前）受阻，也可能为胚胎晚期至出生后3～4岁前发育障碍。一般为双侧发病：

（一）诊断要点

①临床症状：感音性耳聋，多为双侧性，可从出生后至青春期任何时期起病

②多为渐进性、波动性听力下降。

③正常成人的前庭导水管是一微小骨管，长约10 mm，自前庭的内侧壁向后下方延伸，开口于后颅凹岩骨的后面，内听道后方，呈逆转的"J"形，其宽度不超过1.4 mm。如果前庭导水管的直径＞1.5 mm，则提示前庭导水管扩大。

④MRI检查：当需要显示内淋巴囊情况时，MRI是首选MRI内耳水成像可清晰显示扩大的内淋巴管和内淋巴囊，表现为内淋巴囊扩大，诊断标准为内淋巴囊骨内部分＞1.5 mm或内淋巴囊骨外部分（硬脑膜部分）＞3.8 min。淋巴囊呈三角形、囊状或条形扩大，贴附于小脑半球表面。

（二）CT 表现

①应行高分辨CT额骨轴位，层厚及层距为1～1.5 mm

②岩骨后缘、前庭导水管外口扩大，呈喇叭口状，如一深大的三角形缺损区，其边缘清晰、锐利，内端多与前庭或总脚"直接相通"。

③前庭导水管总脚到开口之间中点宽度＞1.5 mm。

九、颞骨骨折

颞骨骨折属于头颅外伤的一部分，原因多样，如交通意外、斗殴、坠落、凶杀及战争等。骨折常发生于单侧，累及双侧者占28%；常伴有神志障碍、脑神经损伤，面神经、前

庭神经及蜗神经受累。骨折线主要发生于额骨解剖薄弱部位，以岩骨骨折最常见。按骨折与岩锥关系分为纵行骨折、横行骨折和混合骨折三类。

（一）诊断要点

①头额部外伤史，外伤后听力下降、耳鸣或面神经麻痹。

②听力检查为传导性或混合性耳聋。骨折涉及内耳时，呈感音性耳聋，前庭功能下降或消失。

③耳鼓膜检查可有鼓膜穿孔出血，穿孔位于骨膜后上方。

④骨折累及外耳道时，可有清水样液体自外耳道流出。

⑤X线平片：可不显示骨折线，仅患侧鼓室和乳突气房因积血而密度增高。

⑥MRI检查：无法显示骨折线，并发中耳乳突积液时，T2WI可见乳突区高信号。

（二）CT表现

高分辨率CT对骨折显示较佳。

1.HRCT直接征象

①纵行骨折：最多见，占70%～80%，常发生在颅顶或颞部受打击时。骨折线与颞骨长轴（岩锥）平行，由外向内涉及额骨鳞部、乳突、外耳道和中耳，骨折跨蝶骨累及对侧岩部引起双侧性骨折。

②横行骨折：较少，约占20%，多为枕部受伤所致。骨折线与颞骨长轴垂直，呈前后走行。

③混合骨折：较少见，纵、横骨折皆有，常伴有脑损伤。

2.HRCT间接征象

可有鼓室和乳突气房积液，听小骨脱位，颅内积气、血肿和脑挫伤等。

第四节　喉部

一、正常喉部解剖和 CT 影像

喉位于颈前正中部，以软骨为支架，由肌肉、韧带、纤维结缔组织连接而成，表面被覆黏膜及皱襞。喉腔以声带为界，分为声门上区、声门区和声门下区。下面选择不同轴位层面以显示喉内结构。

（一）舌骨平面

舌骨呈弓形位于喉前方，两侧舌骨大角与体部可有裂隙，不要误认为骨折，舌骨大角前外侧可见椭圆形的颌下腺；舌骨体正后方可见舌会厌正中襞；两侧为含气的会厌溪；会厌溪后方的弓形线状影为会厌。

（二）会厌体层面

特征为弓形的会厌体部与两侧杓会厌襞起始部，呈形，其间为喉腔会厌体前方及两侧主要为纤维和脂肪组织，呈密度较低的透明带，即会厌前间隙；后方正中的气腔为喉前庭，两侧通梨状隐窝。

（三）梨状窝与杓会厌皱襞层面

前部为呈"八"字形的高密度甲状软骨板，密度可不均匀。如肿瘤侵犯，需结合其他征象鉴别。杓会厌皱襞呈前外向后内斜行的条带状影，将梨状窝与喉前庭分开。

（四）室带与声带层面

吸气时两带外展，喉室位于中线上呈三角形气腔。室带：呈三角形，前角不能达到甲状软骨板内面，两基底角止于杓状软骨上突（两个对称点状高密度影），这是室带的重要标志。声带：两侧声带前端靠拢形成前联合，接近甲状软骨内侧面，此层甲状软骨切迹接近消失；声带后端止于杓状软骨声带突，若骨化则呈三角形高密度影，为声带的可靠层面标志。

（五）环状软骨层面

椭圆形的声门下腔位于中央，边缘整齐光滑，为环状软骨包绕。前方为甲状软骨，后方两侧的对称性小圆形骨影为甲状软骨下角切面，甲状腺的两侧叶投影于其外前方。

①冠状面像：冠状面正中层面像，自上而下可以清楚地显示假声带、喉室、真声带及其两侧的喉旁间隙。假声带的上方为声门上区，真声带的下方为声门下区。软骨结构自上而下分别为甲状软骨、杓状软骨和环状软骨。

②矢状面像：典型的喉矢状面像（正中偏外侧层面），自上而下的软组织为舌根、会厌、杓会厌皱襞、假声带、真声带。在舌根与会厌之间为会厌溪，真、假声带之间的含气腔隙为喉室。

二、慢性肥厚性喉炎

慢性肥厚性喉炎为喉黏膜弥漫性或局限性明显增厚，属细胞增生而非炎性肿胀，又称慢性增生性喉炎，为喉癌癌前病变的一种。常因慢性单纯性喉炎患者不改变错误发音习惯和生活方式、工作环境所致。

（一）诊断要点

①临床表现：早期咽喉部不适、干燥，声音改变；咳嗽症状较轻；随着反复急性或亚急性喉炎发作，声嘶加重。

②喉镜检查：见喉黏膜普遍性增厚，慢性充血；室带、声带肥厚、不平，室带肥厚，常掩盖声带。声带边缘可有结节或息肉改变；杓会厌皱襞也增厚，声带因杓间区黏膜肥厚而闭合不全。

③慢性喉炎一般不需做CT检查，与喉部恶性肿瘤鉴别的要点为喉旁间隙和喉软骨保持正常。

（二）CT表现

①CT平扫：喉黏膜普遍增厚，以杓间区最明显。室带、声带、杓间皱襞均增厚，声带不平，两侧不对称。

②增强扫描：增厚黏膜强化不明显。

③喉旁间隙和喉软骨均无异常改变，此征象为其与喉部恶性肿瘤的鉴别要点。

三、喉结核

喉结核为结核杆菌在喉部引起的特异性感染。多继发于肺结核，偶有不伴肺部感染的喉结核的报道。好发年龄为20～40岁，男性较女性多见，比例为2：1。其传播途径为：①含结核杆菌的痰液直接接触感染，受重力影响，好发于喉腔的后半部（后联合和杓间区）；②结核杆菌经血液淋巴播散至喉黏膜下层，病变发生在会厌、声带、室带等部位，以声带为最常见部位。其病理变化有浸润、溃疡和增生三种类型，可在同一部位出现不同的病理改变一近年来，随着免疫性疾病的增多和免疫抑制剂的普遍使用，结核杆菌耐药菌株的增加，喉结核病的发生率也有所增高。

（一）诊断要点

①临床症状：多继发于肺结核，有刺激性咳嗽、发热、体重下降和夜间盗汗等症状。近20年来，喉结核的全身症状减少，主要表现为声嘶、喉痛、吞咽疼痛等。

②喉镜检查：喉腔黏膜弥漫性水肿、苍白，溃疡形成会厌、声带、室带糜烂；局限型可见杓间区结核瘤形成。喉结核一般不侵害喉软骨支架，故软骨无增生硬化表现，这是喉结核的特征。

（二）CT 表现

1.CT平扫

①弥漫型：喉腔黏膜呈弥漫性、不对称性或对称性增厚，涉及会厌、声带、室带和杓状软骨区。声门下区一般不涉及，少数病例在声门下区的前、后壁有增厚。会厌前间隙和喉旁间隙可有侵犯或不侵犯。

②局限型：杓状区的肿胀增厚。常伴有颈深淋巴结的肿大，中央可有坏死、钙化。

2.增强扫描

黏膜面明显强化。

四、喉息肉

喉息肉大多发生于受伤后，以纤维性或纤维血管性多见，常见于职业上需要说话较多的人群等。如果发声不当或发声过度，声带剧烈振动可使周围血管中血流变慢，甚至血管破裂；长期可继发周围炎症并形成息肉。此外，上呼吸道感染、吸烟及内分泌紊乱等亦与本病形成有关。多为双侧性，好发生于真声带前、中1/3结合部的游离缘。

（一）诊断要点

①临床症状：声嘶，轻者为间歇性声嘶，发声易疲劳，音色粗糙，发高音困难，重者沙哑甚至失声。息肉垂于声门下腔时，常伴有刺激性干咳。息肉巨大者可完全失声，甚至可引起呼吸困难和喘鸣等症状。

②喉镜检查：可见声带前、中1/3结合部带蒂或宽基底的新生物，偶见弥漫性生长遍及整个声带。息肉为小的圆形结节，色灰白或暗红，偶见紫红色，表面光滑、半透明。带蒂者可随呼吸气流上下活动，检查时容易漏诊。

③息肉的好发部位也是喉癌的高发区，小的息肉与早期癌肿有时很难从形态学上相鉴

别，所以切除的息肉均应常规送病理检查，以免误诊。

（二）CT表现

①声带前、中1/3结合部可见带蒂或宽基底的软组织密度影，带蒂者突向喉腔内。

②早期小的息肉容易遗漏，可在局部行薄层扫描或薄层重建。

③息肉周围其他结构正常，喉旁间隙清晰。

④增强扫描：病灶多呈轻度的强化。

五、喉囊肿

喉囊肿多因喉室发育不良，喉室压力增高，喉黏膜黏液腺管受阻引起黏液潴留。多为单侧，双侧者约占25%，多为成人发病。喉囊肿可分为喉内型、喉外型和混合型三型。

①喉内型：向喉内膨出，推挤室带或杓会厌皱襞移位。

②喉外型：从甲状舌骨膜随喉上神经和血管突向颈部，于皮下形成囊性肿物。

③混合型：同时突向喉内和颈部，在甲状舌骨膜处有一峡部相连。

（一）诊断要点

①临床症状：因囊肿的大小和部位而异。小囊肿可无自觉症状，少数患者有异物感，偶在喉镜检查时发现。大的囊肿可引起声嘶或咳嗽，甚至出现喉阻塞症状或窒息。

②喉镜检查：囊肿多位于会厌舌面，大者可充满整个会厌溪，呈半球形，灰白、微黄或暗红色，表面光滑。巨大者上界可达口咽部，令患者张口或将患者舌背压低即可看到。

（二）CT表现

①CT平扫：会厌区见半圆形囊状低密度区，呈液体密度，边界清晰，壁薄。囊肿较大时，可见杓会厌皱襞增宽增厚，或见喉前庭的前壁向内膨隆。

②增强扫描：囊肿大多不强化。若继发感染，可见囊壁强化、增厚，边缘不光整，囊内容物密度增高，囊肿与周围组织边界模糊。

六、喉乳头状瘤

喉乳头状瘤是喉部最常见的良性肿瘤，占其总数的70%左右，可发生于任何年龄，可单发或多发。单发者以儿童多见，多发者以成年人多见，易发生恶变。本病多系病毒感染所致，主要是人类乳头状瘤病毒（HPV）。病变起源于上皮组织，肿瘤可呈乳头状或疣状，有时可填塞喉腔向声门下发展，甚至侵及气管和支气管树。

（一）诊断要点

①临床症状：儿童多见哭声异常和呼吸困难，成年人多见声嘶。

②间接喉镜检查：可见声带或喉室等处局限性隆起，喉室壁黏膜凹凸不平。

③MRI检查：SE序列病灶呈T1WI低信号和T2WI高信号，冠状面可清楚地显示瘤体与声带及声门的关系。

（二）CT 表现

①早期微小病变不易被发现，随着病变发展，可见喉前庭处或声门下区边界清楚的软组织肿块影，病灶可有钙化。

②声带和室带可不规则增厚或形成软组织肿块。

③病灶周围喉旁间隙多正常，多不向深部浸润。如有深部浸润，则提示有恶变可能。

④有时与喉癌在CT上很难鉴别，需依据病理诊断。

七、喉癌

喉癌为喉部主要的恶性肿瘤，占全身恶性肿瘤的1%～2%，多见于50～70岁男性，男女比例为8：1。喉癌常见于嗜烟酒者，声带过度疲劳和慢性喉炎患者，暴露于粉尘、石棉或电离辐射也与喉癌的发病有关。病理早期表现为乳头状结节，继而向黏膜下和周围组织浸润，使受累组织增厚、变形；晚期可向喉外发展，破坏喉软骨：常经淋巴管转移至颈部淋巴结，亦可经血行转移至肝、肺、肾、骨和脑等器官。

根据肿瘤发生部位不同，可分为声门型（指癌肿侵犯声带、前联合和后联合者，该部肿瘤生长缓慢，颈部淋巴结转移少，预后好）、声门上型（指癌肿侵犯喉室及其以上喉结构者，该区喉癌易发生扩散和淋巴结转移，预后较差）、声门下型（指癌肿侵犯声带下方和以下结构者，多数为声门型向下蔓延的结果）和全喉型（指肿瘤广泛浸润，可占据整个喉腔的全部或大部分）。喉癌的好发部位是声门区，其次是声门上区和梨状窝，声门下区最少见

（一）诊断要点

①临床症状：声音嘶哑、吞咽和呼吸困难、喉部不适等。

②晚期可出现咽喉痛和痰中带血。

③各型喉癌的症状和体征不尽相同：声门型早期即可出现声嘶症状，而声门上型和声

门下型早期症状不明显，往往仅表现为喉部不适感，当癌肿侵犯声带时才出现声嘶。

④间接喉镜检查：可见喉腔内结节状或菜花状肿块，并可侵犯周围组织。

⑤X线平片：颈椎侧位片可见喉室部软组织块影，边缘模糊，可破坏附近的软骨。

⑥MRI检查：SE序列呈T1WI稍低信号和T2WI稍高信号。由于MRI软组织分辨率高于CT及可以形成任意角度的三维成像，因此对喉癌的显示优于CT，其能清楚地显示喉软骨是否受到破坏以及明确病灶与周围组织之间的关系。

（二）CT表现

1.声门型

①多数位于声带前部邻近前联合处。

②早期表现为一侧声带增厚，外形不规则。

③喉癌较明显时，表现为声带显著增厚变形，有软组织肿块形成，声带固定在内收位，并可见杓状软骨移位和周围软组织及喉软骨的破坏。

④会厌前间隙和喉旁间隙消失。

⑤若见两侧声带明显不规则或出现小结节，提示肿瘤已侵入对侧，并失去喉部分切除的机会。

2.声门上型

①肿瘤位于会厌、杓会厌皱襞、室带和喉室等处。

②CT可见肿瘤部位软组织不规则增厚和肿块，喉腔变形、狭窄。

③会厌前间隙和喉旁间隙受侵犯，表现为低密度的脂肪消失。

④喉软骨受累，表现为不规则骨破坏。

3.声门下型

CT扫描对此型显示甚为敏感，周围的黏膜厚度＞1 mm即可视为异常。如有结节、肿块和变形，更易发现。

4.全喉型

CT检查出现前述各型喉癌的混合表现。

5.CT喉部仿真内镜

可表现为声门裂不对称、不规则狭窄，声带增厚或结节状隆起。头端入路的CTVE在观察病变的形态及范围上与纤维喉镜基本吻合，脚端入路的CTVE还能从声带的下方观察纤维喉镜无法看到的病变，有助于临床医生术前全面地了解喉部病变情况。

6.转移途径

除上述的直接蔓延，常有颈部淋巴结转移，晚期还可经血行转移至肺、骨、肝及脑等器官。

第五节 颈部

一、正常颈部解剖

（一）颈部分区

颈部范围上起口底（下颌舌骨肌），下至胸廓入口（第1胸椎）。分为四个区。

①脏器区：位于颈部最前面，前缘是带状肌，侧后与胸锁乳突肌、颈鞘血管、颈椎椎体相邻。主要结构是下咽部、喉部、气管、食管、甲状腺和甲状旁腺。

②两个外侧区：位于脏器区和后区之间，左右各一，由颈动脉鞘和外围的脂肪组成，称为颈动脉间隙；此外，还有颈外动脉起始部第Ⅸ～Ⅻ对脑神经、颈交感干及淋巴等结构。

③后区：主要是颈椎和肌肉。

（二）淋巴系统

头颈部有三条主要的淋巴链引流至胸部，即副神经淋巴链、颈内静脉淋巴链、颈横淋巴链：颈深淋巴结沿颈内静脉淋巴链分布，分上、中、下三组。颈浅淋巴结有颈下淋巴结、颌下淋巴结和腮腺内及其周围淋巴结。

（三）甲状腺和甲状旁腺

甲状腺位于颈前正中，分左右两叶，中间以峡部相连，呈蝴蝶形。甲状腺上缘起自甲状软骨下方或中部，下缘约平第6气管环。正常甲状腺的前后径（即厚度）为2～3 cm，左叶或右叶的左右径（即宽度）为2～3 cm，上下径（即长度）为6～7cm。甲状腺各径线女性比男性略小。正常甲状腺由于含碘量比周围软组织高，故CT平扫呈均匀高密度，边缘清楚。增强扫描甲状腺呈均匀性显著强化。I正常甲状旁腺因体积较小，CT平扫一般难以显示。

二、颈部脏器区病变

（一）甲状腺弥漫性肿大

甲状腺弥漫性肿大是由不同病因引起甲状腺大小和形态改变，常见于单纯性甲状腺肿、弥漫性毒性甲状腺肿（toxic diffuse goitet, Grave氏病，GD）、慢性淋巴细胞性甲状腺炎、亚急性甲状腺炎（简称亚甲炎，SAT）。诊断与鉴别诊断要结合临床和实验室检查，影像学检查的主要目的是为了了解肿大的程度、有无结节以及病变与周围结构的关系。

1.诊断要点

（1）单纯性甲状腺肿

是因饮食中长期缺碘，导致血中甲状腺素水平下降，引起腺垂体分泌过多的促甲状腺素，促使甲状腺弥漫性肿大。散发的单纯性甲状腺肿占人群的5%，女性发病率是男性的3～5倍。当局域人群发病率超过10%时，称为地方性甲状腺肿。生理性甲状腺肿大见于青春期、妊娠期或绝经期女性，这是由于人体对甲状腺素需要量增加而引起的。生理性甲状腺肿大在成年或分娩后自行缩小。

①大多数患者除甲状腺肿大外，没有其他症状和体征。

②甲状腺轻至中度肿大，质软，平滑，活动。

③重度肿大者可出现压迫症状：

a.如压迫气管、食管，出现咳嗽、气喘、吞咽困难。

b.压迫喉返神经、颈交感神经链，出现声音嘶哑，Homer综合征。

c.肿大的甲状腺向纵隔胸骨后延伸，可出现头颈及上肢血液回流障碍表现。

④实验室检查：血清三碘甲状腺原氨酸（T3）和血清四碘甲状腺原氨酸（T4，即甲状腺素）正常，T4/T3比值升高，甲状腺球蛋白（Tg）水平升高。促甲状腺素（TSH）增高（正常值为2～10mu/L）。

⑤超声检查：探测甲状腺肿大程度，有无结节或肿块。

⑥放射性核素检查：分布不均，增强和减弱区呈灶性分布。

2.Grave氏病

属器官特异性自身免疫性疾病，是原发性甲状腺功能亢进的常见病因（85%），发病率为2/万～5/万，男女比例为1：4～1：6，发病高峰年龄在20～50岁，有显著的遗传倾向。

①症状：甲状腺毒症（thyrotoxicosis）表现为心悸、性情急躁、易激动、怕热多汗、多食、体重减轻、月经失调、双手颤动、突眼等。

②体征：甲状腺弥漫性肿大。

③特殊表现：甲状腺危象、甲亢性心脏病、胫前黏液性水肿

④实验室检查：T3、T4增高。

⑤超声检查：甲状腺肿大，无结节，血流丰富。

⑥放射性核素检查：^{131}I摄取率均质性增强，分布均匀。

3.慢性淋巴细胞性甲状腺炎

包括桥本甲状腺炎（hashimoto thyroiditis, HT）和萎缩性甲状腺炎（atrophic thyroiditis,

AT），均属于累及甲状腺的自身免疫性疾病。发病高峰年龄为30～50岁，女性多见，男女发病之比为1：5～1：3。临床上半数有甲状腺功能减退，HT伴有甲亢者称桥本甲状腺毒症，少数病例可有浸润性突眼，有结节的HT并发癌的可能性较大。

①临床起病缓慢，病程较长（1～2年）。

②体征：甲状腺弥漫性肿大，一侧肿大明显，质地韧，少数可有结节。

③实验室检查：

a.血中自身抗体滴度升高。

b.甲状腺功能正常时，TPOAb、TgAb滴度显著增高。

c.甲减者，血清T3、T4减低，TSH显著增高（正常值为2～10 mu/L）。

d.亚临床甲减者，FT4、FT3正常，TSH轻度升高。

④超声检查：甲状腺弥漫性增大，一侧增大明显。甲状腺功能正常者多为低回声，甲状腺功能低下者多为不均匀回声。

⑤放射性核素检查：HT患者甲状腺显像聚^{99m}Tc功能受损程度比亚急性甲状腺炎（SAT）轻，合并甲减者甲状腺摄碘率可正常或偏高。晚期，^{131}I摄取率减低，分布不均，可见"冷结节"。

4.亚急性甲状腺炎（简称亚甲炎，SAT）

又称De Quervain甲状腺炎、肉芽肿性甲状腺炎、巨细胞性甲状腺炎，由病毒或病毒产生变态反应引起的非化脓性炎症。多继发于上呼吸道感染，好发于中年女性，平均发病年龄为36.8岁。

①症状：

a.早期有咽喉痛、吞咽痛以及甲状腺区压痛，常伴有低热。

b.早期症状消退后可出现颈部压迫症状和甲状腺功能减退，愈后甲状腺功能多恢复正常。

②体征：常见甲状腺中度肿大，质地较硬，有压痛，体温升高，血沉加快。

③实验室检查：血清T3、T4、FT3、FT4均升高。TM-Ab、TG-Ab增高，血沉增快。

④放射性核素检查：甲状腺摄^{131}I量显著降低对诊断有参考价值。

⑤超声检查：甲状腺体积增大，血流减慢。

2. CT表现

上述四种引起弥漫性甲状腺肿大的病变，影像学检查共性表现是：

①双侧甲状腺弥漫性肿大，边缘规则清楚。

②甲状腺呈均匀低密度，CT值＜70 HU（正常甲状腺CT值在70～90 HU）。

③增强扫描：增大的甲状腺轻度强化，密度大致均匀。

④肿大的甲状腺内没有明确的结节或肿块存在。

⑤特异性表现：

a.单纯性甲状腺肿可出现气管、食管、上腔静脉受压而移位、变形；不规则钙化或蛋壳样钙化；肿大的甲状腺向下延伸至上纵隔。

b.部分GD眼病患者增强扫描见肿大的甲状腺显著强化，或腺体内出现细小的强化血管影，反映了本病腺体内血管增多的病理改变。眼型GD病眼眶CT显示眼球突出，眼肌增厚，球后结构正常。

c.桥本甲状腺炎：甲状腺增大以一侧为主，峡部增大。CT平扫甲状腺密度与颈部肌肉密度相当，CT值在50 HU上下，增强扫描有强化但仍低于正常甲状腺密度，部分病例可出现不均匀片状强化。

（二）结节性甲状腺肿

结节性甲状腺肿（又称腺瘤样甲状腺肿），由单纯性甲状腺肿未及时治疗逐渐发展形成结节，并非真正的腺瘤。结节性甲状腺肿后期可继发甲亢，称毒性结节性甲状腺肿（又称Plummer氏病）。患者多在40岁以上，有甲亢症状，心肌损害多见，但无突眼。结节性甲状腺肿是甲状腺良性疾病之一，临床上无特征性表现且有恶变可能，手术是治疗的重要手段。

1.诊断要点

（1）症状和体征

a.一般无明显症状，甲状腺轻至中度肿大，平滑，质软。

b.重度肿大者，结节可达数百克至数千克，引起压迫症状。

c.甲状腺向下延伸至胸骨后压迫上纵隔血管，可出现头颈部和上肢静脉回流受阻。

（2）实验室检查

T4、T3正常，T4/T3比值增高，TSH增高，血清甲状腺球蛋白（Tg）水平升高。

（3）超声检查

可显示甲状腺肿大及结节的大小、部位和数量。

（4）放射性核素检查

成分布不均，增强和减弱区呈灶性分布。结节性甲状腺肿多表现为冷结节，且边界清楚。

2.CT表现

①结节性甲状腺肿按其CT表现分多结节型、单结节型、囊肿型：

a.甲状腺腺体内可见多个低密度结节，大小1～3 cm，分布相对均匀，少数病例为单个结节。

b.甲状腺不对称性肿大，腺体表面隆起可有浅分叶，包膜完整，边缘清楚。

c.结节边缘模糊，密度均匀，结节囊变者密度不均匀。

②气管、头臂血管及食管受压移位。

③增强扫描：

a.肿大的甲状腺有强化，不如正常甲状腺强化明显：

b.病灶与正常甲状腺密度差增加，单结节均匀强化。

c.囊肿型结节和囊壁与周围甲状腺组织同步强化，是囊肿型甲状腺肿的特征表现之一。

（三）甲状腺腺瘤

甲状腺腺瘤是甲状腺最常见的良性肿瘤，占甲状腺良性肿瘤的85%。其中滤泡性腺瘤占95%，常有乳头状或假乳头状结构。发病年龄为12～87岁，发病高峰年龄为40～49岁，女性多见，男女比例为1：5～1：3。多在甲状腺功能活跃时发病。病程缓慢，一般不发生癌变。

1.诊断要点

（1）症状和体征

①甲状腺肿物生长缓慢，无明显自觉症状。肿块大者可有气管及食管压迫症状，压迫喉返神经可有声音嘶哑。

②囊性乳头状腺瘤常有瘤内突然出血，肿瘤可迅速增大和胀痛。

③颈前一侧甲状腺部位触及单发类圆形肿块，随吞咽上下移动，质硬，有弹性。

（2）实验室检查

甲状腺功能正常，甲状腺球蛋白升高。

（3）超声检查

甲状腺内团块状低回声，并可显示数量和大小。

（4）放射性核素检查

多数为温结节，腺瘤囊变表现为冷结节，边缘清晰，极少数为热结节。

2. CT 表现

①甲状腺增大，其内单发类圆形结节或肿块，少数为多发；大小在0.5～8 cm，平均4.5 cm少数可累及整个甲状腺。

②肿块呈均匀低密度或混杂密度，边缘清楚，包膜完整，钙化少见。

③腺瘤大者可见气管、食管受压而移位变形。

④增强扫描：

a.瘤周环状强化伴瘤内结节强化是甲状腺腺瘤的特征表现。病灶强化明显，但仍低于甲状腺的强化程度，呈相对低密度，病灶边缘显示较平扫清晰。部分病例表现为轻度均匀强化伴有或不伴有低密度不强化裂隙。

b.动态增强扫描，随着时间推移强化范围扩大，密度趋向均匀，不强化部分缩小，延时数分钟后病灶密度与对侧甲状腺密度相等。

⑤腺瘤瘤体中出现部分或大部分囊变区，囊壁较厚且规则，有时囊壁上可见小乳头突起。

（四）甲状腺癌

甲状腺癌是常见的颈部恶性肿瘤，也是内分泌系统最常见的恶性肿瘤之一，占全身恶性肿瘤的1%～1.5%。平均发病年龄为35～45岁，多见女性，男女比例为1:2.3～1:3.5。病程缓慢，就诊前病史平均为16个月。半数病例有淋巴结转移，组织学上60%为高分化乳头状癌（papillary thyroid carcinoma, PTC），占儿童恶性甲状腺肿瘤的90%以上；其次为滤泡癌（follicular carcinoma，占20%）；再次为髓样癌和未分化癌。

1.诊断要点

（1）症状和体征

①甲状腺不对称性增大，短期增大明显。

②可触及肿块，质硬、表面不平且位置固定。

③侵犯压迫喉、气管、食管及周围组织出现声音嘶哑、呼吸和吞咽困难，压迫颈交感神经节可引起Homer综合征。

④颈淋巴结转移，远处转移可至骨（扁骨为主）、肺、脑等处。

（2）超声检查

甲状腺囊性占位内见实性结节，实性部分回声不均匀，伴有钙化者呈强回声。

（3）实验室检查

①甲状腺球蛋白可为弱阳性，S-100蛋白、EMA阳性，部分病例CEA阳性。

②10号染色体的RET基因和1号染色体的NTRK1基因重组。

4.放射性核素检查：

①放射性核素血流显像：阳性者为恶性，诊断符合率为88.6%；阴性者为良性，诊断符合率为93.3%。

②放射性核素扫描：表现为冷结节，边缘模糊。

5.经皮细针穿刺细胞学检查

穿刺成功率为85%，对鉴别甲状腺结节的性质有价值。

2.CT表现

①甲状腺肿大累及一叶、双叶或整个甲状腺，可向下延伸到纵隔，肿块大小在0.8～10cm。

②肿块呈不均匀软组织密度肿块，可有岛状甲状腺组织和钙化斑点，部分病例因肿块内缺血坏死，形成更低密度区。

③甲状腺癌多侵蚀或穿破包膜，破坏周围组织，病灶形状多不规则，边界模糊。

④半数病例肿块中有钙化，病灶直径＜3 cm 的多为细颗粒状钙化，直径＞3 cm 的以粗大不规则钙化为主；1/4 病例钙化为混合型。

⑤囊腺癌以囊性为主，边界较清楚，其内有壁结节及钙化。

⑥增强扫描：

a.肿块明显强化，密度与正常甲状腺密度相当或稍低，其中低密度坏死囊变区不强化。

b.延时 3 ～ 5 分钟扫描，强化明显减退低于正常甲状腺密度。

c.部分病例肿块呈不均匀斑片状强化或乳头状强化。

⑦甲状腺癌侵犯与转移：

a.甲状腺癌可向对侧甲状腺播散，病灶表现与原发病灶无区别。

b.肿瘤侵犯或包绕食管。

c.气管不同程度的移位变形，甲状腺-气管间隙消失，管壁毛糙呈锯齿状，或肿瘤向气管腔内生长。

d.淋巴结转移：

甲状腺乳头状癌淋巴结转移主要见于颈静脉链淋巴结、气管-食管旁沟淋巴结。邻近组织淋巴结肿大≥5 mm 或纵隔淋巴结肿大≥10 mm，应考虑为肿瘤转移。

淋巴结密度低于甲状腺，增强有明显强化与甲状腺内癌灶密度一致，是甲状腺滤泡癌、髓样癌淋巴结转移的特点。

肿大淋巴结可发生坏死，囊壁明显强化的乳头状结节及颗粒状钙化是甲状腺乳头状癌淋巴结转移的特征表现。

三、颈外侧区病变

（一）鳃裂囊肿

鳃裂囊肿是一种先天发育异常性疾病。多见于 11 ～ 50 岁，囊壁较薄，囊内呈液体密度，以颈前外侧颌下腺区域多见，若继发感染则囊壁增厚。

1.诊断要点

①单纯囊肿常无明显症状，较大者可出现咽部不适。

②若继发感染并有瘘管形成，在胸锁乳突肌前缘可见瘘口溢脓。

2. CT表现

①CT平扫：颌下腺区域或咽旁区见类圆形囊状低密度区，囊内呈液体密度，囊壁完整，壁薄，甚至不用被显示。

②继发感染：囊壁增厚，边缘不光整，囊内容物密度增高；囊肿周围脂肪间隙模糊或消失。

③增强扫描：囊壁是否强化与感染有关。病灶较大可见颈动脉和颈静脉向后、向内移位。

（二）神经鞘瘤

神经鞘瘤是起源于神经鞘施万细胞（schwann细胞）的良性肿瘤。颈部神经鞘瘤是颈部神经源性肿瘤的一种。可发生于颈部的任何神经，以自主、交感神经多见，少数起源于副神经和舌下神经。早期病灶为实性，肿瘤较大时常发生坏死液化，肿瘤越大，坏死区越明显。

1. 诊断要点

①症状：多数患者以发现颈部肿块就诊。根据肿瘤的大小和部位不同，可产生不同的神经症状。交感神经受累，患侧可出现Horner综合征；若肿瘤来自喉返神经，可出现声嘶和呛咳；若肿瘤来自舌下神经，可出现吞咽障碍及声嘶症状。

②体征：在颈外侧区触及肿块，表面光滑，边界清楚，较柔软，少数呈囊性，局部皮肤正常。

2. CT表现

①颈外侧区软组织肿块，肿瘤密度因瘤内成分不同而不均匀，边界尚清。

②瘤体较大时，颈部周围大血管受压，肌间隙尚存在。

③神经鞘瘤可显示囊变和钙化，囊壁较厚，也可表现为低密度区包绕中央团块或岛状的高密度区。

（三）神经纤维瘤

神经纤维瘤是起源于神经其他鞘膜层的肿瘤，可来源于颈部任何神经干或神经末梢。肿瘤组织中富含胶原纤维、无定形物质，质地硬如橡皮状，很少发生液化、坏死。浅表的神经纤维瘤一般不发生恶变，而位于深部、生长迅速的巨大神经纤维瘤可发生恶变，发生率为2%～16%。

1. 诊断要点

①临床症状：发病早期多无症状，病史多较长，3～5年甚至10年以上，随着肿瘤的生长，可出现与神经鞘瘤类似的压迫症状。

②体征：发现颈部质地较硬的肿块，与周围组织分界清楚。

③若肿瘤迅速增大，出现疼痛、周围组织受侵犯、肿物变硬、活动度减小或消失，应考虑恶变可能。

2. CT 表现

①多在颈动脉鞘内见类圆形软组织肿块影，密度均匀，很少见低密度液化、坏死区，与周围组织分界清楚；增强扫描病灶可轻度强化。

②若肿瘤发生恶变，则与周围边界不清，肌间隙模糊；增强扫描示强化程度增加。

（四）颈动脉体瘤

颈动脉体瘤来源于颈动脉体部的化学感受器细胞，也称化学感受器瘤或副神经节瘤，是一种少见的颈部肿瘤。好发于颈动脉分叉处，多为良性。可发生于任何年龄，以 30 ~ 50 岁的中青年多见。

1. 诊断要点

①肿瘤较小时一般无症状，随着肿瘤的生长，可出现颈部无痛性肿块。肿瘤大者，常突向咽腔，出现咽异物感或吞咽不畅。

②侵犯颅底及后组脑神经（多为迷走神经和舌咽神经）和交感神经链，出现呛咳、声嘶、舌肌萎缩、Adams-Stokes 综合征及 Horner 综合征等。

③体检时有三个主要体征：肿瘤位于颈动脉三角区内；颈动脉向浅表移位；颈动、静脉分离。

2. CT 表现

①颈动脉分叉处见类圆形、边界清楚的软组织肿块。

②增强扫描示瘤体显著强化，边界更清，CT 值可达 130 HU

③颈动脉受压移位，颈内动脉和颈外动脉之间的距离增大。

（五）淋巴管瘤

淋巴管瘤是淋巴管内皮细胞增殖形成的一种少见的良性肿瘤，为淋巴管发育畸形所致。常见于婴幼儿，2 岁以前发病率约为 90%。发生于颈部的淋巴管瘤多为囊性，囊状淋巴管瘤又称囊状水瘤。淋巴管瘤常依组织结构间隙而塑形为其重要特点，向上可达咽旁间隙，向下通过胸廓入口进入纵隔。

1. 诊断要点

①多数患儿以无痛性包块就诊，肿块质软，边缘光滑，可有波动感，而且随着年龄增长，肿块逐渐增大。

②单侧发病多见，病变呈单房或多房性弥漫分布，多房性一般体积较大。

③MRI检查：T1WI为低信号，T2WI为高信号，表现较具特征性。

2. CT表现

①CT平扫：囊内密度均匀一致，呈水样密度或稍高于水样密度，少数为高密度或混合密度。密度增高多为蛋白质含量偏高或继发感染后积脓所致。

②颈淋巴管瘤合并囊内出血时，亦可引起囊内密度增高，还可出现液-液平面征象，并有"钻缝"生长特征。

③增强扫描：病灶内部无强化，囊壁不强化或轻度强化。合并感染时，囊壁强化明显。

（六）淋巴瘤

淋巴瘤是指源于淋巴结和结外淋巴组织的恶性肿瘤，较为常见，占所有恶性肿瘤的3%～4%。可发生于任何年龄、任何部位，以青壮年居多，女性多于男性。按病理组织学的不同，可分为两大类：霍奇金淋巴瘤（Hodgkin lymphoma，HL）和非霍奇金淋巴瘤（non-Hodgkin lymphoma，NHL），临床以HL多见，发病率占总发病率的2/3。头颈部淋巴瘤常累及咽淋巴环。淋巴瘤常侵及颈淋巴结，表现为颈部淋巴结肿大，可单发或多发。近年来，发生于颌面颈部的淋巴瘤已呈明显上升趋势，仅次于鳞状细胞癌，为第二位常见恶性肿瘤。

1. 诊断要点

（1）症状和体征：

①颈部一侧或双侧无痛性、进行性肿大淋巴结，质韧，表面光滑，可有一定活动度，可融合，生长迅速。

②出现不规则发热、消瘦、乏力等症状。

③可有肝脾肿大，可伴有腋窝、腹股沟等其他部位淋巴结肿大。

（2）实验室检查

末梢血白细胞分类中淋巴细胞增高，可作为诊断此病的重要参考。

（3）超声检查

淋巴瘤通常是均匀低回声，边界清楚，血供丰富。

（4）放射性核素检查

约90%的患者治疗前病灶部位呈异常放射性摄取灶；核素异常显像表明肿瘤有活力存在，可鉴别治疗后残余组织的性质。

（5）MRI检查

①淋巴瘤一般呈TWI等信号和T2WI等或高信号。

②病灶信号大多均匀，部分可见囊变、坏死区。

③增强扫描示病灶多明显强化，囊变、坏死区不强化。

2. CT表现

①颈部单侧或双侧多发淋巴结肿大，大小不一，直径1 ~ 10 cm，边缘清楚，密度均匀。

②少数呈薄壁环状，中心低密度。

③肿大淋巴结可相互融合成团块状，内部密度可不均匀或有更低密度坏死区。

④淋巴瘤包膜外侵犯少见，未经过治疗的淋巴瘤一般不发生囊变、坏死或钙化。

⑤增强扫描示多数呈均匀强化，囊变、坏死区不强化，少数可呈环状强化。

（七）钙化上皮瘤

钙化上皮瘤又称毛母质瘤，是少见的来源于皮肤毛囊毛基质细胞的良性肿瘤，发生于真皮或皮下组织。大部分发生于颈面部的腮腺区、颊部等，也见于头皮、四肢。可发生于任何年龄，多见于10 ~ 30岁青少年。女性稍多见，男女发病比例约为1 : 1.1 ~ 1 : 2.5。病理上肿瘤来源于毛乳头，钙化是继发性改变。治疗选择为手术切除，切除完整者预后良好。

1. 诊断要点

①症状和体征：面部、颈部等部位的圆形或菱形无痛性孤立性肿块，质硬，生长缓慢，局部表面皮肤可正常、发红或呈蓝紫色，可隆起皮肤表面。少数可有轻微压痛。

②实验室检查：无特异性。

③超声检查：为首选，可探及皮下圆形或类圆形肿块，边缘多清楚，呈均匀强回声或中等回声内见点状强回声，后方可伴有声影，瘤内多数为少许血流信号。

④MRI检查：由于位置浅表，MRI检查极少应用。

2. CT表现

①多见于面部或颈部的皮下筋膜内圆形或类圆形软组织密度病灶，直径多在2 cm左右，少数可达5 cm，边缘较清楚或模糊。

②肿瘤多呈点状钙化或完全钙化结节，即使无肉眼可见的钙化，但由于肿瘤内钙盐均匀细微沉积，肿瘤亦呈相对较高密度。

③增强扫描示肿瘤呈轻度或中度均匀强化。

④肿瘤可与皮肤紧密粘连或突出皮肤表面，局部皮肤可见轻度增厚。

参考文献

[1]陈坛寿.现代超声影像诊断要点[M].天津：天津科学技术出版社，2021.

[2]殷骅，蒋天安，郑建军.肛管直肠超声与综合影像对照图解[M].北京：科学出版社，
    2021.

[3]李智岗，王秋香.乳腺癌影像诊断[M].北京：科学技术文献出版社，2021.

[4]郑继慧，王丹，王嵩.临床常见疾病影像学诊断[M].北京：中国纺织出版社，2021.

[5]吕建林.实用泌尿超声技术[M].北京：中国科学技术出版社，2021.07.

[6]巴红珍.现代视域下医学影像学的研究与应用[M].长春：吉林大学出版社有限责任公
    司，2021.01.

[7]陈宝定，李嘉，邓学东.超声新技术临床应用[M].北京：科学技术文献出版社，2021.

[8]许永华，杨利霞.聚焦超声消融手术治疗子宫良性疾病[M].上海：上海科学技术出版
    社，2021.

[9]李超.实用医学影像诊断精要[M].哈尔滨：黑龙江科学技术出版社，2021.

[10]刘军，伍玉枝，李亚军.肺部炎性病变的影像诊断与鉴别诊断[M].长沙：湖南科学技
    术出版社有限责任公司，2021.

[11]袁慧书，郎宁.脊柱疾病影像诊断[M].北京：北京大学医学出版社，2021.

[12]贾晋卫.临床医学影像诊断与应用[M].哈尔滨：黑龙江科学技术出版社，2021.

[13]张小丽，李普楠，张中华.超声诊断学[M].北京：中国纺织出版社，2021.

[14]周叶，孟凡东.医学影像诊断与应用[M].长春：吉林科学技术出版社，2020.

[15]于广会，肖成明.医学影像诊断学[M].北京：中国医药科技出版社，2020.

[16]褚华鲁.现代常见疾病影像诊断技术[M].西安：陕西科学技术出版社，2020.

[17]汪联辉，宋春元，吴江.分子影像与精准诊断[M].上海：上海交通大学出版社，2020.

[18]张雪华，张靖靖.小儿颅脑超声影像[M].长沙：中南大学出版社，2020.

[19]张小花.超声影像诊断与介入治疗[M].长春：吉林科学技术出版社，2020.

[20]张小用，张玉奇.冠状动脉超声影像学[M].西安：陕西科学技术出版社，2020.

[21]潘宁.现代医院临床超声影像诊断学[M].长春：吉林科学技术出版社，2020.

[22]李开龙.现代临床超声影像诊断学[M].长春：吉林科学技术出版社，2020.

[23]冯海兵.临床疾病超声影像诊断学[M].哈尔滨：黑龙江科学技术出版社，2020.

[24]曹阳.医学影像检查技术[M].北京：中国医药科技出版社，2020.

[25] 袁明远.心血管影像测量[M].上海：复旦大学出版社，2020.

[26] 于晶，韩绍磊.人体断层与影像解剖学[M].北京：中国医药科技出版社，2020.

[27] 谢强.临床医学影像学[M].昆明：云南科学技术出版社，2020.

[28] 王聪.超声影像诊断精要[M].北京：科学技术文献出版社，2019.

[29] 刘岷.现代超声影像诊断进展[M].北京：科学技术文献出版社，2019.

[30] 杨敏.超声影像学临床应用[M].长春：吉林科学技术出版社，2019.

[31] 孙医学，张顺花.医学超声影像学实验指导[M].合肥：中国科学技术大学出版社，2019.

[32] 田海燕，何茜，龙治刚.医学影像与超声诊断[M].长春：吉林科学技术出版社，2019.

[33] 冉张申.临床超声影像诊断学[M].长春：吉林科学技术出版社，2019.

[34] 陈玉英.实用临床超声影像学[M].上海：上海交通大学出版社，2019.

[35] 刘斌.实用超声影像学鉴别诊断[M].长春：吉林大学出版社，2019.

[36] 许茂盛.胸部影像检查百问[M].杭州：浙江大学出版社，2019.

[37] 刘俊峰，杨贺，刘伟亮.超声波影像学[M].长春：吉林科学技术出版社，2019.

[38] 杨全山.肿瘤诊断影像指南[M].长春：吉林科学技术出版社，2019.

[39] 菅吉华.临床疾病影像诊断[M].长春：吉林科学技术出版社，2019.

[40] 王有才.医学影像检查技术与临床应用[M].长春：吉林科学技术出版社，2019.

[41] 隋桂玲.现代超声临床诊断[M].北京/西安：世界图书出版公司，2019.

[42] 喻红霞.新编临床超声诊断[M].长春：吉林科学技术出版社，2019.